PERGUNTAS E RESPOSTAS DAS PROVAS DE TÍTULO EM MEDICINA DE FAMÍLIA E COMUNIDADE

PERGUNTAS E RESPOSTAS DAS PROVAS DE TÍTULO EM MEDICINA DE FAMÍLIA E COMUNIDADE

ORGANIZADORES

Daniel Knupp Augusto

Gustavo Gusso

Igor Tavares da Silva Chaves

Jardel Corrêa de Oliveira

Marco Túlio Aguiar Mourão Ribeiro

Zeliete Linhares Leite Zambon

manole
editora

SBMFC

Editora: Ana Cristina Garcia
Projeto gráfico: Departamento editorial da Editora Manole
Diagramação: Fabricando Ideias Design Editorial
Capa: Departamento de Arte da Editora Manole
Imagem de capa: iStock
Ilustrações: Fabricando Ideias Design Editorial

CIP-BRASIL. CATALOGAÇÃO NA PUBLICAÇÃO
SINDICATO NACIONAL DOS EDITORES DE LIVROS, RJ

P517
Perguntas e respostas das provas de título em Medicina de Família e Comunidade / organização Gustavo Gusso ... [et al.]. - 1. ed. - Barueri [SP]: Manole, 2021.

Inclui bibliografia e índice
ISBN 9786555762761

1. Medicina da família - Miscelânea. I. Gusso, Gustavo.

21-71464 CDD: 610
CDU: 61

Meri Gleice Rodrigues de Souza - Bibliotecária - CRB-7/6439

Edição 2021; reimpressão 2022; 2ª reimpressão 2024.

Editora Manole Ltda.
Al. América, 876 - Tamboré
06543-315 - Santana de Parnaíba - SP - Brasil
Tel.: (11) 4196-6000
www.manole.com.br
https://atendimento.manole.com.br/

Impresso no Brasil
Printed in Brazil

SOBRE OS ORGANIZADORES

Daniel Knupp Augusto
Médico pela Universidade Federal de Minas Gerais. Residência em Medicina de Família e Comunidade pelo Hospital Municipal Odilon Behrens. Mestre em Epidemiologia pela Fiocruz/MG. Presidente da Sociedade Brasileira de Medicina de Família e Comunidade – SBMFC (2018-2020).

Gustavo Gusso
Médico pela Universidade de São Paulo (USP). Residência em Medicina de Família e Comunidade pelo Grupo Hospitalar Conceição. Mestre em Medicina de Família pela University of Western Ontario e doutor em Ciências Médicas pela USP. Membro efetivo do Wonca International Classification Committee. Professor doutor da disciplina de Clínica Geral da USP.

Igor Tavares da Silva Chaves
Médico pela Universidade Federal de Santa Catarina (UFSC). Residência em Medicina de Família e Comunidade pela UFSC. Especialista em Gestão da Clínica. Graduado em Filosofia pela UFSC. Servidor público do município de Florianópolis com experiência na área de Medicina de Família e Comunidade, atua principalmente em educação em saúde, gestão e controle social.

Jardel Corrêa de Oliveira
Médico e especialista em Saúde da Família pela Universidade Federal de Santa Catarina (UFSC). Especialista em Geriatria e Gerontologia pela Universidade Estadual do Norte do Paraná (UENP). Médico de Família e Comunidade da Prefeitura Municipal de Florianópolis. Coordenador da Comissão Permanente de Farmácia e Terapêutica da Secretaria Municipal de Saúde de Florianópolis.

Marco Túlio Aguiar Mourão Ribeiro

Médico de Família e Comunidade, geriatra e mestre em Saúde Pública pela Universidade Federal do Ceará (UFC). Doutor em Saúde Coletiva pela UFC. Professor da UFC. Professor e coordenador do Internato de Saúde Comunitária. Preceptor e supervisor do Programa de Residência de Medicina de Família e Comunidade. Professor do Mestrado Profissional de Saúde da Família. Desenvolve ensino, pesquisa e extensão na atenção domiciliar na Atenção Primária à Saúde. Preceptor e coordenador/supervisor do R3 de Medicina Paliativa da UFC. Professor da Faculdade de Medicina da Universidade de Fortaleza. Diretor da Clínica FAM. Vice-presidente da Sociedade Brasileira de Medicina de Família e Comunidade (gestão 2020-2022).

Zeliete Linhares Leite Zambon

Médica de Família e Comunidade. Mestre em Ciências do Ensino da Saúde pelo Centro de Desenvolvimento do Ensino Superior em Saúde (CEDESS) da Universidade Federal de São Paulo (Unifesp). Coordenadora do Internato da Faculdade São Leopoldo Mandic Campinas (SP). Coordenadora da Comissão de Residência Médica da Faculdade São Leopoldo Mandic Campinas. Supervisora/coordenadora da Residência em Medicina de Família e Comunidade da Prefeitura Municipal de Campinas. Presidenta da Sociedade Brasileira de Medicina de Família e Comunidade (SBMFC) (gestão 2020-2022).

SOBRE OS AUTORES

Caroline Rebicki

Médica pela Universidade Federal do Paraná, especializada em Medicina de Família e Comunidade. É Mestre em Ciências Clínicas pela Western University (MClSc Family Medicine), Canadá, onde aprofundou seu conhecimento sobre a Medicina Centrada na Pessoa. Atualmente é pós graduanda em Gestão de Saúde pelo Hospital Israelita Albert Einstein. Atuou como médica de família na rede pública e privada por 12 anos. Foi docente no curso de Medicina da Universidade Positivo, em Curitiba, nas disciplinas de Saúde Coletiva e Medicina de Família de 2015 a 2020. Atualmente trabalha como gerente de telemedicina para a United Health Group.

Dannielle Fernandes Godoi

Médica de família com doutorado em Ciências Médicas pela USP. Professora do curso de Medicina da Faculdade Israelita de Ciências da Saúde Albert Einstein. Coordenadora do MBA de Liderança e Gestão Pública, Professora do MBA de Gestão em Saúde e da pós-graduação em MFC do IIEP Albert Einstein. Médica da equipe da Diretoria de Inteligência em Saúde da Secretaria Municipal de Saúde de Florianópolis.

Diogo Luis Scalco

Médico de família e comunidade e preceptor da residência em Medicina de Família e Comunidade da SMS de Florianópolis. Mestre em epidemiologia pela Universidade Federal de Pelotas.

Érica Broseghini Künsch

Graduada em Medicina pela Universidade Federal de Minas Gerais (UFMG). Residente em Medicina de Família e Comunidade pela Universidade de São Paulo (USP-SP).

Fernanda Lazzari Freitas
Médica de Família e Comunidade- Prefeitura Municipal de Florianópolis/Mestre em Saúde Coletiva UFSC/ Residência em Medicina de Família e Comunidade Grupo Hospitalar Conceição.

Gabriela Mendes Aguiar
Médica pela Universidade de Taubaté. Médica de Família e Comunidade pela Faculdade de Medicina da Universidade de São Paulo (FMUSP). Ex-tutora da residência de Medicina em Saúde da Família da FMUSP. Pós-graduanda em Saúde Mental na APS pelo Hospital Israelita Albert Einstein.

Juliana Oliveira Soares
Médica pela Universidade Federal do Pará (UFPA). Residência médica em Medicina de Família e Comunidade pela Universidade Federal de São Paulo (Unifesp). Especialista em Medicina de Família e Comunidade pela Sociedade Brasileira de Medicina de Família e Comunidade (SBMFC). Especialista em Saúde Coletiva com ênfase para a Estratégia de Saúde da Família pela Faculdade de Educação da Universidade de São Paulo (FE-USP). Servidora da Secretaria de Estado de Saúde do Distrito Federal no cargo de Médica de Família e Comunidade. Gerente da Gerência de Áreas Programáticas de Atenção Primária à Saúde, da Diretoria Regional de Atenção Primária à Saúde, da Superintendência da Região de Saúde Norte, da Secretaria de Estado de Saúde do Distrito Federal.

Kamila Vieira
Médica pela Escola Superior de Ciência da Saúde do Distrito Federal (ESCS-DF). Residência em Medicina de Família e Comunidade pela Faculdade de Medicina da Universidade de São Paulo (FMUSP). Especialista em Cuidados Paliativos pela Universidad del Salvador - Instituto Pallium Latinoamérica. Membra da Sociedade Brasileira de Medicina de Família e Comunidade (SBMFC) - Grupo de trabalho de Medicina Rural - e do Comitê de atenção primária à saúde da Academia Nacional de Cuidados Paliativos (ANCP). Supervisora no Núcleo de Extensão em Medicina Tropical do Convênio do Departamento de Moléstias Infecciosas e Parasitárias da FMUSP e na Secretaria Municipal de Saúde de Santarém - NUMETROP/FMUSP. Professora temporária na disciplina de Saúde Coletiva da Universidade Estadual do Pará (UEPA - Santarém).

Karina de Paula Bastos Santos
Médica de Família e Comunidade. Especialista em Terapia de Família e de Casal pelo Familiare Instituto Sistêmico (SC). Médica assistente da Sami Saúde.

Karina Janoti

Médica formada pela Faculdade de Medicina de Botucatu / UNESP. Pós-graduação em Nutrologia pela Associação Brasileira de Nutrologia / ABRAN. Residente em Medicina de Família e Comunidade na FMUSP.

Laura Caputo

Médica de Família e Comunidade formada pela Faculdade de Medicina da Universidade de São Paulo (FMUSP). Médica Preceptora do Programa de Residência em Medicina de Família e Comunidade da FMUSP no ano letivo de 2021.

Liliana Alice da Silva Campos

Médica pela Faculdade de Ciências Médicas de Minas Gerais. Residente de Medicina de Família e Comunidade pela Universidade de São Paulo (USP).

Lucas Bastos

Médico de família e comunidade pela residência de Medicina de Família e Comunidade do Hospital das Clínicas da Faculdade de Medicina da Universidade de São Paulo (HCFMUSP). Preceptor nessa residência, atua como médico de estratégia de saúde da família em São Paulo.

Marcela Dohms

Médica de Família e Comunidade. Mestra em Saúde Coletiva pela Universidade Federal de Santa Catarina (UFSC). Doutora em Ciências Médicas pela Universidade de São Paulo (USP). Fundadora do GT de Comunicação e Saúde da Sociedade Brasileira de Medicina de Família e Comunidade (SBMFC). Vice-presidente da Associação Brasileira de Balint. Membro da International Association for Communication in Healthcare (EACH). Pesquisadora visitante na Radboud University Medical Center, Holanda.

Mariela Zaros Galana

Médica de Família e Comunidade formada pela Universidade de São Paulo. Residente do ano adicional de Medicina de Família e Comunidade com foco em Gestão e Preceptoria pela Secretaria Municipal de Saúde de Florianópolis.

Patricia Sampaio Chueiri

Médica de família e comunidade, mestre e doutora em epidemiologia pela UFGRS. Hubert H. Humphrey Fellowship (Global Health) na Emory University. Professora da Faculdade Israelita de Ciências da Saúde Albert Einstein.

Ronaldo Zonta
Médico de Família e Comunidade, líder de *guideline* e treinamento Programa PACK Brasil, Departamento de Gestão da Clínica da SMS de Florianópolis/SC.

Vanessa Maria Aguiar Pessoa
Médica de Família e Comunidade pela Universidade de São Paulo (USP). Médica da Estratégia Saúde da Família na Sociedade Beneficente Israelita Brasileira Albert Einstein (SBIBAE).

SUMÁRIO

APRESENTAÇÃO

Este livro foi produzido pela Sociedade Brasileira de Medicina de Família (SBMFC), atendendo à demanda de associados, residentes, egressos da residência de Medicina de Família e Comunidade (MFC) e médicos que atuam na Atenção Primária à Saúde (APS) e que pretendem realizar a prova de título de especialista para nossa especialidade – ou simplesmente se atualizar.

Embora outras publicações sejam referência para a MFC, esta obra se destaca pela metodologia de discussão de temas e dos problemas mais prevalentes na Atenção Primária à Saúde com base em evidências e tendo como lastro as últimas provas de Título de Especialista para Medicina de Família e Comunidade (TEMFC).

O livro foi estruturado em 42 capítulos, organizados de acordo com as temáticas relevantes para a atuação do médico de Família e Comunidade, cada um deles contendo questões objetivas do TEMFC de diversas edições. Muitas questões são acompanhadas dos respectivos vídeos explicativos, e todas as resoluções trazem, além dos comentários dos autores, referências bibliográficas que servirão de subsídio para evidência científica.

Os capítulos iniciais abordam temas gerais como princípios da MFC e da APS, saúde coletiva, educação permanente, raciocínio clínico, ética, trabalho interprofissional, vigilância, gestão e avaliação.

O livro inclui ainda capítulos que resgatam as ferramentas do MFC/APS, tais como abordagem individual, familiar e comunitária, habilidades de comunicação, organização do processo de trabalho, rastreamento, atenção domiciliar e cuidados paliativos.

Temas relacionados à clínica da APS, como problemas gerais e inespecíficos, seguidos por problemas mais prevalentes por órgãos e sistemas e por ciclo de vida, são trabalhados em capítulos individuais.

Finalmente, são contempladas situações específicas como urgências e emergências na APS, saúde do trabalhador, sexualidade, violência e vulnerabilidades.

Esperamos que esta publicação contribua para a atualização dos MFC nesses temas, e que possa estimular outros colegas a virem fazer a nossa prova do TEMFC.

Os organizadores

1

PRINCÍPIOS DA MEDICINA DE FAMÍLIA E COMUNIDADE (MFC)

Lucas Bastos

1. [TEMFC 19 – Questão 1] O médico da família e comunidade (MFC) pergunta a Maria, 45 anos, o que a traz a uma consulta não agendada. Ela tira da bolsa um papel, para não esquecer de nada que a trouxe ao médico, e prossegue: "dor nas costas, tontura, alteração na menstruação, dor na barriga de vez em quando, dificuldade para dormir, além da hipertensão e da minha obesidade, as quais já acompanho há dez anos desde o nascimento do meu último filho". Qual alternativa relaciona a situação descrita com os princípios da MFC?

a) De acordo com a integralidade, é pertinente que o médico de família aborde, mesmo que parcialmente, todas as queixas da paciente no mesmo dia para solidificar o vínculo médico-paciente.
b) A escolha da queixa a ser primeiramente abordada está a cargo do médico que possui melhor critério de análise clínica para escalonar a ordem de importância das queixas.
c) É um princípio da MFC a competência de gerenciar simultaneamente problemas agudos e crônicos de pessoas e coletividades, apoiados em um conceito ampliado de saúde.
d) A queixa de dificuldade para dormir deve ser a eleita pelo médico para iniciar a abordagem em virtude da grande chance de esta paciente, pela quantidade de queixas, ter algum transtorno de humor.
e) Segundo o princípio da coordenação do cuidado, não há necessidade de abordar todas as queixas no mesmo dia, pois há uma perspectiva de cuidado contínuo em que a relação se constrói ao longo do tempo.

Nota do editor: Os endereços eletrônicos indicados nas referências deste capítulo foram acessados em 10 maio 2021.

Alternativa correta: c

A alternativa **c** descreve uma das competências centrais da MFC como descrito pela WONCA e no currículo de competências da Sociedade Brasileira de Medicina de Família e Comunidade. Muitas vezes o médico de família irá manejar múltiplos problemas ao mesmo tempo, agudos e crônicos, e a ordem em que esses problemas vão ser abordados deve levar em conta as prioridades do médico e da pessoa. Portanto, as alternativas **b** e **d** não se aplicam. As demais alternativas citam atributos da atenção primária, porém com uma definição incorreta.

Referências

1. Allen J, Gay B, Crebolder H, Heyrman J, Ram P. The European definition of general practice/ Family medicine short version. Euract; 2005.
2. Currículo Baseado em Competências para Medicina de Família e Comunidade. 2015. Disponível em: http://www.sbmfc.org.br/wp-content/uploads/media/Curriculo Baseado em Competencias(1).pdf.

Assista ao vídeo 1, disponível neste QR code ou no *link* https://www.youtube.com/watch?v=ti2-wH3msrM, e, em seguida, responda à questão 2.

2. [TEMFC 20 – Questão 1] Neste caso, tomando como base os princípios da MFC, constantes no Currículo Baseado em Competências para MFC, assinale a alternativa correta que apresenta um desses princípios que a médica está aplicando.

a) Um processo próprio de tomada de decisões, determinado pelas melhores evidências disponíveis, pela prevalência e pela incidência da doença na comunidade.
b) Habilidades para o aconselhamento psicológico dos pacientes e execução dos caminhos do cuidado de forma adequada para esses pacientes.
c) Uso eficiente de recursos tecnológicos para a obtenção mais precisa do diagnóstico da doença.
d) Uso adequado do princípio da prevenção e promoção da saúde, foco central da atuação do MFC.
e) Promoção da saúde e do bem-estar, por meio de práticas integrativas e complementares incorporadas, ao dia a dia da Atenção Primária.

Alternativa correta: a

Neste vídeo a médica de família e comunidade utilizou as melhores evidências disponíveis sobre a condição da paciente tomando uma decisão adequada. Esse princípio está presente no currículo baseado em competências da MFC. As demais alternativas não são princípios da medicina de família. Promoção e Prevenção de Saúde são ações de competência do MFC. Não são as principais competências solicitadas para este caso.

Referência

1. Currículo Baseado em Competências para Medicina de Família e Comunidade. 2015. Disponível em: http://www.sbmfc.org.br/wp-content/uploads/media/Curriculo Baseado em Competencias(1).pdf.

Assista ao vídeo 2, disponível neste QR code ou no *link* https://www.youtube.com/watch?v=ql0diXlmvdk, e, em seguida, responda às questões 3 e 4.

3. [TEMFC 20 – Questão 6] Levando-se em conta os princípios da Atenção Primária e o Currículo Baseado em Competências para Medicina de Família e Comunidade, assinale a alternativa correta sobre o atendimento ofertado pelo profissional, considerando que ele seja um MFC.

a) A renovação de receitas de antidepressivos poderia ser efetuada por MFC, desde que ele tenha acesso a matriciamento com um psiquiatra do Núcleo Ampliado de Saúde da Família (Nasf) ou do Centro de Atenção Psicossocial (Caps), mas como isso não está claro no vídeo, o correto seria encaminhar o paciente ao psiquiatra.

b) O profissional deveria saber delimitar melhor os motivos da consulta, pois é uma competência esperada do MFC que ele saiba manejar a consulta para evitar ter de gerir simultaneamente problemas agudos e crônicos dos seus pacientes.

c) A inserção de DIU envolve riscos e demanda minimamente suporte ultrassonográfico, por isso não deve ser feito por MFC em Unidade Básica de Saúde, estando correto, o médico, nas orientações prestadas à paciente encaminhá-la a outro serviço.

d) A inserção de DIU pode ser feita pelo MFC desde que este tenha a supervisão de um ginecologista do Nasf, não estando isso claro no vídeo, o médico está correto em orientar a paciente que a filha será encaminhada para outro serviço.
e) Espera-se que todo MFC esteja apto a fazer cantoplastia, sendo assim, ele deveria procurar oferecer esse serviço na Unidade Básica de Saúde, evitando dessa forma o encaminhamento da paciente para outro local.

Alternativa correta: e

A realização de cantoplastia é uma competência essencial pelo currículo baseado em competências para MFC, portanto a alternativa E está correta. Temos de lembrar que o médico de família e comunidade deve ser um clínico qualificado e resolutivo para o nível de atenção primária. A inserção de DIU e a prescrição de antidepressivos devem ser feitas na atenção primária. A alternativa B está incorreta, pois é um princípio da MFC o manejo de diversas queixas simultaneamente, inclusive problemas agudos e crônicos.

Referências

1. Currículo Baseado em Competências para Medicina de Família e Comunidade. 2015. Disponível em: http://www.sbmfc.org.br/wp-content/uploads/media/Curriculo Baseado em Competencias(1).pdf.
2. Allen J, Gay B, Crebolder H, Heyrman J, Ram P. The European definition of general practice/Family medicine short version. Euract; 2005.

4. [TEMFC 20 – Questão 7] Sobre a abordagem do profissional nesta consulta e o que a literatura recomenda sobre abordagem do paciente hiperfrequentador, é correto afirmar que o profissional:

a) poderia ter abordado as ideias, preocupações e expectativas da paciente desde a primeira consulta, assim talvez ela não retornasse tantas vezes para avaliar o resfriado.
b) deve matriciar o caso da paciente com profissionais de saúde mental, pois pacientes hiperfrequentadores diminuem sua frequência nos serviços se receberem aconselhamentos desses profissionais.
c) deve vincular a paciente com ao menos outros três profissionais da equipe, incluindo o agente comunitário de saúde da paciente, pois isso diminuiria a procura recorrente dessa paciente ao serviço de saúde.
d) ao avaliar novamente a queixa do resfriado, deve orientar a paciente a procurar informações de autocuidado na internet antes de retornar por qualquer dúvida, pois isso reduz a hiperfrequentação.

e) deve reavaliar o modelo de acesso às consultas adotado em sua Unidade de Saúde, pois deveria estabelecer uma restrição ao acesso a mais de 2 (duas) consultas por paciente por semana.

Alternativa correta: a

A abordagem centrada na pessoa, avaliando as ideias, preocupações e expectativas do paciente, é uma opção válida e importante no cuidado de pessoas que consultam frequentemente e faz parte dos princípios da MFC. Não necessariamente o matriciamento com profissionais de saúde mental reduz a frequência desses pacientes ao serviço, visto que não é claro que essas pessoas sempre tenham questões de saúde mental envolvidas na alta frequência de consultas. Estimular o autocuidado pode ser uma opção, porém antes deve-se entender o que está trazendo tanto a pessoa ao serviço. Dividir o cuidado com outros profissionais pode até proteger a relação médico-pessoa de se desgastar, mas não necessariamente reduz a frequência de ida ao serviço do paciente.

Referências

1. Lopes JMC, Dias LC. Princípios da medicina de família e comunidade. In: Gusso G, Lopes JM, Dias, LC. Tratado de medicina de família e comunidade: princípios, formação e prática. Porto Alegre: Artmed; 2019.
2. Currículo Baseado em Competências para Medicina de Família e Comunidade. 2015. Disponível em: http://www.sbmfc.org.br/wp-content/uploads/media/Curriculo Baseado em Competencias(1).pdf.
3. Ramos V, Carrapiço E. Pessoas que consultam frequentemente. In: Gusso G, Lopes JM, Dias LC. Tratado de medicina de família e comunidade: princípios, formação e prática. Porto Alegre: Artmed; 2019.

Assista ao vídeo 4, disponível neste QR code ou no *link* https://www.youtube.com/watch?v=RG8Y28FBqFc, e, em seguida, responda à questão 5.

5. [TEMFC 20 – Questão 13] Neste caso, o princípio da MFC que está sendo desempenhado pela MFC é o que

a) utiliza eficientemente os recursos de saúde por meio da coordenação de cuidados e da gestão da interface com outras especialidades.

b) promove a saúde e o bem-estar da paciente por meio de uma intervenção apropriada e efetiva e possui uma responsabilidade específica pela saúde da comunidade.
c) desenvolve uma abordagem centrada na pessoa, orientada para o indivíduo, sua família e comunidade.
d) possui um processo próprio de tomada de decisões, determinado pelas melhores evidências disponíveis, pela prevalência e pela incidência da doença na comunidade.
e) trabalha a prevenção e a promoção de saúde como os alicerces centrais da Atenção Primária à Saúde.

Alternativa correta: c

Nesta consulta a alternativa que mais se adéqua é a **c**. A médica tentou aplicar uma abordagem centrada na pessoa e investigou aspectos relacionados ao indivíduo e sua família. Outras alternativas, como **a**, **b** e **d**, são princípios da MFC descritos no currículo baseado em competências de MFC, porém não foram tão relevantes neste caso.

Referência

1. Currículo Baseado em Competências para Medicina de Família e Comunidade. 2015. Disponível em: http://www.sbmfc.org.br/wp-content/uploads/media/Curriculo Baseado em Competencias(1).pdf.

Assista ao vídeo 5, disponível neste QR code ou no *link* https://www.youtube.com/watch?v=C-L-NkRk5YI, e, em seguida, responda à questão 6.

6. [TEMFC 20 – Questão 18] Neste caso, o princípio da MFC que está sendo desempenhado pela MFC é:

a) utilizar eficientemente os recursos de saúde por meio da coordenação de cuidados e do trabalho com outros profissionais na APS.
b) gerir simultaneamente problemas de saúde agudos e crônicos de pessoas e coletivos, apoiados em um conceito ampliado de saúde.
c) desenvolver uma abordagem centrada na pessoa, orientada para o indivíduo, sua família e sua comunidade.

d) promover a saúde e o bem-estar dos pacientes por meio de uma intervenção apropriada e efetiva e possuir uma responsabilidade específica pela saúde da comunidade.
e) possuir um processo próprio de tomada de decisões, determinado pelas melhores evidências disponíveis, pela prevalência e pela incidência da doença na comunidade.

Alternativa correta: b

Neste caso a MFC está gerindo simultaneamente problemas de saúde agudos e crônicos. As demais alternativas são princípios de MFC descritos no currículo baseado em competências para MFC, porém não foram relevantes no trecho apresentado. Importante ressaltar que a visão de que o MFC só deve atender problemas crônicos de saúde ou apenas realizar promoção de saúde e prevenção de doenças é incorreta. O MFC é um clínico qualificado que vai atender diversos tipos de problemas, muitas vezes ao mesmo tempo.

Referências

1. Currículo Baseado em Competências para Medicina de Família e Comunidade. 2015. Disponível em: http://www.sbmfc.org.br/wp-content/uploads/media/Curriculo Baseado em Competencias(1).pdf.
2. Lopes JMC, Dias LC. Princípios da Medicina de Família e Comunidade. In: Gusso G, Lopes JM, Dias LC. Tratado de medicina de família e comunidade: princípios, formação e prática. Porto Alegre: Artmed; 2019.

Assista ao vídeo 4, disponível neste QR code ou no *link* https://www.youtube.com/watch?v=wsFGqoOZjUE, e, em seguida, responda à questão 7.

7. [TEMFC 21 – Questão 19] Em relação à postura demonstrada pela médica, é correto afirmar que:

a) identificou identidades culturais sem estereotipar.
b) explicou em palavras acessíveis sua visão do problema.
c) problematizou os pontos de vista e foi realista.
d) levou em consideração as diferenças culturais.

Alternativa correta: b

Nesta consulta a médica conseguiu explicar de forma acessível sua visão do problema, que era discordante da visão da pessoa. Também procurou uma abordagem centrada na pessoa, nos medos e preocupações da mãe em relação ao crescimento de sua filha.

Referências

1. Currículo Baseado em Competências para Medicina de Família e Comunidade. 2015. Disponível em: http://www.sbmfc.org.br/wp-content/uploads/media/Curriculo Baseado em Competencias(1).pdf.
2. Lopes JMC, Dias LC. Princípios da Medicina de Família e Comunidade. In: Gusso G, Lopes JM, Dias, LC. Tratado de medicina de família e comunidade: princípios, formação e prática. Porto Alegre: Artmed; 2019.

8. [TEMFC 22 – Questão 42] Ao preparar uma aula inaugural para seus residentes, a preceptora Ana elencou, frente aos desafios da especialidade, o domínio que todos os MFC devem ter sobre o seu papel dentro do sistema de saúde. Sobre esse papel, assinale a alternativa correta.

a) Sua atuação clínica no dia a dia exige menos geração de hipóteses diagnósticas e mais o reconhecimento de padrões específicos das doenças mais frequentes.
b) Sua demanda apresenta-se em seus formatos iniciais, por meio de queixas ou problemas de saúde poucas vezes específicos, que exigem estratégias de abordagem próprias.
c) Seu exercício profissional é caracterizado por um corpo de conhecimento somatório de várias disciplinas médicas, compondo seu portfólio de atuação clínica.
d) Seu trabalho deve se basear nos problemas mais frequentes, de forma a fazer com que a pessoa necessite de poucos contatos com o sistema de saúde para ter sua demanda atendida.

Alternativa correta: b

Pelo seu cenário de atuação na porta de entrada do sistema, o MFC lida com demandas e queixas inespecíficas, muitas vezes nos seus formatos iniciais, e isso exige habilidades e uma abordagem específica como descrita na definição de MFC da WONCA. Nesta questão é muito importante lembrar que a MFC não é uma "colcha de retalhos" de outras especialidades. O MFC tem de ser um clínico qualificado, que consegue aplicar o método clínico centrado na pessoa e que além disso tem uma prática clínica baseada nas melhores evidências disponíveis. O MFC também não deve saber apenas sobre o mais frequente, deve reconhecer condições raras e emergências que possam ameaçar a vida.

Referências

1. Lopes JMC, Dias LC. Princípios da Medicina de Família e Comunidade. In: Gusso G, Lopes JM, Dias, LC. Tratado de medicina de família e comunidade: princípios, formação e prática. Porto Alegre: Artmed; 2019.
2. Allen J, Gay B, Crebolder H, Heyrman J, Ram P. The European definition of general practice/ Family medicine short version. Euract; 2005.

9. [TEMFC 22 – Questão 43] Sabe-se que até 80% das consultas são consumidas por 20% da população. Para tentar solucionar essa característica comum aos ambulatórios de Atenção Primária, é fundamental na prática do MFC:

a) aproveitar os recursos da equipe multiprofissional como forma de limitar o acesso à consulta médica.
b) conhecer os dados externos de outros serviços para planejar sua prática e gestão da clínica.
c) planejar a gestão do tempo de forma a garantir consultas de pelo menos 15 minutos para todos os pacientes.
d) utilizar como estratégia esgotar essa parcela da demanda agendando um horário fixo semanal ou diário.

Alternativa correta: d

Marcação de consultas com frequência definida pode ajudar a diminuir a frequência desses pacientes ou pelo menos ajudar a organizar sua demanda. Temos de lembrar que o MFC é recurso de uma população definida e é um gerenciador de recursos, como encaminhamentos, exames e agendamento de consulta. Isso ocorre muitas vezes em um cenário de limitação de recursos, em especial um dos recursos mais preciosos para o MFC: tempo de atendimento. O MFC não pode limitar o acesso à consulta médica como está na alternativa **a**, e às vezes vai precisar alocar tempos diferentes de consulta para pacientes com demandas diferentes.

Referências

1. Lopes JMC, Dias LC. Princípios da Medicina de Família e Comunidade. In: Gusso G, Lopes JM, Dias, LC. Tratado de medicina de família e comunidade: princípios, formação e prática. Porto Alegre: Artmed; 2019.
2. Ramos V, Carrapiço E. Pessoas que consulta frequentemente In: Gusso G, Lopes JM, Dias, LC. Tratado de medicina de família e comunidade: princípios, formação e prática. Porto Alegre: Artmed; 2019.

10. [TEMFC 24 – Questão 42] Melissa é médica de família e comunidade e está ministrando aula para os alunos do primeiro ano da graduação em Medicina. O tema da aula é "o que é ser médico de família e comunidade?". Um dos alunos, durante a aula, interrompe e pergunta: o que diferencia o MFC do clínico geral? Assinale a alternativa que responde ao questionamento do aluno.

a) O MFC é um clínico qualificado, a atuação dele é influenciada pela comunidade e a relação médico-pessoa é fundamental para o seu .
b) A relação médico-pessoa é fundamental para o desempenho do MFC, ele atende exclusivamente a consultas ambulatoriais e é um clínico qualificado.
c) O MFC atua em problemas de saúde bem definidos, o foco da sua atuação é na doença e é recurso de uma população definida.
d) O MFC é um clínico qualificado, atua em problemas de saúde bem definidos e sua atuação é influenciada pela comunidade.

Alternativa correta: a

A alternativa **a** contém três princípios da MFC descritos no *Tratado de Medicina de Família e Comunidade*. Importante lembrar que o MFC atende muitas vezes a problemas de saúde mal definidos, no estágio inicial de apresentação, além de sintomas e queixas que frequentemente se resolvem antes que se chegue a um diagnóstico definido. A prática do MFC não é obrigatoriamente ambulatorial, embora este seja de fato o principal cenário de prática da especialidade.

Referência

1. Lopes JMC, Dias LC. Princípios da Medicina de Família e Comunidade. In: Gusso G, Lopes JM, Dias, LC. Tratado de medicina de família e comunidade: princípios, formação e prática. Porto Alegre: Artmed; 2019.

2

PRINCÍPIOS DA ATENÇÃO PRIMÁRIA À SAÚDE (APS)

Kamila Janoti

1. [TEMFC 18 – Questão 1] Uma das competências que médicos de família devem desenvolver é a coordenação do cuidado. Assinale a alternativa que melhor define essa competência.

a) Ter como essência uma relação de confiança ao longo do tempo e exigir a existência de uma fonte regular de atenção e a recorrência a ela.
b) Ser o primeiro serviço a ser procurado quando uma pessoa apresenta uma necessidade de saúde nova ou recorrência de um problema de saúde antigo.
c) Incluir a busca por informações a respeito dos problemas e ações realizadas nos diferentes pontos de atenção, integrando as intervenções e reconhecendo a pertinência da informação para o atendimento atual.
d) Ter a capacidade de identificar e lidar com o leque completo das necessidades de saúde de um indivíduo, seja resolvendo esses problemas ou orientando onde eles devem ser resolvidos.
e) Reconhecer as necessidades de saúde da população sobre sua responsabilidade e organizar as respostas dos demais serviços de saúde, contribuindo para que eles se organizem com base nas necessidades de saúde dos usuários.

Alternativa correta: c

De acordo com Barbara Starfield, "A essência da coordenação é a disponibilidade de informações a respeito de problemas e serviços anteriores e o reconhecimento daquela informação, na medida em que está relacionada às necessidades para o presente aten-

Nota do editor: Os endereços eletrônicos indicados nas referências deste capítulo foram acessados em 10 maio 2021.

dimento". A coordenação do cuidado diz respeito à continuidade da informação dentro do sistema, que pode ser obtida por meio da continuidade do profissional ou por meio do prontuário. Sendo assim, a alternativa **c** é a mais adequada. A alternativa **a** refere-se à longitudinalidade; a **b**, ao primeiro contato; a **d**, à integralidade, bem como a **e**.

Referências

1. Starfield B. Atenção primária: equilíbrio entre necessidades de saúde, serviços e tecnologia. Brasília: Unesco; 2002.
2. Gusso G, Machado LBM. Atenção primária à saúde. In: Gusso G et al. Tratado de medicina de família e comunidade: princípios, formação e prática. 2ª ed. Porto Alegre: Artmed; 2019. p. 28-36.
3. Takeda S. A organização de serviços de atenção primária à saúde. In : Duncan BB et al. Medicina ambulatorial: condutas de atenção primária baseadas em evidências. 4ª ed. Porto Alegre: Artmed; 2013. p. 19-32.

2. [TEMFC 18 – Questão 2] Ricardo jamais havia entrado na Unidade Básica de Saúde (UBS) do seu bairro. Certa manhã, acordou com dor de cabeça. Telefonou para a clínica particular onde costuma ser atendido, mas disseram que o seu médico (cardiologista) só poderia vê-lo, com muito esforço, dali a 3 dias e sugeriram procurar uma emergência hospitalar. Ricardo decide tentar a UBS. Chega na recepção às 10h, há muitas pessoas sentadas e em pé na sala de espera, o ambiente é ruidoso. A funcionária sorri, diz bom-dia, e ele fala que precisa de uma consulta. Assinale a alternativa que apresenta um bom exemplo de organização do acesso à Atenção Primária para dar resposta a este caso.

a) Após compreender brevemente a necessidade de Ricardo, o encaminhar diretamente para o(a) médico(a) ou enfermeiro(a) da sua área/região/responsabilidade para o atendimento.
b) Orientar que antes de agendar qualquer tipo de atendimento, é necessário programar uma visita do Agente Comunitário de Saúde até sua casa para confirmar o endereço.
c) Receber o Ricardo de forma humanizada, mas solicitar que retorne à tarde, já que a partir das 10h a UBS atende apenas pacientes com hipertensão, diabetes, gestantes ou crianças.
d) Encaminhar para a sala do acolhimento onde será feita uma escuta qualificada e, em seguida, orientá-lo sobre os serviços de emergência disponíveis na região ofertando uma consulta para outro dia caso ele tenha interesse em outros cuidados de saúde não agudos.
e) Como a UBS deve dar prioridade na agenda dos médicos e enfermeiros para as chamadas condições crônicas, o mais adequado é encaminhar Ricardo diretamente para uma UPA.

Alternativa correta: a

Os serviços de saúde devem ofertar acesso oportuno aos usuários, levando em consideração não apenas a atenção por demanda programada, mas também por demanda espontânea, que é o caso de Ricardo. É função da APS incluir atenção às urgências e emergências, que são, de maneira geral, situações de demanda espontânea ou não programada. Nesse caso, a avaliação da demanda deve ser realizada no momento em que o usuário procura o serviço, com subsequente direcionamento e atendimento pelo membro mais adequado da equipe para o caso, em tempo adequado à condição clínica. Cabe ainda enfatizar que as agendas dos profissionais da APS devem se adaptar a variações da demanda e servem para ajudar na sua organização, não diminuí-la ou limitá-la; além disso, idealmente não se deve setorizar ou verticalizar (separar períodos para programas).

Referências

1. Starfield B. Atenção primária: equilíbrio entre necessidades de saúde, serviços e tecnologia. Brasília: Unesco; 2002.
2. Vidal TB et al. Modelos de acesso ao cuidado pelo médico de família e comunidade na atenção primária à saúde. In: Gusso G et al. Tratado de medicina de família e comunidade: princípios, formação e prática. 2ª ed. Porto Alegre: Artmed; 2019. p. 37-49.
3. Gusso G, Poli Neto P. Gestão da clínica. In: Gusso G et al. Tratado de medicina de família e comunidade: princípios, formação e prática. 2ª ed. Porto Alegre: Artmed; 2019. p. 205-212.

3. [TEMFC 18 – Questão 3] Maria da Conceição, 69, é uma das pacientes diabéticas do seu território. Há 3 meses, você iniciou insulina, após os hipoglicemiantes orais e as orientações de mudança de estilo de vida não terem obtido o objetivo esperado. Apesar disso D. Maria mantém os níveis glicêmicos anteriores. Durante uma visita domiciliar você encontra a paciente saindo de um culto evangélico e percebe um certo constrangimento inesperado. Na próxima consulta, então, você aborda como as crenças podem interferir nas decisões sobre a própria saúde. Ela revela que, bem antes do início da insulina, havia combinado com o pastor que retiraria um dos remédios como prova de fé em Cristo. Assinale a alternativa correta de acordo com as características da Atenção Primária segundo Starfield (2002).

a) Competência cultural é um aspecto exclusivo da Atenção Primária, assim como a integralidade.
b) Avaliar as necessidades de saúde das comunidades, com participação nas atividades comunitárias, é um dos instrumentos para atingir qualidade no cuidado centrado nas famílias.

c) Competência cultural envolve o reconhecimento das necessidades especiais das subpopulações relacionadas a características étnicas, raciais, dentre outras.
d) Neste caso, houve falha na longitudinalidade do cuidado, o que resultou na dificuldade prévia de reconhecimento do problema e o exercício da competência cultural.
e) O exercício da competência cultural e a aplicação da integralidade no cuidado não foram atingidos pela falha na qualidade clínica da atenção.

Alternativa correta: c

A "competência cultural" é um dos três aspectos derivativos da Atenção Primária, junto com a "centralização na família e a "orientação para a comunidade". De acordo com Starfield (2002), "envolve o reconhecimento das necessidades especiais das subpopulações que podem não estar em evidência devido a características étnicas, raciais ou outras características culturais especiais. [...] A avaliação requer a determinação de que estes são arranjos para identificar a existência de necessidades culturais especiais e a extensão na qual populações especiais percebem suas necessidades especiais como sendo atendidas". No caso apresentado, em um primeiro momento não foi dada a devida atenção ao atributo de "competência cultural", impactando negativamente na qualidade do cuidado. É fundamental entender a dinâmica, as crenças e valores das comunidades onde se inserem os serviços de saúde, de forma a perceber o significado do adoecimento e suas consequências para o indivíduo e seu grupo social.

Referências

1. Starfield B. Atenção primária: equilíbrio entre necessidades de saúde, serviços e tecnologia. Brasília: Unesco; 2002.
2. Knauth DR, Oliveira FA, Castro RCL. Antropologia e atenção primária à saúde. In: Duncan BB et al. Medicina ambulatorial: condutas de atenção primária baseadas em evidências. 4ª ed. Porto Alegre: Artmed; 2013. p. 66-71.
3. Targa LV, Oliveira FA. Cultura, saúde e o médico de família e comunidade. In: Gusso G et al. Tratado de medicina de família e comunidade: princípios, formação e prática. 2ª ed. Porto Alegre: Artmed; 2019. p. 74-80.

4. [TEMFC 19 – Questão 2] Adriana leva sua filha, Gabriela, de 9 meses, regularmente à Unidade Básica de Saúde (UBS) para se consultar. A cada 30 dias tem encontros previamente agendados, ora com a médica, ora com a enfermeira. Gabriela é muito saudável e Adriana, apesar de gostar do carinho e da atenção dos profissionais de saúde, acha que não precisaria ir tantas vezes à unidade, especialmente agora que voltou a trabalhar. Na última terça-feira Gabriela acordou com febre, vômitos, irritada, Adriana procurou a UBS às 10h da manhã, mas disseram que já não havia mais consultas por ser o dia de sua equipe atender às gestantes. Adriana pensou que se se consultasse menos vezes quando está tudo bem talvez pudesse ser atendida quando precisasse. Em relação ao tema do acesso e à organização das agendas na atenção primária, assinale a alternativa correta.

a) Adriana por não ser profissional de saúde não compreende a função principal da Atenção Primária, que é justamente atender os saudáveis para evitar que fiquem doentes.
b) A equipe, para buscar oferecer uma Atenção Primária de qualidade, deve proporcionar acesso às principais demandas de sua população no momento mais oportuno.
c) A equipe deve atender gestantes, crianças, hipertensos e diabéticos em dias específicos, pois é mais confortável para os pacientes e facilita a organização da agenda para os profissionais.
d) A equipe deve agendar consultas mensais para crianças de baixo risco no primeiro ano de vida conforme recomendação da OMS, pois se mostraram mais efetivas quando comparadas a quatro ou sete consultas por ano.
e) Baseando-se na medicina centrada na pessoa a equipe deve categorizar a população adscrita em grupos, como hipertensos e diabéticos, visando assim a aumentar o acesso ao serviço de saúde priorizando essa população.

Alternativa correta: b

Os serviços de saúde devem ofertar acesso oportuno aos usuários, levando em consideração tanto a atenção por demanda programada quanto por demanda espontânea, como é o caso de Gabriela na situação de doença aguda. É função da APS incluir atenção às urgências e emergências, que são, de maneira geral, situações de demanda espontânea ou não programada. Nesse caso, a avaliação da demanda deve ser realizada no momento em que o usuário procura o serviço, preferencialmente por sua equipe de referência em razão do vínculo já estabelecido, com subsequente direcionamento e atendimento pelo membro mais adequado da equipe para o caso, em tempo adequado à condição clínica. Tanto quanto possível, a APS deve atender às necessidades e particularidades dos indivíduos, evitando generalizações, maximizando a efetividade do agendamento. A agenda deve ajudar na organização da demanda, e não diminuí-la ou limitá-la. Deve adaptar-se a variações na demanda e, idealmente, não setorizar ou verticalizar (separar períodos para programas).

Referências

1. Starfield B. Atenção primária: equilíbrio entre necessidades de saúde, serviços e tecnologia. Brasília: Unesco; 2002.
2. Vidal TB et al. Modelos de acesso ao cuidado pelo médico de família e comunidade na atenção primária à saúde. In: Gusso G et al. Tratado de medicina de família e comunidade: princípios, formação e prática. 2ª ed. Porto Alegre: Artmed; 2019. p. 37-49.
3. Gusso G, Poli Neto P. Gestão da clínica. In: Gusso G et al. Tratado de medicina de família e comunidade: princípios, formação e prática. 2ª ed. Porto Alegre: Artmed; 2019. p. 205-212.

Assista ao vídeo 3, disponível neste QR code ou no *link* https://www.youtube.com/watch?v=lnRvGDbDutA, e, em seguida, responda à questão 5.

5. [TEMFC 20 – Questão 12] Em relação aos princípios da APS utilizados na consulta, é correto afirmar que a

a) profissional deixou de utilizar de forma adequada os atributos orientação familiar e comunitária, pois mostrou pouco conhecimento quanto às relações pessoais e de vida do paciente, o que seria relevante para o raciocínio diagnóstico e negociação sobre pedir ou não o exame.
b) profissional deveria ter adaptado sua prática ao contexto cultural em que está inserida. Se ela atende uma população que está acostumada a fazer exames para confirmar seus problemas, deveria ser mais flexível na decisão de solicitar exames mesmo que não ajudassem no diagnóstico.
c) coordenação do cuidado foi um dos princípios que a profissional poderia ter utilizado se, em vez de negar o exame, tivesse encaminhado o paciente ao neurologista ou ao psicólogo para que um desses profissionais ajudassem o paciente a entender que seu caso não precisa de exames.
d) longitudinalidade pode ajudar ou atrapalhar nesse caso, pois por um lado ajuda o profissional em relação à confiança que o paciente tem por ele, mas acaba sendo muito difícil negar um exame a um paciente com quem se desenvolve uma relação de amizade ao longo do tempo.
e) integralidade é um atributo da APS que a profissional poderia ter utilizado se tivesse oferecido serviços como uma consulta com a psicóloga, o nutricionista, o fisioterapeuta e a enfermeira. Essas consultas garantiriam que o paciente se sentisse cuidado, facilitando a negociação do exame.

Alternativa correta: a

O atributo "orientação familiar" leva em conta "a consideração dos pacientes dentro de seus ambientes, quando a avaliação das necessidades para a atenção integral considera o contexto familiar". Os membros da família podem ser entrevistados, e pode-se lançar mão do apoio dos recursos familiares, sejam emocionais ou mesmo de seus níveis educacionais e disponibilidade de recursos financeiros, para lidar com as questões de saúde do paciente. "Orientação comunitária" refere-se ao fato de que "Todas as necessidades relacionadas à saúde dos pacientes ocorrem em um contexto social; o reconhecimento dessas necessidades frequentemente requer o conhecimento do contexto social". Ambos os atributos estão inseridos no método clínico centrado na pessoa, particularmente no segundo componente, "entendendo a pessoa como um todo – o indivíduo, a família e o contexto". Tal método se utiliza como proposta metodológica para que a consulta atenda às necessidades e expectativas de médicos e pessoas. Na consulta apresentada, conforme o que foi exposto, a profissional renunciou a tais ferramentas, que poderiam contribuir muito para o raciocínio diagnóstico e para a negociação em relação à necessidade de solicitação de exames.

Referências

1. Starfield B. Atenção primária: equilíbrio entre necessidades de saúde, serviços e tecnologia. Brasília: Unesco; 2002.
2. Stewart M et al. Medicina centrada na pessoa: transformando o método clínico. 3ª ed. Porto Alegre: Artmed; 2017.
3. Lopes JMC; Dias LC. Consulta e abordagem centrada na pessoa. In: Gusso G et al. Tratado de medicina de família e comunidade: princípios, formação e prática. 2ª ed. Porto Alegre: Artmed; 2019. p. 132-142.

Leia o texto para responder à questão 6.

"Existe peleumonia"
Eu mesma já vi várias. Incrusive com febre interna que o termômetro num mostra. Disintiria, quebranto, mal olhado, impíngi, cobreiro, vento virado, ispinhela caída. Eu tô aqui pra mode atestá. Quem sabe o que tem é quem sente. E eu quero ouvir ocê desse jeitinho. Mode a gente se entendê. Por que pra mim foi dada a chance de conhecê as letra e os livro. Pra você, só deram chance de dizê. Pode dizê. Eu quero ouvir.
(Por: Júlia Rocha).

6. [TEMFC 21 – Questão 39] Sobre os atributos da atenção primária, o texto representa mais claramente, o atributo da

a) integralidade.
b) longitudinalidade.
c) orientação familiar.
d) competência cultural.

Alternativa correta: d

A "competência cultural" é um dos três aspectos derivativos da atenção primária. Ao incorporar os princípios da APS, o médico de família assume a tarefa de lidar com a diversidade cultural. Deve-se ter especial atenção em relação ao etnocentrismo profundo impregnado na prática médica, nocivo tanto para a relação médico-paciente quanto para os resultados objetivos da prática clínica. Uma postura respeitosa, interessada e empática é essencial quando se fala em competência cultural, de forma que haja uma comunicação interpessoal efetiva e uma relação que permita superar as diferenças culturais presentes.

Referências

1. Starfield B. Atenção primária: equilíbrio entre necessidades de saúde, serviços e tecnologia. Brasília: Unesco; 2002.
2. Knauth DR, Oliveira FA, Castro RCL. Antropologia e Atenção Primária à Saúde. In: Duncan BB et al. Medicina ambulatorial: condutas de atenção primária baseadas em evidências. 4ª ed. Porto Alegre: Artmed; 2013. p. 66-71.
3. Targa LV; Oliveira FA. Cultura, saúde e o médico de família e comunidade. In: Gusso G et al. Tratado de medicina de família e comunidade: princípios, formação e prática. 2ª ed. Porto Alegre: Artmed; 2019. p. 74-80.

Assista ao vídeo 3, disponível neste QR code ou no *link* https://www.youtube.com/watch?v=xSm_qiLKRC0, e, em seguida, responda à questão 7.

7. [TEMFC 23 – Questão 11] Ao oferecer acesso rápido da paciente à avaliação da sua equipe, em virtude de uma demanda aguda, os profissionais do vídeo demonstram estarem alinhados com princípios da equipe de

a) Atenção Primária à Saúde.
b) Unidade de Pronto Atendimento (UPA).

c) Consultório Privado.
d) Rede Cegonha.

Alternativa correta: a

Os serviços de saúde devem ofertar acesso oportuno aos usuários, levando em consideração tanto a atenção por demanda programada quanto por demanda espontânea. É função da APS incluir atenção às urgências e emergências, que são, de maneira geral, situações de demanda espontânea ou não programada. Nesse caso, a avaliação da demanda deve ser realizada no momento em que o usuário procura o serviço, preferencialmente por sua equipe de referência em razão do vínculo já estabelecido, com subsequente direcionamento e atendimento pelo membro mais adequado da equipe para o caso, em tempo adequado à condição clínica. No caso de Júlia, a avaliação médica se fazia fundamental. Além disso, destaca-se o papel de "atenção ao primeiro contato/acesso" por parte da equipe de APS, um dos atributos nucleares da APS: a paciente é inicialmente recebida por sua equipe de referência e é encaminhada de forma adequada ao serviço especializado que se faz necessário nesse momento.

Referências

1. Starfield B. Atenção primária: equilíbrio entre necessidades de saúde, serviços e tecnologia. Brasília: Unesco; 2002.
2. Gusso G, Machado LBM. Atenção primária à saúde. In: Gusso G et al. Tratado de medicina de família e comunidade: princípios, formação e prática. 2ª ed. Porto Alegre: Artmed; 2019. p. 28-36.

3

SAÚDE COLETIVA

Kamila Vieira

1. [TEMFC 18 – Questão 4] Carlos é médico de família e comunidade (MFC) e foi contratado para trabalhar em uma Unidade Básica de Saúde (UBS) que acabou de ser inaugurada. A UBS conta com quatro equipes de Saúde da Família e as outras equipes também contam com MFC e equipe de enfermagem qualificada. Após alguns meses os profissionais discutem a necessidade de mudanças na territorialização das equipes por problemas de desproporção de população e de necessidade assistencial, apesar de todas estarem dentro do limite de habitantes recomendado pelo Ministério da Saúde. O grande dilema de Carlos e dos demais profissionais é como preservar o vínculo já criado com grande parte dos pacientes com a iminente alteração de território. Tendo como exemplo as diversas possibilidades de arranjos assistenciais para a Atenção Primária à Saúde existentes no mundo, seria correto afirmar que

a) o problema deve ser discutido com a gestão municipal, pois a única solução adequada para ele é a criação de novas equipes para essa unidade, aliviando assim a pressão assistencial.
b) uma possibilidade a ser discutida é a utilização de um sistema de captação aplicável a todas as equipes da unidade, no qual a responsabilidade pelas questões de vigilância ambiental do território seria comum a todos.
c) os profissionais deveriam minimizar a questão do vínculo, já que esse foi um problema criado pela gestão que cometeu um erro quando da definição dos territórios das equipes.

Nota do editor: Os endereços eletrônicos indicados nas referências deste capítulo foram acessados em 10 maio 2021.

d) manter os territórios das equipes apesar das diferenças de pressão assistencial entre elas, pois, uma vez estabelecido, o território da equipe não deve ser alterado.
e) o problema em questão seria facilmente contornado com o intercâmbio de profissionais entre as equipes, pois é sabido que alguns deles se adaptam melhor a equipes com maior pressão assistencial.

Alternativa correta: b

O sistema por captação ajusta o número de médicos de acordo com a distribuição da população, cada médico é responsável por uma lista de pacientes e há independência do usuário, podendo este escolher com qual profissional quer se consultar, favorecendo o vínculo médico-paciente e a longitudinalidade. Além disso, o sistema por captação permite ponderação, utilizando a unidade de pagamento para corrigir e ajustar o valor por condições de vulnerabilidade, demandas de cuidado (recém-nascido e idosos) ou deterioração social da zona (favelas, assentamentos). A institucionalização da região por um comando único é necessária para que se garantam os direitos e se possibilite a cobrança da responsabilidade sanitária.

Referências

1. Borges C, Taveira VR. Territorializaçao. In: Gusso G et al. Tratado de medicina de família e comunidade: princípios, formação e prática. 2ª ed. Porto Alegre: Artmed; 2019. 2v. p. 300-304.
2. Guérvas J, Férnandez MP. Organização da Atenção Primária à Saúde em outros países. In: Gusso G et al. Tratado de medicina de família e comunidade: princípios, formação e prática. 2ª ed. Porto Alegre: Artmed; 2019. 2v. p. 66-73.
3. Takeda S. A organização de serviços de Atenção Primária à Saúde. In: Duncan BB et al. Medicina ambulatorial: condutas de atenção primária baseadas em evidências. 4ª ed. Porto Alegre: Artmed; 2013. p. 19-32.

2. [TEMFC 19 – Questão 4] Sobre os arranjos técnico-assistenciais da Atenção Primária à Saúde no mundo e no Brasil, é correto afirmar que

a) no Brasil os MFC que atuam na Saúde da Família usualmente são responsáveis por um número de pessoas menor em média do que os médicos de família que atuam na Atenção Primária em países como Reino Unido, Holanda e Espanha.
b) o Brasil adota na Estratégia de Saúde da Família um sistema de pagamento por captação no qual o médico é responsável por até 4 mil pessoas, a exemplo do que ocorre em alguns países como Portugal e Cuba.

c) o Brasil, no que diz respeito à Estratégia de Saúde da Família, tem um sistema de financiamento e provimento públicos, diferente de alguns países como Canadá e Reino Unido que têm sistemas de financiamento público, mas provimento privado.
d) países como Holanda, Espanha e Itália adotam sistemas semelhantes ao Brasil (Saúde da Família) no que diz respeito à responsabilidade das equipes de Atenção Primária ou dos médicos de família por um território estabelecido.
e) a presença do agente comunitário de saúde é regra nas equipes de Atenção Primária de países como Reino Unido, Cuba e Itália, sendo que essas experiências serviram de base para a criação do Programa de Saúde da Família.

Alternativa correta: c

Considera-se um sistema nacional sanitário público quando cobre toda a população e o seu financiamento tem origem de no mínimo 50% de fonte pública. Os países que apresentam sistemas sanitários nacionais públicos são Alemanha, Argentina, Austrália, Áustria, Bélgica, Canadá, Costa Rica, Cuba, Dinamarca Eslovênia, Espanha, Finlândia, França, Grécia, Hungria, Irlanda, Itália, Japão, Noruega, Nova Zelândia, Polônia, Portugal, Reino Unido, Suécia, Suíça e Taiwan. O Brasil tem como gasto total em saúde cerca de 58% de origem privada e 42% público. Contudo, em relação à atenção primária e estratégia de saúde da família, o modelo de financiamento é instituído pelo Programa Previne Brasil (Portaria n. 2.979, de 12 de novembro de 2019), em que determina a transferência dos recursos federais na modalidade fundo a fundo, de forma regular e automática, aos municípios, ao Distrito Federal e aos estados. O repasse é realizado pelo Bloco de Custeio das Ações e Serviços Públicos de Saúde, divididos em captação ponderada, pagamento por desempenho e incentivo para ações estratégicas, baseados no quantitativo da população cadastrada por equipe de estratégia de saúde da família (ESF) e equipe de atenção primária (eAP), com atribuição de peso por pessoa, considerando critérios de vulnerabilidade econômica, perfil demográfico e classificação demográfica.

O pagamento por captação é típico em países com sistema nacional nos quais os médicos gerais são profissionais independentes em prática privada, como pequenos empresários autônomos, com exceção dos espanhóis, seja do tipo Bismarck (Eslovênia e Holanda) ou Beveridge (Canadá – província de Ontário, Dinamarca, Espanha, Irlanda, Itália, Noruega, Nova Zelândia e Reino Unido), sendo responsáveis por uma lista de pessoas para cada médico de família, não restritas ao território como é no Brasil na ESF. Nesses modelos, os médicos são responsáveis por 1.500 a 2.000 pessoas (Reino Unido, Canadá e Espanha), enquanto no Brasil esse número é de 2.000 a 3.500 pessoas, máximo 4.000 pessoas/médico, segundo a PNAB 2019.

Referências

1. Guérvas J, Férnandez MP. Organização da Atenção Primária à Saúde em outros países. In: Gusso G et al. Tratado de medicina de família e comunidade: princípios, formação e prática. 2ª ed. Porto Alegre: Artmed; 2019. 2v. p. 66-73.
2. Takeda S. A organização de serviços de Atenção Primária à Saúde. In: Duncan BB et al. Medicina ambulatorial: condutas de Atenção Primária baseadas em evidências. 4ª ed. Porto Alegre: Artmed; 2013. p. 2-10.
3. Brasil. Ministério da Saúde. Portaria n. 2.979, de 12 de novembro de 2019. Brasília: Diário Oficial [da] República Federativa do Brasil, n. 220, quarta-feira, 13 de novembro de 2019.

3. [TEMFC 21 – Questão 72] A Estratégia Saúde da Família (ESF) é a forma de organização dos serviços de Atenção Primária à Saúde (APS), recomendada pelo Ministério da Saúde, e é entendida como eixo estrutural do Sistema Único de Saúde (SUS). Sobre a ESF, assinale a alternativa correta.

a) Embora médicos sem especialização possam fazer parte de equipes de saúde da família, a Política Nacional de Atenção Básica recomenda que esse profissional tenha especialização em Medicina de Família e Comunidade (MFC).
b) As equipes devem organizar o seu cronograma de trabalho, por meio de ações programáticas, o que garante mais acesso aos serviços para as pessoas que mais necessitam.
c) O financiamento da ESF inclui um componente ligado à produção ambulatorial, garantindo mais recursos aos municípios que realizam mais consultas e demais procedimentos a cada mês.
d) É uma das responsabilidades inerentes às equipes de Saúde da Família a assistência resolutiva à demanda espontânea e o primeiro atendimento às urgências.

Alternativas corretas: **a** e **d** (original somente **d**)

De acordo com a PNAB, publicada na Portaria n. 2.436, de 21 de setembro de 2017, a Estratégia de Saúde da Família é estratégia prioritária para expansão e consolidação da Atenção Básica, "composta no mínimo por médico, preferencialmente da especialidade de medicina de família e comunidade, enfermeiro, preferencialmente especialista em saúde da família; auxiliar e/ou técnico de enfermagem e agente comunitário de saúde (ACS)". Cujas atribuições são a de garantir atendimento à população adscrita, buscando integralidade por meio da realização de ações de promoção, proteção e recuperação da saúde, prevenção de doenças e agravos, garantindo atendimento da demanda espontânea, da realização de ações programáticas, coletivas e de vigilância em saúde. Atuando como porta de entrada preferencial da rede de atenção, primeiro atendimento às urgências/emergências, acolhimento, organização do escopo de ações e do processo de trabalho de acordo com demandas e necessidades da população. O seu financiamento deve ser tripartite, com recursos de origem federal, estadual e municipal. Desde a NOB 96 (Normal Operacional Básica 96), um dos recursos federais é composto pelo Piso da Atenção Básica (PAB), que pode ser fixo, que é calculado *per capita* e transferido a todos os municípios, ou variável, que é dependente de ações e é calculado de acordo com informações contidas nos sistemas de informação nacional a cada mês, possuindo um valor para cada ação implementada.

Em 2019, foi publicada a Portaria n. 2.979, modificando esse modelo de financiamento, para transferência de recursos federais na modalidade fundo a fundo, de forma regular e automática, aos municípios, ao Distrito Federal e aos estados. Esse repasse será por meio do Bloco de Custeio das Ações e Serviços Públicos de Saúde, divididos em captação ponderada, pagamento por desempenho e incentivo para ações estratégicas, baseados no quantitativo da população cadastrada por equipe de estratégia de saúde da família (eSF) e equipe de atenção primária (eAP), com atribuição de peso por pessoa, considerando critérios de vulnerabilidade econômica, perfil demográfico e classificação demográfica.

Referências

1. Sampaio LFR, Mendonça CS, Turci MA. Atenção Primária à Saúde no Brasil. In: Gusso G et al. Tratado de medicina de família e comunidade: princípios, formação e prática. 2ª ed. Porto Alegre: Artmed; 2019. 2v. p. 50-65.
2. Brasil. Ministério da Saúde. Portaria n. 2.436 de 21 de setembro de 2017. Brasília: Diário Oficial [da] República Federativa do Brasil; 2017.
3. Brasil. Ministério da Saúde. Portaria n. 2.979, de 12 de novembro de 2019. Brasília: Diário Oficial [da] República Federativa do Brasil, n. 220, quarta-feira, 13 de novembro de 2019.

4. [TEMFC 22 - Questão 71] Sérgio, residente do primeiro ano de Medicina de Família e Comunidade, chega à unidade onde vai cursar a residência sentindo-se um pouco perdido por não conhecer a comunidade em que vai trabalhar. Sua preceptora sugere que ele utilize uma estratégia de inserção comunitária, chamada observação participante, para entender melhor o território. Assinale a alternativa que apresenta o método que essa estratégia utiliza.

a) Estudo de diagnóstico de saúde da comunidade, sendo o primeiro passo o envio do projeto ao Comitê de Ética e Pesquisa e o cálculo da amostra.
b) Coleta de dados por meio do diário de campo e entrevistas com informantes-chave compostos por atores sociais e instituições da comunidade.
c) Grupo educativo, fazendo uma atividade reflexiva com alguns membros da comunidade sobre a realidade local.

d) Elaboração de um mapa da área adscrita, destacando os limites geográficos, barreiras físicas, áreas de lazer e instituições presentes nela, como escolas, igrejas.

Alternativa correta: b

"Observação participante" trata-se de um tipo de técnica de coleta e registro de dados em pesquisa qualitativa que pode ser utilizada como ferramenta de conhecimento do território e comunidade. Consiste em uma "exploração detalhada" em todos os sentidos buscando compreender a dimensão objetiva da realidade, conhecendo as necessidades sociais por meio da investigação de dados e da intepretação dessa realidade produzida pelos sujeitos diretamente ligados a ela. O registro deve ser realizado com a organização da coleta de dados mediante uso das anotações breves ao longo do processo, ou relato em gravador de voz imediatamente após o evento, diário de campo e entrevistas com informantes-chave de maneira formal e informal.

Referências

1. Takeda Silvia. A Organização de Serviços de Atenção Primária à Saúde. In: Duncan BB et al. Medicina ambulatorial: condutas de atenção primária baseadas em evidências. 4ª ed. Porto Alegre: Artmed; 2013. p. 103-104.
2. Knauth DR; Víctora C. Orientações básicas para pesquisa Qualitativa. In: Gusso G et al. Tratado de medicina de família e comunidade: princípios, formação e prática. 2ª ed. Porto Alegre: Artmed; 2019. 2v. p. 564-570.

Assista ao vídeo 3, disponível neste QR code ou no *link* https://www.youtube.com/watch?v=8hSsXlxAOm4, e, em seguida, responda à questão 5.

5. [TEMFC 24 - Questão 14] Em relação à Medicina Rural, pode-se afirmar que

a) o conceito de "rural" está bem definido e se refere às regiões das cidades pequenas do interior.
b) o médico necessita de uma formação diferenciada que contemple as necessidades locais e com suporte continuado.
c) o médico necessita de maior habilidade de comunicação para convencer o paciente a seguir os tratamentos tradicionais.

d) na Medicina Rural há uma transposição das práticas médicas urbanas para a área rural.

Alternativa correta: b

A definição do conceito "rural" é bastante plural entre as nações, pois varia conforme os critérios escolhidos, densidade demográfica, número total de uma população, tipo de atividade predominantemente desenvolvida, tipo de moradia e construções, nível de industrialização e serviços disponíveis.

O médico que atua em área rural precisa desenvolver certas habilidades técnicas e culturais de acordo com as demandas em saúde da sua localidade, atuando desde a interpretação de exames sem laudos de especialista, tais como ECG e RX de tórax; realização de procedimentos que seriam encaminhados para outros profissionais em grandes cidades; ampliando suas habilidades em relação ao cuidado das fases do ciclo vital, incluindo atenção à gestante e à sua família, puericultura, puerpério, atenção à saúde da criança e do adolescente, da mulher, do adulto, do idoso e cuidados durante o fim da vida. Além da necessidade de apresentar competência dialógica intercultural e de aprender a administrar os limites.

Referências

1. Targa LV. Área rural. In: Gusso G et al. Tratado de medicina de família e comunidade: princípios, formação e prática. 2ª ed. Porto Alegre: Artmed; 2019. 2v. p. 498-507.
2. Takeda S. A Organização de serviços de atenção primária à saúde. In: Duncan BB et al. Medicina ambulatorial: condutas de atenção primária baseadas em evidências. 4ª ed. Porto Alegre: Artmed; 2013. p. 162-167.

6. [TEMFC 24 - Questão 60] "Um sistema de saúde com forte referencial na atenção primária à saúde é mais efetivo, é mais satisfatório para a população, tem menores custos e é mais equitativo – mesmo em contextos de grande iniquidade social" (Barbara Starfield). O médico de uma unidade de saúde em uma cidade do interior está preparando uma apresentação sobre Sistemas de Saúde e APS para sua equipe e fica surpreso ao perceber que a maneira que o Brasil organiza o SUS com base na orientação pela APS difere em alguns pontos de outros países com sistemas universais de saúde. Sobre tais diferenças, assinale a alternativa correta.

a) Há diferenças relacionadas aos valores, como direito à saúde universal, equidade, participação social e integralidade.
b) Há diferenças relacionadas aos atributos específicos dos serviços de APS, como acesso, longitudinalidade, integralidade e coordenação do cuidado.

c) Há diferenças relacionadas aos atributos específicos dos serviços de APS, como orientação familiar e comunitária, enfoque na pessoa e não na doença e competência cultural.
d) Há diferenças relacionadas à organização/composição das equipes de APS, como a presença de equipes multiprofissionais (médico, enfermeiro, técnico de enfermagem, ACS) e a adscrição de clientela organizada por território.

Alternativa correta: d

As diferenças de organização da atenção primária à saúde no Brasil em relação a outros sistemas sanitários universais são pautadas principalmente pelo tipo de equipe de profissionais que a compõe; o tipo de profissional médico designado, se somente generalista ou médico de família e comunidade e/ou de outras especialidades (pediatria, ginecologia e clínica médica); formas de contratação e modelo de pagamento aos profissionais médicos na APS, podendo ser por captação, em que o médico tem uma lista de pacientes que fica responsável, como no Canadá na província de Ontário, Dinamarca, Eslovênia, Espanha, Holanda, Irlanda, Itália, Noruega, Nova Zelândia e Reino Unido); por salário (como na Argentina, Cuba, Costa Rica, Espanha, Finlândia, Grécia (áreas rurais), Islândia, Polônia (áreas rurais), Portugal e Suécia); ou por produção, como na Alemanha, na Austrália, na Áustria, no Canadá (exceto em Ontário), no Japão e na Suécia (regiões de fala alemã e italiana). Além disso, os médicos podem exercer seu cuidado com base em uma lista de pacientes em que o usuário define o seu MFC por território, com ou sem apoio multiprofissional.

Referências

1. Sampaio LFR, Mendonça CS; Junior NL. Atenção primária à saúde no Brasil. In: Gusso G et al. Tratado de medicina de família e comunidade: princípios, formação e prática. 2ª ed. Porto Alegre: Artmed; 2019. 2v. p. 50-65.
2. Guérvas J, Férnandez MP. Organização da atenção primária à saúde em outros países. In: Gusso G et al. Tratado de medicina de família e comunidade: princípios, formação e prática. 2ª ed. Porto Alegre: Artmed; 2019. 2v.
3. Takeda S. A organização de serviços de atenção primária à saúde. In: Duncan BB et al. Medicina ambulatorial: condutas de atenção primária baseadas em evidências. 4ª ed. Porto Alegre: Artmed; 2013. p. 2-10.

4

ABORDAGEM COMUNITÁRIA

Kamila Vieira

1. [TEMFC 19 – Questão 10] Você como médico de família e comunidade percebe uma grande quantidade de pacientes com problemas psiquiátricos na sua equipe. Decide, então, com sua equipe a montagem de um grupo de apoio aos familiares desses pacientes, tendo em vista a sobrecarga a que essas pessoas estão expostas. Sobre as características e planejamento de um grupo de apoio, marque a alternativa correta.

a) Pelo fato de o médico no Brasil não ter formação para facilitar grupos, esta ação deve ficar sob responsabilidade dos outros profissionais da equipe.
b) Um grupo com esse perfil de pacientes tem a característica de ser aberto e heterogêneo.
c) De acordo com o referencial teórico-técnico, este grupo se classificaria como um Grupo Balint.
d) Para se obter sucesso com um grupo, é importante montar previamente as pautas dos temas que serão apresentados sob a forma de aula expositiva.
e) Deve-se trabalhar as expectativas da equipe, planejar a divulgação e definir a técnica a ser utilizada e o responsável da equipe que melhor se adequaria a esse tipo de grupo.

Alternativa correta: e

A realização de grupos é uma ferramenta do médico de família e comunidade para abordagem comunitária na Atenção Primária à Saúde, auxiliando a responder às necessidades

---

Nota do editor: Os endereços eletrônicos indicados nas referências deste capítulo foram acessados em 10 maio 2021.

que têm origem nas características da comunidade e nas suas demandas. O grupo deve ter um objetivo estabelecido pela equipe, seja por meio do conhecimento sobre a situação-problema, seja pela organização das intenções de intervenções que será possível realizar com a abordagem em grupos específicos (grupos de mulheres, idosos, crianças, homens). A ferramenta deve ser adequada ao perfil dos profissionais da equipe e da realidade local.

Referência

1. Casanova F, Osorio LC, Dias LC. Abordagem comunitária: grupos na atenção primária à saúde. In: Gusso G et al. Tratado de medicina de família e comunidade: princípios, formação e prática. 2ª ed. Porto Alegre: Artmed; 2019. 2v. p. 325-371.

2. [TEMFC 24 – Questão 61] Um médico em uma unidade de saúde tem três equipes em determinada capital. Sua equipe é responsável por um território com aproximadamente 3.500 pessoas cadastradas, sendo que aproximadamente 80% deste é considerado área de vulnerabilidade social. Em reunião semanal de equipe, o médico, a enfermeira, o técnico de enfermagem e as(os) agentes comunitários de saúde discutem sobre as planilhas de vigilância de que a equipe dispõe no momento. Os profissionais avaliaram as listas dos pacientes HIV+, diabéticos, hipertensos e dos pacientes com diagnóstico recente de sífilis e tuberculose, que são as condições clínicas, no momento, mais prevalentes na comunidade, conforme últimos indicadores disponíveis. Ao avaliar as listas, perceberam que a maioria dos pacientes HIV+ está com a carga viral não detectável e em acompanhamento regular. O mesmo foi observado sobre os hipertensos e com sífilis, sendo que a maioria está com os exames em dia, realizou tratamento adequado e está com a hipertensão compensada. Nenhum caso de tuberculose recente foi identificado pela equipe. Sendo assim, vocês decidiram focar esforços em pensar abordagens/intervenções, sobretudo para os pacientes com diabetes, que foi o grupo que apresentou maiores índices de doença não controlada e problemas de adesão. A equipe utilizou para chegar a esse diagnóstico/conduta princípios de abordagem

a) comunitária.
b) individual.
c) de resolução de problemas.
d) focada na doença.

Alternativa correta: a

Para a atuação integral das equipes de saúde na atenção primária, a inserção e a abordagem comunitária são fundamentais para o reconhecimento e a abordagem dos determinantes sociais de saúde. Para realizar essa abordagem o médico de família junto à sua equipe pode desenvolver algumas ações, tais como territorialização, análise da situação e diagnóstico de saúde da comunidade, aplicando habilidades epidemiológicas e clínicas de forma complementar para definir e caracterizar uma comunidade, identificando os problemas de saúde, fornecendo informações para modificar programas, planejar ações e monitorizar sua efetividade, atuando sobre os principais indicadores de saúde e qualidade de vida local.

A análise da situação de saúde da comunidade pode ser realizada por meio de informações sobre a realidade local, obtidas por dados secundários; colhidos por agências e setores, governamentais ou não, como os bancos de dados dos sistemas de informações do Ministérios da Saúde; ou dados primários, obtidos por pesquisa de campo, inquéritos domiciliares, estudos de demanda, dentre outros. Uma forma rápida e atualizada de obtenção desses dados é por meio do cadastramento das famílias adscritas pelos agentes comunitários de saúde (ficha A do Sistema de Informações da Atenção Básica [Siab] e/ou e-SUS).

Referências

1. Vidor AC. Vigilância em saúde. In: Gusso G et al. Tratado de medicina de família e comunidade: princípios, formação e prática. 2ª ed. Porto Alegre: Artmed; 2019. 2v. p. 364-371.
2. Fiuza TM, Ribeiro MTAM, Esteche FF, Costa LA, Lopes JMC. Abordagem comunitária: inserção comunitária. In: Gusso G et al. Tratado de medicina de família e comunidade: princípios, formação e prática. 2ª ed. Porto Alegre: Artmed; 2019. 2v. p. 334-352.
3. Starfield B. Atenção primária: equilíbrio entre necessidades de saúde, serviços e tecnologia. Brasília: Unesco; Ministério da Saúde, 2002. 726p.
4. Takeda S. A organização de serviços de atenção primária à saúde. In: Duncan BB et al. Medicina ambulatorial: condutas de atenção primária baseadas em evidências. 4ª ed. Porto Alegre: Artmed; 2013. p. 162-167.

5

ABORDAGEM INDIVIDUAL

Mariela Zaros Galana

1. [TEMFC 18 – Questão 5] Há algum tempo o Sr. João, de 65 anos, vinha apresentando episódios recorrentes e cada vez mais frequentes de tosse, que por vezes era acompanhada por falta de ar e expectoração. Recentemente, após realizar uma espirometria, soube-se que estava estabelecido um padrão de doença pulmonar obstrutiva crônica. Mesmo após esse diagnóstico e apesar das diversas conversas que teve com seu médico de família e comunidade a respeito da relação desse hábito com o seu problema de saúde, o paciente continua fumando. A respeito desse caso, assinale a alternativa correta.

a) É fundamental que o médico conheça as bases fisiopatológicas da DPOC, tendo pouca importância particularidades no modo como o Sr. João percebe seu adoecimento.
b) O contexto familiar do Sr. João terá pouca influência na abordagem a ser realizada, já que o problema de saúde já está estabelecido.
c) Perguntar ao Sr. João sobre suas expectativas pode ajudar nessa situação, mesmo que ele continue fumando.
d) Cabe ao médico informar ao Sr. João que não poderá continuar lhe prestando assistência caso ele opte por continuar fumando.
e) É imperativo que o médico expresse ao Sr. João que vai realizar suas consultas utilizando-se do Método Clínico Centrado na Pessoa (MCCP).

Alternativa correta: c

Nota do editor: Os endereços eletrônicos indicados nas referências deste capítulo foram acessados em 10 maio 2021.

Como forma de buscar o cuidado centrado na pessoa e não na doença, o médico precisa ser capaz de compartilhar o poder na relação existente dentro da consulta. Uma das formas de fazer isso é utilizando o MCCP. O primeiro componente do MCCP explora a saúde, a doença e a experiência da doença, não de forma imperativa, mas com sensibilidade, dando importância à percepção e às expectativas que a pessoa tem de seu adoecimento para a construção de um entendimento que integre o saber médico e o saber da pessoa. O segundo componente abrange o conhecimento sobre o contexto de vida, como o familiar e o social. Ambos são importantes para que se consiga colocar em prática terceiro componente, que envolve o compartilhamento de um plano de cuidados. A alternativa que melhor faz referência ao uso do MCCP é a **c**.

Referências

1. Lopes JMC, Dias LC. Consulta e abordagem centrada na pessoa. In: Gusso G, Lopes JM, Dias, LC. Tratado de medicina de família e comunidade: princípios, formação e prática. Porto Alegre: Artmed; 2019.
2. Stewart M, Brown JB, McWilliam CL, Freeman TR, Weston WW. O primeiro componente: explorando a saúde, a doença e a experiência da doença. In: Stewart M, Brown JB, McWilliam CL, Freeman TR, Weston WW, McWhinney IR. Medicina Centrada na Pessoa: transformando o método clínico. Tradução: Burmeister A, Rosa SMM. 3ª ed. Porto Alegre: Artmed; 2017.

2. [TEMFC 18 – Questão 6] Considere o diálogo a seguir.
Dr. José: Olá Marta, tudo bem?
Marta: Olá Dr. Tudo bem. Vim aqui para fazer os meus exames de rotina.
Dr. José (olhando a idade da paciente no prontuário): Então vamos agendar o seu preventivo, pois vejo aqui que já está na época.
Marta: Ótimo! Mas será que não é bom fazer mais nenhum exame além do preventivo? Sei que o Sr. já me explicou que na minha idade não é necessário, mas sempre vejo nos programas de TV que deveria fazer, daí a gente fica confusa, né?
Sobre a situação descrita, é correto afirmar que

a) o diálogo demonstra que o médico tem utilizado em suas condutas o princípio da prevenção quaternária.
b) o diálogo reflete a necessidade de atualização profissional constante, pois o caso demonstra a facilidade atual de acesso a informações isentas e qualificadas.
c) o médico representado no diálogo comete um erro ao não estimular a conduta preventiva demonstrada pela paciente a expondo a problemas preveníveis.
d) o diálogo demonstra que o médico conhece o princípio da hiperutilização e tenta desestimular os pacientes quanto a exageros na procura dos serviços.
e) o diálogo demonstra uma quebra de confiança entre profissional e paciente e evidencia a falta de continuidade no cuidado do caso.

Alternativa correta: a

A prevenção quaternária enquanto "ação feita para identificar um paciente ou população em risco de supermedicalização, protegê-los de uma intervenção médica invasiva e sugerir procedimentos científica e eticamente aceitáveis" fica evidente em dois momentos no diálogo: na sugestão do médico ao indicar apenas o exame preventivo com base na idade e na fala da pessoa que já recebeu essa explicação em consultas anteriores. Essa última parte também deixa claro que há continuidade do cuidado. Devemos recorrer à medicina baseada em evidências para evitar a medicalização ou investigação desnecessária dos medos e angústias que naturalmente surgem nos encontros médicos, muitas vezes causados por informações desqualificadas obtidas na internet ou nas mídias sociais. O diálogo não menciona a frequência com que Marta utiliza o serviço de saúde, não sendo possível afirmar que ela é uma hiperutilizadora.

Referências

1. Jamoulle M, Gusso G. Prevenção quaternária: primeiro não causar dano. In: Gusso G, Lopes JM, Dias, LC. Tratado de medicina de família e comunidade: princípios, formação e prática. Porto Alegre: Artmed; 2019.
2. Freeman TR. The enhancement of health and the prevention of disease. In: Freeman TR. McWhinney's Textbook of Family Medicine. 4th edition. United States of America: Oxford University Press; 2016.

3. [TEMFC 19 – Questão 6] Adailton veio à consulta com seu médico de família e comunidade acompanhado de sua esposa. A consulta anterior havia sido muito relevante, pois o médico o havia comunicado do diagnóstico de HIV. Na ocasião, foram solicitados carga viral e CD4. Adailton traz os resultados na consulta atual. O médico de família e comunidade o encaminha ao infectologista conforme o protocolo do município e orienta Adailton sobre como proceder em relação ao seu cuidado. Analise e assinale a assertiva que corresponde à coordenação do cuidado na prática do médico de família e comunidade.

a) Ressaltar que ele deve manter o acompanhamento regular com você, mas orientar o paciente a comparecer à consulta com o infectologista, o qual irá avaliar seu quadro atual e emitir opinião complementar aos cuidados que devem ser ofertados, bem como avaliar conjuntamente com você a melhor prescrição de tratamento.
b) Orientar o paciente a comparecer à consulta com o infectologista, o qual irá avaliar seu quadro atual e prescrever antirretrovirais. Orientar que após essa consulta não necessita de outras avaliações do infectologista, pois no caso

dele, independente do resultado dos exames, é desnecessária a opinião de outros profissionais.

c) Orientar o paciente que deve iniciar seu tratamento com o infectologista a partir de agora e que seu cuidado será realizado em um centro especializado em razão da complexidade de sua doença. Deve apenas procurar o médico de família e comunidade se enfrentar algum problema de acesso à especialidade médica.

d) Orientar o paciente a comparecer à consulta com o infectologista, o qual irá avaliar seu quadro atual e iniciar seu tratamento. A partir dessa consulta deve demarcar o que é Atenção Primária à Saúde (APS) e o que é especialidade, delimitando as responsabilidades; cabendo ao médico de família e comunidade (MFC) os cuidados não relacionados ao HIV, tais como hipertensão e diabetes.

e) Orientar o paciente a comparecer à consulta com o infectologista, explicando que ele passará a ser o coordenador de seu cuidado e irá avaliar a necessidade de consulta com outros especialistas.

Alternativa correta: a

É atributo da APS e competência do MFC garantir a coordenação do cuidado mesmo quando a pessoa necessita de atenção em outros serviços do sistema de saúde. Dessa forma, a pessoa com HIV necessita de opinião complementar de infectologista e acompanhamento regular com esse especialista, porém o médico de família continua sendo a principal referência da pessoa, garantindo o acompanhamento longitudinal, auxiliando a estabelecer redes de apoio, fazendo a vigilância de efeitos adversos e da adesão e contribuindo para um atendimento integral.

Referências

1. Ceratti JM, Dias LC. Princípios da medicina de família e comunidade. In: Gusso G, Lopes JM, Dias, LC. Tratado de medicina de família e comunidade: princípios, formação e prática. Porto Alegre: Artmed; 2019.
2. Gyrão NB. Vírus da imunodeficiência humana. In: Gusso G, Lopes JM, Dias LC. Tratado de medicina de família e comunidade: princípios, formação e prática. Porto Alegre: Artmed; 2019.
3. Freeman TR. Principles of family medicine. In: Freeman TR. McWhinney's Textbook of Family Medicine. 4th edition. United States of America: Oxford University Press; 2016

4. [TEMFC 19 – Questão 27] Daniela, 40 anos, jornalista, retorna para consulta com o MFC Fabrício. Ela tem um diagnóstico de fibromialgia há 4 anos e vem desde então acompanhando com o reumatologista de seu plano de saúde. Ela está se consultando pela segunda vez com o MFC Fabrício.

Daniela: "Minhas dores continuam. Tentei reduzir a medicação e começar a fazer alongamentos..., mas não consigo. O que posso fazer?"
MFC Fabrício: "Entendo. Preciso continuar a explorar alguns aspectos que podem ter relação com as suas dores. Vou lhe fazer algumas perguntas. Como você tem acordado pela manhã?"
Daniela: "Péssima. Não tenho conseguido dormir bem..."
MFC Fabrício: "Tem alguma preocupação que tem lhe tirado o sono?"
Daniela: "Nada de anormal. Todo mundo tem preocupações..."
MFC Fabrício: "Sim. Porém, certas preocupações podem ter um peso maior para algumas pessoas. E podem prejudicar o sono..."
Daniela: "Sim... Entendo... Na verdade... Tem uma coisa... Estou muito preocupada com minha filha... Acredito que ela esteja usando alguma droga..."
Sobre a abordagem do MFC Fabrício nesse caso, qual é a afirmativa correta?

a) O MFC Fabrício utilizou uma abordagem centrada na pessoa e aplicou principalmente o segundo componente do método que é "entendendo a pessoa como um todo".
b) O MFC Fabrício utilizou uma abordagem centrada na pessoa, porém por se tratar apenas da segunda consulta dele com a paciente, esse tipo de abordagem perde seu efeito terapêutico.
c) O MFC Fabrício utilizou uma abordagem biopsicossocial, buscando realocar a doença da paciente do entendimento biomédico para um entendimento mais amplo. Esse tipo de abordagem leva no mínimo 25 minutos para ser realizada.
d) O MFC Fabrício utilizou habilidades de comunicação que o ajudaram a evitar novos exames desnecessários, pois envolveu emocionalmente a paciente, conseguindo que ela se rendesse ao seu argumento e desviasse o foco da doença para outros aspectos.
e) O MFC Fabrício utilizou uma abordagem biomédica, que ajuda o médico e a paciente a entenderem de forma mais ampla o processo de adoecimento e tem por objetivo final tornar o sistema de saúde mais eficaz e ganhar em qualidade, como no caso.

Alternativa correta: a

Entender e valorizar o paciente, os aspectos subjetivos do seu sofrimento e compartilhar o poder no processo de consulta são dois aspectos fundamentais na abordagem centrada na pessoa.[1,2] Ao validar e explorar as preocupações e o contexto da paciente, o MFC Fabrício faz uso do segundo componente da abordagem centrada na pessoa: entendendo a pessoa como um todo. Esse componente busca integrar os conceitos de saúde, doença e experiência da doença com o entendimento da pessoa como um todo, o que inclui a conscientização quanto ao estágio em que a pessoa está no ciclo da vida e o seu contexto de vida.[3] No caso relatado, o MFC Fabrício busca, por meio da demanda inicial "minhas dores continuam", explorar o contexto de vida atual da paciente.

Referências

1. Gusso G, Lopes JMC, Dias LC, organizadores. Tratado de medicina de família e comunidade: princípios, formação e prática. Porto Alegre: Artmed; 2019. Capítulo 15: Consulta e abordagem centrada na pessoa. Página 475-508 (versão digital).
2. Duncan BB, Schmidt MI, Giugliani ERJ, Duncan MS, Giugliani C, organizadores. Medicina ambulatorial: condutas de atenção primária baseadas em evidências. 4ª ed. Porto Alegre: Artmed; 2013. Capítulo 8: Método Clínico Centrado na pessoa. Página 71-79.
3. Stewart M, Brown JB, Weston WW, McWhinney IR, McWilliam CL, Freeman TR. Medicina centrada na pessoa: transformando o método clínico. 3ª ed. Porto Alegre: Artmed; 2017.

Assista ao vídeo, disponível neste QR code ou no *link* https://www.youtube.com/watch?v=ti2-wH3msrM, e, em seguida, responda às questões 5 e 6.

5. [TEMFC 20 – Questão 2] No vídeo exibido, fica clara a utilização de componentes do Método Clínico Centrado na Pessoa, assinale a alternativa correta que identifica um desses componentes presente no vídeo.

a) Entendendo a pessoa como um todo.
b) Aprimorando a gestão da clínica.
c) Elaborando um plano conjunto de manejo dos problemas
d) Utilizando adequadamente a capacidade de resiliência e empatia.
e) Explorando a saúde, a doença e a experiência da doença.

Alternativa correta: c

A incorporação de prevenção e promoção da saúde tem como objetivos principais melhorar a saúde; reduzir riscos; detectar precocemente a doença; diminuir os efeitos da doença e evitar intervenções e procedimentos desnecessários ou de risco. No vídeo em questão, a médica definiu o diagnóstico de sinusite, explicou embasada em literatura a não necessidade do uso de antibioticoterapia naquele momento (evitando intervenção desnecessária) e compartilhou a decisão com a pessoa. Além disso, ainda abordou o tabagismo em momento oportuno, a fim de melhorar a saúde e reduzir riscos. Percebe-se que utilizou o terceiro componente do método clínico centrado na pessoa: elaborando um plano conjunto de manejo dos problemas.

Referências

1. Lopes JMC, Dias LC. Consulta e abordagem centrada na pessoa. In: Gusso G, Lopes JM, Dias LC. Tratado de medicina de família e comunidade: princípios, formação e prática. Porto Alegre: Artmed; 2019.
2. Stewart M, Brown JB, McWilliam CL, Freeman TR, Weston WW. O terceiro componente: elaborando um plano conjunto de manejo dos problemas. In: Stewart M, Brown JB, McWilliam CL, Freeman TR, Weston WW, McWhinney IR. Medicina centrada na pessoa: transformando o método clinico. Tradução: Burmeister A, Rosa SMM. 3ª ed. Porto Alegre: Artmed; 2017.

6. [TEMFC 20 – Questão 3] Em relação à abordagem de decisão compartilhada com o paciente na conduta clínica, tendo em vista o vídeo apresentado, pode-se dizer que

a) a médica agiu corretamente, pois deve-se avaliar cada caso e realizar decisão compartilhada para os casos leves a moderados.
b) a médica deveria enfatizar qual a sua preferência de conduta para o paciente e caso o paciente não compreenda, deveria prescrever o que considera a melhor opção.
c) caso a opinião da paciente e da médica fossem dissonantes, a médica deveria fazer a conduta solicitada pelo paciente desde que isso não causasse danos a ele.
d) a médica agiu acertadamente já que a tomada de decisão compartilhada é a ideal, pois potencializa o vínculo e aumenta a adesão ao tratamento.
e) a médica, por reter conhecimento técnico, fez prevalecer a sua opinião, mas o fez de forma afetiva para que parecesse uma decisão consensual.

Alternativa correta: d

A decisão compartilhada é um método que visa individualizar as escolhas por meio da discussão entre médico e pessoa sobre as possibilidades de cuidado. Sempre que durante a prática clínica se chega a um momento de decisão, abre-se a oportunidade para a prática da decisão compartilhada, seja em casos leves, moderados ou graves, excetuando-se situações com risco de vida iminente, em que o médico tem o dever de garantir o tratamento adequado. Dessa forma, a decisão compartilhada torna-se essencial para evitar mal-entendidos sobre medicamentos e para reduzir exames e encaminhamentos, bem como para promover a aderência ao tratamento e potencializar o vínculo. A participação da pessoa na tomada de decisão irá variar, dependendo de suas capacidades emocionais e físicas, e o médico deve adaptar-se a cada situação. Escolhas finais pertencem às pessoas, mas essas escolhas ganham significado, riqueza e precisão se elas são resultado de um processo de mútua influência e entendimento entre médico e pessoa.

Referências

1. Engel L, Umpierre R. Tomando decisões compartilhadas: colocando a pessoa no centro do cuidado. In: Gusso G, Lopes JM, Dias, LC. Tratado de medicina de família e comunidade: princípios, formação e prática. Porto Alegre: Artmed; 2019.
2. Lopes JMC, Dias LC. Consulta e abordagem centrada na pessoa. In: Gusso G, Lopes JM, Dias LC. Tratado de medicina de família e comunidade: princípios, formação e prática. Porto Alegre: Artmed; 2019.
3. Stewart M, Brown JB, McWilliam CL, Freeman TR, Weston WW. O terceiro componente: elaborando um plano conjunto de manejo dos problemas. In: Stewart M, Brown JB, McWilliam CL, Freeman TR, Weston WW, McWhinney IR. Medicina centrada na pessoa: transformando o método clínico. Tradução: Burmeister A, Rosa SMM. 3ª ed. Porto Alegre: Artmed; 2017.

Assista ao vídeo 2, disponível neste QR code ou no *link* https://www.youtube.com/watch?v=ql0diXlmvdk, e, em seguida, responda às questão 7.

7. [TEMFC 20 – Questão 7] Sobre a abordagem do profissional nesta consulta e o que a literatura recomenda sobre abordagem do paciente hiperfrequentador, é correto afirmar que o profissional

a) poderia ter abordado as ideias, preocupações e expectativas da paciente desde a primeira consulta, assim talvez ela não retornasse tantas vezes para avaliar o resfriado.
b) deve matriciar o caso da paciente com profissionais de saúde mental, pois pacientes hiperfrequentadores diminuem sua frequência nos serviços se receberem aconselhamentos desses profissionais.
c) deve vincular a paciente com ao menos outros três profissionais da equipe, incluindo o agente comunitário de saúde da paciente, pois isso diminuiria a procura recorrente dessa paciente ao serviço de saúde.
d) ao avaliar novamente a queixa do resfriado, deve orientar a paciente a procurar informações de autocuidado na internet antes de retornar por qualquer dúvida, pois isso reduz a hiperfrequentação.
e) deve reavaliar o modelo de acesso às consultas adotado em sua Unidade de Saúde, pois deveria estabelecer uma restrição ao acesso a mais de 2 (duas) consultas por paciente por semana.

Alternativa correta: a

A recorrência frequente à consulta é um processo complexo associado a várias dimensões e a múltiplos fatores, muitos dos quais estão fora do controle do médico de família e comunidade. Não há uma forma única de lidar com o hiperutilizador, porém, sabe-se que uma estratégia que não funciona é a limitação do acesso. Pelo contrário, muitas vezes o esgotamento da demanda agendando um horário fixo semanal ou diário é a melhor estratégia, associado à abordagem centrada na pessoa, que inclui explorar o SIFE (sentimentos, ideias, funções e expectativas) a fim de buscar compreender os fatores associados à procura elevada. Existe evidência de que os grandes utilizadores tendem a ter taxas elevadas de doenças crônicas, sofrimento emocional, doenças mentais e problemas psicossociais, com mais probabilidade de receberem prescrições inadequadas e de serem referenciadas para outros serviços e especialidades de modo inapropriado.

Referências

1. Ramos V, Carrapico E. Pessoas que consultam frequentemente. In: Gusso G, Lopes JM, Dias LC. Tratado de medicina de família e comunidade: princípios, formação e prática. Porto Alegre: Artmed; 2019.
2. Gusso G, Neto PP. Gestão da clínica. In: Gusso G, Lopes JM, Dias LC. Tratado de medicina de família e comunidade: princípios, formação e prática. Porto Alegre: Artmed; 2019.
3. Carrió FB. O Paciente opina. In: Carrió FB. Entrevista clínica: habilidades de comunicação para profissionais da saúde. Porto Alegre: Artmed; 2012.

Assista ao vídeo 3, disponível neste QR code ou no *link* https://www.youtube.com/watch?v=lGp-zMBw8i4, e, em seguida, responda às questões 8 e 9.

8. [TEMFC 21 - Questão 15] Em relação à escolha do anticoncepcional, a estratégia de comunicação mais adequada a ser adotada pelo MFC, seria

a) prescrever à paciente o método anticoncepcional que considera mais adequado e explicar sobre o método.
b) prescrever o método solicitado pela paciente e advertir sobre os possíveis efeitos adversos.
c) explicar as opções de métodos anticoncepcionais e informar qual considera o melhor método anticoncepcional.

d) explicar as opções de métodos anticoncepcionais e aconselhar a paciente a escolherem juntos o método mais adequado.

Alternativa correta: d

A decisão compartilhada é o processo em que médico e paciente decidem juntos sobre exames, tratamentos e suporte, levando em consideração as preferências da pessoa e as melhores evidências. Na questão relacionada à escolha do anticoncepcional, a estratégia mais adequada seria aquela em que o MFC, por meio de linguagem adequada, informe à pessoa acerca das possibilidades de tratamento, ao mesmo tempo que a incentiva a compartilhar suas expectativas, inseguranças e medos, para que, em conjunto, decidam o método mais plausível e adequado.

Referências

1. Engel L, Umpierre R. Tomando decisões compartilhadas: colocando a pessoa no centro do cuidado. In: Gusso G, Lopes JM, Dias LC. Tratado de medicina de família e comunidade: princípios, formação e prática. Porto Alegre: Artmed; 2019.
2. Stewart M, Brown JB, McWilliam CL, Freeman TR, Weston WW. O terceiro componente: elaborando um plano conjunto de manejo dos problemas. In: Stewart M, Brown JB, McWilliam CL, Freeman TR, Weston WW, McWhinney IR. Medicina centrada na pessoa: transformando o método clínico. Tradução: Burmeister A, Rosa SMM. 3ª ed. Porto Alegre: Artmed; 2017.

9. [TEMFC 21 – Questão 16] O MFC Rogério utilizou na consulta, como habilidade ou técnica de comunicação, a(o)

a) prevenção de demanda aditiva.
b) esvaziamento de interferência.
c) silêncio funcional.
d) tomada de decisão compartilhada.

Alternativa correta: a

Demandas aditivas são queixas que podem surgir ao final da consulta, o típico "Já que estou aqui...?". Tais demandas adicionais exigem que o MFC reelabore o encontro, pois descobrimos que na verdade o paciente queria outra coisa, o que pode alterar as previsões de tempo e organização da consulta. Para prevenir a demanda aditiva, recomenda-se uma boa delimitação do motivo de consulta e, quando suspeitamos de que se trata de um paciente com "múltiplas demandas", deve-se insistir na pergunta "mais alguma coisa?", sendo essa estratégia utilizada pelo MFC Rogério na consulta em questão. O "esvaziamento de interferência" é uma estratégia utilizada para que os acompanhantes do paciente coloquem seu ponto de vista durante a consulta, sendo impossível ser a alternativa correta da questão, pois a paciente no vídeo está sozinha. Também não se evidencia no vídeo o silêncio funcional, caracterizado pela ausência de palavras a fim de garantir um espaço para pensar em uma determinada resposta ou transferir para o consultante a responsabilidade de prosseguir o diálogo. Por fim, o vídeo aborda apenas os momentos iniciais da consulta, não sendo evidente, ainda, nenhuma decisão a ser compartilhada.

Referências

1. Carrió FB. Iniciar uma relação terapêutica. In: Carrió FB. Entrevista clínica: habilidades de comunicação para profissionais da saúde. Porto Alegre: Artmed; 2012.
2. Carrió FB. Glossário de termos, técnicas e habilidades de comunicação. In: Carrió FB. Entrevista clínica: habilidades de comunicação para profissionais da saúde. Porto Alegre: Artmed; 2012.
3. Vidal TB, Rocha AS, Tesser CD, Harzheim E. Modelos de acesso ao cuidado pelo médico de família e comunidade na atenção primária à saúde. In: Gusso G, Lopes JM, Dias LC. Tratado de medicina de família e comunidade: princípios, formação e prática. Porto Alegre: Artmed; 2019.

Assista ao vídeo 4, disponível neste QR code ou no *link* https://www.youtube.com/watch?V=wsfgqoozjue, e, em seguida, responda às questões 10 e 11.

10. [TEMFC 21 – Questão 20] Sobre o modo como a profissional orientou a paciente sobre a limpeza da casa, é correto afirmar que

a) informou diretamente a maneira correta de limpar a casa, que é a forma de recomendação mais efetiva.
b) fez recomendações personalizadas à realidade e rotina do paciente.
c) elaborou um plano conjunto em relação às recomendações de higiene da casa com a paciente.
d) seria mais adequado ter abordado o que a mãe já sabe sobre a limpeza correta da casa, antes de dar as recomendações.

Alternativa correta: d

Um dos aspectos essenciais para uma consulta bem organizada e centrada na pessoa é encorajar a pessoa a falar sobre ela e suas percepções e, após, enfatizar os aspectos fortes apresentados ou identificados na fala. Desse modo, o mais adequado seria abordar a mãe sobre o que ela já sabe sobre a limpeza da casa, visto que na maior parte das situações, vendo a consulta como o encontro entre duas pessoas, cada qual com suas próprias áreas de *expertise*, deve-se focar a consulta nas ideias, nas crenças, nas expectativas e nas experiências da pessoa.

Referências

1. Lopes JMC, Dias LC. Consulta e abordagem centrada na pessoa. In: Gusso G, Lopes JM, Dias LC. Tratado de medicina de família e comunidade: princípios, formação e prática. Porto Alegre: Artmed; 2019.
2. Brown JB, McWilliam CL, Freeman TR. O segundo componente: entendendo a pessoa como um todo – Seção 2 – Contexto. In: Stewart M, Brown JB, McWilliam CL, Freeman TR, Weston WW, McWhinney IR. Medicina centrada na pessoa: transformando o método clínico. Tradução: Burmeister A, Rosa SMM. 3ª ed. Porto Alegre: Artmed; 2017

11. [TEMFC 21 – Questão 21] Sobre o modo como a médica abordou o desejo de realizar exames, é correto afirmar que

a) negociou a priorização da agenda com a mãe.
b) utilizou respostas empáticas na abordagem do pedido de exames pela mãe.
c) encorajou claramente a paciente a expressar seus sentimentos.
d) abordou as expectativas da mãe em relação aos exames.

Alternativa correta: d

No vídeo em questão, a médica aborda a expectativa que existe por trás do desejo da mãe em realizar exames para a filha, que era para ser a paciente em questão, mas não compareceu à consulta. Com base no entendimento de que a mãe achava a filha pequena e magra para a idade, a médica conseguiu explicar baseada em evidências de curva de peso e crescimento adequado a não necessidade de realização de exames naquele momento. Porém, após a abordagem pouco empática da médica em relação ao exame, outras dúvidas e sentimentos começaram a surgir (como o medo de verminose, a sobrecarga do trabalho doméstico em casa) e fica evidente no vídeo que a médica não encorajou a paciente a expressar seus sentimentos de forma clara, tampouco deu espaço para o pleno entendimento das reais preocupações, medos e angústias que poderiam existir.

Referências

1. Lopes JMC, Dias LC. Consulta e abordagem centrada na pessoa. In: Gusso G, Lopes JM, Dias LC. Tratado de medicina de família e comunidade: princípios, formação e prática. Porto Alegre: Artmed; 2019.

2. Brown JB, Weston WW. O segundo componente: entendendo a pessoa como um todo – Seção 1 – O indivíduo e a família. In: Stewart M, Brown JB, McWilliam CL, Freeman TR, Weston WW, McWhinney IR. Medicina centrada na pessoa: transformando o método clínico. Tradução: Burmeister A, Rosa SMM. 3ª ed. Porto Alegre: Artmed; 2017.

Assista ao vídeo 5, disponível neste QR code ou no *link* https://www.youtube.com/watch?v=EDF25tet5yg&t=1s, e, em seguida, responda à questão 12.

12. [TEMFC 21 – Questão 28] A melhor maneira de abordar o medo do paciente seria

a) explicar as diferenças do caso de seu amigo com o seu.
b) explicar que os exames o deixarão mais tranquilo.
c) estimular que o paciente expresse suas emoções.
d) solicitar apoio da psicologia.

Alternativa correta: c

No vídeo em questão o paciente demonstra sua preocupação em fazer exames de rotina e menciona a morte inesperada de um primo. Diante disso, antes de solicitar exames ou encaminhar para apoio psicológico, o ideal seria aplicar a abordagem centrada na pessoa a fim de estimular o paciente a expressar suas emoções e, com isso, entendê-lo melhor como um todo. Isso significa aplicar o método clínico centrado na pessoa, a fim de explorar os conceitos de saúde, doença e experiência de doença que a pessoa tem, incluindo os sentimentos, ideias e expectativas relacionados à consulta.

Referências

1. Lopes JMC, Dias LC. Consulta e abordagem centrada na pessoa. In: Gusso G, Lopes JM, Dias LC. Tratado de medicina de família e comunidade: princípios, formação e prática. Porto Alegre: Artmed; 2019.
2. Stewart M, Brown JB, McWilliam CL, Freeman TR, Weston WW. O primeiro componente: explorando a saúde, a doença e a experiência da doença. In: Stewart M, Brown JB, McWilliam CL, Freeman TR, Weston WW, McWhinney IR. Medicina centrada na pessoa: transformando o método clínico. Tradução: Burmeister A, Rosa SMM. 3ª ed. Porto Alegre: Artmed; 2017.

13. [TEMFC 21 – Questão 41] Leia atentamente o texto para responder à questão.

"O pé da minha mesa. Um caso de amor"
"Oi Carlos, bom dia."
"Oi, doutora, bom dia. Eu vim porque eu tô precisando conversar sobre aquele nosso assunto."
Carlos foi usuário de cocaína e álcool por cerca de 20 anos. Há 16 anos decidiu parar e parou! Passou um perrengue horroroso na época, mas conseguiu. Pouco tempo depois, percebeu que não conseguia lidar com sua "natureza ansiosa". As drogas funcionaram, durante muito tempo, como uma válvula de escape. Como solução, ele começou a usar um calmante e intensificou o uso do cigarro. Quase dois maços por dia! Além dos dois comprimidos. Na consulta anterior a gente havia conversado sobre tudo isso e pactuamos que, quando ele se sentisse pronto, estaríamos à disposição para ajudar no que ele precisasse.
"Lembra que, quando conversamos, você falou que era muito mais do que simplesmente tirar um remédio. Era me conhecer, entender meus motivos, meus sintomas, meus gatilhos, minhas fortalezas, minhas fraquezas?"
"rsrsrs... lembro."
"Lembra que você falou da historinha da mesa? Que o remédio e o cigarro são pés da mesa e que pra tirar um pé é bom que a gente coloque outro no lugar?"
"rsrsrs... lembro."
"Eu passei esse mês pensando naquela nossa conversa... eu acho que arrumei um pé pra minha mesa.... (emocionado) Eu voltei a conviver mais intensamente com o meu filho e nós estamos jogando bola juntos todo sábado. Estamos nos falando por telefone. Ele tá me ligando até pra pedir conselho."
Nessas horas, eu já não consigo (e nem quero) disfarçar minha cara de médica de família feliz.
"Me conta. Qual pé vai sair? rsrs"
"Esse remédio."
Música para os meus ouvidos. Fim da consulta:
"Nos vemos quando?"
"Eu tô preparando um outro pé aí... Assim que ele tiver no ponto, eu venho te contar. Vou colocar no lugar do cigarro."
Ele fecha a porta e eu abro um sorriso. Esse é o meu pé. A Medicina de Família também sustenta a minha mesa.

(Por: Júlia Rocha)

No texto pode-se identificar todos os elementos do(a)

a) ASSIST.
b) P.R.A.C.T.I.C.E.

c) Método Clínico Centrado na Pessoa.
d) abordagem breve com cinco passos (5 As).

Alternativa correta: c

É possível identificar no texto todos os elementos do Método Clínico Centrado na Pessoa: explorando a saúde, doença e experiência da doença ("usuário de cocaína e álcool por cerca de 20 anos. Há 16 anos decidiu parar"; "voltei a conviver mais intensamente com o meu filho e nós estamos jogando bola juntos todo sábado"); entendendo a pessoa como um todo ("Era me conhecer, entender meus motivos, meus sintomas, meus gatilhos, minhas fortalezas, minhas fraquezas?"), elaborando um plano conjunto de manejo dos problemas ("havia conversado sobre tudo isso e pactuamos que...") e intensificando a relação entre pessoa e médico ("Assim que ele tiver no ponto, eu venho te contar").

Referências

1. Lopes JMC, Dias LC. Consulta e abordagem centrada na pessoa. In: Gusso G, Lopes JM, Dias LC. Tratado de medicina de família e comunidade: princípios, formação e prática. Porto Alegre: Artmed; 2019.
2. Stewart M, Brown JB. Os quatro componentes do método clínico centrado na pessoa – Introdução. In: Stewart M, Brown JB, McWilliam CL, Freeman TR, Weston WW, McWhinney IR. Medicina centrada na pessoa: transformando o método clínico. Tradução: Burmeister A, Rosa SMM. 3ª ed. Porto Alegre: Artmed; 2017.
3. Freeman TR. Clinical method. In: Freeman TR. McWhinney's textbook of family medicine. 4th edition. United States of America: Oxford University Press; 2016.

14. [TEMFC 21 – Questão 58] Janaína, 42 anos, vem ao consultório da sua médica de família em razão de uma dor lombar aguda por ter ajudado na mudança de casa da sua prima no último fim de semana. A médica de família pergunta ao final da consulta sobre tabagismo. A paciente refere fumar cerca de dez cigarros ao dia, mas diz que não pensa em parar no momento, pois o cigarro a deixa mais relaxada e como começou a fumar há cerca de dez anos, também não sente que o cigarro atrapalha alguma coisa. A melhor conduta da médica de família seria

a) evitar tocar no assunto do tabagismo, pois a paciente está em fase pré-contemplativa.
b) tentar abordar sobre o tema do tabagismo com algum familiar de Janaína para que eles façam alguma intervenção possível.
c) orientar Janaína a evitar situações que estimulem o uso do tabaco.
d) frisar com a paciente a importância de cessar o hábito, bem como seus benefícios ao abandonar o hábito do tabagismo.

Alternativa correta: d

A paciente em questão encontra-se na fase pré-contemplativa, visto que não cogita a possibilidade de parar de fumar e não sente que o cigarro atrapalha alguma coisa. Nessa fase, o MFC deve procurar realizar, sempre que possível, pelo menos uma abordagem mínima, frisando com a pessoa a importância da cessação do tabagismo e os benefícios associados ao abandonar o hábito, de modo que ela possa passar a contemplar a ideia de parar de fumar e, assim, evoluir para os estágios mais avançados de prontidão para a mudança.

Referências

1. Iamonti VC, Filho FSSL. Tabagismo. In: Gusso G, Lopes JM, Dias, LC. Tratado de medicina de família e comunidade: princípios, formação e prática. Porto Alegre: Artmed; 2019.
2. Freeman TR. The enhancement of health and the prevention of disease. In: Freeman TR. McWhinney's textbook of family medicine. 4th edition. United States of America: Oxford University Press; 2016.
3. Stewart M, Brown JB, McWilliam CL, Freeman TR, Weston WW. O terceiro componente: elaborando um plano conjunto de manejo dos problemas. In: Stewart M, Brown JB, McWilliam CL, Freeman TR, Weston WW, McWhinney IR. Medicina centrada na pessoa: transformando o método clínico. Tradução: Burmeister A, Rosa SMM. 3ª ed. Porto Alegre: Artmed; 2017.

Assista ao vídeo 1, disponível neste QR code ou no *link* https://www.youtube.com/watch?v=0ewx-GWrzlA&t=8s, e, em seguida, responda à questão 15.

15. [TEMFC 22 – Questão 1] Qual componente do Método Clínico Centrado na Pessoa o médico deveria ter aprofundado nessa consulta, para facilitar a sua relação com o paciente?

a) Entendendo a pessoa como um todo.
b) Explorando a doença e a experiência da pessoa com a doença.
c) Incorporando prevenção e promoção da saúde na prática diária.
d) Intensificando a relação médico-pessoa.

Alternativa correta: b

A prestação de um cuidado efetivo requer assistência tanto para as doenças que acometem a pessoa quanto para a experiência da pessoa com essas doenças e o entendimento sobre o que ela compreende por "ter" saúde. No vídeo em questão, em que o paciente não apresenta objetivamente nenhuma alteração de exame mas claramente se sente doente, o médico deveria ter aprofundado a experiência pessoal e subjetiva de estar doente, explorando os sentimento e medos, suas ideias sobre o que está errado, o efeito da doença sobre seu funcionamento de vida e as expectativas em relação ao médico.

Referências

1. Lopes JMC, Dias LC. Consulta e abordagem centrada na pessoa. In: Gusso G, Lopes JM, Dias LC. Tratado de medicina de família e comunidade: princípios, formação e prática. Porto Alegre: Artmed; 2019.
2. Stewart M, Brown JB, McWilliam CL, Freeman TR, Weston WW. O primeiro componente: explorando a saúde, a doença e a experiência da doença. In: Stewart M, Brown JB, McWilliam CL, Freeman TR, Weston WW, McWhinney IR. Medicina centrada na pessoa: transformando o método clínico. Tradução: Burmeister A, Rosa SMM. 3ª ed. Porto Alegre: Artmed; 2017.
3. Freeman TR. Clinical Method. In: Freeman TR. McWhinney's textbook of family medicine. 4th edition. United States of America: Oxford University Press; 2016.

Assista ao vídeo 4, disponível neste QR code ou no *link* https://www.youtube.com/watch?v=fbfpP6Ji9QI, e, em seguida, responda à questão 16.

16. [TEMFC 22 – Questão 16] Em relação à abordagem inicial da consulta, assinale a alternativa correta.

a) A agenda oculta do paciente era medo do inchaço no braço.
b) O paciente demonstrou "pistas" de comunicação não verbal.
c) O médico demonstrou competência cultural na abordagem das queixas.
d) O médico demonstrou um estilo culpabilizador.

Alternativa correta: b

A comunicação não verbal ou corporal se refere ao conteúdo implícito na linguagem corporal, no tom de voz, os sons, o silêncio, a pausa, a expressão, o movimento, a estrutura, a postura, a atitude, as emoções. No vídeo em questão fica evidente que as pistas de comunicação não verbal, como as expressões fisionômicas, gestos e atitudes corporais, possibilitaram a percepção pelo médico de que algo estava deixando o paciente nervoso, além da queixa inicial de inchaço no braço. Foi por meio desse questionamento que a agenda oculta apareceu: o desejo por realizar exames de HIV, a dificuldade de aceitação da família do seu relacionamento e de ter ido morar com a pessoa há uns 2 meses. O vídeo não demonstra aspectos de competência cultural, nem postura culpabilizadora do médico.

Referências

1. Lopes JMC, Dias LC. Consulta e abordagem centrada na pessoa. In: Gusso G, Lopes JM, Dias LC. Tratado de medicina de família e comunidade: princípios, formação e prática. Porto Alegre: Artmed; 2019.
2. Carrió FB. Escutar o paciente. In: Carrió FB. Entrevista clínica: habilidades de comunicação para profissionais da saúde. Porto Alegre: Artmed; 2012.
3. Freeman TR. Patient-doctor communication. In: Freeman TR. McWhinney's textbook of family medicine. 4th edition. United States of America: Oxford University Press; 2016.

Assista ao vídeo 6, disponível neste QR code ou no *link* https://www.youtube.com/watch?v=A-rbHr_gwO8, e, em seguida, responda à questão 17.

17. [TEMFC 22 – Questão 27] Em relação à renovação de receita de benzodiazepínicos, neste caso, a médica

a) estava correta em tentar realizar a desprescrição o mais rápido possível.
b) elaborou um plano em conjunto com a paciente sobre o manejo dos problemas.
c) abordou as barreiras do paciente para a desprescrição.
d) considerou o pedido da paciente para não reduzir o medicamento imediatamente.

Alternativa correta: d

Sabe-se que a desprescrição é um processo singular e contínuo que necessariamente deve ser adaptado a cada pessoa e circunstância. Dessa forma, no vídeo em questão a médica agiu corretamente ao considerar o pedido da paciente em não reduzir o medicamento o mais rápido possível, visto que o primeiro encontro não seria o mais adequado e poderia prejudicar o vínculo. Apesar disso, a médica poderia ter usado o método clínico centrado na pessoa para abordar melhor as barreiras do paciente para a desprescrição e não apenas insistir no discurso "a senhora tem que parar". Além disso, os primeiros passos são o de informar sobre o motivo para fazer a desprescrição, sobre os objetivos que buscamos e os previsíveis efeitos adversos que podemos esperar, para só depois iniciar o planejamento e início de retirada supervisionada e gradual.

Referências

1. Cobos EMPL, Roldán JIJ, Gavilán E. Desprescrição de medicamentos na atenção primária à saúde. In: Gusso G, Lopes JM, Dias LC. Tratado de medicina de família e comunidade: princípios, formação e prática. Porto Alegre: Artmed; 2019.
2. Lopes JMC, Dias LC. Consulta e abordagem centrada na pessoa. In: Gusso G, Lopes JM, Dias LC. Tratado de medicina de família e comunidade: princípios, formação e prática. Porto Alegre: Artmed; 2019.
3. Stewart M, Brown JB, McWilliam CL, Freeman TR, Weston WW. O terceiro componente: elaborando um plano conjunto de manejo dos problemas. In: Stewart M, Brown JB, McWilliam CL, Freeman TR, Weston WW, McWhinney IR. Medicina centrada na pessoa: transformando o método clínico. Tradução: Burmeister A, Rosa SMM. 3ª ed. Porto Alegre: Artmed; 2017.

Assista ao vídeo 6, disponível neste QR code ou no *link* https://www.youtube.com/watch?v=A-rbHr_gwO8, e, em seguida, responda à questão 18.

18. [TEMFC 22 - Questão 30] A conduta adequada para este caso, é orientar

a) a paciente, criar um vínculo e conversar em outra oportunidade sobre a possibilidade da retirada do medicamento, que deverá ser pactuada com a paciente e realizada de forma gradual.
b) a paciente que o procedimento do outro médico não foi adequado, pois não foi fornecido apoio psicossocial a ela e que deve retirar o medicamento, contando com o apoio da psicóloga do Núcleo Ampliado de Saúde da Família (Nasf).
c) que a dose do medicamento é excessiva e informar que a prescrição não pode ser feita; encaminhar a paciente para um psiquiatra para retirada do medicamento.
d) a paciente que existem medicamentos mais modernos para tratar o problema dela e que ela poderia trocar diazepam por um fármaco inibidor seletivo da recaptação da serotonina.

Alternativa correta: a

Desprescrição é o processo de retirada de um medicamento inadequado, supervisionado por um profissional de saúde, com o intuito de manejar a polimedicação e melhorar os resultados. Para isso, deve-se garantir que a paciente tenha sido informada adequadamente da necessidade da retirada da medicação e dos objetivos a serem alcançados, além das revisões a serem feitas para analisar seus efeitos, a duração prevista do tratamento, bem como quando retirar a medicação, que no caso de benzodiazepínicos deve ser de modo pactuado, gradual e nunca pela substituição por medicação de outra classe, como sugere de forma incorreta a alternativa **d**. A desprescrição pode ser feita por MFC e requer vínculo e confiança entre profissional e pessoa para alcançar os objetivos.

Referências

1. Cobos EMPL, Roldán JIJ, Gavilán E. Desprescrição de medicamentos na atenção primária à saúde. In: Gusso G, Lopes JM, Dias LC. Tratado de medicina de família e comunidade: princípios, formação e prática. Porto Alegre: Artmed; 2019.
2. Lopes JMC, Dias LC. Consulta e abordagem centrada na pessoa. In: Gusso G, Lopes JM, Dias LC. Tratado de medicina de família e comunidade: princípios, formação e prática. Porto Alegre: Artmed; 2019.
3. Stewart M, Brown JB, McWilliam CL, Freeman TR, Weston WW. O terceiro componente: elaborando um plano conjunto de manejo dos problemas. In: Stewart M, Brown JB, McWilliam CL, Freeman TR, Weston WW, McWhinney IR. Medicina centrada na pessoa: transformando o método clínico. Tradução: Burmeister A, Rosa SMM. 3ª ed. Porto Alegre: Artmed; 2017.

19. [TEMFC 22 – Questão 33] História I

"Quase 70 anos, aniversariando no dia da consulta. Fez uma dosagem de PSA por conta própria há alguns meses, deu normal. Ainda assim foi atrás de uma ultrassonografia 'pra ter certeza que estava tudo bem'. Pagou do próprio bolso, não perguntei quanto. Parecia nervoso. Nesses casos olho o exame rápido e, estando tudo bem, já tranquilizo a pessoa pra acabar o suspense e poder conversar tranquilo. No exame a próstata estava ligeiramente aumentada, mas sem nenhuma outra alteração, então eu disse que estava tudo bem, só um aumento da próstata que era comum na idade dele, que não significava nada demais. Comentei que ele parecia preocupado, e perguntei o porquê. Respondeu que as filhas ficavam insistindo pra ele se cuidar. Então eu disse, em tom de brincadeira que a gente pra se cuidar precisava de um tanto de coisa, mas que com esse blá-blá-blá na TV por esses dias parecia que a gente tinha virado só uma próstata. Ele riu, concordou, bom sinal. Então perguntei se tinha algo mais além da próstata incomodando-o, respondeu que não. Me coloquei à disposição, fiquei de pé e estendi a mão, e ganhei um abraço. Tímido, vocês imaginam como é abraço de homem que não se conhece direito. Mas um abraço de alívio, sincero. Desejei feliz aniversário de novo, perguntei se ia ter festa e disse que aproveitasse bem. Ele sorriu, agradeceu, me desejou tudo de bom e saiu da sala".

Na história I, quando o autor diz: "Então perguntei se tinha algo mais além da próstata incomodando-o, ...", a intenção do MFC ao fazer a pergunta, é

a) ser assertivo, utilizando a noção de *timing*.
b) gerir o tempo da consulta, sendo realista.
c) explorar a experiência com a doença, fazendo perguntas abertas.
d) oferecer uma abordagem informativa na consulta, a fim de reduzir a falta de entendimento do paciente às explicações e mostrar-se cordial.

Alternativa correta: b

Definir os motivos de consulta e fazer prevenção de demanda aditiva, por meio do questionamento "além disso, mais alguma coisa?", é importante para bom gerenciamento de tempo de consulta e organização da agenda. Fica evidente na história que o médico utilizou essa estratégia ao fazer o questionamento, o que evita que a consulta se estenda mais do que o período planejado e possibilita ao médico usar tempo e energia de forma eficiente, não tendo expectativas além das possibilidades (ser realista).

Referências

1. Gusso G, Neto PP. Gestão da clínica. In: Gusso G, Lopes JM, Dias LC. Tratado de medicina de família e comunidade: princípios, formação e prática. Porto Alegre: Artmed; 2019.
2. Carrió FB. O paciente opina. In: Carrió FB. Entrevista clínica: habilidades de comunicação para profissionais da saúde. Porto Alegre: Artmed; 2012.

Assista ao vídeo 1, disponível neste QR code ou no *link* https://www.youtube.com/watch?v=caaX-0RkuoM, e, em seguida, responda à questão 20.

20. [TEMFC 23 – Questão 1] Sobre o uso que a médica fez dos componentes do Método Clínico Centrado na Pessoa, durante consulta, assinale a alternativa correta.

a) O componente "entendendo a pessoa como um todo" foi usado parcialmente pois ela não fez um genograma/ecomapa que seriam necessários já nessa consulta.

b) O componente "explorando a doença e a experiência da pessoa com a doença" não foi usado adequadamente pois ela não aprofundou o entendimento da mãe sobre o problema da filha.
c) O componente "fortalecendo a relação entre a pessoa e o médico" não foi usado adequadamente pois a consulta foi muito curta e seria necessária uma consulta longa para isso.
d) O componente "elaborando um plano conjunto de manejo dos problemas" não foi usado adequadamente por causa da insistência da mãe em encaminhar a filha para outro médico.

Alternativa correta: b

No vídeo em questão fica evidente a insatisfação da paciente com relação à conduta médica. Isso pode ocorrer nos casos em que não ficam claros os reais motivos da consulta, as preocupações, os medos por trás da busca por saúde. Uma das formas de aumentar o vínculo e a satisfação da pessoa com a consulta é por meio da aplicação do método clínico centrado na pessoa, sendo o primeiro componente, "explorando a doença e experiência da pessoa com a doença", o elemento que permite ao médico lançar um olhar mais amplo, além da doença, incluindo a exploração do que a pessoa entende por saúde e os diversos sentimentos associados. Dessa forma, é possível melhorar o vínculo com estratégias de comunicação, independentemente do tempo de consulta. Além disso, genograma e ecomapa poderiam ter ajudado a compreender a dinâmica familiar, porém não era essencial nesse momento.

Referências

1. Lopes JMC, Dias LC. Consulta e abordagem centrada na pessoa. In: Gusso G, Lopes JM, Dias LC. Tratado de medicina de família e comunidade: princípios, formação e prática. Porto Alegre: Artmed; 2019.
2. Stewart M, Brown JB, McWilliam CL, Freeman TR. O quarto componente: fortalecendo a relação entre a pessoa e médico. In: Stewart M, Brown JB, McWilliam CL, Freeman TR, Weston WW, McWhinney IR. Medicina centrada na pessoa: transformando o método clínico. Tradução: Burmeister A, Rosa SMM. 3ª ed. Porto Alegre: Artmed; 2017.

Assista ao vídeo 4, disponível neste QR code ou no *link* https://www.youtube.com/watch?v=9aAqDc8YOyQ, e, em seguida, responda às questões 21 e 22.

21. [TEMFC 23 – Questão 16] Sobre o estágio de mudança de comportamento que a gestante se encontra em relação ao tabagismo, assinale a alternativa correta.

a) Pré-contemplação.
b) Contemplação.
c) Preparação.
d) Ação.

Alternativa correta: a

A gestante em questão encontra-se no estágio pré-contemplativo, visto que não cogita a possibilidade de parar de fumar, evidente na fala "eu não quero parar de fumar... eu não vou parar de fumar. Não tô pensando nisso", mesmo sendo aconselhada sobre os benefícios de cessação. Os estágios de mudança de comportamento servem para avaliar o grau de motivação, visto que a cessação do tabagismo envolve modificação dos hábitos e condutas do estilo de vida da pessoa, sendo essencial que ela esteja motivada para que se possa obter sucesso durante e após o tratamento.

Referências

1. Iamonti VC, Filho FSSL. Tabagismo. In: Gusso G, Lopes JM, Dias LC. Tratado de medicina de família e comunidade: princípios, formação e prática. Porto Alegre: Artmed; 2019.
2. Freeman TR. The enhancement of health and the prevention of disease. In: Freeman TR. McWhinney's textbook of family medicine. 4th edition. United States of America: Oxford University Press, 2016.
3. Stewart M, Brown JB, McWilliam CL, Freeman TR, Weston WW. O terceiro componente: elaborando um plano conjunto de manejo dos problemas. In: Stewart M, Brown JB, McWilliam CL, Freeman TR, Weston WW, McWhinney IR. Medicina centrada na pessoa: transformando o método clínico. Tradução: Burmeister A, Rosa SMM. 3. ed. Porto Alegre: Artmed; 2017.

22. [TEMFC 23 – Questão 17] Sobre o tabagismo, assinale a alternativa que seria a abordagem correta no caso apresentado.

a) Focar no hábito a ser mudado, demonstrando empatia.
b) Focar nos prós e contras do padrão atual de comportamento.
c) Focar nas estratégias e plano de ação para parar de fumar.
d) Focar nas consequências negativas que o cigarro pode causar para o bebê.

Alternativa correta: a

No estágio pré-contemplativo, em que a gestante do caso se encontra, o profissional deve procurar realizar pelo menos uma abordagem mínima, frisando com a pessoa a importância da cessação do tabagismo e os benefícios associados, de modo que ela possa passar a contemplar a ideia de parar de fumar e, assim, evoluir para os estágios a seguir. Deve ser realizado de modo empático, e, nesse estágio, não se recomenda frisar os aspectos negativos, as consequências nem em estratégias de ação, visto que tais ações podem prejudicar o vínculo, e a prescrição de medicamentos antitabagismo em pessoas pouco ou não motivadas dificilmente resultará em sucesso. Focar nos prós e contras é indicado para trabalhar a ambivalência, se a pessoa estivesse no estágio contemplativo.

Referências

1. Iamonti VC, Filho FSSL. Tabagismo. In: Gusso G, Lopes JM, Dias LC. Tratado de medicina de família e comunidade: princípios, formação e prática. Porto Alegre: Artmed; 2019.
2. Freeman TR. The enhancement of health and the prevention of disease. In: Freeman TR. McWhinney's textbook of family medicine. 4th edition. United States of America: Oxford University Press; 2016.
3. Stewart M, Brown JB, McWilliam CL, Freeman TR, Weston WW. O terceiro componente: elaborando um plano conjunto de manejo dos problemas. In: Stewart M, Brown JB, McWilliam CL, Freeman TR, Weston WW, McWhinney IR. Medicina centrada na pessoa: transformando o método clínico. Tradução: Burmeister A, Rosa SMM. 3ª ed. Porto Alegre: Artmed; 2017.

Assista ao vídeo 6, disponível neste QR code ou no *link* https://www.youtube.com/watch?v=RRSxyClA__g, e, em seguida, responda à questão 23.

23. [TEMFC 23 – Questão 28] Assinale a alternativa que apresenta a melhor conduta para o caso do vídeo.

a) Pedir mais exames até que o paciente se tranquilize completamente.
b) Focar na remissão dos sintomas em vez da cura.
c) Encaminhar para as especialidades médicas relacionadas.
d) Agendar retornos regulares para o paciente.

Alternativa correta: d

No vídeo em questão estamos diante de sintomas médicos inexplicáveis (MUS, do inglês *medical unexplained symptoms*), que constituem uma das principais causas de procura por serviços médicos e podem ser pessoas consideradas "doentes difíceis". Uma possível abordagem inclui combinar e rever com a pessoa um plano explícito de cuidados com retornos regulares, além de evitar o círculo vicioso do excesso de exames e do referenciamento a outras especialidades e serviços, que não trará benefício. Com isso, busca-se reconhecer que, em princípio, o doente está verdadeiramente em sofrimento, evitando desvalorizar ou banalizar as suas queixas e demandas, e, ademais, deve-se explorar sempre, de modo sistemático, as ideias, as preocupações, os medos e as expectativas de cada doente difícil.

Referências

1. Carrapiço E, Ramos V. Pessoas consideradas doentes difíceis. In: Gusso G, Lopes JM, Dias LC. Tratado de medicina de família e comunidade: princípios, formação e prática. Porto Alegre: Artmed; 2019.
2. Freeman TR. Patient-doctor communication. In: Freeman TR. McWhinney's textbook of family medicine. 4th edition. United States of America: Oxford University Press; 2016.

Assista ao vídeo 2, disponível neste QR code ou no *link* https://www.youtube.com/watch?v=rTWX5mIQTZU, e, em seguida, responda às questões 24 e 25.

24. [TEMFC 24 – Questão 7] Considerando a fase de estágio de mudança de comportamento, a melhor abordagem da médica, no caso, seria focar

a) em estratégias para cessar o uso da cocaína.
b) na abordagem da ambivalência.
c) nas consequências negativas que a cocaína pode causar.
d) na repetição da necessidade de mudança.

Alternativa correta: b

No vídeo em questão a pessoa encontra-se no estágio contemplativo de mudança comportamental, visto que admite o problema com álcool e drogas, porém demonstra ambivalência quanto a descontinuar o uso. Nesses casos, a abordagem da ambivalência, por meio de uma entrevista motivacional, mostra-se uma técnica interessante por ser uma abordagem centrada nas necessidades da pessoa e em suas experiências, o que evita o confronto direto com ela. A abordagem se faz com base em uma técnica semiestruturada em que se procura identificar e trabalhar a motivação da pessoa, além de estimular a autoeficácia a partir do momento em que a pessoa consegue realizar as mudanças propostas, gerando, assim, um forte impulso para mudar hábitos e estilo de vida.

Referências

1. Dias RB, Alves L. Estratégias comportamentais e de motivação para mudanças de hábitos de vida voltados para a saúde. In: Gusso G, Lopes JM, Dias LC. Tratado de medicina de família e comunidade: princípios, formação e prática. Porto Alegre: Artmed; 2019.
2. Freeman TR. The enhancement of health and the prevention of disease. In: Freeman TR. McWhinney's textbook of family medicine. 4th edition. United States of America: Oxford University Press; 2016.
3. Stewart M, Brown JB, McWilliam CL, Freeman TR, Weston WW. O terceiro componente: elaborando um plano conjunto de manejo dos problemas. In: Stewart M, Brown JB, McWilliam CL, Freeman TR, Weston WW, McWhinney IR. Medicina centrada na pessoa: transformando o método clinico. Tradução: Burmeister A, Rosa SMM. 3ª ed. Porto Alegre: Artmed; 2017.

25. [TEMFC 24 – Questão 10] Sobre a abordagem do luto, o

a) paciente demonstra estar em um processo de luto normal, que pode levar até dois anos.
b) paciente apresenta critérios para transtorno de luto prolongado ou luto complicado.
c) foco na abordagem inicial do luto nas mortes súbitas é no restabelecimento da resiliência.
d) luto prolongado acima de um ano é indicação para iniciar medicamento antidepressivo e acompanhamento com psicologia.

Alternativa correta: c

Na abordagem do luto, é importante não reduzir a experiência do luto a aspectos somente patológicos, uma vez que a elaboração de perdas faz parte da vida e apenas 10% dos casos tornam-se complicados ou prolongados. Algumas literaturas tentam estipular em meses ou semanas esse tempo, o que varia enormemente e não é o mais indicado. O mais indicado é avaliar os fatores que influenciam o enfrentamento do luto por parte da família. No caso em questão, não há dados suficientes que justifiquem o enquadramento do familiar em luto prolongado ou com necessidade de medicamento para isso; por outro lado, percebe-se que a morte da esposa foi de modo súbito, por causas externas, sendo mais indicada, nesse momento, a abordagem inicial de restabelecimento da resiliência e garantia de cuidado longitudinal e integral.

Referências

1. Queiroz O, Queiroz AHAB. Morte e luto na atenção primária à saúde. In: Gusso G, Lopes JM, Dias LC. Tratado de medicina de família e comunidade: princípios, formação e prática. Porto Alegre: Artmed; 2019.

2. Carrió FB. Informar e motivar o paciente. In: Carrió FB. Entrevista clínica: habilidades de comunicação para profissionais da saúde. Porto Alegre: Artmed; 2012.

26. [TEMFC 24 – Questão 43] Joana, 44 anos, vem pela décima vez à consulta nesse ano. Ingrid, sua médica de família, está com dificuldade de manejar a busca recorrente da paciente pelo serviço de saúde. Um dos modelos aplicados na abordagem desses pacientes é o modelo balintiano. Sobre o modelo balintiano, assinale a alternativa correta.

a) Reforça a importância de compreender o doente, o médico e a relação médico-doente como instrumentos de diagnóstico e fatores terapêuticos essenciais.
b) É centrado na pessoa e, ao mesmo tempo, dá valor ao médico, à equipe de saúde, à relação médico pessoa, aos aspectos organizativos do sistema de saúde e ao contexto em que tudo decorre.
c) É um modo de ver, de investigar e de compreender as células, os tecidos, os órgãos, os aparelhos e sistemas, a pessoa, a família, o contexto comunitário e sociocultural, a sociedade, a região e o país como um todo sistêmico e complexo.
d) Atribui igual importância ao cumprimento do plano médico tradicional e à compreensão do significado que a doença tem para o doente.

Alternativa correta: a

O modelo balintiano é uma teoria centrada na análise da relação médico-pessoa e não apenas na pessoa em si. É realizado por meio do aprendizado das categorias descritas por Michael Balint e no desenvolvimento de competências para reconhecê-las durante o encontro clínico no sentido de melhorar a relação com a pessoa e, consequentemente, oferecer uma função terapêutica construída pelo papel do profissional como droga benéfica à pessoa, independentemente da razão que a levou àquele atendimento, seu prognóstico ou suas possibilidades de tratamento. Dessa forma, a alternativa que melhor dá enfoque à relação médico-doente é a alternativa **a**.

Referências

1. Branco RFGR, Freitas FGM, Bastos GCFC, Adorno PN. Grupos Balint. In: Gusso G, Lopes JM, Dias LC. Tratado de medicina de família e comunidade: princípios, formação e prática. Porto Alegre: Artmed; 2019.
2. Freeman TR. Philosophical and scientific foundations of family medicine. In: Freeman TR. McWhinney's textbook of family medicine. 4th edition. United States of America: Oxford University Press; 2016.

6

ABORDAGEM FAMILIAR

Mariela Zaros Galana

1. [TEMFC 18 – Questão 7] Dona Florinda, 77 anos, viúva, aposentada, vive em um sobrado de dois quartos com seus dois filhos, uma nora e dois netos. Apresenta hipertensão arterial sistêmica e está em uso diário de losartana 100 mg, atenolol 100 mg, hidroclorotiazida 25 mg e sinvastatina 40 mg. É portadora também de perda auditiva de 70% no ouvido esquerdo, e refere zumbido persistente e episódios de tonteira, além de dor muscular com piora nos últimos dias. Há dois dias, ao tentar levantar de sua cama de manhã, apresentou síncope e permaneceu desacordada por alguns instantes. Ao acordar, tinha muita dor e edema no antebraço direito e foi levada ao serviço de emergência clínica por um de seus filhos, onde foi constatada fratura no punho direito. Foram realizadas analgesia e imobilização locais, assim como relatório de alta, que foi direcionado para a Unidade de Atenção Primária onde a paciente é acompanhada. O agente comunitário de saúde (ACS) mostra o relatório de alta do serviço de emergência ao médico e avisa que a paciente em questão está na Unidade, solicitando avaliação médica. A conduta correta a ser proposta pelo médico é

a) considerando que não há espaço em sua agenda para atendimento nos próximos dias, referenciar a paciente para especialistas em cardiologia e geriatria, uma vez que é uma paciente complexa e necessita de atenção especial.
b) recomendar aos filhos por meio de um bilhete que restrinjam as atividades da paciente por conta de suas limitações físicas e não a deixem sair desacom-

Nota do editor: Os endereços eletrônicos indicados nas referências deste capítulo foram acessados em 10 maio 2021.

panhada e solicitar exames complementares para investigar possível causa da queda.

c) avaliar a paciente no mesmo dia. Prescrever anti-inflamatórios para dor caso necessário e reagendar uma consulta para reavaliação da hipertensão em seis meses.

d) avaliar a paciente no mesmo dia. Suspender atenolol e sinvastatina, visando a diminuir o risco de queda. Reagendar consulta nos próximos dias para que a paciente retorne acompanhada de um de seus filhos visando a pactuar intervenções conjuntas com a família.

e) encaixar uma consulta para Dona Florinda para uma breve avaliação, manter os medicamentos anti-hipertensivos e referenciá-la para otorrinolaringologista para que esse profissional investigue possíveis causas de queda e solicitar que ela vá à consulta acompanhada de algum familiar.

Alternativa correta: d

Atenção Primária à Saúde de qualidade é aquela que consegue dar resposta às demandas. Uma forma de garantir essa qualidade é permitir o acesso da pessoa ao serviço de saúde de referência, sendo necessário, no caso em questão, avaliar o paciente no mesmo dia. Esse acolhimento oferece oportunidade de resolução mais acertada de questões agudas, como a investigação das causas de queda pelo próprio médico da atenção primária, desde a avaliação da tontura até a retirada de medicamentos que poderiam estar associados à queda, como atenolol e estatina. Também seria possível avaliar o controle da hipertensão nesse momento, com ajuste de anti-hipertensivos se necessário, além de prescrever analgésicos simples para dor, em vez de anti-inflamatórios, por apresentarem menor potencial de complicações quando comparados a anti-inflamatórios em idosos. Caso não seja possível avaliar todas essas questões no mesmo dia, pode-se fazer o autorreferenciamento como estratégia de gestão da clínica, ou seja, garantir o retorno com o mesmo médico para reavaliação dessas comorbidades em um período mais breve, em vez de encaminhar para especialistas focais sem antes avaliar a real necessidade. Desse modo, a APS responsabiliza-se pelo cuidado da pessoa e coloca a longitudinalidade, juntamente com a abordagem individual e familiar, a favor da resolução dos problemas.

Referências

1. Gusso G, Neto PP. Gestão da clínica. In: Gusso G, Lopes JM, Dias LC. Tratado de medicina de família e comunidade: princípios, formação e prática. Porto Alegre: Artmed; 2019.
2. Lopes JMC, Dias LC. Princípios da medicina de família e comunidade. In: Gusso G, Lopes JM, Dias LC. Tratado de medicina de família e comunidade: princípios, formação e prática. Porto Alegre: Artmed; 2019.

3. Jantsch AG, Ferreira LVMV, Izolani GV. Tontura e vertigem. In: Gusso G, Lopes JM, Dias LC. Tratado de medicina de família e comunidade: princípios, formação e prática. Porto Alegre: Artmed; 2019.
4. Carrió FB. O paciente opina. In: Carrió FB. Entrevista clínica: habilidades de comunicação para profissionais da saúde. Porto Alegre: Artmed; 2012.

2. [TEMFC 18 – Questão 8] Observe a figura a seguir. Sobre o instrumento de abordagem familiar representado na figura, é correto afirmar que

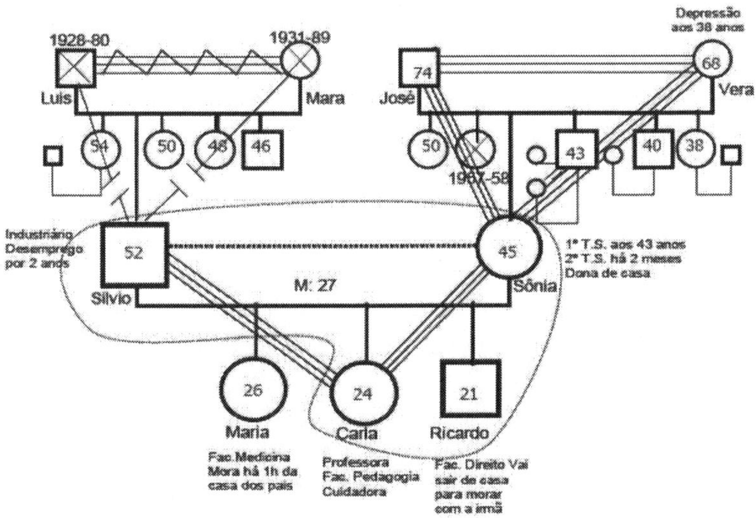

a) o ideal é representar no mínimo duas gerações por meio do paciente identificado ou informante.
b) por não haver padronização internacional, não se deve utilizar cores nesse tipo de representação.
c) é um instrumento inadequado para representar emoções de proximidade, distância ou conflito entre os membros.
d) se deve tomar o cuidado ao utilizar símbolos que não sejam padronizados no serviço para não expor informações do paciente e seus familiares.
e) é recomendado que se tenha sempre uma legenda, data da realização e das atualizações e o nome de quem colheu as informações.

Alternativa correta: e

O instrumento representado na figura é o genograma, o qual é adequado para dar informações sobre a família e a dinâmica familiar (conflitos, distância e emoções). Deve ser composto por, no mínimo, três gerações de componentes familiares. A padronização gráfica existe desde 1980, embora cada serviço possa propor diferentes símbolos. Por ser um instrumento que pode ser desenhado e atualizado em qualquer momento da história familiar, como uma fotografia que pode ser tirada em várias etapas, é recomendado que sempre tenha legenda, data de realização e nome de quem colheu as informações.

Referências

1. Dias LC. Abordagem familiar. In: Gusso G, Lopes JM, Dias LC. Tratado de medicina de família e comunidade: princípios, formação e prática. Porto Alegre: Artmed; 2019.
2. Brown JB, Weston WW. O segundo componente: entendendo a pessoa como um todo - Seção 1 - O indivíduo e a família. In: Stewart M, Brown JB, McWilliam CL, Freeman TR, Weston WW, McWhinney IR. Medicina centrada na pessoa: transformando o método clínico. Tradução: Burmeister A, Rosa SMM. 3ª ed. Porto Alegre: Artmed; 2017.

3. [TEMFC 18 - Questão 9] Eva traz à consulta a sua filha Cecília, de 10 anos, em acompanhamento com Dr. João em razão de quadro de asma. A criança tem um quadro de asma persistente moderada, Dr. João já fez vários ajustes nos medicamentos, porém não houve melhora do quadro. Cecília não apresenta sintomas na escola, não tem crises noturnas e nem durante a atividade física, mas apresenta várias crises em casa, principalmente quando Eva apresenta brigas com Flávio, o pai de Cecília. Intrigado sobre a relação das crises com conflitos familiares, Dr. João sugere que seja marcada uma entrevista familiar em uma semana. Sobre essa técnica de abordagem familiar, é correto afirmar que

a) a primeira parte da entrevista deve ser orientada sobre o motivo da consulta, para que todos os familiares presentes consigam ajudar a entender as crises de asma de Cecília.
b) o genograma e o ecomapa devem ser realizados no momento em que se busca entender a situação que a família traz.
c) no final da entrevista deve-se estabelecer um plano terapêutico, pedindo ajuda aos membros sobre os recursos encontrados dentro da própria família para lidar com esse problema.
d) o funcionamento da família, as formas de comunicação e os relacionamentos devem ser avaliados na fase de apresentação.
e) o momento do ciclo vital em que essa família se encontra deve ser analisado na fase de entendimento da situação.

Alternativa correta: c

É ideal que o médico de família e comunidade entre em contato com a família toda vez que um problema passe a fazer parte ou a influenciar o contexto familiar. Uma das formas de abordagem familiar é a entrevista familiar, a qual é composta pelas seguintes etapas: primeira parte composta por apresentação social, com apenas o cumprimento de cada pessoa individualmente, seguido por aproximação, o entendimento da situação, a discussão e, ao final da entrevista, o estabelecimento de um plano terapêutico. A etapa do entendimento consiste em solicitar que cada pessoa demonstre sua percepção sobre o problema. O genograma e o ecomapa são outras ferramentas que fazem parte da abordagem familiar.

Referências

1. Dias LC. Abordagem familiar. In: Gusso G, Lopes JM, Dias, LC. Tratado de medicina de família e comunidade: princípios, formação e prática. Porto Alegre: Artmed; 2019.
2. Brown JB, Weston WW. O segundo componente: entendendo a pessoa como um todo – Seção 1 – O indivíduo e a família. In: Stewart M, Brown JB, McWilliam CL, Freeman TR, Weston WW, McWhinney IR. Medicina centrada na pessoa: transformando o método clínico. Tradução: Burmeister A, Rosa SMM. 3ª ed. Porto Alegre: Artmed; 2017.

4. [TEMFC 19 – Questão 8] Paulo, médico de família e comunidade (MFC), acompanha Iracema há alguns anos. Nesta consulta ela vem com queixas sobre o relacionamento conjugal. Refere estar com dificuldades para negociar as diferenças com o marido e que não consegue enxergar que eles tenham objetivos em comum. Conhecendo o ciclo vital e as crises previsíveis de desenvolvimento, Paulo sabe que a maior parte das separações e divórcios ocorrem nessa fase e que os profissionais da APS podem agir junto ao casal visando a motivar e mediar o relacionamento. Pelas características do caso apresentado, por qual fase do ciclo vital Iracema deve estar passando?

a) O novo casal.
b) Nascimento do primeiro filho.
c) Família com filhos pequenos.
d) Família com filhos adolescentes.
e) Ninho vazio.

Alternativa correta: a

O ciclo de vida familiar é uma sequência de transformações na história do desenvolvimento da família. Definir em qual fase do ciclo aquele indivíduo ou família se encontra auxilia o MFC a prever as possíveis situações que serão enfrentadas pelo indivíduo ou pela família, a analisar se o processo emocional esperado para a fase está de acordo com o que é solicitado pelos membros da própria família ou com o contexto sociocultural no qual estão inseridos, e orientar, seja de forma preventiva ou curativa, na busca de (re)estabelecer a funcionalidade familiar/individual. Na questão, o casal encontra-se na fase de "novo casal", visto que estão passando pelo processo emocional de comprometer-se com as diferenças, sendo necessário realinhar o relacionamento.

Referências

1. Dias LC. Abordagem familiar. In: Gusso G, Lopes JM, Dias LC. Tratado de medicina de família e comunidade: princípios, formação e prática. Porto Alegre: Artmed; 2019.
2. Freeman TR. The family in health and disease. In: Freeman TR. McWhinney's textbook of family medicine. 4th edition. United States of America: Oxford University Press; 2016.
3. Brown JB, Weston WW. O segundo componente: entendendo a pessoa como um todo – Seção 1 – O indivíduo e a família. In: Stewart M, Brown JB, McWilliam CL, Freeman TR, Weston WW, McWhinney IR. Medicina centrada na pessoa: transformando o método clínico. Tradução: Burmeister A, Rosa SMM. 3ª ed. Porto Alegre: Artmed; 2017.

5. [TEMFC 19 – Questão 9] Dra. Ana Paula está acompanhando João, Tereza e seus dois filhos há dois anos. Observou que a família apresenta vários conflitos e que esses podem estar repercutindo na saúde das crianças. Dra. Ana Paula decide aplicar uma ferramenta de abordagem familiar, representada a seguir. O que pode ser interpretado com base nessa abordagem?

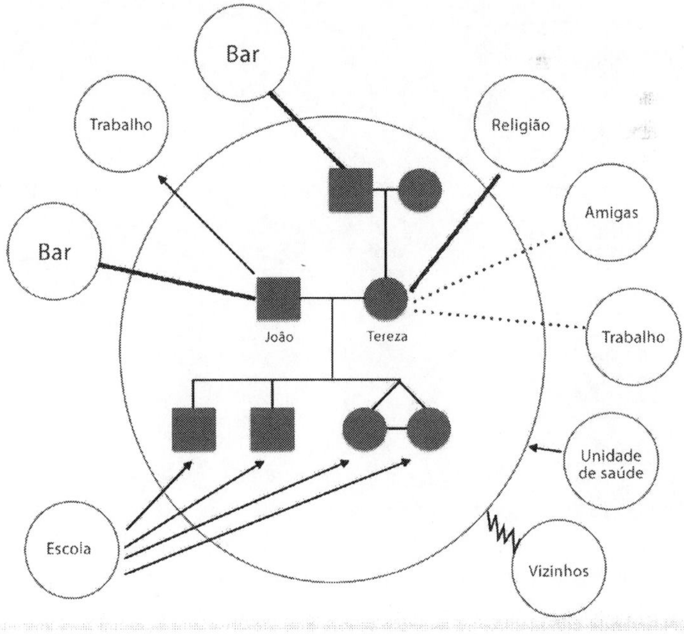

a) A família reconhece a Unidade de Saúde como um recurso para as dificuldades que está enfrentando.
b) Como o trabalho de Tereza demanda mais energia do que o trabalho de João, pode-se discutir com eles sobre o impacto desse na dinâmica familiar.
c) No plano de intervenção será preciso elaborar estratégias para tornar recíproco o fluxo entre a escola das crianças e os pais.
d) Existe uma ligação distante entre o bar próximo à casa e os membros da família de João e Tereza.
e) Os vizinhos podem ser utilizados como um recurso de apoio, uma vez que existe uma relação harmoniosa com eles

Alternativa correta: c

A ferramenta utilizada na questão é o ecomapa, uma forma de registro social que permite identificar os sistemas envolvidos com a família em questão e o meio onde vivem. Por meio dele podemos fazer algumas interpretações: relação fraca/distante com a Unidade de Saúde, a percepção que João demanda mais energia no trabalho comparado com Tereza, visto que a linha de Tereza indica relação mais tênue, a inexistência de envolvimento de João e Tereza com a escola dos filhos, a ligação próxima do bar com João e relação conflituosa com vizinhos. Dessa forma, alguns planos de intervenção podem ser levantados, um deles sendo a elaboração de estratégias para melhorar a relação da escola das crianças com os pais.

Referências

1. Dias LC. Abordagem familiar. In: Gusso G, Lopes JM, Dias LC. Tratado de medicina de família e comunidade: princípios, formação e prática. Porto Alegre: Artmed; 2019.
2. Brasil. Ministério da Saúde. Secretaria de Atenção à Saúde. Departamento de Atenção Básica. Saúde mental: instrumentos de cartografia com a pessoa, a família e a comunidade. Cadernos de Atenção Básica, n. 34. Brasília: Ed. Ministério da Saúde; 2013. 176p

Assista ao vídeo 3, disponível neste QR code ou no *link* https://www.youtube.com/watch?v=InRvGDbDutA, e, em seguida, responda à questão 6.

6. [TEMFC 20 – Questão 10] Sobre o modo como a profissional abordou a familiar na consulta, é correto afirmar que a profissional

a) agiu corretamente ao pedir para a familiar se retirar do consultório, pois ela estava atrapalhando a consulta, em especial, o processo de obtenção de informações, e por ser uma acompanhante com postura invasiva deveria ser orientada a não voltar mais nos próximos atendimentos do paciente.
b) deveria ter deixado a familiar na consulta para não comprometer o vínculo com o paciente, realizando uma consulta mais rápida, atendido ao pedido do exame e, então, agendar uma consulta somente com o paciente para obter melhores informações e desmarcar o exame.
c) não deveria ter menosprezado a acompanhante, pois geralmente acompanhantes são aliados e não inimigos. Para lidar com as interrupções ela poderia fazer o "esvaziamento de interferência": estimular a familiar a falar tudo o que pensa e pedir para o paciente se expressar após.
d) deveria ter mantido a familiar na consulta e tornado-a sua aliada no convencimento de que o paciente não precisava de um exame para sua dor de cabeça. Marcar uma consulta com ela para fazer um genograma e obter mais informações ajudaria a convencer ela e o marido.
e) deveria ter escutado a familiar, suas preocupações e expectativas, e então explicado que o ideal das consultas na Atenção Primária é avaliar o paciente individualmente e então marcar uma consulta mais longa e de intervenção familiar se ela quiser acompanhar o paciente.

Alternativa correta: c

O acompanhante, com frequência, é visto como um dificultador, cabendo ao médico de família e comunidade desenvolver e incorporar habilidades para utilizá-lo adequadamente, visto que ele pode ser de grande valor como fonte de dados e sua opinião vai influenciar poderosamente o paciente. Ter um acompanhante na consulta significa que o paciente, provavelmente, permitiu alguém acompanhá-lo, não sendo adequado, portanto, pedir para o acompanhante se retirar do consultório sem antes saber o que ele pensa. Na consulta em questão, em que a acompanhante não deixava o paciente falar, a estratégia de "esvaziamento da interferência" poderia ter sido utilizada, em que o médico estimula o acompanhante a "esvaziar" sua ansiedade e dizer tudo o que está sentindo, dando valor para seu depoimento, para só depois questionar o paciente para contar o que sente. Outras estratégias podem ser: técnica da ponte, técnica do pacto de intervenção e técnica de criar "outro" ambiente.

Referências

1. Carrió FB. Iniciar uma relação terapêutica. In: Carrió FB. Entrevista clínica: habilidades de comunicação para profissionais da saúde. Porto Alegre: Artmed; 2012.
2. Gusso G, Neto PP. Gestão da clínica. In: Gusso G, Lopes JM, Dias LC. Tratado de medicina de família e comunidade: princípios, formação e prática. Porto Alegre: Artmed; 2019.

Assista ao vídeo 3, disponível neste QR code ou no *link* https://www.youtube.com/watch?v=lGp-zMBw8i4, e, em seguida, responda à questão 7.

7. [TEMFC 21 – Questão 13] Em relação ao estágio do ciclo de vida em que a paciente se encontra, pode-se afirmar que

a) é uma crise de ciclo de vida previsível, sendo que uma das mudanças necessárias desse ciclo é estabelecer-se financeiramente.
b) está no estágio de família com filhos pequenos, sendo que uma das mudanças necessárias desse ciclo é renegociar o sistema conjugal.
c) é uma crise de ciclo de vida imprevisível, sendo que uma das mudanças necessárias desse ciclo é diferenciar-se da família.
d) está no estágio de família com filhos pequenos, sendo que uma das mudanças necessárias desse ciclo é incluir papéis de pais e avós.

Alternativa correta: d

O ciclo de vida familiar é uma sequência de transformações na história do desenvolvimento da família. Definir em qual fase do ciclo aquele indivíduo ou família se encontra auxilia o MFC a prever as possíveis situações que serão enfrentadas pelo indivíduo ou pela família e orientar, seja de forma preventiva ou curativa, na busca de (re)estabelecer a funcionalidade familiar/individual. Na questão, a paciente encontra-se na fase de "família com filhos pequenos", visto que terminou recentemente o pré-natal e cita o nome do filho "Caio" durante a conversa. Nessa fase, o familiar passa pelo processo emocional de aceitar novos membros no sistema, e as mudanças necessárias desse ciclo se baseiam em ajustar o sistema conjugal para criar espaço para filhos, independentemente de os pais morarem juntos ou não, além de unir-se nas tarefas de educação dos filhos, tanto financeiras quanto domésticas e incluir papéis de pais e avós. Há também uma crise não previsível, em virtude da separação do casal. A renegociação do sistema conjugal é uma mudança necessária no estágio de "encaminhando os filhos e seguindo em frente" do ciclo de vida familiar, e não no estágio em questão.

Referências

1. Dias LC. Abordagem familiar. In: Gusso G, Lopes JM, Dias LC. Tratado de medicina de família e comunidade: princípios, formação e prática. Porto Alegre: Artmed; 2019.
2. Freeman TR. The family in health and disease. In: Freeman TR. McWhinney's Textbook of Family Medicine. 4th edition. United States of America: Oxford University Press; 2016.

3. Brown JB, Weston WW. O segundo componente: entendendo a pessoa como um todo – Seção 1 – O indivíduo e a família. In: Stewart M, Brown JB, McWilliam CL, Freeman TR, Weston WW, McWhinney IR. Medicina centrada na pessoa: transformando o método clínico. Tradução: Burmeister A, Rosa SMM. 3ª ed. Porto Alegre: Artmed; 2017.

8. [TEMFC 21 – Questão 78] Pedro e Antônia separaram-se há um ano. Estavam casados há dez anos, tiveram dois filhos, Eduarda, de 8 anos, e Matheus, de 4 anos. Decidem procurar o médico de família porque percebem que as crianças ainda sofrem bastante com as mudanças. Os dois estão em novos relacionamentos, ainda não estáveis. A ferramenta de intervenção familiar mais apropriada para esse caso seria

a) fazer um estudo do ciclo de vida dessa família, por se tratar de uma fase vital desse, para estimular o ex-casal a diferenciar-se de sua família de origem.
b) construir um genograma e explicar para o ex-casal que é preciso incluir os avós na tarefa de educação das crianças, uma vez que o divórcio pode fazer com que elas sejam negligenciadas pelos pais.
c) elaborar um ecomapa para trabalhar as questões conjugais e profissionais, uma vez que o divórcio pode prejudicar financeiramente o ex-casal e as crianças.
d) marcar uma reunião de família para ajudar as crianças a entender que agora têm duas famílias e tranquilizar a todos de que é preciso ter tempo suficiente para elaborar a separação.

Alternativa correta: d

Sabe-se que é alto o índice de instabilidade emocional nos momentos de separação ou divórcio, e é essencial que o médico de família e comunidade consiga auxiliar na crise, orientando a funcionalidade e a reestruturação para a elaboração de sentimentos que irão surgir, entre eles o medo da solidão e as dificuldades sobre a educação dos filhos. A ferramenta de intervenção, dentro da abordagem familiar, mais apropriada nesse caso seria a entrevista familiar. Isso porque seria uma forma de reunir a família para que cada pessoa mostre seu ponto de vista relacionado ao problema em questão, para depois encorajar a família a conversar entre si e por fim estabelecer um plano terapêutico que faça sentido e tranquilize a todos.

Referências

1. Dias LC. Abordagem familiar. In: Gusso G, Lopes JM, Dias LC. Tratado de medicina de família e comunidade: princípios, formação e prática. Porto Alegre: Artmed; 2019.
2. Brown JB, Weston WW. O segundo componente: entendendo a pessoa como um todo – Seção 1 – O indivíduo e a família. In: Stewart M, Brown JB, McWilliam CL, Freeman TR, Weston WW, McWhinney IR. Medicina centrada na pessoa: transformando o método clínico. Tradução: Burmeister A, Rosa SMM. 3ª ed. Porto Alegre: Artmed; 2017.

Assista ao vídeo 5, disponível neste QR code ou no *link* https://www.youtube.com/watch?v=c3ZzXc0TeuA, e, em seguida, responda à questão 9.

9. [TEMFC 22 – Questão 21] Em relação ao uso de instrumentos de abordagem familiar nesse caso, assinale a alternativa correta.

a) Na análise de ciclo de vida, observa-se que há uma crise de ciclo de vida previsível.
b) No desenho do genograma dessa família, a relação dos pais é representada por uma linha contínua com um traço em diagonal.
c) No desenho do ecomapa inclui-se apenas o indivíduo ou família, o trabalho e a escola.
d) Na terapia familiar sistêmica, o papel do médico é oferecer conselhos e direcionar o comportamento dos pais

Alternativa correta: b

No vídeo em questão, a paciente relata ter se separado do parceiro há dois meses, e "separação" tem como símbolo no genograma uma linha contínua com um traço em diagonal, tornando a opção **b** mais correta. O ciclo de vida em que a paciente se encontra é a de "famílias com filhos pequenos", porém as questões levantadas em consulta nesse momento não indicam que há uma crise previsível. No ecomapa pode-se incluir todos os sistemas envolvidos e relacionados com a pessoa, com a família e o meio onde vivem. O papel do MFC na terapia familiar é o de escutar ativamente e auxiliar no trato das dificuldades de comunicação entre as pessoas, a fim de que elas, em conjunto, encontrem estratégias para a resolução das questões abordadas.

Referências

1. Dias LC. Abordagem familiar. In: Gusso G, Lopes JM, Dias LC. Tratado de medicina de família e comunidade: princípios, formação e prática. Porto Alegre: Artmed; 2019.
2. Freeman TR. The family in health and disease. In: Freeman TR. McWhinney's textbook of family medicine. 4th edition. United States of America: Oxford University Press; 2016.
3. Brown JB, Weston WW. O segundo componente: entendendo a pessoa como um todo – Seção 1 – O indivíduo e a família. In: Stewart M, Brown JB, McWilliam CL, Freeman TR, Weston WW, McWhinney IR. Medicina centrada na pessoa: transformando o método clínico. Tradução: Burmeister A, Rosa SMM. 3ª ed. Porto Alegre: Artmed; 2017.

Analise o caso a seguir, para responder às questões 10 e 11.

Paciente vem à consulta acompanhado da esposa, está com 63 anos. Tem diabetes e faz uso de metformina associada à insulina regular há mais de dez anos. Sempre fez a autoaplicação do medicamento sem problemas. A esposa está preocupada, pois o marido teve dois episódios de hipoglicemia nas últimas semanas, então traz resultados de exames laboratoriais. Refere, ainda, que o paciente vem apresentando comportamentos estranhos. Nos últimos seis meses se perdeu no centro da cidade por duas vezes e teve de ligar para casa para ela ir buscá-lo. Mais recentemente, tem confundido os nomes de pessoas que vê no dia a dia, como o porteiro e a diarista. Ao exame físico não apresentou déficit neurológico focal, tampouco alteração da marcha ou rigidez. Sinal de Babinski ausente. Os exames trazem: hemoglobina glicosilada 6,9%; glicemia de jejum 116 mg/dL

10. [TEMFC 23 – Questão 79] Assinale a alternativa que apresenta a conduta que poderia ser considerada adequada para o caso.

a) Prescrever nortriptilina e reavaliar, após dois meses.
b) Orientar que são sintomas comuns para a idade por demência senil.
c) Fazer um familiograma do paciente.
d) Solicitar uma tomografia computadorizada de crânio.

Alternativa correta: c

Por meio da história que norteia a questão, é possível ver sinais de alteração comportamental no idoso, prejuízo nas atividades e hipoglicemia. Diante desse quadro, o primeiro passo é a realização do familiograma, ou genograma, que permite avaliar o suporte e a rede de apoio do paciente, além de oferecer uma forma prática de envolver toda a família na abordagem sistêmica de possíveis intervenções. Depois, antes de fornecer qualquer diagnóstico (como a demência senil da alternativa **b**) ou de iniciar tratamento sem definições claras (como a nortriptilina da alternativa **a**), é necessário avaliação com anamnese direcionada e exames complementares para confirmar hipóteses e/ou excluir diagnósticos diferenciais.

Referências

1. Lopes JMC, Dias LC. Consulta e abordagem centrada na pessoa. In: Gusso G, Lopes JM, Dias LC. Tratado de medicina de família e comunidade: princípios, formação e prática. Porto Alegre: Artmed; 2019.
2. Gyuricza JV, Araújo LN, Cezar LTS. Demências. In: Gusso G, Lopes JM, Dias LC. Tratado de medicina de família e comunidade: princípios, formação e prática. Porto Alegre: Artmed; 2019.

3. Brown JB, Weston WW. O segundo componente: entendendo a pessoa como um todo – Seção 1 – O indivíduo e a família. In: Stewart M, Brown JB, McWilliam CL, Freeman TR, Weston WW, McWhinney IR. Medicina centrada na pessoa: transformando o método clínico. Tradução: Burmeister A, Rosa SMM. 3ª ed. Porto Alegre: Artmed; 2017.
4. Brasil. Ministério da Saúde. Secretaria de Atenção à Saúde. Departamento de Atenção Básica. Saúde mental: instrumentos de cartografia com a pessoa, a família e a comunidade. Cadernos de Atenção Básica, n. 34. Brasília: Ed. Ministério da Saúde; 2013. 176p

11. [TEMFC 23 – Questão 80] Dentre as condutas a seguir, assinale a que seria indicada para o caso.

a) Diminuir a dosagem de insulina em 2 UI, uma única vez.
b) Diminuir a dosagem de insulina em 2 UI ao dia, até a glicemia estabilizar acima de 140 mg/dl.
c) Orientar a aplicação de insulina supervisionada de agora em diante.
d) Suspender o uso de insulina temporariamente, mantendo somente metformina.

Alternativa correta: c

Diante do caso que o paciente está com alteração comportamental, esquecendo-se de lugares e confundindo pessoas, uma das hipóteses para a hipoglicemia seria o excesso de insulina, seja porque o paciente esqueceu que já aplicou e aplica mais vezes, seja porque se confundiu com a dose. Nesse sentido, antes de fazer qualquer ajuste no medicamento ou na dose, é necessário avaliar como o paciente está fazendo uso por meio de supervisão. Essa primeira intervenção irá nortear as demais condutas.

Referências

1. Lopes JMC, Dias LC. Consulta e abordagem centrada na pessoa. In: Gusso G, Lopes JM, Dias LC. Tratado de medicina de família e comunidade: princípios, formação e prática. Porto Alegre: Artmed; 2019.
2. Brown JB, Weston WW. O segundo componente: entendendo a pessoa como um todo – Seção 1 – O indivíduo e a família. In: Stewart M, Brown JB, McWilliam CL, Freeman TR, Weston WW, McWhinney IR. Medicina centrada na pessoa: transformando o método clínico. Tradução: Burmeister A, Rosa SMM. 3ª ed. Porto Alegre: Artmed; 2017.

Assista ao vídeo 6, disponível neste QR code ou no *link* https://www.youtube.com/watch?v=E-sNHUSCnWc&ab, e, em seguida, responda à questão 12.

12. [TEMFC 24 – Questão 28] A equipe pretende realizar uma abordagem familiar. Sobre essa intervenção, por meio da entrevista familiar, assinale a alternativa correta.

a) Iniciar a discussão inicial concentrando-se em assuntos não relacionados com o motivo da consulta para diminuir o constrangimento.
b) Convocar todos os membros da família e ouvir a opinião de todos ao mesmo tempo.
c) Comunicar de maneira clara à família sobre o plano terapêutico já definido pela equipe.
d) Realizar genograma e ecomapa como instrumentos de aproximação e com foco psicoterápico.

Alternativa correta: a

A entrevista familiar como método de abordagem familiar sugere algumas etapas para suavizar possíveis dificuldades. As etapas iniciais são a "apresentação social" e a "aproximação", as quais buscam conhecer as pessoas da família, independentemente dos problemas/motivos de consulta, a fim de estar atento a todo o processo de comunicação – verbal e não verbal – e saber sobre o cotidiano, para propiciar o processo de conexão com menos constrangimento. Na etapa de "entendimento da situação" é solicitado que cada membro da família expresse sua opinião, um por vez e não ao mesmo tempo, como sugerido na alternativa **b**. O estabelecimento do plano terapêutico é a última etapa da entrevista familiar e deve ser definido pelos próprios familiares, cabendo ao médico/equipe apenas contribuir quando necessário com informações de saúde, aconselhar e enfatizar as questões em comum. Genograma e ecomapa são outros instrumentos de abordagem familiar, não sendo parte da entrevista familiar.

Referências

1. Lopes JMC, Dias LC. Consulta e abordagem centrada na pessoa. In: Gusso G, Lopes JM, Dias LC. Tratado de medicina de família e comunidade: princípios, formação e prática. Porto Alegre: Artmed; 2019.
2. Dias LC. Abordagem familiar. In: Gusso G, Lopes JM, Dias LC. Tratado de medicina de família e comunidade: princípios, formação e prática. Porto Alegre: Artmed; 2019.
3. Brown JB, Weston WW. O segundo componente: entendendo a pessoa como um todo – Seção 1 – O indivíduo e a família. In: Stewart M, Brown JB, McWilliam CL, Freeman TR, Weston WW, McWhinney IR. Medicina centrada na pessoa: transformando o método clínico. Tradução: Burmeister A, Rosa SMM. 3a ed. Porto Alegre: Artmed; 2017.

7

RACIOCÍNIO CLÍNICO

Vanessa Maria Aguiar Pessoa
Érica Broseghini Künsch

1. [TEMFC 18 – Questão 11] Um médico de família e comunidade atende um paciente com alguns sintomas que podem estar presentes em uma certa doença. Entretanto, o paciente não apresenta alguns outros sintomas que o médico acredita que deveriam estar presentes nesse caso. Para auxiliá-lo no diagnóstico, o médico resolve solicitar um teste laboratorial. Diante dessa situação, assinale a alternativa correta.

a) Caso opte por solicitar um teste muito sensível, o médico sabe que é pouco provável que, diante de um resultado positivo, o paciente não seja de fato portador da doença.
b) Caso opte por solicitar um teste muito específico, e o resultado vier negativo, o médico pode afirmar que o paciente não é de fato portador da doença.
c) A sensibilidade e a especificidade de um teste vão depender da prevalência da doença em questão.
d) O valor preditivo de um teste depende da prevalência da doença em questão.
e) Quanto maior a prevalência da doença em questão, maior é a probabilidade de um resultado falso positivo no teste.

Alternativa correta: d

Em teste sensível é comum a ocorrência de falsos positivos. Testes específicos são especialmente úteis na confirmação do diagnóstico quando resultado positivo, não descartando a hipótese quando resultado negativo. Sensibilidade e especificidade não são

Nota do editor: Os endereços eletrônicos indicados nas referências deste capítulo foram acessados em 10 maio 2021.

modificadas pela prevalência da doença, mas sim o valor preditivo positivo (VPP), que representa a chance de um resultado positivo ser realmente a presença da doença. Quanto mais comum a doença, ou seja, prevalente, maior a chance de um resultado positivo representar a presença de doença.

Referências

1. Lotufo PA, Benseñor IM, Olmos RD. Epidemiologia clínica. In: Gusso G et al. Tratado de medicina de família e comunidade: princípios, formação e prática. 2ª ed. Porto Alegre: Artmed; 2019. Cap. 26. p. 213-225.
2. Fletcher RH, Fletcher SW, Wagner EH. Clinical epidemiology: the essentials. 4th ed. Baltimore: Williams & Wilkins; 2002.

2. [TEMFC 18 – Questão 12] O médico de família e comunidade (MFC) João iniciou seu trabalho há menos de dois meses numa nova equipe de saúde da família. No primeiro atendimento de seus pacientes, ele realiza uma leitura dinâmica do prontuário e, utilizando o método de Registro de Saúde Orientado por Problemas (ReSOAP), elabora a Lista de Problemas Principal (LP). Assinale a alternativa que contém a Lista de Problemas Principal (LP) elaborada pelo MFC João que apresenta adequadamente os problemas de um paciente.

a) Hipertensão arterial sistêmica, doença renal crônica, alergia à penicilina.
b) Processo digestivo alterado, diabetes melito tipo 2, surdez.
c) Hepatite C crônica, asma, alergia à dipirona.
d) Tabagista, provável depressão, incontinência urinária aos esforços há 5 anos.
e) Descartar câncer, viuvez, hipertensão arterial sistêmica.

Alternativa correta: a

A LP deve conter doenças relevantes, ligadas a remissões ou recorrências, ligadas a complicações, doenças que a pessoa possa tender a ocultar, que demandam vigilância contínua, que condicionam a escolha terapêutica, que requerem tratamento contínuo ou que interferem nas funções da pessoa, além de intervenções cirúrgicas maiores e problemas sociais. Processos de cuidado (como solicitação de exame ou referenciamento), termos vagos (como "processo digestivo alterado") e diagnósticos interrogados, a descartar ou prováveis não devem constar da LP.

Referência

1. Gusso G, Lopes JM. Registro de saúde orientado por problemas. In: Gusso G, Lopes JM, Dias LC. Tratado de medicina de família e comunidade: princípios, formação e prática. Porto Alegre: Artmed; 2019.

3. [TEMFC 18 – Questão 13] Júlio, de 26 anos, queixa-se de dor de cabeça e pressão na face há 4 dias, secreção nasal, febre não aferida e mal-estar geral. Acha que pode ser uma sinusite. Ao exame físico, a temperatura axilar é de 37,2ºC, sente dor à palpação dos seios da face e percebe-se gotejamento nasal posterior. Assinale a alternativa que apresenta a melhor abordagem para o caso.

a) Para confirmar o diagnóstico de rinossinusite e iniciar o tratamento é necessário solicitar uma tomografia dos seios da face.
b) Iniciar antibioticoterapia com amoxicilina 500 mg via oral de 8 em 8 horas por 14 dias, além de lavagem das narinas com solução salina e analgésicos via oral.
c) Discutir com o paciente a possibilidade de rinossinusite aguda e oferecer a opção de observar e aguardar com analgésicos via oral e solução salina nasal.
d) Informar ao paciente que se trata provavelmente de um resfriado e que não há nada a fazer porque a melhora é espontânea.
e) Encaminhar para avaliação com otorrinolaringologista, em razão da grande chance de evolução do quadro para uma rinossinusite crônica.

Alternativa correta: c

O diagnóstico das rinossinusites é clínico, o que torna exames de imagem desnecessários na maioria dos casos. Com apenas 4 dias de evolução o diagnóstico mais provável é de rinossinusite viral, o que dispensa, a princípio, a prescrição de antibiótico. A piora dos sintomas após o quinto dia de doença ou o seu prolongamento por mais de 7 dias fortalecem a suspeita de infecção bacteriana, cuja primeira escolha terapêutica é a amoxicilina. Medidas para alívio dos sintomas incluem lavagem nasal com solução salina, uso de corticoides nasais e medicamentos sintomáticos, como analgésicos. O encaminhamento ao especialista deve ser feito, quando, apesar de tratamento e aderência adequados, não há melhora dos sintomas, ou, ao hospital, quando houver algum dos seguintes: edema periorbital, globo ocular deslocado, visão dupla, paralisia ou fraqueza de algum dos músculos do olho, diminuição da acuidade visual, inchaço na fronte, cefaleia frontal intensa, sinais neurológicos focais ou sinais de meningismo.

Referência

1. Lodi VV, Dalla MD. Rinossinusites. In: Gusso G, Lopes JM, Dias LC. Tratado de medicina de família e comunidade: princípios, formação e prática. Porto Alegre: Artmed; 2019.

4. [TEMFC 18 – Questão 14] Ana Maria, 54 anos, sempre teve o IMC dentro da faixa normal, mas vem apresentando aumento rápido de peso. Ganhou 35 kg no último ano e está pesando 90 kg, sua altura é 1,55 m. Sem patologias prévias. É dona de uma confeitaria há 20 anos e sempre gostou de fazer bolos e doces. O marido e o filho mais velho trabalham com ela, mas na parte gerencial. Diz que está bastante ansiosa neste período de crise econômica, apresenta palpitações e preocupação intensa com o futuro dos filhos. Uma amiga a recomendou abandonar o trabalho, porque acha que a exposição aos doces é a tentação que a leva a engordar, mas ela não quer se afastar, pois desempenha papel essencial no negócio. O plano de manejo que está mais condizente com aquele realizado por um médico de família e comunidade é:

a) estabelecer um plano de manejo conjunto entre o médico e Ana Maria, orientando-a sobre as causas da obesidade e encaminhando-a para realização de atividade física e acompanhamento com nutricionista.
b) conhecer a experiência com a doença, tentar excluir causas secundárias de obesidade e caso estas sejam excluídas, orientar sobre a necessidade de afastar-se do trabalho.
c) avaliar prescrição de psicofármaco para tratamento da ansiedade, orientando Ana Maria sobre efeitos colaterais, riscos e benefícios da terapia.
d) conhecer o impacto da doença na família e marcar uma reunião de família para conversar sobre o afastamento de Ana Maria de suas atividades laborais, por estas terem relação direta com a obesidade.
e) avaliar a probabilidade de Ana Maria seguir o tratamento, buscando entender sua experiência com a obesidade, conhecer os estressores que ela está vivenciando e o impacto da doença na família.

Alternativa correta: e

O manejo mais condizente com a atuação do médico de família e comunidade está baseado no método clínico centrado na pessoa, que busca compreender o indivíduo, sua experiência e expectativas com a doença, bem como a formulação de um plano conjunto de manejo da situação. O item que proporciona a formulação de um plano conjunto é o **e**.

Referências

1. Lopes JMC, Dias LC. Consulta e abordagem centrada na pessoa . In: Gusso G et al. Tratado de medicina de família e comunidade: princípios, formação e prática. 2ª ed. Porto Alegre: Artmed; 2019. Cap. 15. p. 132-142.
2. Umpierre R, Engel L. Tomando decisões compartilhadas: colocando a pessoa no centro do cuidado. Consulta e abordagem centrada na pessoa . In: Gusso G et al. Tratado de medicina de

família e comunidade: princípios, formação e prática. 2ª ed. Porto Alegre: Artmed; 2019. Cap. 16. p. 143-145
3. Stewart M, Brown JB, Weston WW, McWhinney IR, McWilliam CL, Freeman TR. Medicina centrada na pessoa: transformando o método clínico. 3ª ed. Porto Alegre: Artmed; 2017.

5. [TEMFC 18 – Questão 21] Airton acabou de finalizar a sua residência em MFC. No grupo de discussão de sua turma de graduação ele recebe o *link* para um estudo que lhe chama a atenção. Os colegas discutem sobre as evidências encontradas no estudo sobre rastreamento do "câncer X". Ele decide então ler todo o estudo. Na publicação ele encontra informações interessantes, como a descrição da história natural da doença que no caso do "câncer X" se caracteriza por uma doença insidiosa, de lenta progressão. Ele também observa que no que diz respeito ao seu delineamento o estudo não tem problemas. Entre outras informações, na análise dos resultados ele encontra um aumento de sobrevida estatisticamente significativo na população que passou pelo programa de rastreamento. Tal dado e os achados gerais do estudo estão ilustrados na figura a seguir.

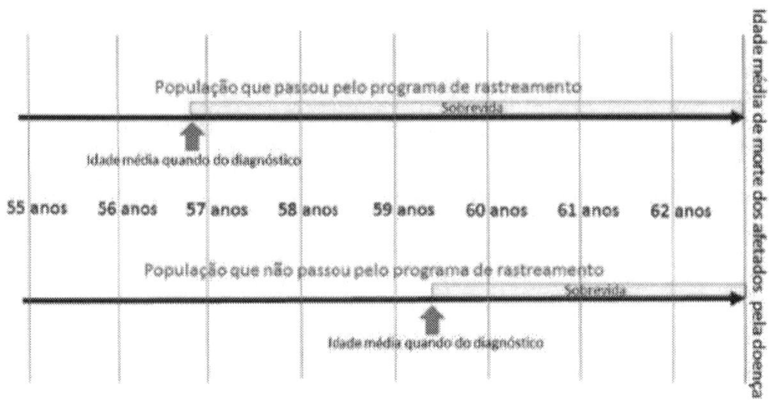

Neste momento, tomando-se por base a figura em questão, Airton deveria concluir que

a) o programa de rastreamento em questão é interessante, pois diminuiu a mortalidade pela doença.
b) o programa de rastreamento em questão tem sua adoção justificada para a população em geral, pois promove a detecção precoce da doença.
c) não há evidência suficiente de que o programa de rastreamento em questão traga qualquer benefício para a população.

d) o programa de rastreamento em questão possibilitou uma melhoria da qualidade de vida para os pacientes afetados pela doença.
e) o aumento da sobrevida em consequência do programa de rastreamento é um forte componente a favor da adoção do programa para a população em geral.

Alternativa correta: c

No gráfico percebemos que a população que realizou o rastreio recebeu o diagnóstico do "câncer X" mais precocemente, com menor idade, mas a idade média de óbito permaneceu semelhante entre os dois grupos, gerando a falsa ideia de melhora da sobrevida no grupo rastreio.

Referências

1. Norman AH, Tesser CD. Rastreamento de doenças. In: Gusso G et al. Tratado de medicina de família e comunidade: princípios, formação e prática. 2ª ed. Porto Alegre: Artmed; 2019. Cap. 72. p. 584-595.
2. Shmidt MI, Duncan BB. Aplicando evidências em decisões clínicas: Conceitos básicos de epidemiologia clínica. In: Ducan BB et al. Medicina ambulatorial: condutas de atenção primária baseadas em evidências. 4ª ed. Porto Alegre: Artmed; 2013. Cap. 6. p. 54-66.
3. Gérvas J, Fernández MP. Proteção dos pacientes contra excessos e danos das atividades preventivas. In: Gusso G et al. Tratado de medicina de família e comunidade: princípios, formação e prática. 2ª ed. Porto Alegre: Artmed; 2019. Cap. 34. p. 274-281.
4. Jamoulle M. Prevenção quaternária: primeiro não causar dano. Rev Bras Med Fam Comunidade. 2015;10(35):1-3. Disponível em: http://dx.doi.org/10.5712/rbmfc10(35)1064.

6. [TEMFC 19 – Questão 11] Graziela, 35 anos, vem para uma consulta de retorno com o Dr. Júlio. Ao chegar ao Centro de Saúde é informada que será atendida pelo Dr. Gustavo, pois Júlio está doente e não veio ao trabalho. Na consulta, Dr. Gustavo recebe o resultado de uma mamografia de Graziela solicitada pelo Dr. Júlio. No prontuário não há relatos de alterações no exame físico da paciente. A conclusão diagnóstica da mamografia é Birads 2. Qual das seguintes alternativas é correta em relação ao raciocínio clínico do médico de família neste caso?

a) Dr. Júlio não praticou a prevenção quaternária, pois solicitou o exame de mamografia sem recomendação. Ele deveria ter solicitado uma ultrassonografia.
b) Seria importante o uso da lista de problemas, pois nela pode constar o histórico familiar que justifique a indicação do exame fora da faixa etária preconizada.

c) Independentemente de qualquer outra informação da anamnese, Graziela precisará repetir o exame somente aos 45 anos.
d) Não é adequado que o Dr. Gustavo sugira qualquer outra investigação no momento, já que isso é papel do médico que solicitou o exame.
e) Pelo resultado encontrado na mamografia há necessidade de complementar o diagnóstico com um ultrassom de mama.

Alternativa correta: b

Diante do caso de uma paciente que comparece para mostrar exame de rastreio solicitado em idade não habitual, para a melhor compreensão do caso é importante o uso da lista de problemas que poderia conter registro de história patológica pregressa e fatores de risco.

Referência

1. Gusso G, Lopes JMC. Registro de saúde orientado por problemas. In: Gusso G et al. Tratado de medicina de família e comunidade: princípios, formação e prática. 2ª ed. Porto Alegre: Artmed; 2019. Cap. 49. p. 394-402

7. [TEMFC 19 – Questão 12] Rogério, residente em Medicina de Família e Comunidade (MFC), se depara com um estudo sobre o tratamento de uma doença frequente em sua região. Os dados encontrados são os seguintes:
Pacientes tratados que tiveram desfecho negativo = 15%
Grupo controle (placebo) que teve desfecho negativo = 60%
Neste caso a Redução Relativa de Risco (RRR) é de

a) 1 ou 100%
b) 0,25 ou 25%
c) 4 ou 400%
d) 0,75 ou 75%
e) 0,45 ou 45%

Alternativa correta: d

A questão aborda duas medidas de avaliação de benefício, no caso, da instituição de um determinado tratamento. O Risco Relativo (RR) é a razão (divisão) entre as incidências de eventos nos pacientes tratados e nos não tratados. A RRR é a proporção (percentual) relativa de eventos que deixam de acontecer com o tratamento em estudo. Essas medidas são expressas pelas seguintes fórmulas:

RR = Incidência no grupo de intervenção / Incidência no grupo controle
RRR = 1 - RR

Logo, no caso apresentado, temos que:
RR = 15 / 60 = 0,25
RRR = 1 - 0,25 = 0,75

Referência

1. Schmidt MI, Duncan BB. Aplicando evidências em decisões clínicas: conceitos básicos de epidemiologia clínica. In: Duncan BB, Schmidt MI, Giugliani ERJ, Duncan MS, Giugliani C. Medicina ambulatorial: condutas de atenção primária baseadas em evidências. 4ª ed. Porto Alegre: Artmed; 2013.

8. [TEMFC 19 – Questão 13] Lúcia, 40 anos, bancária, sem comorbidades, está pela segunda vez na semana consultando com a MFC Adriana por causa de uma lombalgia que começou há 9 dias após realizar uma faxina em casa. Ela tem tido dificuldades em permanecer muito tempo sentada no trabalho. Lúcia, cuja tia tem diagnóstico de espondilite anquilosante, está preocupada e quer realizar um exame de imagem, de preferência uma tomografia. A MFC Adriana solicita uma radiografia de coluna lombar. Qual a alternativa correta em relação à conduta de Adriana?

a) A MFC Adriana agiu corretamente, pois, mesmo se não houver indicação clínica, a solicitação de um exame de imagem no caso da paciente Lúcia poderá fortalecer o vínculo e a confiança da paciente com a médica.
b) A MFC Adriana, se não houvesse sinais de alerta ao exame de Lúcia, poderia aguardar até seis semanas antes de solicitar um exame de imagem e com isso aprimorar o seu diagnóstico usando a estratégia da demora permitida.
c) A MFC Adriana praticou adequadamente a demora permitida para lombalgia e a abordagem centrada na pessoa, pois reavaliou a paciente antes de solicitar o exame de imagem e considerou as preocupações desta.
d) Para um diagnóstico mais preciso, a MFC Adriana deveria ter solicitado uma ressonância magnética (RNM), pois esta tem uma maior sensibilidade para o caso da paciente Lúcia, cuja principal hipótese diagnóstica é espondilite anquilosante.
e) A MFC Adriana agiu de forma correta ao usar a estratégia da demora permitida para lombalgia na segunda consulta. Ela também utilizou a abordagem centrada na pessoa e com isso conseguiu uma economia de recursos ao solicitar uma radiografia.

Alternativa correta: b

Não é necessário solicitar exames de imagem na avaliação inicial da lombalgia inespecífica. Mais da metade dos pacientes apresentará algum achado radiológico, porém esse nem sempre explicará a causa do quadro, tampouco mudará a conduta. A maioria das lombalgias se resolve em até 6 semanas, de modo que a ferramenta da demora permitida aumenta o valor preditivo positivo do exame e, assim, melhora o diagnóstico. Na suspeita de espondilite anquilosante, 2 meses é um tempo de espera aceitável para se solicitar um exame. Quanto à abordagem centrada na pessoa, a médica deveria ter abordado as preocupações da paciente antes de tomar alguma conduta.

Referências

1. Gusso G. Lombalgia. In: Gusso G, Lopes JM, Dias, LC. Tratado de medicina de família e comunidade: princípios, formação e prática. Porto Alegre: Artmed; 2019.
2. Kolling MG. Método clínico centrado na pessoa. In: Duncan BB, Schmidt MI, Giugliani ERJ, Duncan MS, Giugliani C. Medicina ambulatorial: condutas de atenção primária baseadas em evidências. 4ª ed. Porto Alegre: Artmed; 2013.

9. [TEMFC 19 – Questão 14] André é residente de MFC e atende Clara, 15 anos, com quadro de hiperemia conjuntival bilateral há 2 semanas, associada a prurido ocular e sensação de corpo estranho. Na primeira semana ela foi atendida pelo preceptor de André, que deu o diagnóstico de conjuntivite viral e a recomendou sintomáticos. Ela retorna em virtude da manutenção dos sintomas iniciais, aparecimento de dor ocular bilateral e diminuição da acuidade visual. André a examina, detecta hiperemia perilimbar e miose e a libera com sintomáticos mantendo a mesma suspeita clínica que seu preceptor na primeira consulta. Qual a falha no desenvolvimento de seu raciocínio clínico?

a) Não perceber que a incerteza faz parte do processo de tomada de decisões.
b) Não considerar a demora permitida no desenvolvimento de seu raciocínio clínico.
c) Não ampliar as possibilidades de diagnóstico diferencial com os novos sintomas.
d) Não considerar a opinião da paciente ao definir o diagnóstico.
e) Não realizar a abordagem para problemas indiferenciados.

Alternativa correta: c

Por ser muitas vezes o primeiro contato entre a população e o sistema de saúde e ter facilidade de acesso, o médico de família e comunidade se depara com situações inespecíficas e pouco diferenciadas, devendo-se utilizar da demora permitida, longitudinalidade e facilidade de acesso para acompanhar o indivíduo. Diante de novas informações, sintomas ou achados físicos é importante avaliar e ampliar os diagnósticos diferenciais, considerando a história natural das doenças.

Referência

1. Lopes JMC, Dias LC. Princípios da medicina de família e comunidade. In: Gusso G et al. Tratado de medicina de família e comunidade: princípios, formação e prática. 2ª ed. Porto Alegre: Artmed; 2019. Cap.1. p. 1-10

Assista ao vídeo 3, disponível neste QR code ou no *link* https://m.youtube.com/watch?v=InRvGDbDutA, e, em seguida, responda à questão 10.

10. [TEMFC 20 - Questão 9] Em relação ao raciocínio clínico e às habilidades de comunicação da profissional, é correto afirmar que a profissional,

a) ao lidar com uma queixa que pode apresentar-se de maneira indiferenciada como a cefaleia, deveria dar segurança e certeza ao paciente e acompanhante de que o diagnóstico e tratamento estão corretos e de que vão ter o problema resolvido.
b) ao lidar com uma queixa que pode apresentar-se de maneira indiferenciada como a cefaleia, deveria pesquisar sinais de alerta, usar o tempo como recurso diagnóstico e evitar dar um diagnóstico e uma certeza precipitada ao paciente e acompanhante.
c) ao lidar com uma queixa que pode apresentar-se de maneira indiferenciada como a cefaleia, deveria ter ignorado as informações repassadas pela acompanhante, pois o raciocínio clínico é menos preciso com a presença de acompanhantes.
d) ao lidar com uma queixa que pode apresentar-se de maneira indiferenciada como a cefaleia, deveria usar a técnica da cedência total ("*tudo bem, vamos fazer o exame*"). Assim, complementaria o diagnóstico com maior certeza e ainda reforçaria o vínculo.
e) ao lidar com uma queixa que pode apresentar-se de maneira indiferenciada como a cefaleia, deveria encaminhar o paciente para o especialista, no caso o neurologista, para que este pudesse realizar uma investigação mais aprofundada do caso.

Resposta correta: b

Diante de queixas indiferenciadas é imprescindível afastar sinais de alerta e utilizar o tempo como fator diagnóstico e de expressão da história natural da doença. Não se deve afirmar ao indivíduo aquilo de que não se tem certeza, mas deve-se mostrar a intenção de cuidar como maneira de reduzir angústia e fortalecer o vínculo.

Referência

1. Lucasen P, Boven KV. Sintoma como um diagnóstico. In: Gusso G et al. Tratado de medicina de família e comunidade: princípios, formação e prática. 2ª ed. Porto Alegre: Artmed; 2019. Cap.90. p. 776-770

11. [TEMFC 20 – Questão 21] O residente de MFC deve apresentar um seminário sobre o rastreamento de uma doença hipotética que tem sua história natural bem conhecida. Lendo sobre o assunto em diferentes fontes, ele encontra os seguintes dados:

- Prevalência da doença: 10/1000.
- Especificidade do teste de rastreamento: 95%.
- Sensibilidade do teste de rastreamento: 80%.
- Especificidade do teste de confirmação da doença: 98%.
- Sensibilidade do teste de confirmação da doença: 90%.

Sabendo-se que todos os pacientes com resultado positivo no teste de rastreamento serão submetidos ao teste de confirmação, numa população de 10.000 pessoas submetidas a um programa de rastreamento como o descrito, a quantidade de pessoas que deverão ter o teste falso positivo no teste de rastreamento e falso negativo no teste de confirmação, respectivamente, é

a) 495 e 8.
b) 198 e 50.
c) 1.980 e 1.000.
d) 990 e 20.
e) 95 e 10.

Alternativa correta: a

A questão deseja saber quantas pessoas terão o teste falso positivo entre as 10 mil rastreadas no teste inicial (letra B da Tabela 1) e, entre as pessoas que foram submetidas ao teste confirmatório, quantas tiveram resultado falso negativo (letra C da Tabela 2). Para tanto precisaremos analisar em duas etapas.

Primeira etapa, teste de rastreio:

- considerando que a prevalência da doença é de 10/1.000; teremos 100 pessoas doentes entre as 10.000 pessoas rastreadas;
- se temos 100 pessoas doentes, teremos 9.900 pessoas saudáveis;
- se a sensibilidade do teste é 80%, a cada 100 pessoas doentes, 80 terão resultado verdadeiro positivo (letra A);
- se a especificidade é 95%, a cada 100 pessoas saudáveis, 95 têm resultado verdadeiramente negativo. No caso, temos 9.900 pessoas saudáveis, então 9.405 terão resultado verdadeiro negativo (letra D) e, consequentemente, 495 pessoas terão resultado falso positivo (letra B).

Tabela 1		Doença			
		Sim	Não		
Teste rastreio	Positivo	A = 80	**B = 495**	575	Positivos
	Negativo	C = 20	D = 9.405	9.425	Negativos
		100	9.900	10.000	Total
		Doentes	Saudáveis		

Segunda etapa, teste de confirmação – foi aplicado às 575 pessoas que tiveram resultado positivo no teste de rastreio (Tabela 2):

- considerando que o teste confirmatório tem sensibilidade de 90%, a cada 100 pessoas doentes, 90 terão resultado verdadeiro positivo (letra A);
- como temos 80 pessoas doentes no teste confirmatório, teremos 72 resultados verdadeiros positivos e 8 falsos negativos (letra C).

Concluindo a análise da Tabela 2, a partir da especificidade de 98% do teste confirmatório, encontramos o número de verdadeiros negativos (letra D) e, consequentemente, o número de falsos positivos (letra B).

Tabela 2		Doença			
		Sim	Não		
Teste confirmatório	Positivo	A = 72	B = 10	82	Positivos
	Negativo	**C = 8**	D = 485	493	Negativos
		80	495	575	Total
		Doentes	Saudáveis		

Definições:
Sensibilidade = A/(A+C) = Verdadeiros positivos / doentes
Especificidade =D/(B+D) = Verdadeiros negativos / não doentes
Prevalência = (A+C)/(A+B+C+D)
Probabilidade pós-teste negativo = D / (C+D)
Probabilidade pós-teste positivo = A / (A+B)
Acurácia = (A+) / (A+B+C+D)
A = Verdadeiro positivo
B = Falso positivo
C = Falso negativo
D = Verdadeiro negativo

Referências

1. Shmidt MI, Duncan BB. Aplicando evidências em decisões clínicas: conceitos básicos de epidemiologia clínica. In: Ducan BB et al. Medicina ambulatorial: condutas de atenção primária baseadas em evidências. 4ª ed. Porto Alegre: Artmed; 2013. Cap. 6. p. 54-66.
2. Lotufo PA, Benseñor IM, Olmos RD. Epidemiologia Clínica. In: Gusso G et al. Tratado de medicina de família e comunidade: princípios, formação e prática. 2ª ed. Porto Alegre: Artmed; 2019. Cap. 26. p. 213-225.

12. [TEMFC 20 – Questão 22] Nos últimos anos algumas sociedades de especialidade no Brasil e no exterior vêm adotando novos padrões para os níveis de colesterol, considerados normais em pessoas sem doença cardíaca estabelecida. Ao estudar o assunto um residente de MFC encontra os seguintes dados: Estatinas usadas durante 5 anos por pacientes sem doença cardíaca estabelecida. Benefícios em NNT (número necessário para tratar):

- 0 tiveram a vida salva.
- 1 em 104 foram beneficiados, prevenindo infarto.
- 1 em 154 foram beneficiados, prevenindo derrame.

Prejuízos em NNH (número necessário para causar dano):

- 1 em 100 foram prejudicados, desenvolvendo diabetes.
- 1 em 10 foram prejudicados, desenvolvendo dano muscular. (Fonte: www.thennt.com)

Tomando como base tais dados, pode-se concluir que

a) a soma dos NNT para infarto e derrame é consideravelmente elevada e, assim, justifica a utilização de estatinas em pacientes com níveis de colesterol fora do padrão normal e sem doença cardíaca estabelecida.
b) o tempo de acompanhamento deveria ter sido de no mínimo 10 anos para se ter conclusões mais claras que permitam tomar uma decisão adequada sobre a utilização ou não da medicação.
c) os potenciais prejuízos são menos graves que os potenciais benefícios, o que justifica a utilização de estatinas em pacientes com níveis de colesterol fora do padrão normal e sem doença cardíaca estabelecida.
d) como no caso demonstrado o NNH é mais baixo que o NNT, isso quer dizer que, o potencial benefício do tratamento com estatinas é maior que o seu potencial prejuízo.
e) os potenciais danos são consideravelmente maiores que os potenciais benefícios e, assim, é questionável a utilização de estatinas em pacientes com níveis de colesterol fora do padrão normal e sem doença cardíaca estabelecida.

Alternativa correta: e

Um evento em 100 e 1 em 10 gera uma frequência de eventos maior que 1 em 104 e 1 em 154. Mostra que a ocorrência de eventos de NNH é mais frequente que a de benefícios, devendo a introdução de estatina ser avaliada individualmente antes de prescrita para indivíduos sem doença cardiovascular estabelecida.

Referências

1. Lotufo PA; Benseñor IM, Olmos RD. Epidemiologia clínica. In: Gusso G et al. Tratado de medicina de família e comunidade: princípios, formação e prática. 2ª ed. Porto Alegre: Artmed; 2019. Cap. 26. p. 213-225.
2. Stein AT. Medicina baseada em evidências aplicada à prática do médico de família e comunidade. In: Gusso G et al. Tratado de medicina de família e comunidade: princípios, formação e prática. 2ª ed. Porto Alegre: Artmed; 2019. Cap. 29. p.238-246.
3. Molina-Bastos CG, Dávila OP, Rigatto MHSP .Pesquisa quantitativa. In: Gusso G et al. Tratado de medicina de família e comunidade: princípios, formação e prática. 2ª ed. Porto Alegre: Artmed; 2019. Cap. 67. p. 554-563.

13. [TEMFC 20 – Questão 27] O MFC Romualdo recebe Olavo, 55 anos, em acompanhamento com o cardiologista por fibrilação atrial e HAS e em uso de varfarina e captopril. Olavo refere dor crônica em ambos os joelhos e traz exames de imagem que indicam artrose. Diz que as dores são piores no início do dia e que o incomodam bastante. Solicita ajuda para o alívio dos sintomas. Romualdo dá a Olavo todas as orientações não farmacológicas para o caso, para além disso, considerando as complicações atinentes à anticoagulação e as principais interações farmacológicas clinicamente significativas com os medicamentos que Olavo faz uso, assinale a alternativa correta sobre a conduta que Romualdo poderia indicar com segurança.

a) Paracetamol 500 mg via oral de 6/6h.
b) Ginseng 80 mg via oral uma vez ao dia.
c) Infiltração articular com Condroitina+Glucosamina.
d) Celecoxibe 200 mg via oral uma vez ao dia.
e) Infiltração articular com ácido hialurônico.

Alternativa correta: e

Ginseng, glucosamina e celecoxibe apresentam interação com varfarina, o que contraindica o uso dessas estratégias nesse paciente. Além disso, não há evidências para prescrever o uso dessas medicações nesses casos, exceto para condroitina+glucosamina como adjuvante, quando as primeiras abordagens não forem suficientes para o controle da dor. O gabarito fornecido pela banca foi a letra **e**, mas poderia ser contestado por dois motivos. Primeiro, evitar um procedimento com risco de sangramento, ainda que pequeno, faz sentido no paciente anticoagulado. Além disso, a primeira linha de tratamento para dor articular na osteoartrite de joelho é AINE tópico, e a segunda linha consiste em AINE tópico associado a paracetamol. O paracetamol isolado, nesses casos, não demonstrou grande benefício clínico, além de ser inferior a terapias tópicas isoladas. A viscossuplementação com ácido hialurônico carece de mais evidências para ser amplamente utilizada, mas pode ser uma estratégia adjuvante a medidas farmacológicas e a infiltrações intra-articulares de corticosteroides com nenhum a moderado benefício por tempo limitado. É importante lembrar de orientar todo paciente sobre as medidas não farmacológicas e estimular o autocuidado.

Referências

1. Sarti TD, Duque RH, Dalla MDB, de Moura JCG. Osteoartrite e artrite reumatoide. In: Gusso G, Lopes JM, Dias LC. Tratado de medicina de família e comunidade: princípios, formação e prática. Porto Alegre: Artmed; 2019.
2. Epocrates. Disponível em: https://online.epocrates.com/drugs/30404/warfarin/Drug-Interactions.
3. Badlissi F. Osteoartrite. BMJ Best Practice. Disponível em: https://bestpractice.bmj.com/topics/pt-br/192/treatment-algorithm#.

14. [TEMFC 20 – Questão 42] Marlene, 61 anos, dona de casa, procurou o Centro de Saúde mais próximo de onde mora e foi recebida em consulta no mesmo dia pela R1 em MFC Cristina. Marlene veio para renovação das receitas de uso contínuo e com queixa de tremor de extremidades em repouso, com melhora em movimento. Relatou ainda indisposição e irritabilidade em realizar suas atividades diárias, tonturas ocasionais e ganho de peso mais percebido nos últimos 3 meses.

Ao exame físico, não apresentou maiores alterações, exceto, por um tremor fino nas mãos em repouso e por uma rigidez muscular que Cristina classificou como plástica (sinal da roda denteada positivo), mas ficou em dúvida. Cristina realizou ainda teste de Dix-Hallpike, que foi negativo. A avaliação da enfermagem trouxe os seguintes dados: PA 135 x 80 mmHg; glicemia pós-prandial 158 mg/dL; FC 90 bpm. A receita, a mesma renovada nos dois últimos anos, tem os seguintes itens:

- Metformina 500 mg – 1 cp duas vezes ao dia.
- Flunarizina 10 mg – 2 cp à noite.
- Hidroclorotiazida 25 mg – 1 cp pela manhã.
- Carbonato de cálcio 250 mg – 1 cp duas vezes ao dia.
- Omeprazol 20 mg – 1 cp pela manhã.

Após discutir o caso com seu preceptor, Cristina relembrou o método clínico centrado na pessoa e fez um pacto terapêutico comum com dona Marlene para otimizar o uso dos medicamentos. Considerando-se o quadro clínico apresentado por Marlene, o primeiro medicamento que médica e paciente concordaram em suspender foi

a) Metformina.
b) Flunarizina.
c) Hidroclorotiazida.
d) Carbonato de cálcio.
e) Omeprazol.

Alternativa correta: b

A flunarizina é um antagonista dos canais de cálcio, indicada em casos de vertigem central, neurite vestibular, profilaxia de enxaqueca; e contraindicada em pacientes com sintomas extrapiramidais como parkinsonismo, evidenciado no exame físico pelo sinal da roda denteada. Para a tomada de decisão e de desmedicalização é importante ouvir a opinião do paciente, como também é importante informar os riscos e benefícios de cada medicação e considerar essas informações na decisão conjunta de suspender a medicação.

Referências

1. Lopes JMC, Dias LC. Consulta e abordagem centrada na pessoa . In: Gusso G et al. Tratado de medicina de família e comunidade: princípios, formação e prática. 2ª ed. Porto Alegre: Artmed; 2019. Cap. 15. p. 132-142
2. Umpierre R, Engel L. Tomando decisões compartilhadas: colocando a pessoa no centro do cuidado. Consulta e abordagem centrada na pessoa . In: Gusso G et al. Tratado de medicina de família e comunidade: princípios, formação e prática. 2ª ed. Porto Alegre: Artmed; 2019. Cap. 16. p. 143-145
3. Stewart M, Brown JB, Weston WW, McWhinney IR, McWilliam CL, Freeman TR. Medicina centrada na pessoa: transformando o método clínico. 3ª ed. Porto Alegre: Artmed; 2017.

Assista ao vídeo 1, cena 2, disponível neste QR code ou no *link* https://www.youtube.com/watch?v=w3-vDbFws7w, e, em seguida, responda às questões 15 a 17.

15. [TEMFC 21 – Questão 4] Sobre a abordagem do profissional nesta consulta e os componentes do Método Clínico Centrado na Pessoa (MCCP), é correto afirmar que o profissional

a) realizou uma abordagem centrada na pessoa ao agir com objetividade frente ao quadro clínico do paciente, evitando criar expectativas ou despertar dúvidas nele e assim criou uma relação de confiança.
b) perdeu oportunidades quando poderia ter abordado as ideias, expectativas e medos do paciente utilizando-se de algumas perguntas como, por exemplo: "o que você pensa sobre isso?"
c) não abordou adequadamente as ideias, expectativas e medos do paciente, pois deveria ter realizado um genograma para explorar os aspectos disfuncionais de seu ciclo de vida.
d) realizou uma abordagem médica tradicional, mesclada com técnicas de entrevista motivacional e com alguns componentes do MCCP.

Resposta correta: **b.** (A questão foi anulada pela banca.)

O MCCP deve abordar tanto aspectos objetivos como subjetivos da doença e do adoecimento. O primeiro componente do MCCP envolve explorar a doença e a experiência dela. Isso pode ser feito por meio perguntas que abordam o acrônimo SIFE (sentimentos, ideias, funcionalidade e expectativas). Um exemplo de como isso poderia ter sido feito no caso é descrito na alternativa **b**. O genograma e os ciclos de vida familiares são duas diferentes ferramentas de abordagem familiar que auxiliam a entender o contexto do sujeito. A entrevista motivacional é uma ferramenta para mudança de hábitos, que não se aplica ao caso apresentado no vídeo.

Referências

1. Kolling MG. Método clínico centrado na pessoa. In: Duncan BB, Schmidt MI, Giugliani ERJ, Duncan MS, Giugliani C. Medicina ambulatorial: condutas de atenção primária baseadas em evidências. 4ª ed. Porto Alegre: Artmed; 2013.
2. Dias LC. Abordagem familiar. In: Gusso G et al. Tratado de medicina de família e comunidade: princípios, formação e prática. 2ª ed. Porto Alegre: Artmed; 2019.

16. [TEMFC 21 – Questão 5] Nesse caso, tendo em vista os sintomas apresentados pelo paciente, o médico deve dar especial atenção no exame físico a

a) palpação de baço e linfonodos.
b) ausculta pulmonar.
c) ausculta cardíaca.
d) exame neurológico.

Alternativa correta: a

No vídeo em questão o paciente se queixa de sintomas constitucionais como calafrios e sudorese noturna, astenia, perda de peso, equimose espontânea e sangramento gengival, leva a pensar em alterações do sistema hematológico, não podendo deixar de avaliar no exame físico possíveis alterações nos órgãos linfáticos.

Referência

1. Cavalcanti ELA. Linfonodomegalia. In: Gusso G et al. Tratado de medicina de família e comunidade: princípios, formação e prática. 2ª ed. Porto Alegre: Artmed; 2019. Cap. 105. p. 894-899

17. [TEMFC 21 – Questão 6] Dentre os exames listados, o que tem a maior probabilidade de ser útil para a investigação do caso, é (a)o

a) Rx de tórax.
b) tomografia de tórax.
c) PPD.
d) hemograma.

Alternativa correta: d

Diante do quadro de sintomas constitucionais (calafrios e sudorese noturna, astenia, perda de peso) e considerando o país em que vivemos, a hipótese de tuberculose deve ser considerada, porém a ausência de tosse e a presença de equimose espontânea e sangramento gengival associados aos sintomas constitucionais levam a pensar em alterações do sistema hematológico como principal hipótese, não se podendo deixar de avaliar no exame complementar o hemograma.

Referência

1. Cavalcanti ELA. Linfonodomegalia. In: Gusso G et al. Tratado de medicina de família e comunidade: princípios, formação e prática. 2ª ed. Porto Alegre: Artmed; 2019. Cap. 105. p. 894-899

Assista ao vídeo 2, disponível neste QR code ou no *link* https://www.youtube.com/watch?v=gESKaRPYWms, e, em seguida, responda às questões 18 e 19.

18. [TEMFC 21 – Questão 11] Caso a médica não venha a encontrar nada significativo no exame físico, a conduta mais adequada para o caso seria solicitar:

a) exame de ferritina e índice de saturação da transferrina.
b) sorologia para hepatites virais.
c) exame de fosfatase alcalina e bilirrubinas.
d) a repetição do exame de AST/TGO, em quatro semanas.

Alternativa correta: b

Apesar de a alteração laboratorial apresentada no exame de Pablo ser discreta, TGO = 88 (limite superior da normalidade 40); e de Pablo associar o quadro gastrintestinal com consumo de bebida alcoólica, pode-se considerar a realização de sorologias de hepatites que são condições de saúde abordadas no plano estratégico da Organização Pan-Americana da Saúde (OPAS) e que nos quadros crônicos podem apresentar elevações mais discretas de enzimas hepáticas como a TGO.

Referência

1. Carvalho VM, Feichas NML. Hepatites. In: https://www.youtube.com/watch?v=gESKaRPYWms Cap. 175. p. 1499-1508.

19. [TEMFC 21 – Questão 12] Pela história apresentada, caso o paciente realmente tenha uma doença associada, a mais provável é diagnóstico de:

a) doença de Wilson.
b) síndrome de Reye.
c) hepatite viral.
d) deficiência de alfa-1 antitripsina.

Alternativa correta: c

Entre as opções enunciadas, a condição de saúde mais provável para o caso apresentado de paciente jovem, sem queixas, com aumento de enzimas hepáticas no contexto de América Latina é hepatite viral.

Referência

1. Carvalho VM, Feichas NML. Hepatites. In: Gusso G et al. Tratado de medicina de família e comunidade: princípios, formação e prática. 2ª ed. Porto Alegre: Artmed; 2019. Cap. 175. p. 1499-1508.

20. [TEMFC 21 – Questão 40] Adriano é residente de Medicina de Família e Comunidade e gostaria de conhecer o impacto sobre a diminuição de eventos cardiovasculares do antiplaquetário X sobre os pacientes portadores de cardiopatia isquêmica. Procurando em uma base de dados, ele encontra um estudo randomizado feito com 12.200 pacientes, 6.000 deles ficaram no grupo que usou o antiplaquetário X e 6.200 estavam no grupo controle. O número de mortes por evento cardiovascular no grupo que usou o antiplaquetário X foi de 1.500 pessoas. No grupo controle, o número de mortes por essa mesma causa foi de 2.480. O intervalo de confiança desse estudo foi de 95%. A redução de risco absoluto que esse antiplaquetário pode proporcionar será de

a) 62,5 pontos percentuais.
b) 15 pontos percentuais.
c) 37,5 pontos percentuais.
d) 6,66 pontos percentuais.

Alternativa correta: b.

A questão aborda o conceito de Redução Absoluta de Risco (RAR), que é a proporção absoluta de eventos que deixam de acontecer nos pacientes tratados. É uma medida utilizada para avaliar o impacto terapêutico de uma intervenção. É expressa pela seguinte fórmula:

RAR = Risco no grupo controle - Risco no grupo da intervenção

Com os dados do caso, temos que:

Risco no grupo controle = incidência do desfecho (mortes) no grupo controle / população total do grupo controle
Risco no grupo controle = 2.480 / 6.200 = 0,4 (40%)

Risco no grupo da intervenção = incidência do desfecho (mortes) no grupo da intervenção / população total do grupo da intervenção
Risco no grupo da intervenção = 1.500 / 6.000 = 0,25 (25%)

RAR = 0,4 - 0,25 = 0,15 (15%)

Referência

1. Schmidt MI, Duncan BB. Aplicando evidências em decisões clínicas: conceitos básicos de epidemiologia clínica. In: Duncan BB, Schmidt MI, Giugliani ERJ, Duncan MS, Giugliani C. Medicina ambulatorial: condutas de atenção primária baseadas em evidências. 4ª ed. Porto Alegre: Artmed; 2013.

21. [TEMFC 21 – Questão 59] Uma secretária de saúde, de um município de 1.000 pessoas, está avaliando se deve implantar um teste diagnóstico para uma doença com prevalência de 0,5% na comunidade. A sensibilidade do teste é 100% e a especificidade 80%. Com a implantação desse teste, é esperado que um acerto diagnóstico (verdadeiro positivo) seja acompanhado de aproximadamente

a) 20 resultados falso positivos.
b) 30 resultados falso positivos.
c) 40 resultados falso positivos.
d) 50 resultados falso positivos

Alternativa correta: c

Para resolver a questão, precisamos montar uma tabela 2x2 que relacione os resultados de um teste com a presença ou não de doença nos indivíduos, como a seguinte:

	Doente	Não doente
Teste positivo	a = VP	b = FP
Teste negativo	c	d
Total	a+c	b+d

Em que:
Prevalência = número de doentes (a+c) / população total (a+b+c+d)
VP = verdadeiros positivos e FP = falsos positivos

Com os dados do caso, temos que:
0,5% = (a+c) / 1.000
Logo:
Número de doentes (a+c) = 0,005 x 1000 = 5
Número de não doentes (b+d) = população total - número de doentes
(b+d) = 1.000 - 5
(b+d) = 995

Também sabemos que:
Sensibilidade (S) = a / (a+c)
Especificidade (E) = b / (b+d)

Então, temos

- Para sensibilidade:

100% = a / (a+c)
1 = a / 5
a = 5

- Para especificidade:

80% = b / (b+d)
0,8 = b / 995
b = 199

	Doente	Não doente
Teste positivo	5 = VP	199 = FP
Teste negativo	0	796
Total	5	995

Assim, para cada cinco testes verdadeiros positivos, teremos 199 testes falsos positivos. Dividindo-se 199 / 5, temos uma relação de 39,8 (ou aproximadamente 40) testes FP para cada 1 VP.

Referência

1. Schmidt MI, Duncan BB. Aplicando evidências em decisões clínicas: conceitos básicos de epidemiologia clínica. In: Duncan BB, Schmidt MI, Giugliani ERJ, Duncan MS, Giugliani C. Medicina ambulatorial: condutas de atenção primária baseadas em evidências. 4ª ed. Porto Alegre: Artmed; 2013.

Assista ao vídeo 2, disponível neste QR code ou no *link* https://www.youtube.com/watch?v=if2OPJlhpBA, e, em seguida, responda à questão 22.

22. [TEMFC 22 – Questão 10] Em uma avaliação inicial, qual dos exames a seguir a MFC solicitaria para descartar um problema orgânico considerando a custo-efetividade.

a) Colonoscopia.
b) Ultrassonografia abdominal.
c) Raio x contrastado de abdome.
d) Pesquisa de sangue oculto nas fezes.

Alternativa correta: d.

A escolha do exame inicial deverá, a princípio, ser pautada pela suspeita clínica da MFC, dado que certas alterações são mais bem vistas à ultrassonografia ou à radiografia, por exemplo. Levando em conta o quadro clínico apresentado no texto base para a questão, considerando o objetivo de excluir causas orgânicas num contexto em que há maior prevalência de quadros funcionais e se pautando pelos princípios da APS, do MCCP e de habilidades de comunicação, podemos prosseguir para a análise de custo-efetividade. Esse tipo de análise econômica em saúde estima custos e benefícios de diferentes intervenções para pautar decisões. Traduz os custos em valores monetários e os benefícios em anos de vida ganhos e eventos clínicos evitados. O rastreamento por pesquisa de sangue oculto nas fezes resulta menores custos e menos complicações a longo prazo quando comparado à colonoscopia.

Referências

1. Schmidt MI, Duncan BB. Aplicando evidências em decisões clínicas: conceitos básicos de epidemiologia clínica. In: Duncan BB, Schmidt MI, Giugliani ERJ, Duncan MS, Giugliani C. Medicina ambulatorial: condutas de atenção primária baseadas em evidências. 4ª ed. Porto Alegre: Artmed; 2013.
2. Trindade TG. Dor abdominal. In: Gusso G, Lopes JM, Dias LC. Tratado de medicina de família e comunidade: princípios, formação e prática. Porto Alegre: Artmed; 2019
3. Bonis PAL, Wong JB. A short primer on cost-effectiveness analysis. UpToDate. Disponível em: https://www.uptodate.com/contents/a-short-primer-on-cost-effectiveness-analysis?search=A%20short%20primer%20on%20cost-effectiveness%20analysis&source=search_result&selectedTitle=1~150&usage_type=default&display_rank=1#H9.

23. [TEMFC 22 – Questão 45] A maior probabilidade pré-teste para causas de anemia em pessoas com mais de 70 anos é

a) deficiência de vitamina B.
b) doença crônica.
c) ferropriva.
d) insuficiência renal.

Resposta correta: b

O raciocínio diagnóstico pode ser feito de diversas formas. Dentre as mais utilizadas, temos o raciocínio causal, o probabilístico e o determinístico. A questão cobra conceitos do segundo tipo, baseado em probabilidades de doença em diferentes momentos do processo diagnóstico. A probabilidade pré-teste, ou seja, a melhor estimativa de uma doença antes da realização de algum teste, pode ser estimada pela prevalência da doença naquela população. Assim, a maior probabilidade pré-teste para o diagnóstico etiológico de anemia em pessoas idosas será dada pela causa mais prevalente nessa faixa etária, notadamente as doenças crônicas, que englobam diferentes causas sob o mesmo grupo, desde infecções e inflamações sistêmicas até malignidade e idade avançada.

Referências

1. Schmidt MI, Duncan BB. Aplicando evidências em decisões clínicas: conceitos básicos de epidemiologia clínica. In: Duncan BB, Schmidt MI, Giugliani ERJ, Duncan MS, Giugliani C. Medicina ambulatorial: condutas de atenção primária baseadas em evidências. 4ª ed. Porto Alegre: Artmed; 2013.
2. Macedo LA, Moraes MM. Anemias. In: Gusso G, Lopes JM, Dias LC. Tratado de medicina de família e comunidade: princípios, formação e prática. Porto Alegre: Artmed; 2019.
3. Milagres CS, Franceschini SCC, Priore SE, Lima LM, Ribeiro AQ. Prevalência e etiologia da anemia em idosos: uma revisão integral. Medicina (Ribeirão Preto). 2015;48(1):99-107.
4. Price EA. Anemia in the older adult. UpToDate. Disponível em: https://www.uptodate.com/contents/anemia-in-the-older-adult?search=anemia&source=search_result&selectedTitle=4~150&usage_type=default&display_rank=4#H13.
5. Camaschella C, Weiss G. Anemia of chronic disease/anemia of inflammation. UpToDate. Disponível em: https://www.uptodate.com/contents/anemia-of-chronic-disease-anemia-of-inflammation?search=anemia&source=search_result&selectedTitle=6~150&usage_type=default&display_rank=6#H15632436.

24. [TEMFC 22 – Questão 57] A tabela a seguir mostra os resultados do rastreamento para duas doenças em uma comunidade:

Doença	Mortalidade	
	Controle (%)	Rastreado (%)
A	10	8
B	0,8	0,6

Levando-se em conta o "número necessário para rastrear", assinale a alternativa que apresenta a doença que tem melhor custo-benefício de ser rastreada.

a) Doença A, pois a redução de risco relativo foi de 20%.
b) Doença B, pois a redução de risco relativo foi de 25%.
c) Doença A, pois a redução de risco absoluto foi de 2%.
d) Doença B, pois a redução de risco absoluto foi de 0,2%

Alternativa correta: c

Nesta questão o teste de rastreio está sendo utilizado como "tratamento", algo que traz benefício. Podemos então considerar o "número necessário para rastrear", como equivalente ao número necessário para tratar (NNT). Para cada 100 pessoas rastreadas para a doença A, 2 pessoas se beneficiam em comparação aos não rastreados (NNR = 50), e Redução do Risco Absoluto (RRA) consiste no número absoluto de pessoas beneficiadas em comparação às não rastreadas = 2%. Para a doença B, 0,2 tem benefício. NNR = 500 e RRA = 0,2%. Melhor benefício de rastreio é a condição com menor NNR, portanto a doença A.

Referências

1. Stein AT. Medicina baseada em evidências aplicada à prática do médico de família e comunidade. In: Gusso G et al. Tratado de medicina de família e comunidade: princípios, formação e prática. Porto Alegre: Artmed; 2019.Cap. 29. p.238-246
2. Molina-Bastos CG, Dávila OP, Rigatto MHSP. Pesquisa quantitativa. In: Gusso G, Lopes JM, Dias LC. Tratado de medicina de família e comunidade: princípios, formação e prática. Porto Alegre: Artmed; 2019.Cap. 67. p. 554-563

25. [TEMFC 22 – Questão 58] Em uma comunidade de 1.000 pessoas, está sendo testado um exame diagnóstico para uma nova doença. Os resultados do teste foram: 6 verdadeiro positivos (VP), nenhum falso negativo (FN), 795 verdadeiro negativos (VN) e 199 falso positivos (FP). Acerca desse teste diagnóstico, é correto afirmar que sua(seu)

a) sensibilidade é de 80%.
b) especificidade é de 100%.

c) valor preditivo positivo é de 20%.
d) valor preditivo negativo é de 100%.

Alternativa correta: d

	Doentes	Saudáveis	Totais
Teste +	VP = 6	FP = 199	205
Teste -	FN = 0	VN = 795	795
Totais	6	994	

Sensibilidade = proporção de positivos entre os doentes = VP / doentes

S = 6/6 = 100%

Especificidade = proporção de negativos entre os saudáveis = VN / saudáveis

E =795/994= 79,9%

Valor preditivo positivo (VPP) = chance de ser VP entre os testes positivos

VPP = 6/205 = 29%

Valor preditivo negativo (VPN) = chance de ser VN ente os testes negativos (ou uma vez resultado negativo, qual a chance de ser VN)

VPN = 795/795 = 100%

Referências

1. Lotufo PA, Benseñor IM, Olmos RD. Epidemiologia clínica. In: Gusso G et al. Tratado de medicina de família e comunidade: princípios, formação e prática. Porto Alegre: Artmed; 2019. Cap. 26. p. 213-225.
2. Stein AT. Medicina baseada em evidências aplicada à prática do médico de família e comunidade. In: Gusso G et al. Tratado de medicina de família e comunidade: princípios, formação e prática. Porto Alegre: Artmed; 2019. Cap. 29. p.238-246.
3. Molina-Bastos CG, Dávila OP, Rigatto MHSP. Pesquisa quantitativa. In: Gusso G et al. Tratado de medicina de família e comunidade: princípios, formação e prática. Porto Alegre: Artmed; 2019. Cap. 67. p. 554-563

26. [TEMFC 22 – Questão 76] Joana, 52 anos, vem para consulta com a médica de família e comunidade, Juliana, para acompanhamento da hipertensão arterial. Está sem queixas. Faz uso de enalapril 20 mg de 12 em 12h, hidroclorotiazida 25 mg pela manhã e anlodipino 5 mg pela manhã. Os seus níveis pressóricos médios são 160 x 100 mmHg, apesar do uso correto dos medicamentos. Trouxe exames laboratoriais e Juliana notou uma hipocalemia (K = 2,7). Ela suspendeu a hidroclorotiazida, aumentou anlodipino para 10 mg e pediu para Joana repetir o potássio após duas semanas. O novo valor do potássio foi 2,9. Joana mantinha níveis pressóricos elevados. Assinale a alternativa que apresenta qual a suspeita diagnóstica que deve ser investigada para descartar um quadro de hipertensão secundária.

a) Hiperaldosteronismo primário.
b) Doença renal parenquimatosa.
c) Excesso de catecolaminas.
d) Doença renovascular.

Alternativa correta: a

O uso de diurético tiazídico pode induzir hipocalemia. Entretanto, se a hipocalemia e a hipertensão persistem após a retirada do medicamento e o ajuste de dose das outras medicações, deve-se pensar em causas secundárias para o quadro. As demais opções fornecidas na questão como possíveis causas de hipertensão secundária cursam com outras alterações clínico-laboratoriais. Doença renal parenquimatosa deve ser lembrada em quadros de alteração da creatinina e da urinálise. Excesso de catecolaminas cursa com outras manifestações como cefaleia, sudorese e palpitações. Doença renovascular deve ser lembrada em casos de creatininemia elevada inexplicada, assimetria renal, início de hipertensão após 55 anos, dentre outras possibilidades. A hipocalemia associada ao quadro sugere fortemente hiperaldosteronismo primário.

Referências

1. Machado LB, Gyuricza JV, Olmos RD. Hipertensão arterial sistêmica. In: Gusso G, Lopes JM, Dias LC. Tratado de medicina de família e comunidade: princípios, formação e prática. Porto Alegre: Artmed; 2019.
2. Kabadi U. Avaliação da hipocalemia. BMJ Best Practice. Disponível em: https://bestpractice.bmj.com/topics/pt-br/59.
3. Textor S. Evaluation of secondary hypertension. UpToDate. Disponível em: https://www.uptodate.com/contents/evaluation-of-secondary-hypertension?search=secondary%20hypertension&source=search_result&selectedTitle=1~150&usage_type=default&display_rank=1#H3.

27. [TEMFC 23 – Questão 35] O secretário de saúde de um município de 10 mil pessoas está avaliando se deve implantar um teste de rastreamento para uma doença com prevalência de 2% na comunidade. A sensibilidade do teste é 80% e a especificidade 90%. Com a implantação desse teste, um acerto diagnóstico (verdadeiro-positivo) é acompanhado de, aproximadamente,

a) 6 alarmes falsos (falso positivo).
b) 10 alarmes falsos (falso positivo).

c) 12 alarmes falsos (falso positivo).
d) 16 alarmes falsos (falso positivo)

Alternativa correta: a

	Doentes	Saudáveis	Totais
Teste +	VP	FP =	
Teste -	FN	VN =	
Totais	200 = prevalência 2%	9.800	10.000

Sensibilidade = proporção de positivos entre os doentes = VP / doentes

80% = VP / 200 -> VP = 160

Especificidade = proporção de negativos entre os saudáveis = VN / saudáveis

90% = VN / 9800 -> VN = 8.820 -> FP = 980

160 VP = 980 FP -> 1 VP = 6 FP

Referências

1. Lotufo PA, Benseñor IM, Olmos RD. Epidemiologia clínica. In: Gusso G et al. Tratado de medicina de família e comunidade: princípios, formação e prática. Porto Alegre: Artmed; 2019. Cap. 26. p. 213-225.
2. Stein AT. Medicina baseada em evidências aplicada à prática do médico de família e comunidade. In: Gusso G et al. Tratado de medicina de família e comunidade: princípios, formação e prática. Porto Alegre: Artmed; 2019. Cap. 29. p.238-246.
3. Molina-Bastos CG, Dávila OP, Rigatto MHSP. Pesquisa quantitativa. In: Gusso G et al. Tratado de medicina de família e comunidade: princípios, formação e prática. Porto Alegre: Artmed; 2019. Cap. 67. p. 554-563.

28. [TEMFC 23 – Questão 36] O médico é desafiado a ajudar o secretário de saúde de seu município a decidir o custo-benefício em se rastrear três doenças (A, B e C) presentes na comunidade local. A tabela a seguir contém a mortalidade das três doenças no grupo controle e no grupo rastreado.

Doença	Mortalidade	
	Grupo controle (%)	Grupo rastreado (%)
A	5	4
B	0,5	0,4
C	0,05	0,04

Assinale a alternativa que apresenta a orientação correta em relação ao rastreamento que o médico daria ao secretário de saúde.

a) Para a doença A, a cada 100 pessoas rastreadas é possível salvar uma vida.
b) Para a doença B, a cada 10.000 pessoas rastreadas é possível salvar uma vida.
c) Para a doença C, a cada 1.000 pessoas rastreadas é possível salvar uma vida.
d) As doenças B e C têm maior custo-benefício de seres rastreadas que a doença A.

Alternativa correta: a

	Doentes	Saudáveis	Totais
Teste +	VP	FP =	
Teste -	FN	VN =	
Totais	200 = prevalência 2%	9.800	10.000

Sensibilidade = proporção de positivos entre os doentes = VP / doentes

80% = VP / 200 -> VP = 160

Especificidade = proporção de negativos entre os saudáveis = VN / saudáveis

90% = VN / 9.800 -> VN= 8.820 -> FP=980

160 VP : 980 FP -> 1VP: 6FP

Referências

1. Lotufo PA, Benseñor IM, Olmos RD. Epidemiologia clínica. In: Gusso G et al. Tratado de medicina de família e comunidade: princípios, formação e prática. Porto Alegre: Artmed; 2019. Cap. 26. p. 213-225.
2. Stein AT. Medicina baseada em evidências aplicada à prática do médico de família e comunidade. In: Gusso G et al. Tratado de medicina de família e comunidade: princípios, formação e prática. Porto Alegre: Artmed; 2019. Cap. 29. p.238-246
3. Molina-Bastos CG, Dávila OP, Rigatto MHSP. Pesquisa quantitativa. In: Gusso G et al. Tratado de medicina de família e comunidade: princípios, formação e prática. Porto Alegre: Artmed; 2019. Cap. 67. p. 554-563

29. [TEMFC 23 – Questão 39] Leia a situação clínica a seguir.
"Um paciente de 60 anos está com medo de ter câncer de próstata. Ele não tem sintoma nenhum, mas seu compadre de longas datas acaba de padecer da doença, o que o deixou impressionado. Ele vai ao seu MFC pedir para fazer um *check-up* para esse problema. O médico não aborda o medo do paciente e, com autoridade, tenta convencê-lo a não realizar o PSA, pois não haveria custo-benefício.

Encerra a consulta. O paciente decide procurar um urologista". Agora, observe no gráfico a seguir os quatro tipos de atividades preventivas na prática da Medicina de Família e Comunidade.

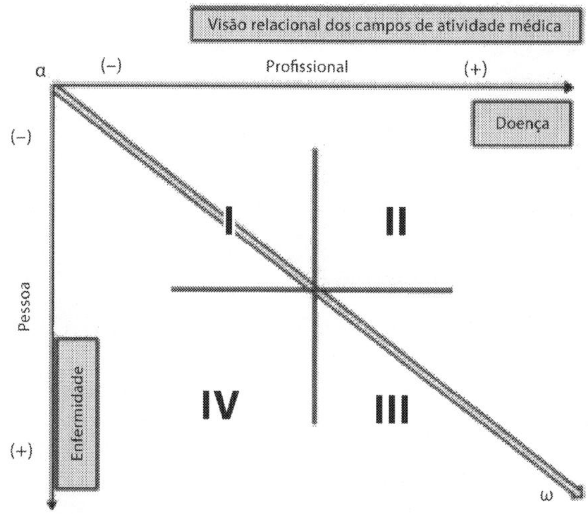

A situação clínica descrita revela características dos campos do gráfico

a) I e II.
b) I e IV.
c) II e III.
d) II e IV

Alternativa correta: d.

A situação clínica descrita envolve os conceitos de prevenção secundária e quaternária. No primeiro, um indivíduo sem sintomas é submetido a exames para diagnosticar alguma doença ou condição. No segundo, identifica-se um paciente ou uma população em risco de supermedicalização e são tomadas ações para protegê-los de intervenções médicas invasivas, sugerindo procedimentos científicos e eticamente aceitáveis em seu lugar. O paciente que se sente enfermo, ainda que não haja doença manifesta no horizonte clínico, deve ser corretamente abordado, evitando intervenções desnecessárias. Para tanto, são necessárias ferramentas do Método Clínico Centrado na Pessoa e da Medicina Baseada em Evidências. O rastreamento de CA de próstata por PSA carece de evidências que justifiquem sua recomendação rotineira e universal. Assim, é papel do médico discutir os possíveis riscos dessa intervenção, como *overdiagnosis* e *overtreatment*, compartilhando a decisão informada com o paciente.

Referências

1. Jamoulle M, Gusso G. Prevenção quaternária: primeiro não causar dano. In: Gusso G, Lopes JM, Dias LC. Tratado de medicina de família e comunidade: princípios, formação e prática. Porto Alegre: Artmed; 2019.
2. Ilic D, Neuberger MM, Djulbegovic M, Dahm P. Screening for prostate cancer. Cochrane Database of Systematic Reviews 2013, Issue 1. Art. No.: CD004720. DOI: 10.1002/14651858.CD004720.pub3.

8

EDUCAÇÃO PERMANENTE

Érica Broseghini Künsch

1. [TEMFC 19 – Questão 21] Sobre a Educação Permanente orientada aos profissionais de saúde, tendo como base os princípios e tecnologias ativas de ensino e aprendizagem, assinale a alternativa correta.

a) Trata-se da educação baseada em conceitos previamente estabelecidos e aulas expositivas com frequência não menor do que mensal.
b) Trata-se da educação baseada em diagnósticos e condutas transmitidas pelo educador ao final das vivências práticas.
c) Trata-se da educação baseada em objetivos de aprendizagem propositalmente não definidos, checando se o aprendiz consegue reproduzir as condutas transmitidas.
d) Trata-se da educação baseada na problematização de situações e temas vivenciados pelo sujeito, estimulando a busca do conhecimento pelo educando.
e) Trata-se da educação baseada no conteúdo da carteira de serviços, que deve ser repassado ao educando por meio de exercícios práticos e simulações de casos reais

Alternativa correta: d

A Educação Permanente (EP) tem como base a aprendizagem no trabalho, na qual o aprender e o ensinar estão incorporados ao cotidiano e às vivências do profissional. Os métodos da EP ultrapassam a simples transmissão de conceitos ou a repetição de práticas do educador, comumente presente em aulas expositivas, cursos e congressos. A EP

Nota do editor: Os endereços eletrônicos indicados nas referências deste capítulo foram acessados em 10 maio 2021.

não descarta esses métodos, porém inclui, por outro lado, a aprendizagem centrada no indivíduo e na unidade de saúde, o *e-learning* e atividades de formação interativas. O conteúdo da aprendizagem é referente às necessidades dos profissionais, das pessoas e do serviço. Os objetivos da aprendizagem devem ser definidos para acompanhamento do desenvolvimento tanto do profissional quanto da instituição, dado que é necessário haver reflexão sobre o processo de trabalho e transformação das práticas em serviço para melhorar a qualidade do cuidado.

Referências

1. Gomes LF, Marreiro A. Desenvolvimento profissional contínuo. In: Gusso G, Lopes JM, Dias LC. Tratado de medicina de família e comunidade: princípios, formação e prática. Porto Alegre: Artmed; 2019.
2. Ministério da Saúde. Política Nacional de Educação Permanente em Saúde – o que se tem produzido para o seu fortalecimento?. Disponível em: https://www.saude.gov.br/trabalho-educacao-e-qualificacao/publicacoes.

2. [TEMFC 22 – Questão 72] A Medicina de Família e Comunidade é uma especialidade que trabalha com múltiplas situações clínicas no seu dia a dia. Isso exige um campo de conhecimentos bastante amplo e atualizações constantes. O ideal é que o médico de família e comunidade aplique durante toda sua vida profissional o desenvolvimento profissional continuado. Esse método preconiza a criação de um plano pessoal de desenvolvimento, que contém várias ferramentas, sendo uma delas o mapa de posição. Assinale a alternativa que apresenta em que consiste esse mapa.

a) Realizar uma pesquisa com os pacientes sobre as suas necessidades satisfeitas e não satisfeitas nas consultas para levantar as necessidades formativas do médico.
b) Analisar o currículo baseado em competências para Medicina de Família e Comunidade, para que o profissional conheça seus pontos fortes e fracos.
c) Refletir sobre o processo de aprendizagem individual, avaliando se a aprendizagem de fato ocorreu e se as metas foram alcançadas.
d) Registrar as ações desenvolvidas para cumprir com objetivos educacionais – leituras, participações em congressos, reuniões em grupos de formação.

Alternativa correta: b

As alternativas **a**, **c** e **d** expressam características do desenvolvimento profissional continuado, mas a única que define o mapa de posição é a alternativa **b**. Esse consiste num *checklist* de competências, que serve de base para o profissional identificar suas habilidades e deficiências e, a partir daí, planejar seu processo de aprendizado contínuo. O termo "mapa de posição" não é descrito na 2ª edição do *Tratado de Medicina de Família e Comunidade*, apenas na primeira, de modo que a questão, atualmente, poderia ser anulada.

Referência

1. Gomes LF, Marreiro A. Desenvolvimento profissional contínuo. In: Gusso G, Lopes JM, Dias LC. Tratado de medicina de família e comunidade: princípios, formação e prática. Porto Alegre: Artmed; 2019.

9

HABILIDADES DE COMUNICAÇÃO

Marcela Dohms

1. [TEMFC 18 – Questão 15] Jorge chega para consultar com o médico de família e comunidade (MFC) Gustavo:
MFC Gustavo: Com o que posso lhe ajudar hoje?
Jorge: Estou com dor de cabeça, não sei o que é... (cabisbaixo e olhando para o chão) Não tenho conseguido trabalhar direito por causa dela... (ainda olhando para o chão)
MFC Gustavo: Mais alguma coisa?
Jorge: Estou com dificuldade de dormir há algum tempo. Acordo sempre à noite. E também vim para fazer exames de rotina.
MFC Gustavo: Mais alguma coisa?
Jorge: Não estou muito bem não Dr. (começa a chorar...)
MFC Gustavo: (demonstra estar atento, faz silêncio e oferece um lenço de papel para Jorge)
Jorge: Tem sido muito difícil tudo isso... desde que minha esposa me deixou...

Em relação às habilidades de comunicação utilizadas pelo MFC Gustavo, assinale a alternativa correta.

a) Iniciar a entrevista com uma pergunta aberta, deixar a pessoa falar por alguns minutos sem interromper e estar atento à comunicação verbal e não verbal facilitam a comunicação médico-paciente.
b) O uso de perguntas abertas leva o paciente a falar de questões subjetivas que pouco contribuirão para o diagnóstico e tratamento da causa de base.

Nota do editor: Os endereços eletrônicos indicados nas referências deste capítulo foram acessados em 10 maio 2021.

c) O silêncio atencioso é um sinal de respeito aos sentimentos do paciente e deve ser acompanhado de contenção emocional com afirmações como “fique tranquilo que isso vai melhorar”.
d) Usar perguntas abertas e valorizar a comunicação verbal e não verbal ajudam o médico a conseguir fazer o paciente chorar e, dessa forma, atingir o objetivo das habilidades de comunicação que é conhecer a dinâmica psicológica do paciente.
e) Deixar o paciente falar e usar a técnica do silêncio atencioso têm o fim de treinar o médico a lidar com as emoções do paciente e tratar doenças como depressão e ansiedade sem o uso de medicamentos.

Alternativa correta: a

Recomenda-se iniciar a entrevista com perguntas abertas e não interromper o paciente, se possível por pelo menos 2 minutos, e estar atento à comunicação verbal e não verbal, que facilita que o paciente conte seus motivos de consultas. A frase "fique tranquilo que isso vai melhorar" não demonstra contenção emocional do médico, e sim uma segurança prematura quando o profissional não tem certeza se o paciente irá mesmo melhorar. Os silêncios funcionais ajudam o paciente a se concentrar, dão espaço para que reflita e podem provocar tensão, facilitando ao paciente dizer algo que inicialmente não queria dizer.

Referências

1. Stewart M. et al. Medicina centrada na pessoa: transformando o método clínico. 3ª ed. Porto alegre: Artmed; 2017.
2. Borrell-Carrió F. Entrevista clínica: habilidades de comunicação para os profissionais de saúde. Porto Alegre: Artmed; 2012.
3. Pendleton D, Schofield T, Tate P, Hevelock P. A nova consulta: desenvolvendo a comunicação entre médico e paciente. Porto Alegre: Artmed; 2011.
4. Ramos V. A consulta em 7 passos. Execução e análise crítica de consultas em Medicina Geral e Familiar. Revista Portuguesa de Medicina Geral e Familiar. mar. 2009;25(2):208-20.
5. Barreiros B, Franco CA, Freitas FF, Dohms M. Habilidades essenciais para a comunicação clínica efetiva. In: Dohms M, Gusso G, organizadores. Comunicação clínica: aperfeiçoando os encontros em saúde. Porto Alegre: Artmed; 2020.

2. [TEMFC 18 – Questão 17] Janaína traz o filho, Ivan, de 8 anos, para consulta. Há uns dois meses, ele tem tido crises de dor abdominal em toda a barriga que duram de 10 a 15 minutos e passam espontaneamente. Não apresenta outros sintomas, sempre foi saudável e tem desenvolvimento adequado. A mãe diz que a alimentação é a mesma, apesar de terem mudado de cidade recentemente. Ao exame físico, Ivan não apresenta dor, nem outro achado relevante. Como conduta, o médico solicita exames (hemograma completo, parasitológico de fezes e exame de urina – elementos e sedimentos anormais) e orienta manter a dipirona para as crises de dor. Faltou na conduta do médico

a) aprofundar mais a investigação de doenças graves, como apendicite e obstrução intestinal.
b) solicitar a glicemia de jejum porque o diabetes tipo I é a causa mais frequente de dor abdominal nessa idade.
c) explorar mais as ideias e sentimentos do paciente em relação à dor e o contexto em que ela surgiu.
d) dada a gravidade do caso, encaminhar diretamente para o gastroenterologista ou emergência hospitalar para investigação.
e) além dos exames laboratoriais, seria recomendado solicitar uma radiografia simples do abdome nessa primeira consulta.

Alternativa correta: c

Em casos de dor abdominal crônica em criança é importante explorar as ideias e sentimentos do paciente em relação à dor e o contexto em que ela surgiu, que podem estar relacionados ao sintoma. É importante abordar o *illness*, que é um sentimento, uma experiência pessoal, que pode ser acompanhada de doença (*disease*), mas, muitas vezes, é experimentada na ausência de doença, como é o caso da maioria dos problemas enfrentados na APS. Em tradução do livro de Moira Stewart (*Medicina centrada na pessoa*), *illness* é traduzida como "experiência com a doença". Essa situação representa um grande problema para médicos treinados em relacionar *illness* com uma patologia demonstrável (*disease*). *Illness*, entretanto, pode causar incapacidade e levar à procura por cuidados médicos.

Referências

1. Stewart M. et al. Medicina centrada na pessoa: transformando o método clínico. 3ª ed. Porto alegre: Artmed; 2017.
2. Pendleton D, Schofield T, Tate P, Hevelock P. A nova consulta: desenvolvendo a comunicação entre médico e paciente. Porto Alegre: Artmed; 2011.
3. Grosseman S, Alves R, Funk TB. Comunicação com crianças e suas famílias antes da adolescência. In: Dohms M, Gusso G, organizadores. Comunicação clínica: aperfeiçoando os encontros em saúde. Porto Alegre: Artmed; 2020.
4. Balint M. O médico, seu paciente e a doença. 2ª ed. São Paulo: Ed. Atheneu; 2005.

3. [TEMFC 18 – Questão 18] O residente de MFC Rodrigo teve recentemente uma aula sobre Medicina Centrada na Pessoa e está tentando incorporar seu aprendizado às suas consultas. Ele está preocupado pois tem dificuldades em manejar o tempo de consulta e acredita que se praticar a Medicina Centrada na Pessoa suas consultas irão durar muito mais tempo. Rodrigo pede ajuda para um MFC mais experiente. Sobre a preocupação de Rodrigo, assinale a alternativa correta.

a) Um tempo de consulta reduzido não é compatível com a Medicina Centrada na Pessoa, por isso o ideal é ao menos 30 minutos por consulta para que se possa perguntar sobre os sentimentos, ideias e expectativas do paciente.
b) Um Método Centrado na Pessoa não leva necessariamente a consultas mais longas e a Atenção Primária tem como ponto forte a possibilidade de usar diversas consultas ao longo do tempo para aprofundar as questões subjetivas mais complexas.
c) A organização do tempo de consulta tende a ser melhor se o médico escolher somente um problema por consulta e então fazer perguntas sobre as ideias, preocupações e expectativas do paciente sobre o problema.
d) O paciente tem maior satisfação se o tempo de consulta é maior, independentemente de usar ou não técnicas de abordagem centrada na pessoa.
e) A Medicina Centrada na Pessoa é útil e viável em consultas programadas como consultas de pré-natal ou puericultura. Em consultas de demanda espontânea é recomendada a abordagem centrada no problema.

Alternativa correta: b

Um Método Centrado na Pessoa não leva necessariamente a consultas mais longas. O tempo pode e deve ser administrado conforme a necessidade da pessoa e nossa disponibilidade. Consultas longas podem não ser produtivas, sobretudo se geram desconforto e ansiedade no profissional. Quando já temos vínculo, podemos avisar a pessoa sobre as dificuldades em atendê-la: "Puxa vida, dona Fulana, a senhora é boa de conversa! Mas agora preciso que me ajude com algumas respostas..." ou "Acabou o tempo por hoje... vamos ter de continuar outro dia". Às vezes, temos de fazer a anamnese em um dia, o restante da consulta em outro, desde que haja "demora permitida", ou seja, a condição investigada permite o uso da longitudinalidade: "Veja, seu caso é complicado. Vamos ter de parar por hoje. Preciso que volte amanhã para continuarmos a consulta". Mesmo as consultas de pessoas com problemas emocionais devem ter um limite de tempo, senão as consultas perdem a intensidade e podem ser ineficazes na sua função terapêutica. O tempo de uma consulta na APS, levando-se em consideração princípios como continuidade e vínculo, depende das demandas trazidas, mas, em geral, fica em torno de 15 minutos. O profissional deve aprender a administrar seu tempo.

Referências

1. Stewart M. et al. Medicina centrada na pessoa: transformando o método clínico. 3ª ed. Porto alegre: Artmed; 2017.
2. Pendleton D, Schofield T, Tate P, Hevelock P. A nova consulta: desenvolvendo a comunicação entre médico e paciente. Porto Alegre: Artmed; 2011. 159p.
3. Lopes JMC, Dias LC. Consulta e abordagem centrada na pessoa. In: Gusso G, Lopes J, Dias L, organizadores. Tratado de medicina de família e comunidade: princípios, formação e prática. 2ª ed. Porto Alegre: Artmed; 2019.

4. [TEMFC 19 – Questão 16] Ana Maria, 32 anos, dona de casa, vem para a consulta de rotina de 2 meses de sua filha Joana com a MFC Danusa. Ana Maria é tímida e tem muita dificuldade de expressar-se. Na consulta, a MFC Danusa observa que Joana não ganhou peso de forma adequada. Qual a alternativa correta em relação às habilidades de comunicação mais adequadas para manejo desse caso?

a) Fazer perguntas fechadas ajuda a direcionar melhor o atendimento, principalmente no caso de a paciente ter dificuldades em expressar-se e for tímida.
b) Evitar períodos de silêncio nessa consulta é fundamental, pois como a paciente tem dificuldade de expressar-se é importante manter a conversação.
c) Recomenda-se iniciar a abordagem com perguntas abertas, permitindo que a paciente se expresse, complementando as informações com perguntas mais objetivas.
d) Demonstrar preocupação por meio de linguagem não verbal, perguntar se o bebê mama bem e alertar sobre os erros de amamentação ajudarão a identificar o problema.
e) É importante chamar a enfermeira para um consulta conjunta, assim a paciente entenderá que o problema é importante e se abrirá mais facilmente.

Alternativa correta: c

Perguntas fechadas/respostas curtas não facilitam a reflexão e preparação por parte da pessoa, que se torna passiva e sem responsabilidade no processo, com pouco espaço para analisar sua realidade e sua ambivalência. Perguntas abertas são aquelas que não podem ser respondidas com apenas uma ou duas palavras, por exemplo: "Como este problema afeta sua vida?" ou "Quais aspectos da sua saúde mais te preocupam?". Essas perguntas permitem e incentivam a pessoa a explicar-se, aumentando, assim, a sua percepção do problema, pois, quando uma pessoa fala, ela elabora informações e emoções associadas com o que está dizendo. Fazer perguntas abertas é um convite à pessoa para refletir e elaborar. Perguntar "se o bebê mama bem" é uma pergunta indutiva e não aberta, e é melhor evitar usar a palavra "erros". O simples fato de chamar a enfermeira para uma consulta conjunta não facilitará a comunicação com a paciente, é preciso que o médico saiba usar suas habilidades de comunicação.

Referências

1. Dias RB, Alves L. Estratégias comportamentais e de motivação para mudanças de hábitos de vida voltados para a saúde. In: Gusso G, Lopes J, Dias L, organizadores. Tratado de medicina de família e comunidade: princípios, formação e prática. 2ª ed Porto Alegre: Artmed; 2019.
2. Borrell-Carrió F. Entrevista clínica: habilidades de comunicação para os profissionais de saúde. Porto Alegre: Artmed; 2012.
3. Barreiros B, Franco CA, Freitas FF, Dohms M. Habilidades essenciais para a comunicação clínica efetiva. In: Dohms M, Gusso G, organizadores. Comunicação clínica: aperfeiçoando os encontros em saúde. Porto Alegre: Artmed; 2020.

5. [TEMFC 19 – Questão 17] Júlia, 25 anos, estudante de arquitetura, está preocupada, pois há nove dias está com dor de garganta e com uma sensação de pigarro. Ela considera-se uma pessoa saudável, não tem comorbidades e geralmente recupera-se bem de problemas de saúde. Recentemente apresentou um resfriado que durou sete dias, permanecendo com dor de garganta desde então. Ela procura o Dr. Gabriel numa consulta de demanda espontânea numa segunda-feira às 11h30.
MFC Gabriel: Em que posso ajudar-lhe hoje?
Júlia: Estou com dor de garganta há quase dez dias, e com uma sensação de pigarro, porém não consigo colocar para fora.
Dr. Gabriel realiza anamnese e um exame físico direcionados, conclui tratar-se provavelmente de uma faringite de origem viral. Prescreve analgesia e um atestado médico de um dia. No dia seguinte, Júlia retorna ao Centro de Saúde para nova consulta relatando que não sentiu melhora alguma com o tratamento proposto. Qual a afirmativa correta sobre a abordagem do Dr. Gabriel nesse caso?

a) Ele poderia ter evitado o retorno da paciente no dia seguinte se tivesse explorado a experiência de Júlia sobre sua doença.
b) Ele realizou uma consulta adequada no primeiro atendimento ao iniciá-la com uma pergunta coerente com o método clínico por diagnóstico diferencial.
c) Ele realizou bem o primeiro atendimento, pois como se trata de uma consulta de urgência não há tempo suficiente para que converse muito com a paciente.

d) É aconselhável que o segundo atendimento seja feito por outro profissional da Unidade de Saúde, pois a paciente perdeu a confiança no médico.
e) Ele começou o primeiro atendimento de forma adequada, fazendo uma pergunta fechada, porém depois centrou-se na doença.

Alternativa correta: a

Gabriel iniciou o atendimento com uma pergunta aberta "Em que posso ajudar-lhe hoje?", que facilita ao paciente falar sobre suas emoções e é coerente com o MCCP. O fato de ser consulta de urgência não delimita o tempo de atendimento, e é importante abordar a experiência da paciente sobre sua doença, pois ela pode ter meios e preocupações não abordados ou uma "agenda oculta" não esclarecida, quando o verdadeiro motivo da consulta não é revelado no início por dificuldade de o paciente expressar sua procupação por medo ou vergonha, e nesse caso frequentemente o paciente precisa retornar para tentar esclarecer sua dúvida.

Referências

1. Stewart M et al. Medicina centrada na pessoa: transformando o método clínico. 3ª ed. Porto alegre: Artmed; 2017.
2. Pendleton D, Schofield T, Tate P, Hevelock P. A nova consulta: desenvolvendo a comunicação entre médico e paciente. Porto Alegre: Artmed; 2011. 159p.
3. Ramos V. A consulta em 7 passos. Execução e análise crítica de consultas em medicina geral e familiar. Revista Portuguesa de Medicina Geral e Familiar. mar. 2009;25(2):208-20.
4. Barreiros B, Franco CA, Freitas FF, Dohms M. Habilidades essenciais para a comunicação clínica efetiva. In: Dohms M, Gusso G, organizadores. Comunicação clínica: aperfeiçoando os encontros em saúde. Porto Alegre: Artmed; 2020.
5. Gusso G, Landsberg G, Pinto CMF. Sistemas de classificação na atenção primária à saúde. In: Gusso G, Lopes J, Dias L, organizadores. Tratado de medicina de família e comunidade: princípios, formação e prática. 2ª ed. Porto Alegre: Artmed; 2019.

6. [TEMFC 19 – Questão 19] Igor, 25 anos, engenheiro civil, procura seu médico de família João às 11h00 da manhã de uma terça-feira. Na consulta ele conta que tem estado triste, choroso e com dificuldade para dormir. Há 15 dias perdeu o emprego e separou-se da esposa. Diz não sentir esperanças e quer uma medicação para "melhorar o ânimo". João ouve atentamente, procura identificar risco de suicídio ou algum outro sinal de alerta, porém sente-se ansioso e irritado, pois essa consulta, no final da manhã, está atrasando sua agenda, já que ele ainda tem mais quatro pacientes para atender antes do meio-dia. Sobre o manejo do tempo de consulta na prática da medicina de família, qual a afirmativa correta?

a) João deveria adotar uma abordagem centrada na pessoa. Para que seja realizada, no entanto, é importante que a consulta leve mais do que 20 minutos em média.
b) João deveria deixar claro no início de cada consulta que pela pressão assistencial os pacientes devem no máximo apresentar uma a duas demandas por consulta.
c) É fundamental para usar o tempo de forma adequada na situação em que João se encontra que ele direcione o atendimento com perguntas fechadas e objetivas.
d) Não identificando risco, João poderia manejar a extensão da consulta utilizando diversos encontros ao longo do tempo para ouvir e aprofundar a história de Igor.
e) João deveria ter a garantia de no mínimo 15 minutos por consulta para atender seus pacientes, nesse caso ele deve interromper o encontro passado esse tempo.

Alternativa correta: d

Não há um tempo mínimo ou máximo preestabelecido de consulta e nem um limite de número de queixas para realizar o MCCP. O tempo é definido pelo próprio médico, e a média de tempo de consulta na APS é cerca de 15 minutos. Deve-se pensar no atributo longitudinalidade e no fato de que não é preciso fazer tudo naquele momento se não há urgência ou riscos. O médico de família e comunidade é o prestador do primeiro cuidado na entrada das pessoas no sistema de saúde, motivo pelo qual deve ser administrador dos recursos da comunidade e respeitar seus próprios limites de energia física e emocional, não esperando demais de si mesmo, das pessoas e do sistema. Usar perguntas fechadas e objetivas não necessariamente leva a consultas mais rápidas, pois o paciente pode demorar mais tempo para revelar seus reais motivos de consulta.

Referências

1. Stewart M et al. Medicina centrada na pessoa: transformando o método clínico. 3ª ed. Porto alegre: Artmed; 2017.
2. Pendleton D, Schofield T, Tate P, Hevelock P. A nova consulta: desenvolvendo a comunicação entre médico e paciente. Porto Alegre: Artmed; 2011. 159p.
3. Ramos V. A consulta em 7 passos. Execução e análise crítica de consultas em medicina geral e familiar. Revista Portuguesa de Medicina Geral e Familiar. mar 2009;25(2):208-20.
4. Dias LC, Fernandes CLC. Abordagem centrada na pessoa. In: Dohms M, Gusso G, organizadores. Comunicação clínica: aperfeiçoando os encontros em saúde. Porto Alegre: Artmed; 2020.
5. Lopes JMC, Dias LC. Consulta e abordagem centrada na pessoa In: Gusso G, Lopes J, Dias L, organizadores. Tratado de medicina de família e comunidade: princípios, formação e prática. 2ª ed. Porto Alegre: Artmed; 2019.

Assista ao vídeo 2, disponível neste QR code ou no *link* https://www.youtube.com/watch?v=ql0diXlmvdk, e, em seguida, responda à questão 7.

7. [TEMFC 20 – Questão 5] Sobre as habilidades de comunicação utilizadas pelo profissional na consulta, é correto afirmar que

a) o profissional, ao fazer prevenção de demanda aditiva (perguntar "mais alguma coisa?") mais de 2 (duas) vezes, acabou induzindo a paciente a elaborar novas demandas que não eram o motivo principal da consulta, o que acaba por dificultar o manejo do tempo.
b) o profissional confirmou as demandas da paciente e delimitou quais seriam avaliadas na consulta, porém ele deveria saber que sempre tem de perguntar pra paciente quais das demandas ela considera mais urgente e em qual ordem de prioridade.
c) a prevenção de demanda aditiva ajudou o profissional a delimitar os motivos da consulta, porém para isso o profissional deve ter, no mínimo, 20 minutos de consulta para conseguir avaliar todas as queixas da paciente na mesma consulta.
d) o profissional não conseguiu encontrar um entendimento comum sobre os motivos da consulta nem estabelecer uma agenda compartilhada com a paciente, pois para isso deveria saber que sempre deve avaliar antes todas as ideias, preocupações e expectativas da paciente.
e) o profissional conseguiu delimitar de forma adequada os motivos de consulta da paciente, para isso ele iniciou a consulta com uma pergunta aberta e realizou adequadamente a prevenção de demanda aditiva no decorrer da consulta.

Alternativa correta: e

Um aspecto que leva ao estresse do médico são as denominadas "demandas aditivas" no final da entrevista, o típico "Já que estou aqui, por que não examina também minha coluna?". Essas demandas alteram as melhores previsões de tempo e obrigam a reenquadramentos, precisamente aqueles que dizíamos que exigem maior esforço emocional. Por essa razão, recomenda-se uma boa delimitação do motivo de consulta para prevenção de demanda aditivas; quando se suspeitar de que se trata de um paciente com "múltiplas demandas", sempre perguntar "mais alguma coisa?". Ainda assim, vamos encontrar pacientes que no final irão insistir no... "já que estou aqui...". Não há um tempo mínimo de consulta estabelecido para isso.

Referências

1. Borrell-Carrió F. Iniciar uma relação terapêutica. In: Entrevista clínica: habilidades de comunicação para profissionais de saúde. Porto Alegre: Artmed; 2012. p. 35.
2. Oliveira FA, Pellanda LC. A consulta ambulatorial. In: Duncan BB, Schmidt MI, Giugliani ERJ, Duncan MS, Giugliani C. Medicina ambulatorial: condutas de atenção primária baseadas em evidências. 4ª ed. Porto Alegre: Artmed; 2013.

Assista ao vídeo 2, disponível neste QR code ou no *link* https://www.youtube.com/watch?v=ql0diXlmvdk, e, em seguida, responda à questão 8.

8. [TEMFC 20 – Questão 11] Em relação ao modo como a profissional obteve as informações na consulta, é correto afirmar que

a) para obter informações clínicas adequadas e fidedignas é importante realizar perguntas mais objetivas e fechadas sobre a queixa, como as que a profissional fez ao avaliar a dor de cabeça.
b) para que a profissional pudesse identificar motivos latentes ou ocultos da consulta, poderia ter utilizado mais perguntas abertas ao avaliar a queixa de dor de cabeça apresentada pelo paciente.
c) a utilização adequada de perguntas abertas, perguntas fechadas e cardápio de sugestões é uma técnica que evitaria que o paciente e acompanhante mentissem ou exagerassem sobre os sintomas.
d) para melhorar a obtenção de informações e a elaboração do raciocínio clínico devem ser evitadas as informações da acompanhante, pois elas estavam diferentes das informações fornecidas pelo paciente.
e) a utilização de perguntas fechadas e direcionadas para a acompanhante é uma técnica importante que poderia ter sido utilizada para obtenção de informações mais verdadeiras e fidedignas sobre o paciente.

Alternativa correta: b

As perguntas abertas facilitam que o paciente fale sobre sua agenda, ou seja, seus reais motivos de consulta. Isso ajuda na abordagem da agenda oculta, o verdadeiro motivo da consulta, que geralmente é difícil de ser verbalizado e não é revelado no início. Recomenda-se com o acompanhante usar a técnica da "ponte": quando o acompanhante interrompe, o profissional não o coíbe, e sim redireciona a entrevista perguntando ao paciente: "Isso que seu marido diz é o que você sente?", "Qual é sua opinião sobre o que diz seu marido?".

Referências

1. Stewart M et al. Medicina centrada na pessoa: transformando o método clínico. 3ª ed. Porto alegre: Artmed; 2017.
2. Borrell-Carrió F. Dados de qualidade para bons diagnósticos. In: Entrevista clínica: habilidades de comunicação para profissionais de saúde. Porto Alegre: Artmed; 2012.
3. Lopes JMC, Dias LC. Consulta e abordagem centrada na pessoa In: Gusso G, Lopes J, Dias L, organizadores. Tratado de medicina de família e comunidade: princípios, formação e prática. 2ª ed Porto Alegre: Artmed; 2019.
4. Barreiros B, Franco CA, Freitas FF, Dohms M. Habilidades essenciais para a comunicação clínica efetiva. In: Dohms M, organizadores. Comunicação clínica: aperfeiçoando os encontros em saúde. Porto Alegre: Artmed; 2020.
5. Gusso G, Landsberg G, Pinto CMF. Sistemas de classificação na atenção primária à saúde. Cap 48 In: Gusso G, Lopes J, Dias L, organizadores. Tratado de medicina de família e comunidade: princípios, formação e prática. 2ª ed. Porto Alegre: Artmed; 2019.

Assista ao vídeo 4, disponível neste QR code ou no *link* https://www.youtube.com/watch?v=RG8Y28FBqFc, e, em seguida, responda às questões 9 e 10.

9. [TEMFC 20 – Questão 15] Em relação à abordagem da paciente quando ela chorou na consulta, pode-se afirmar que

a) como forma de tranquilizar a paciente, antes de dar o resultado do exame, a médica deveria ter falado sobre os avanços no tratamento do HIV.
b) pela ansiedade demonstrada pela paciente, a médica deveria ter prescrito benzodiazepínico por curto período.
c) a médica não deveria ter ficado tanto tempo em silêncio, pois isso pode gerar mais ansiedade na paciente.
d) a médica agiu corretamente ao tocar fisicamente a paciente, pois esse foi um recurso para tranquilizá-la.
e) a médica agiu de forma iatrogênica, pois não poderia ter dado a notícia à paciente sem a presença de um familiar ou amigo próximo.

Alternativa correta: d

Faz parte da consulta médica o ato de colocar a mão sobre o paciente tanto do ponto de vista técnico quanto do simbólico. O contato físico pode ser um dos recursos a serem usados como uma habilidade médica para responder às necessidades emocionais dos pacientes, simbolizando apoio e troca emocional, e sendo usado de acordo com a avaliação individual de cada pessoa.

Os silêncios são importantes e chamados de funcionais quando ajudam o paciente a se concentrar, dão espaço para que reflita ou provocam uma tensão que o leva a dizer ou fazer algo que inicialmente não queria dizer ou fazer.

Não há indicação de iniciar benzodiazepínico nesse caso. O melhor é usar habilidades de comunicação de más notícias. Não é obrigatória a presença de um acompanhante na comunicação de resultado de exame de anti-HIV.

Referências

1. Gérvas J, Pérez-Fernandez M. A consulta sagrada (de alto conteúdo emocional). In: Dohms M, Gusso G, organizadores. Comunicação clínica: aperfeiçoando os encontros em saúde. Porto Alegre: Artmed; 2020.
2. Verghese A, Brady E, Kapur CC, Horwitz RI. The bedside evaluation: ritual and reason. Ann Intern Med. 2011;155(8):550-3.
3. Welch JS. Ritual in western medicine and Its role in placebo healing. J Relig Health. 2003;42(1):21-33.
4. Finestone HM, Conter DB. Acting in medical practice. Lancet. 1994;344(8925):801-2.
5. Borrell-Carrió F. Entrevista clínica – habilidades de comunicação para profissionais de saúde. Porto Alegre: Artmed; 2012.

10. [TEMFC 20 – Questão 16] Em relação à comunicação de más notícias, assinale a alternativa correta.

a) No vídeo apresentado percebe-se todos os seis passos do protocolo SPIKES sendo aplicados durante a consulta.
b) A posição das cadeiras era inadequada já que propiciou pouco contato visual e possibilitou interação física entre médica e paciente.
c) A médica poderia ter alertado que iria comunicar algo importante antes de dar o resultado do exame.
d) A médica agiu de forma inadequada ao fazer uso exagerado e repetitivo de termos técnicos durante a consulta.
e) A médica deveria ter comunicado o resultado de forma direta e concisa, logo ao iniciar a consulta, visando a diminuir a chance de a paciente ter uma reação emotiva.

Alternativa correta: c

Não foi possível observar todos os passos recomendados de comunicação de más notícias ou notícias difíceis; segundo o protocolo SPIKES. Uma das recomendações é comunicar a notícia gradualmente, com pausas e, antes de comunicar diretamente, sinalizar que irá noticiar algo importante. Isso ajuda a pessoa a se preparar psicologicamente e a receber a informação de maneira gradual. Não houve uso exagerado e repetitivo de termos técnicos. A posição das cadeiras não pode ser considerada inadequada e havia contato visual entre a médica e paciente.

Referências

1. Baile WF, Buckman R, Lenzi R, Glober G, Beale EA, Kudelka AP. SPIKES – a six-step protocol for delivering bad news: application to the patient with cancer. The Oncologist. 2000.
2. Kolling MG. Método clínico centrado na pessoa. In: Duncan BB, Schmidt MI, Giugliani ERJ, Duncan MS, Giugliani C. Medicina ambulatorial: condutas de atenção primária baseadas em evidências. 4ª ed. Porto Alegre: Artmed; 2013.
3. Stewart M et al. Medicina centrada na pessoa: transformando o método clínico. 3ª ed. Porto alegre: Artmed; 2017.

Assista ao vídeo 5, disponível neste QR code ou no *link* https://www.youtube.com/watch?v=C-L-NkRk5YI, e, em seguida, responda às questões 11 e 12.

11. [TEMFC 20 – Questão 19] Em relação à conduta da médica com o paciente da sala de espera, é correto afirmar que a

a) conduta foi correta, porque é preciso colocar limites desde o início nas reclamações sem real motivo.
b) conduta foi correta porque a médica estava certa em priorizar a criança com febre em vez da consulta agendada.
c) conduta foi correta porque independente da insatisfação do paciente, a médica deve se impor para ser respeitada como profissional.
d) médica deveria de fato reagir da mesma forma que o paciente para que assim ele perceba o quanto está equivocado em sua conduta.
e) médica demonstrou um estilo emocional reativo ao gritar com o paciente e essa conduta não é efetiva.

Alternativa correta: e

A médica reagiu da mesma forma que o paciente, com hostilidade e agressividade, demonstrando um estilo emocional reativo, ou seja, que reage de maneira similar ao estímulo que recebe. São profissionais que se deixam levar pelas emoções dos pacientes e praticam o "olho por olho": respondem à hostilidade com hostilidade, às demonstrações de desafeto com desafeto. Esse estilo pode levar a agressões físicas e não tem demonstrado ser efetivo. É mais recomendável um estilo emocional proativo.

Referências

1. Dohms M, Chazan LF, Polomeni A. Reações emocionais dos profissionais de saúde nos encontros clínicos. In: Dohms M, Gusso G, organizadores. Comunicação clínica: aperfeiçoando os encontros em saúde. Porto Alegre: Artmed; 2020.
2. Borrell-Carrió F. Entrevista clínica – habilidades de comunicação para profissionais de saúde. Porto Alegre: Artmed; 2012. p. 36
3. Grosseman S, Dohms M. Resposta empática à raiva, ao medo e à tristeza no cuidado à saúde. In: Dohms M, Gusso G, organizadores. Comunicação clínica: aperfeiçoando os encontros em saúde. Porto Alegre: Artmed; 2020.

12. [TEMFC 20 – Questão 20] Baseado nas teorias sobre habilidades de comunicação para profissionais de saúde, a médica poderia ter lidado com a insatisfação do paciente:

a) atendendo ao paciente prontamente na sua queixa e o acalmando paulatinamente durante a consulta.
b) usando a técnica do contrabalanço emocional, que é manifestar o comportamento oposto ao da pessoa.
c) mostrando firmeza e mantendo o paciente em local público, onde a agressividade não pudesse passar ao nível físico.
d) estabelecendo claramente os papéis hierárquicos de cada um sem agressividade, utilizando-se de seu poder na relação médico-paciente.
e) ignorando o paciente e solicitando que a enfermeira ou outra pessoa da equipe intercedesse para tranquilizar o paciente.

Alternativa correta: b

Recomenda-se o estilo emocional proativo, quando o profissional marca o tom emocional da consulta, sem se deixar levar pelas emoções negativas que recebe. Com uma competência emocional em comunicação é importante ser capaz de contrabalançar a onipotência ou um clima emocional pessimista ou negativo, manifestando o comportamento oposto ao da pessoa, em vez de ter um estilo emocional reativo, que reage de maneira similar ao estímulo que recebe.

Referências

1. Dohms M, Chazan LF, Polomeni A. Reações emocionais dos profissionais de saúde nos encontros clínicos. In: Dohms M, Gusso G, organizadores. Comunicação clínica: aperfeiçoando os encontros em saúde. Porto Alegre: Artmed; 2020.
2. Borrell-Carrió, F. Entrevista clínica – habilidades de comunicação para profissionais de saúde. Porto Alegre: Artmed; 2012. p. 36.
3. Dohms M, Borrell-Carrió F, Fontcuberta J. Relação clínica na prática do médico de família e comunidade. In: Gusso G, Lopes J, Dias L, organizadores. Tratado de Medicina de família e comunidade: princípios, formação e prática. 2ª ed. Porto Alegre: Artmed; 2019.

Assista ao vídeo 2, disponível neste QR code ou no *link* https://www.youtube.com/watch?v=gESKaRPYWms, e, em seguida, responda às questões 13 e 14.

13. [TEMFC 21 – Questão 7] Sobre o modo como o profissional iniciou a consulta, é correto afirmar que ele

a) teve um bom início de consulta, pois foi cordial e empático, perguntando primeiro sobre o último problema do paciente.
b) teve um bom início de consulta, pois conseguiu em pouco tempo já resolver uma demanda pendente.
c) foi cordial e empático, explorando com uma pergunta aberta a queixa anterior não resolvida do paciente.
d) foi cordial, porém iniciou dando por óbvio o motivo da consulta, mas o paciente revelou outro.

Alternativa correta: d

Uma consulta pode ter um bom início com perguntas abertas, como: Em que posso ajudá-lo(a)?, O que trouxe você aqui hoje? O que motivou esta consulta? Partindo de uma pergunta aberta e deixando a pessoa falar sem interrupções por cerca de 2 minutos, obtém-se a quase totalidade das informações necessárias para manejar o problema que a trouxe para consultar. Depois, pode-se complementar as informações com as perguntas objetivas que forem necessárias, sem que se esqueça de avaliar as quatro dimensões da experiência com a doença: sentimentos, ideias da pessoa sobre o que está errado com ela, efeito da doença sobre o funcionamento da pessoa e suas expectativas. Perguntas de abertura da entrevista em que não se delimita ou dá por óbvio o motivo da consulta são geralmente maus começos.

Referências

1. Borrell-Carrió F. Entrevista clínica. Habilidades de comunicação para profissionais de saúde. Porto Alegre: Artmed; 2012. p. 25.
2. Lopes JMC, Dias LC. Consulta e abordagem centrada na pessoa. Cap 15. In: Gusso G, Lopes J, Dias L, organizadores. Tratado de medicina de família e comunidade: princípios, formação e prática. 2ª ed Porto Alegre: Artmed; 2019.

14. [TEMFC 21 – Questão 8] Sobre a interrupção da consulta, é correto afirmar que é algo

a) comum na prática da APS, e os pacientes devem ser alertados sobre o fato de que a consulta pode ser interrompida pelo trabalho de outros profissionais da equipe.
b) que deve ser evitado pela organização da equipe, que deve pactuar as formas mais adequadas para a troca de informações durante o cotidiano do trabalho em equipe.
c) comum na prática da APS e os profissionais devem sempre estar com a porta aberta e dispostos a responder à interrupção para um melhor fluxo do trabalho em equipe.
d) que deve ser evitado pela organização da equipe, e que somente o profissional médico pode interromper a consulta de outro profissional da equipe.

Alternativa correta: b

Deve-se evitar interrupções na fala do paciente, e isso faz parte da organização do trabalho em equipe, que pode, em reuniões de planejamento, pactuar as formas mais adequadas para a troca de informações durante o cotidiano a fim de evitar essas interrupções. É possível haver interrupções respeitosas e úteis em determinadas situações, como para ajudar o paciente a manter-se no assunto, para ajudar a organizar temas ou quando precisamos sinalizar a necessidade de aprofundar uma pista verbal ou não verbal. Nesses casos, recomenda-se seguir os três "E": *excuse* – pedir permissão –, *empathize* – empatizar com o tema – e *explain* – explicar a razão para a interrupção.

Referências

1. Dohms M, Borrell-Carrió F, Fontcuberta J. Relação clínica na prática do médico de família e comunidade. In: Gusso G, Lopes J, Dias L, organizadores. Tratado de medicina de família e comunidade: princípios, formação e prática. 2ª ed. Porto Alegre: Artmed; 2019.

2. Barreiros B, Franco CA, Freitas FF, Dohms M. Habilidades essenciais para a comunicação clínica efetiva. In: Dohms M, Gusso G, organizadores. Comunicação clínica: aperfeiçoando os encontros em saúde. Porto Alegre: Artmed; 2020.

15. [TEMFC 21 – Questão 10] Sobre o modo como o profissional comunica o resultado do exame, é correto afirmar que a médica:

a) demonstrou um estilo de comportamento heterocentrado.
b) permitiu que o paciente expressasse suas preocupações.
c) atuou com contenção emocional.
d) comunicou incerteza e ansiedade de forma não verbal.

Alternativa correta: d

A médica comunicou o resultado do exame sem explicar, sem abordar as preocupações e apenas disse "calma, posso te examinar". Dentre os estilos de comportamento na relação clínica, a médica demonstrou predominância de um estilo mais autocentrado e sem contenção emocional. No estilo autocentrado (orientado ao médico de família e comunidade) as metas clínicas são orientadas a resolver problemas com base na demanda recebida, a relação estabelecida é um elemento técnico de suporte e as decisões são tomadas pelo médico de família e comunidade, com participação escassa ou nula. No estilo heterocentrado (orientado à pessoa que consulta) a pessoa é convidada repetidamente a participar das decisões e a expressar crenças ou expectativas, e a própria relação é um elemento terapêutico. O profissional atua sem contenção emocional quando fornece seguranças prematuras para que a pessoa não prossiga relatando suas ansiedades e fornece recomendações precipitadas a pedido da pessoa. Enquanto demonstra contenção emocional quando sabe escutar, é capaz de dizer "ainda não o conheço o suficiente para lhe dar minha opinião", quando aceita suas limitações terapêuticas e transmite um clima de tranquilidade na consulta.

Referências

1. Dohms M, Chazan LF, Polomeni A. Reações emocionais dos profissionais de saúde nos encontros clínicos. In: Dohms M, Gusso G, organizadores. Comunicação clínica: aperfeiçoando os encontros em saúde. Porto Alegre: Artmed; 2020.
2. Grosseman S, Dohms M. Resposta empática à raiva, ao medo e à tristeza no cuidado à saúde. In: Dohms M, Gusso G, organizadores. Comunicação clínica: aperfeiçoando os encontros em saúde. Porto Alegre: Artmed; 2020.
3. Dohms M, Borrell-Carrió F, Fontcuberta J. Relação clínica na prática do médico de família e comunidade. In: Gusso G, Lopes J, Dias L, organizadores. Tratado de medicina de família e comunidade: princípios, formação e prática. 2ª ed Porto Alegre: Artmed; 2019.

Assista ao vídeo 5, disponível neste QR code ou no *link* https://www.youtube.com/watch?v=EDF25tet5yg&t=1s, e, em seguida, responda às questões 16 e 17.

16. [TEMFC 21 – Questão 25] Sobre o modo como o profissional manejou as suas dúvidas clínicas, é correto afirmar que poderia

a) reconhecer e expor suas dúvidas como virtude, não como fraqueza, pois protelar uma decisão pode dar maior segurança ao paciente.
b) utilizar o conceito de *watchful waiting*, com uma observação atenta do paciente.
c) utilizar o conceito de demora permitida, mesmo se estiver em dúvida se é uma urgência ou não.
d) utilizar o conceito de gestão do tempo, utilizando o tempo como instrumento de trabalho.

Alternativa correta: b

Pode-se protelar uma decisão considerando o conceito de demora permitida, definido por Kurt Kloetzel como "a utilização do tempo como instrumento de trabalho desde que o médico esteja convencido de que não está diante de uma urgência e que tenha uma ideia formada sobre o tempo que lhe é permitido esperar sem risco para o paciente". O conceito de *watchful waiting* quer dizer realizar uma observação atenta do paciente, acompanhando-o e monitorando-o.

Referências

1. Gusso G, Poli P. Gestão da clínica. In: Gusso G, Lopes J, Dias L, organizadores . Tratado de medicina de família e comunidade: princípios, formação e prática. 2ª ed. Porto Alegre: Artmed; 2019.
2. Kloetzel K. O diagnóstico clínico: estratégias e táticas. In: Duncan BB, Schmidt MI, Giugliani ERJ. Medicina ambulatorial: condutas de atenção primária baseadas em evidências. 4ª ed. Porto Alegre: Artmed; 2013.

17. [TEMFC 21 – Questão 26] Em relação à irritação demonstrada pelo médico no vídeo, pode-se afirmar que

a) a irritabilidade do médico pode ser uma atitude defensiva correlacionada com a contratransferência.

b) a irritabilidade é um dos sinais de aviso de que o médico deve passar o acompanhamento do paciente para outro profissional.
c) reconhecer seus próprios sentimentos de raiva em relação ao paciente pode desgastar a relação médico-paciente.
d) é importante demonstrar a irritabilidade para o paciente perceber o seu comportamento inadequado durante a consulta.

Alternativa correta: a

A irritabilidade é um dos sinais luminosos de Sackin, que podem alertar os profissionais para a emergência de defesas contra o envolvimento pessoal desmedido. Os sinais são: ansiedade, irritabilidade, preocupação quanto à duração da consulta, distanciamento e altivez, frieza, zanga, cuidado em não magoar, uso exagerado do modelo biomédico, comportamento apostólico, educação para a saúde, fixação exagerada à política do consultório, identificação muito próxima. Reconhecer seus próprios sentimentos de raiva em relação ao paciente pode melhorar a relação médico-paciente. Não se recomenda o uso de hostilidade ou agressividade como tentativa de modelar o comportamento de paciente durante a consulta.

Referências

1. Salinsky J, Sackin P. Médicos com emoções. Identificar e evitar comportamentos defensivos na consulta. Lisboa: Grünenthal; 2004.
2. Borrell-Carrió F. Entrevista clínica: habilidades de comunicação para profissionais de saúde. Porto Alegre: Artmed; 2012. p. 36.
3. Dohms M, Borrell-Carrió F, Fontcuberta J. Relação clínica na prática do médico de família e comunidade. In: Gusso G, Lopes J, Dias L, organizadores. Tratado de medicina de família e comunidade: princípios, formação e prática. 2ª ed. Porto Alegre: Artmed; 2019.
4. Dohms M, Chazan LF, Polomeni A. Reações emocionais dos profissionais de saúde nos encontros clínicos. In: Dohms M, Gusso G, organizadores. Comunicação clínica: aperfeiçoando os encontros em saúde. Porto Alegre: Artmed; 2020.

Assista ao vídeo 2, disponível neste QR code ou no *link* https://www.youtube.com/watch?v=if2OPJlhpBA, e, em seguida, responda à questão 18.

18. [TEMFC 22 – Questão 8] Sobre as estratégias que facilitam a comunicação em consultas que tenham a presença de acompanhantes, assinale a alternativa correta.

a) O acompanhante deve aguardar na sala de espera e somente participar da consulta se chamado pelo profissional, pois a consulta é do paciente.
b) O acompanhante pode ser uma fonte importante de informações e ser um aliado no processo de cuidado do paciente.
c) O acompanhante deve seguir regras éticas adequadas, pois tende a desempoderar o paciente sobre seu corpo.
d) O acompanhante que é invasivo deve ser orientado a agendar uma consulta individual para abordar suas preocupações sobre a paciente.

Alternativa correta: b

O acompanhante deve ser considerado inicialmente uma fonte importante de informações e um possível aliado no processo de cuidado do paciente. Caso o acompanhante seja invasivo durante a entrevista com o paciente, são estratégias possíveis para acomodá-lo:

- Estratégia de "Esvaziamento da interferência": estimule o acompanhante a "esvaziar" completamente suas ansiedades, a dizer "tudo". Depois diga: "Obrigado por essa informação, certamente irei considerá-la; O que acha de agora o paciente nos contar como se sente?".
- Técnica da "ponte": o acompanhante interrompe, mas o profissional não o coíbe, e sim pergunta ao paciente: "Isso que seu marido diz é o que você sente?" "Qual é sua opinião sobre o que diz seu marido?".
- Técnica de "pacto de intervenção": "O que você acha de agora deixarmos que seu marido nos diga o que está acontecendo?". Se ainda assim interromper, dizer com delicadeza: "não combinamos que deixaríamos ele falar?".
- Técnica de criar "outro" ambiente: separar o paciente do acompanhante.

Referência

1. Borrell-Carrió F. Entrevista clínica: habilidades de comunicação para profissionais de saúde. Porto Alegre: Artmed; 2012. p. 36.

Assista ao vídeo 3, disponível neste QR code ou no *link* https://www.youtube.com/watch?v=-IfRbgfQlcE, e, em seguida, responda à questão 19.

19. [TEMFC 22 – Questão 12] "Paciente: E acabei parando na UPA. E, por causa desses sintomas que eu tava sentindo... Essa dor de cabeça, essa pressão... o nariz escorrendo muito e aí... E eles falaram que eu tinha que ir no otorrino. Médico: Não. Calma! Não precisa ir no otorrino. Eu vou te examinar".
Sobre o modo como o médico respondeu à paciente, no diálogo apresentado, assinale a alternativa correta.

a) O médico poderia ter aproveitado o momento e explicado qual a diferença entre um médico de família e um otorrino.
b) O médico poderia ter utilizado a técnica de cedência intencional afirmando que, se fosse necessário, iria encaminhar a paciente.
c) O médico poderia ter utilizado a técnica de prevenção de encaminhamentos aditivos, encaminhando a paciente.
d) O médico poderia ter aproveitado o momento e encaminhado a paciente, evitando contrariar a recomendação dos profissionais da UPA.

Alternativa correta: b

A cedência intencional consiste em uma formulação que diz algo como: "pode ser adequado fazer isso que está propondo em outro momento ou circunstância, mas não se preocupe que vou levar isso em conta". Negar uma demanda logo no início da consulta pode gerar resistência do paciente em aceitar outra opção. Nesse caso o profissional não cede de maneira imediata, mas "leva em consideração", e isso pode facilitar que o paciente descarregue uma parte de sua ansiedade.

Referência

1. Borrell-Carrió F. Entrevista clínica: habilidades de comunicação para profissionais de saúde. Porto Alegre: Artmed; 2012. p. 246.

20. [TEMFC 22 – Questão 26] Em relação à comunicação clínica nesta entrevista, assinale a alternativa correta.

a) A médica formulou perguntas que facilitaram a expressão de preocupações do paciente.
b) A médica explorou o *illness* do paciente.
c) A médica apresentou atitudes defensivas que se correlacionam com a transferência.
d) A médica tem um estilo de relação clínica autocentrado na maior parte do tempo.

Alternativa correta: d

A médica não abordou o *ilness*, que seria a abordagem das sensações e percepções do paciente e, nem formulou perguntas que facilitaram a expressão de preocupações do paciente. Não demonstrou uso das recomendações do método clínico centrado na pessoa e por isso tem um estilo autocentrado (orientado ao médico de família e comunidade), no qual as metas clínicas são orientadas a resolver problemas com base na demanda recebida, a relação estabelecida é um elemento técnico de suporte e as decisões são tomadas pelo médico de família e comunidade, com participação escassa ou nula. No estilo heterocentrado (orientado à pessoa que consulta) a pessoa é convidada repetidamente a participar das decisões e a expressar crenças ou expectativas, e a própria relação é um elemento terapêutico.

Referências

1. Targa LV, Oliveira FA de. Cultura, saúde e o médico de família e comunidade. In: Gusso G, Lopes J, Dias L, organizadores. Tratado de medicina de família e comunidade: princípios, formação e prática. 2ª ed. Porto Alegre: Artmed; 2019.
2. Lotufo PA, Benseñor IM, Olmos RD. Epidemiologia clínica. In: Gusso G, Lopes J, Dias L, organizadores. Tratado de medicina de família e comunidade: princípios, formação e prática. 2ª ed. Porto Alegre: Artmed; 2019.
3. Stewart M et al. Medicina centrada na pessoa: transformando o método clínico. 3ª ed. Porto alegre: Artmed; 2017.

Assista ao vídeo 1, disponível neste QR code ou no *link* https://www.youtube.com/watch?v=caaX-0RkuoM, e, em seguida, responda à questão 21.

21. [TEMFC 23 – Questão 3] Sobre a habilidade de negociação com a paciente, assinale a alternativa que apresenta uma ação mais efetiva que a médica deveria ter tomado.

a) Avaliado as dúvidas e opiniões da mãe, estando mais aberta às suas sugestões.
b) Explicado qual o papel do médico de família e comunidade e suas competências.
c) Cedido já num primeiro momento, ganhando confiança para uma segunda consulta.
d) Explicado o que significa prevenção quaternária e então os motivos de não encaminhar

Alternativa correta: a

Recomenda-se tentar envolver o paciente/responsável em uma tomada de decisão compartilhada. Assim, a médica poderia ter demonstrado maior abertura e interesse às duvidas e opiniões da mãe, para considerar no plano conjunto.

Referências

1. Umpierre R, Engel L. Tomando decisões compartilhadas: colocando a pessoa no centro do cuidado. In: Gusso G, Lopes J, Dias L, organizadores. Tratado de medicina de família e comunidade: princípios, formação e prática. 2ª ed. Porto Alegre: Artmed; 2019.
2. Stewart M et al. Medicina centrada na pessoa: transformando o método clínico. 3ª ed. Porto alegre: Artmed; 2017.
3. Borrell-Carrió F. Entrevista clínica: habilidades de comunicação para profissionais de saúde. Porto Alegre: Artmed; 2012.
4. Barreiros B, Franco CA, Freitas FF, Dohms M. Habilidades essenciais para a comunicação clínica efetiva. In: Dohms M, Gusso G, organizadores. Comunicação clínica: aperfeiçoando os encontros em saúde. Porto Alegre: Artmed; 2020.

Assista ao vídeo 3, disponível neste QR code ou no *link* https://www.youtube.com/watch?v=xSm_qiLKRC0, e, em seguida, responda à questão 22.

22. [TEMFC 23 – Questão 13] Sobre a forma como o médico comunicou a paciente sobre a gravidade do seu caso, assinale a alternativa correta.

a) Ele deveria deixar transparecer seu nervosismo alertando a paciente de que se ela não fizer algo pode ser perigoso.
b) Ele deveria demonstrar segurança e assertividade, transmitindo segurança à paciente.
c) Ele deveria utilizar palavras como "isso é muito grave", motivando a paciente a ir à emergência.
d) Ele deveria criar um ambiente favorável para que a paciente chorasse e assim se sentisse aliviada.

Alternativa correta: b

Recomenda-se na comunicação de notícias difíceis que o médico demonstre segurança e comunique a notícia de forma assertiva e evitando palavras de alto conteúdo emocional. Deixar a paciente à vontade para chorar é importante para que expresse suas emoções, se assim desejar, e não parecer que se sinta aliviada.

Referências

1. Kolling MG. Método clínico centrado na pessoa. In: Duncan BB, Schmidt MI, Giugliani ERJ, Duncan MS, Giugliani C. Medicina ambulatorial: condutas de atenção primária baseadas em evidências. 4ª ed. Porto Alegre: Artmed; 2013.
2. Baile WF, Buckman R, Lenzi R, Glober G, Beale EA, Kudelka AP. SPIKES - a six-step protocol for delivering bad news: application to the patient with cancer. The Oncologist. 2000.
3. Góis AFT, Pernambuco ACA, Dohms M. Comunicação de notícias difíceis. Dohms M, Gusso G, organizadores. Comunicação clínica: aperfeiçoando os encontros em saúde. Porto Alegre: Artmed; 2020.
4. Gérvas J, Pérez-Fernandez M. A consulta sagrada (de alto conteúdo emocional). In: Dohms M, Gusso G, organizadores. Comunicação clínica: aperfeiçoando os encontros em saúde. Porto Alegre: Artmed; 2020.

Assista ao vídeo 5, disponível neste QR code ou no *link* https://www.youtube.com/watch?v=edgs2UElfl0, e, em seguida, responda às questões 23 a 25.

23. [TEMFC 23 - Questão 21] Em relação às possibilidades de prevenção do chamado "sinal da maçaneta" demonstrado pelo paciente no vídeo, assinale a alternativa que apresenta as habilidades de entrevista que a médica poderia ter usado, neste caso, para evitar que o paciente trouxesse novos motivos de consulta apenas quando estivesse saindo do consultório, facilitando, assim, a abordagem da chamada "demanda oculta".

a) Delimitação das demandas do paciente no início da entrevista.
b) Revisão de todos os sintomas por aparelho no final.
c) Perguntas mais abertas sobre o motivo de consulta inicial.
d) Não há como a médica ter prevenido porque as ações do paciente fogem ao controle médico.

Alternativa correta: a

Recomenda-se iniciar as consultas com perguntas abertas, e deve ser dado espaço para que o paciente exponha seus motivos de consulta, mas após isso devem ser utilizadas as técnicas para delimitar a demanda do paciente e prevenir demandas aditivas, conforme o exemplo a seguir:

- Delimitar demanda: "O que o traz por aqui hoje?".
- Prevenção de demandas aditivas: "Deseja se consultar por mais alguma coisa?".

Referências

1. Borrell-Carrió F. Entrevista clínica: habilidades de comunicação para profissionais de saúde. Porto Alegre: Artmed; 2012. p. 21.
2. Barreiros B, Franco CA, Freitas FF, Dohms M. Habilidades essenciais para a comunicação clínica efetiva, organizadores. In: Dohms M, Gusso G. Comunicação clínica: aperfeiçoando os encontros em saúde. Porto Alegre: Artmed; 2020.

24. [TEMFC 23 – Questão 22] Assinale a alternativa que apresenta a habilidade de comunicação que a médica demonstrou no vídeo.

a) Cordialidade e expressão verbal de empatia.
b) Abordagem da comunicação não verbal do paciente.
c) Reenquadramento da entrevista.
d) Decisão compartilhada.

Alternativa correta: c

A médica foi cordial mas não expressou verbalmente empatia quando o paciente falou de sua preocupação. Não abordou os sinais de ansiedade que o paciente demonstrou com as mãos. Enquadramento se refere à intencionalidade da entrevista, e a resposta à pergunta que os profissionais devem se fazer a cada momento da entrevista é "O que o paciente quer de mim?". Se o profissional percebe que não está no caminho certo, deve buscar fazer o reenquadramento, como quando a médica decidiu reexaminar o paciente. A médica não demonstrou envolver a opinião do paciente no processo de tomada de decisão.

Referências

1. Borrell-Carrió F. Entrevista clínica: habilidades de comunicação para profissionais de saúde. Porto Alegre: Artmed; 2012.
2. Umpierre R, Engel L. Tomando decisões compartilhadas: colocando a pessoa no centro do cuidado. In: Gusso G, Lopes J, Dias L, organizadores. Tratado de medicina de família e comunidade: princípios, formação e prática. 2ª ed. Porto Alegre: Artmed; 2019.
3. Grosseman S, Dohms M. Resposta empática à raiva, ao medo e à tristeza no cuidado à saúde. In: Dohms M, Gusso G, organizadores. Comunicação clínica: aperfeiçoando os encontros em saúde. Porto Alegre: Artmed; 2020.

25. [TEMFC 23 – Questão 23] Se a médica de um caso como esse sentisse algum constrangimento ao examinar a região anal, poderia levar a questão para um grupo Balint. Assinale a alternativa que apresenta o objetivo desses grupos.

a) Desenvolvimento de terapia de grupo.
b) Resolução de casos clínicos.
c) Discussão de temas específicos, como sexualidade.
d) Compreensão da relação médico-paciente.

Alternativa correta: d

A proposta inicial dos Grupos Balint deve ser a de desenvolver o entendimento das relações e não a de solucionar os casos clínicos ou fazer psicoterapia, nem discussão de temas específicos. O objetivo é entender os processos defensivos e de transferências que ocorrem na relação médico-paciente.

Referências

1. Balint M. O médico, seu paciente e a doença. 2ª ed. São Paulo: Atheneu; 2005.
2. Carrijo APB, Brandão J, Teixeira Junior JE. Introdução aos Grupos Balint. In: Dohms M, Gusso G, organizadores. Comunicação clínica: aperfeiçoando os encontros em saúde. Porto Alegre: Artmed; 2020.
3. Salinsky J, Sackin P. Médicos com emoções. Identificar e evitar comportamentos defensivos na consulta. Lisboa: Grünenthal; 2004.
4. Branco RFGR, Freitas FGM, Bastos GCFC, Adorno PN. Grupos Balint. In: Gusso G, Lopes J, Dias L, organizadores. Tratado de medicina de família e comunidade: princípios, formação e prática. 2ª ed. Porto Alegre: Artmed; 2019.

Assista ao vídeo 6, disponível neste QR code ou no *link* https://www.youtube.com/watch?v=RRSxyClA__g, e, em seguida, responda às questões 26 e 27.

26. [TEMFC 23 – Questão 26] Sobre a comunicação clínica nesta entrevista, é correto afirmar que a médica

a) explorou o *illness* do paciente.
b) realizou prevenção de demanda aditiva.

c) tem um estilo emocional reativo.
d) tem um estilo de relação clínica heterocentrado.

Alternativa correta: b

Quando a médica indaga várias vezes se há mais alguma coisa, está fazendo a prevenção da demanda aditiva, ou seja, delimitando os motivos de consulta no início da entrevista. A médica não abordou o *illness*, porque não explorou as ideias e a experiência da doença vivida pelo paciente. A médica não demonstrou sinais de estilo emocional reativo, relacionado aos profissionais que reagem de maneira similar ao estímulo que recebe e se deixam levar pelas emoções dos pacientes, respondendo à hostilidade com hostilidade e às demonstrações de desafeto com desafeto.

Referências

1. Dohms M, Borrell-Carrió F, Fontcuberta J. Relação clínica na prática do médico de família e comunidade. In: Gusso G, Lopes J, Dias L, organizadores. Tratado de medicina de família e comunidade: princípios, formação e prática. 2a ed. Porto Alegre: Artmed; 2019.
2. Dohms M, Chazan LF, Polomeni A. Reações emocionais dos profissionais de saúde nos encontros clínicos. In: Dohms M, Gusso G, organizadores. Comunicação clínica: aperfeiçoando os encontros em saúde. Porto Alegre: Artmed; 2020.
3. Borrell-Carrió F. Entrevista clínica: habilidades de comunicação para profissionais de saúde. Porto Alegre: Artmed; 2012. p. 36.

27. [TEMFC 23 – Questão 27] Em relação à abordagem de sintomas médicos inexplicáveis no vídeo, é correto afirmar que a médica

a) utilizou entrevista motivacional na abordagem.
b) tranquilizou o paciente ao explicar o resultado de exames normais.
c) explicou as associações entre queixas físicas e sofrimento psíquico.
d) explicou prematuramente que os sintomas são emocionais.

Alternativa correta: d

A médica não utilizou técnicas de abordagem de entrevista motivacional em nenhum momento, não realizou perguntas motivadoras. Em relação aos resultados de exames, apenas explicou que estavam normais e o paciente demonstrou continuar preocupado e suas preocupações não foram abordadas. A médica também não explicou as associações entre queixas físicas e sofrimento psíquico. Explicou que os sintomas são emocionais e que não há problema no coração apenas olhando o resultado de glicemia, fornecendo certezas prematuras ao paciente.

Referências

1. Dohms M, Fortes S, Rocha HA. Comunicação com pessoas com sintomas de difícil caracterização. In: Dohms M, Gusso G, organizadores. Comunicação clínica: aperfeiçoando os encontros em saúde. Porto Alegre: Artmed; 2020.
2. Fortes S, Tófoli LF, Chazan LF, Ballester D. Queixas somáticas sem explicação médica. In: Duncan BB, Schmidt MI, Giugliani ERJ. Medicina ambulatorial: condutas de atenção primária baseadas em evidências. 4ª ed. Porto Alegre: Artmed; 2013. p. 1138-1147.
3. Borrell-Carrió F. Entrevista clínica: habilidades de comunicação para profissionais de saúde. Porto Alegre: Artmed; 2012. p. 36.
4. Dias RB, Alves L. Estratégias comportamentais e de motivação para mudanças de hábitos de vida voltados para a saúde. In: Gusso G, Lopes J, Dias L, organizadores. Tratado de medicina de família e comunidade: princípios, formação e prática. 2ª ed. Porto Alegre: Artmed; 2019.

Assista ao vídeo 1, disponível neste QR code ou no *link* https://www.youtube.com/watch?v=pr1I8EGJnQI, e, em seguida, responda à questão 28.

28. [TEMFC 24 - Questão 4] Assinale a alternativa que apresenta quais foram as micro-habilidades recomendadas e realizadas pelo médico, no vídeo, durante a explicação sobre o uso de salbutamol no processo de educação em saúde.

a) Utilizar imagens e plano de ação por escrito.
b) Realizar um resumo das informações.
c) Pedir para repetir as informações e confirmar entendimento.
d) Revisar a técnica inalatória.

Alternativa correta: d

A letra **c** está incorreta porque o enunciado pede para assinalar a alternativa que apresenta quais foram as micro-habilidades recomendadas e realizadas pelo médico no vídeo durante a explicação sobre o uso de salbutamol. O médico não pediu para repetir as informações. No vídeo o médico apenas revisou a técnica inalatória.

Referência

1. Lenz MLM, Camillo EGS, Silva PRS, Pires NV. Asma em crianças e adultos In: Gusso G, Lopes J, Dias L, organizadores. Tratado de medicina de família e comunidade: princípios, formação e prática. 2ª ed. Porto Alegre: Artmed; 2019.

Assista ao vídeo 2, disponível neste QR code ou no *link* https://www.youtube.com/watch?v=rTWX5mIQTZU, e, em seguida, responda à questão 29.

29. [TEMFC 24 – Questão 9] Em relação às habilidades de comunicação na consulta, a médica:

a) demonstrou uma resposta verbal empática efetiva, quando ele relata o falecimento da esposa.
b) demonstrou escuta ativa, permitindo e facilitando a expressão verbal e não verbal do paciente.
c) demonstrou respeito à decisão do paciente de pensar antes de decidir sobre o início do tratamento.
d) realizou decisão compartilhada em relação ao encaminhamento para psicologia.

Alternativa correta: c

A resposta **c** está correta porque a médica não insistiu que deveria parar imediatamente e aplicou política de redução de danos e colocou-se à disposição para retorno. A médica responde apenas "Entendo", de forma não empática. Na definição de Rogers, uma "escuta técnica reflexiva" (*reflective listening*) clarifica e amplia a experiência pessoal do paciente, sem que o profissional imponha sua opinião. A resposta empática é uma competência adquirida na qual o profissional é treinado para comunicar que compreendeu e aceita o que o outro é. A médica não facilitou a expressão verbal e não verbal do paciente em nenhum momento, o que poderia ser feito perguntando como se sente ou com alguma pergunta diante da qual o paciente expressasse os sentimentos em relação ao falecimento da esposa. A médica também não realiza decisão compartilhada, que envolve decidirem juntos sobre o plano, abordando os passos segundo o quadro 108.1 do *Tratado de Medicina de Família e Comunidade*.

Referências

1. Umpierre R, Engel L. Tomando decisões compartilhadas: colocando a pessoa no centro do cuidado. In: Gusso G, Lopes J, Dias L, organizadores. Tratado de medicina de família e comunidade: princípios, formação e prática. 2ª ed. Porto Alegre: Artmed; 2019.
2. Dias RB, Alves L. Estratégias comportamentais e de motivação para mudanças de hábitos de vida voltados para a saúde. In: Gusso G, Lopes J, Dias L, organizadores. Tratado de medicina de família e comunidade: princípios, formação e prática. 2ª ed. Porto Alegre: Artmed; 2019.

3. Schweitzer PB, Subtil C, Medeiros RCT, Ozório JCC. Prescrição de medicamentos na atenção primária à saúde. In: Gusso G, Lopes J, Dias L, organizadores. Tratado de medicina de família e comunidade: princípios, formação e prática. 2ª ed. Porto Alegre: Artmed; 2019.

30. [TEMFC 24 – Questão 11] Em relação às possibilidades de abordagem de pacientes que procuram frequentemente por consulta na Atenção Primária, como Júlio, a mais recomendada seria intervir:

a) no sistema de marcação, impedindo o retorno frequente na agenda.
b) no paciente, responsabilizando a pessoa pela hiperfrequentação.
c) no profissional de saúde, aplicando o modelo balintiano.
d) na organização do serviço, facilitando o acesso às consultas.

Alternativa correta: c

Os resultados dos estudos confirmam que estratégias de intervenção podem ser mais eficazes quando dirigidas aos profissionais de saúde. Qualquer intervenção com as pessoas que consultam com frequência deve dar respostas à complexidade biomédica e psicossocial que envolve seus problemas e realçar o grau de dissonância, tanto cognitivo como emocional, entre a pessoa e o médico. Sabe-se que uma estratégia que não funciona é a limitação do acesso. Facilitar o acesso não está entre as recomendações, porque se estão consultando frequentemente é porque já têm um bom acesso. A intervenção mais eficaz é nos profissionais de saúde.

Referências

1. Ramos V, Carrapiço E. Pessoas que consultam frequentemente In: Gusso G, Lopes J, Dias L, organizadores. Tratado de medicina de família e comunidade: princípios, formação e prática. 2ª ed. Porto Alegre: Artmed; 2019.
2. Dohms M, Fortes S, Rocha HA. Comunicação com pessoas com sintomas de difícil caracterização. In: Dohms M, Gusso G, organizadores. Comunicação clínica: aperfeiçoando os encontros em saúde. Porto Alegre: Artmed; 2020.
3. Carrijo APB, Brandão J, Teixeira Junior JE. Introdução aos Grupos Balint. In: Dohms M, Gusso G, organizadores. Comunicação clínica: aperfeiçoando os encontros em saúde. Porto Alegre: Artmed; 2020.
4. Salinsky J, Sackin P. Médicos com emoções. Identificar e evitar comportamentos defensivos na consulta. Lisboa: Grünenthal; 2004.

Assista ao vídeo 4, disponível neste QR code ou no *link* https://www.youtube.com/watch?v=gqRsBYKlnqY, e, em seguida, responda à questão 31.

31. [TEMFC 24 – Questão 19] Sobre a comunicação do médico, no vídeo, pode-se afirmar que ele

a) agiu, inicialmente, de maneira proativa à reclamação da mãe.
b) demonstrou falta de controle do ambiente assistencial.
c) atuou, inicialmente, com contenção emocional.
d) demonstrou comunicação não verbal adequada.

Alternativa correta: b

Ao elevar o tom de voz, demonstrou impaciência e hostilidade. A contenção emocional se refere a um dos componentes de maturação da prática clínica do médico e não à paciente. "O médico atua sem contenção emocional quando responde agressividade com agressividade". Demonstrou agressividade no tom de voz e na fala ao dizer "A senhora está pensando o quê?". Nesse momento reagiu de maneira reativa, respondendo a hostilidade com hostilidade. Além disso, discutiu com a mãe na porta do consultório, sem oferecer privacidade e comodidade.

Referência

1. Dohms M, Borrell-Carrió F, Fontcuberta J. Relação clínica na prática do médico de família e comunidade. In: Gusso G, Lopes J, Dias L, organizadores. Tratado de medicina de família e comunidade: princípios, formação e prática. 2ª ed. Porto Alegre: Artmed; 2019.

32. [TEMFC 24 – Questão 20] Em relação às habilidades básicas para comunicar as informações a respeito do paciente, é recomendável para melhorar sua efetividade

a) iniciar perguntando o que a pessoa já sabe.
b) usar palavras de alto conteúdo emocional.
c) detalhar as hipóteses diagnósticas.
d) fornecer o máximo de informações possíveis.

Alternativa correta: a

Recomenda-se que o médico forneça somente as informações necessárias, usando frases curtas e objetivas, pois o paciente não consegue assimilar muitas informações. Ao falar de hipóteses, o médico tem o dever de pensar em todos os diagnósticos diferenciais, mas se resguardará de comentá-los com seus pacientes. É importante na comunicação de informações iniciar abordando o que o paciente já sabe sobre o assunto. Por exemplo, essa é uma das primeiras fases de comunicação de más notícias no protocolo SPIKES. Antes de dar a notícia, recomenda-se abordar o que o paciente deseja saber sobre o seu diagnóstico e prognóstico: algumas pessoas desejam apenas saber se sua situação é grave, outras desejam saber detalhes da evolução; há quem deseje saber se a doença pode ser fatal, e quem deseje saber quanto tempo de vida ainda pode esperar; certos indivíduos querem saber detalhes da evolução e todas as possíveis complicações, e outros só querem saber genericamente o que pode acontecer.

Referências

1. Baile WF, Buckman R, Lenzi R, Glober G, Beale EA, Kudelka AP. SPIKES – a six-step protocol for delivering bad news: application to the patient with cancer. The Oncologist. 2000.
2. Borrell-Carrió F. Entrevista clínica: habilidades de comunicação para profissionais de saúde. Porto Alegre: Artmed; 2012.
3. Kolling MG. Método clínico centrado na pessoa. In: Duncan BB, Schmidt MI, Giugliani ERJ, Duncan MS, Giugliani C. Medicina ambulatorial: condutas de atenção primária baseadas em evidências. 4ª ed. Porto Alegre: Artmed; 2013.

Assista ao vídeo 1, disponível neste QR code ou no *link* https://www.youtube.com/watch?v=pYB7D_L_d2Q, e, em seguida, responda à questão 33.

33. [TEMFC 25 – Questão 5] A melhor estratégia inicial, se o objetivo do médico fosse realizar uma decisão compartilhada sobre o tratamento farmacológico, seria

a) tentar convencer o paciente a fazer o tratamento proposto, enfatizando os benefícios dos medicamentos.
b) resumir as opções, descrever uma ou mais opções de tratamento e a consequência de não tratar.
c) especificar o problema que requer uma decisão, levando em consideração as suas percepções e as do paciente.
d) abordar como manejar os efeitos adversos dos medicamentos para melhorar a adesão ao tratamento.

Alternativa correta: c

Passos para a tomada de decisões compartilhadas com a pessoa:

- Definir o problema: o profissional deve especificar o problema que requer uma decisão, levando em consideração as suas percepções e as da pessoa.
- Transmitir confiança: deixar claro que os profissionais podem não ter uma mesma opinião sobre qual opção de tratamento é a melhor.
- Resumir as opções: descrever uma ou mais opções de tratamento e, se relevante, a consequência de não tratar.
- Verificar o entendimento: certificar-se do entendimento da pessoa sobre as opções.
- Explorar as concepções: evocar as preocupações da pessoa e as expectativas sobre a condição clínica, as possíveis opções de tratamento e as suas consequências.
- Investigar a aceitação da pessoa: conferir se ela aceita o processo de decisão compartilhada e identifica seu papel na interação.
- Envolver a pessoa: comprometê-la no processo de decisão.
- Protelar, se necessário: rever as necessidades e as preferências da pessoa, incluindo a opinião da família.
- Rever os acordos: examinar cuidadosamente as decisões.

Referências

1. Schweitzer PB, Subtil C, Medeiros RCT, Ozório JCC. Prescrição de medicamentos na atenção primária à saúde. In: Gusso G, Lopes J, Dias L, organizadores. Tratado de medicina de família e comunidade: princípios, formação e prática. 2ª ed. Porto Alegre: Artmed; 2019.
2. Umpierre R, Engel L. Tomando decisões compartilhadas: colocando a pessoa no centro do cuidado. In: Gusso G, Lopes J, Dias L, organizadores. Tratado de medicina de família e comunidade: princípios, formação e prática. 2ª ed. Porto Alegre: Artmed; 2019.

Assista ao vídeo 2, disponível neste QR code ou no *link* https://www.youtube.com/watch?v=yPGcEdtiwF0, e, em seguida, responda à questão 34.

34. [TEMFC 25 – Questão 10] A estratégia de abordagem inicial mais recomendada para a médica comunicar o resultado do exame seria:

a) abordar a rede de apoio familiar e colocar-se à disposição para falar com familiares, se a paciente desejasse.
b) enfatizar os benefícios do tratamento e a importância da adesão terapêutica.
c) perguntar o que o paciente deseja saber sobre o seu diagnóstico e prognóstico.
d) explicar, de forma clara, sobre a gravidade do diagnóstico e prognóstico.

Alternativa correta: c

Vide comentário à questão 32 (TEMFC 24 – Questão 20).

Referência

1. Kolling MG. Método clínico centrado na pessoa. In: Duncan BB, Schmidt MI, Giugliani ERJ, Duncan MS, Giugliani C. Medicina ambulatorial: condutas de atenção primária baseadas em evidências. 4ª Ed. Porto Alegre: Artmed; 2013.

Assista ao vídeo 3, disponível neste QR code ou no *link* https://www.youtube.com/watch?v=VrQdtF0cBBI, e, em seguida, responda à questão 35.

35. [TEMFC 25 - Questão 14] Das estratégias utilizadas pela médica, a que se recomenda para pacientes que se consultam frequentemente é

a) iniciar a consulta fazendo um resumo do caso pelas consultas anteriores.
b) abordar os fatores *trigger* (disparadores) dos sintomas.
c) explorar o contexto psicossocial do paciente.
d) identificar medos e preocupações do paciente.

Alternativa correta: d

a) Recomenda-se "começar do zero" e revisar o histórico verificando tantos dados gerais, em especial o contexto familiar, e iniciar uma nova anamnese pelo menos sobre as questões trazidas. Mas o melhor é começar como se estivéssemos vendo o paciente pela primeira vez com a ideia de esquecer o que sabemos, os preconceitos e sentimentos de irritação que nos causam quando um paciente consulta com frequência nas últimas semanas.
b) Identificar eventuais *triggers* e/ou determinantes que possam ajudar a explicar o aumento de procura pela pessoa. Não perguntou se houve algum evento relacionado ao início dos sintomas ou aumento da procura.
c) O paciente começou a falar sobre seu contexto laboral mas a médica não explorou.
d) Sim, ao perguntar por que queria tanto fazer o exame, descobriu a preocupação com a hérnia.

Referência

1. Borrell-Carrió F. Entrevista clínica: habilidades de comunicação para profissionais de saúde. Porto Alegre:Artmed; 2012. p. 99 a 101.

36. [TEMFC 25 - Questão 15] A estratégia mais recomendada ao médico da Atenção Primária, com relação aos pedidos de exames e atestados laborais desnecessários, é

a) fazer uma medicina defensiva e solicitar exames mesmo sem indicação, mas para proteger-se de futuros processos.
b) pensar, inicialmente, que o motivo principal da consulta é um pedido de atestado para afastamento laboral.
c) normalizar a situação diante de um paciente que não quer aceitar o fim do atestado de afastamento laboral.
d) confrontar esse tipo de paciente com uma descarga "catártica" periodicamente, para colocar limites na situação.

Alternativa correta: c

a) Como evitar cair nas armadilhas da medicina defensiva ou da indústria farmacêutica, que precisa dos médicos de família? Como saber se um processo em particular, seja em qual for o campo (primário, secundário ou terciário), é baseado em conhecimento científico? As respostas a todas essas perguntas formam a base da prevenção quaternária, que compreende vários domínios. A prevenção quaternária é uma forma de questionar e compreender continuamente os limites do trabalho do clínico geral/médico de família.
b) Esse deve ser o julgamento final, jamais inicial.
c) Normalizar a situação significa traquilizar o paciente com frases como "é normal em casos como o seu que ainda sinta dores". Usar técnicas de negociação.
d) Respostas próprias de um entrevistador treinado: Recomenda-se uma estratégia de confronto em tom que evita antagonizar com o paciente, por exemplo seria perguntar "O que acha que está acontecendo e por quê?".

Referências

1. Borrell-Carrió F. Entrevista clínica: habilidades de comunicação para profissionais de saúde. Porto Alegre:Artmed; 2012. p. 198 e 212.
2. Jamoulle M, Gusso G. Prevenção quaternária: primeiro não causar dano. In: Gusso G, Lopes J, Dias L, organizadores. Tratado de medicina de família e comunidade: princípios, formação e prática. 2ª ed. Porto Alegre: Artmed; 2019.

Assista ao vídeo 5, disponível neste QR code ou no *link* https://www.youtube.com/watch?v=aa7oRbmmdvE, e, em seguida, responda à questão 37.

37. [TEMFC 25 - Questão 25] Sobre as habilidades de comunicação na consulta, a médica

a) demonstrou uma comunicação adequada com a criança durante a anamnese.
b) respondeu a um juízo de valor ("muito novinha") de maneira adequada.
c) reagiu empaticamente ao choro da mãe.
d) realizou escuta ativa.

Alternativa correta: b

a) Recomenda-se que o médico tente comunicar-se diretamente com a criança. A médica em nenhum momento se dirige à criança.
b) Diante de um juízo de valor sobre você, responda com rapidez e sem irritação com um juízo oposto ("Está enganado, não sou tão jovem assim, já sou formada há alguns anos").
c) Foi simpática, tentou animar, mas reprimiu o choro (não chore, não fique assim!) e não deu abertura para entrar no assunto. Recomenda-se nesses momentos deixar chorar, escutar. Não deu nenhuma resposta empática.
d) Quando fala do cansaço e do marido desempregado, não entra na história, não explora, não escuta quando a mãe começa a se abrir e falar dos seus sentimentos.

Referências

1. Grosseman S, Alves R, Funk TB. Comunicação com crianças e suas famílias antes da adolescência. In: Dohms M, Gusso G, organizadores. Comunicação clínica: aperfeiçoando os encontros em saúde. Porto Alegre: Artmed; 2020.
2. Cahill P, Papageorgiou A. Video analysis of communication in paediatric consultations in primary care. British journal of general practice. 2007;57(544):866-871.
3. Borrell-Carrió F. Entrevista clínica: habilidades de comunicação para profissionais de saúde. Porto Alegre: Artmed; 2012. p. 163.
4. Gérvas J, Pérez-Fernandez M. A consulta sagrada (de alto conteúdo emocional). In: Dohms M, Gusso G, organizadores. Comunicação clínica: aperfeiçoando os encontros em saúde. Porto Alegre: Artmed; 2020.
5. Grosseman S, Dohms M. Resposta empática à raiva, ao medo e à tristeza no cuidado à saúde. In: Dohms M, Gusso G, organizadores. Comunicação clínica: aperfeiçoando os encontros em saúde. Porto Alegre: Artmed; 2020.

Assista ao vídeo 6, disponível neste QR code ou no *link* https://www.youtube.com/watch?v=8gzBMd2pmQA, e, em seguida, responda à questão 38.

38. [TEMFC 25 – Questão 30] Em relação às habilidades de comunicação na consulta, a médica

a) realizou a prevenção de demandas aditivas.
b) confrontou adequadamente a acompanhante invasiva.
c) demonstrou respostas verbais empáticas com a paciente.
d) realizou abordagem psicossocial.

Alternativa correta: **a**

a) Perguntou algo mais até esgotar as queixas, para delimitar os motivos de consulta e prevenir demadas aditivas.
b) Recomenda-se uma estratégia de questionamento em tom que evite antagonizar com o paciente, por exemplo: "O que acha que está acontecendo e por quê?".
c) Não deu nenhuma resposta empática quando a paciente relatou as dificuldades com a amamentação e marido ausente.
d) Não abordou fatores psicossociais envolvidos que poderiam estar influenciando na cefaleia. A origem de sintomas na maioria dos pacientes afetados está relacionada a processos psicossociais: ansiedade, depressão, transtornos adaptativos etc. Para distinguir os quadros sintomáticos recomenda-se fazer o "salto psicossocial".

Referência

1. Borrell-Carrió F. Entrevista clínica: habilidades de comunicação para profissionais de saúde. Porto Alegre: Artmed; 2012. p. 98 e 193.

Assista ao vídeo 2, disponível neste QR code ou no *link* https://www.youtube.com/watch?v=ZRizlOp_-Do, e, em seguida, responda à questão 39.

39. [TEMFC 26 – Questão 6] Se o médico deseja entender melhor o paciente, qual seria a melhor abordagem inicial nesse caso?

a) Pedir para vir alguém da família na próxima consulta para explicar o significado das palavras.
b) Pedir para o paciente explicar melhor o significado das palavras que o médico não conhece.
c) Pedir para algum funcionário da unidade que seja morador da região explicar o significado das palavras.
d) Explicar ao paciente que ele não pode fazer o atendimento se continuarem falando termos que ele não conhece.

Alternativa correta: b

a) Mesmo que um familiar ou amigo traduza o paciente, podem ocorrer erros muito graves. Preferencialmente esta não deve ser uma escolha.
b) Permitir que o paciente explique o significado das palavras também permite que ele expresse as suas crenças.
c) Esta pode ser uma abordagem em um segundo momento, e não inicial.
d) Negar a assistência nunca é uma opção.

Referências

1. Borrell-Carrió F. Entrevista clínica: habilidades de comunicação para profissionais de saúde. Porto Alegre: Artmed; 2012. p. 66.
2. Floss M, Santos ABS, Dohms M. Comunicação clínica transcultural. In: Dohms M, Gusso G, organizadores. Comunicação clínica: aperfeiçoando os encontros em saúde. Porto Alegre: Artmed; 2020.

40. [TEMFC 26 – Questão 7] Sobre a competência cultural, é correto afirmar:

a) É a competência que as equipes de saúde devem desenvolver para realizar um cuidado à saúde que seja acultural.
b) É a competência do profissional de saúde em usar a ciência para modernizar a cultura dos pacientes.
c) É a habilidade de estabelecer um processo comunicativo capaz de superar as diferenças culturais existentes.
d) É uma habilidade que o profissional de saúde deve reservar para utilizar com as minorias étnicas.

Alternativa correta: c

a) As equipes de saúde também têm sua cultura; não existe cuidado à saúde que seja acultural.
b) Um engano comum em relação ao conceito de cultura e cuidado de saúde é utilizar a ciência como modernizadora do outro. Isso é conhecido como evolucionismo.
c) Competência cultural pode ser definida como a habilidade dos profissionais e dos serviços de saúde em compreender as necessidades culturais de um determinado grupo social de forma a estabelecer um processo comunicativo capaz de superar as diferenças culturais existentes.
d) Não apenas com minorias étnicas, mas com todos.

Referências

1. Knauth DR, Victora C. Orientações básicas para pesquisa qualitativa
2. Floss M, Santos ABS, Dohms M. Comunicação clínica transcultural. In: Dohms M, Gusso G, organizadores. Comunicação clínica: aperfeiçoando os encontros em saúde. Porto Alegre: Artmed; 2020.
3. Knauth DR, Oliveira FA, Castro RCL. Antropologia e atenção primaria à saúde. In: Duncan BB, Schmidt MI, Giugliani ERJ, Duncan MS, Giugliani C. Medicina ambulatorial: condutas de atenção primária baseadas em evidências. 4ª ed. Porto Alegre: Artmed; 2013.

Assista ao vídeo 4, disponível neste QR code ou no *link* https://www.youtube.com/watch?v=MXCqtIwNxpg, e, em seguida, responda à questão 41.

41. [TEMFC 26 – Questão 20] Após a consulta, a médica relatou o caso em um Grupo Balint, contando que se sente muito irritada com a mãe e incomodada com o caso da criança, sentindo-se ansiosa, cansada e com raiva toda vez que vê que a criança está na sua agenda ou na sala de espera. Assinale a afirmativa correta:

a) Recomenda-se que a médica reprima os sentimentos de raiva e ansiedade, porque são transferências negativas que prejudicam a relação médico-paciente.
b) Recomenda-se que a médica referencie o paciente para outro colega, pois irritabilidade faz parte dos sinais luminosos de defesa na relação médico-paciente.
c) Recomenda-se que ao reconhecer os sentimentos de contratransferência, a médica procure dosar-se na medida certa, promovendo um "efeito droga" adequado.
d) Recomenda-se que a médica busque afastamento laboral, porque está com síndrome de *Burnout* em virtude de cansaço, irritabilidade e ansiedade.

Alternativa correta: c

a) Não é reprimir, mas sim trabalhar os sentimentos e usar isso para o autoconhecimento.
b) Os sinais de aviso mais discutidos durante o desenvolvimento do estudo de Salinsky e Sackin e que podem alertar os profissionais para a emergência de defesas contra o envolvimento pessoal desmedido são ansiedade, irritabilidade, preocupação quanto à duração da consulta, distanciamento e altivez, frieza, zanga, cuidado em não magoar, uso exagerado do modelo biomédico, comportamento apostólico, educação para a saúde, fixação exagerada à política do consultório, identificação muito próxima. Os sinais luminosos servem de alerta para o médico observar que está ativando seus mecanismos de defesa, e a solução não é referenciar o paciente para outro colega, mas sim usar para autoconhecimento. Perceber em si mesmo a contratransferência que ocorre no encontro clínico permite ao profissional de saúde dosar-se na medida certa, promovendo um "efeito droga" adequado e satisfatório para a pessoa que o procura.
d) O *Burnout*, a que Salinsky e Sackin se referem, configura uma síndrome psicológica descrita no final do século XX, que consiste na tríade de exaustão emocional, despersonalização e diminuição da realização pessoal. Não é possível definir que a médica está em *Burnout*.

Referências

1. Branco RFGR, Freitas FGM, Bastos GCFC, Adorno PN. Grupos Balint. In: Gusso G, Lopes J, Dias L, organizadores. Tratado de medicina de família e comunidade: princípios, formação e prática. 2ª ed. Porto Alegre: Artmed; 2019.
2. Salinsky J, Sackin P. Médicos com emoções. Identificar e evitar comportamentos defensivos na consulta. Lisboa: Grünenthal; 2004.

Assista ao vídeo 6, disponível neste QR code ou no *link* https://www.youtube.com/watch?v=MFt3p494zRY, e, em seguida, responda à questão 42.

42. [TEMFC 26 – Questão 28] Na comunicação sobre a notícia de iniciar a insulina, podemos observar que o médico:

a) Comunicou o entendimento dos medos do paciente e abordou suas preocupações e sentimentos.
b) Verbalizou uma resposta empática em relação aos medos e se colocou à disposição para apoio.

c) Forneceu a quantidade de informações conforme avaliação do quanto o paciente poderia entender no momento.
d) Utilizou linguagem de fácil entendimento e confirmou a compreensão do entendimento do paciente.

Alternativa correta: b

a) Apesar de ter verbalizado que entendia que a situação não era fácil, não abordou as preocupações do paciente e nem permitiu que ele falasse dos seus sentimentos.
b) Ele verbaliza resposta empática e de apoio na primeira reação de preocupação do paciente: "Eu sei que não é uma situação fácil, e estamos aqui para te ajudar no que for necessário".
c) Não perguntou quanto de informações o paciente gostaria de saber no momento e nem se poderia continuar, se estava entendendo. É importante que o médico leve em consideração o quanto o paciente é capaz de entender. Para esse tipo de situação é fundamental que seja providenciado um ambiente que garanta privacidade e um tempo sem interrupções. A quantidade de tempo não precisa ser grande, mas o paciente precisa perceber que o médico está à sua disposição e com a maior atenção disponível.
d) Não confirmou a compreensão. Sempre ao final se deve verificar a compreensão, observar os sentimentos e a situação emocional do paciente e colocar-se, assim como o serviço, à disposição.

Referências

1. Kolling MG. Método clínico centrado na pessoa. In: Duncan BB, Schmidt MI, Giugliani ERJ, Duncan MS, Giugliani C. Medicina ambulatorial: condutas de atenção primária baseadas em evidências. 4ª ed. Porto Alegre: Artmed; 2013.
2. Stewart M et al. Medicina centrada na pessoa: transformando o método clínico. 3ª ed. Porto Alegre: Artmed; 2017.
3. Baile WF, Buckman R, Lenzi R, Glober G, Beale EA, Kudelka AP. SPIKES – A six-step protocol for delivering bad news: application to the patient with cancer. The Oncologist. 2000.
4. Góis AFT, Pernambuco ACA, Dohms M. Comunicação de notícias difíceis. Dohms M, Gusso G, organizadores. Comunicação clínica: aperfeiçoando os encontros em saúde. Porto Alegre: Artmed; 2020.

Assista ao vídeo 1, disponível neste QR code ou no *link* https://www.youtube.com/watch?v=XLxFwUmc9EM, e, em seguida, responda às questões 43 e 44.

43. [TEMFC 27 – Questão 2] Considere que a paciente realizou investigação e foram excluídas causas cardíacas e pulmonares. Qual a melhor abordagem pelo médico de família e comunidade para explicar sobre sintomas físicos considerados como somatização":

a) "Você não tem nenhuma doença no corpo. Não se preocupe, não é nada. Você vai ver que vai passar sem precisarmos fazer nada.".
b) "Isso é tudo fruto da sua cabeça e precisa tentar esquecer esses problemas. Se quiser, posso te encaminhar para um psicólogo".
c) "Algumas situações de estresse e nervosismo podem fazer com que o corpo reaja com sintomas como dor no peito ou no estômago".
d) "Tome estas medicações para alívio da dor que vai ver que vai passar. Volte em 15 dias para conversarmos novamente".

Alternativa correta: c

Atitudes que pioram o tratamento dos pacientes somatizadores:

- Dizer "você não tem nada".
- Preocupar-se demais com a remissão dos sintomas – os pacientes não querem necessariamente alívio do sintoma, mas com certeza buscam compreensão.
- Desafiar o paciente – concorde que há um problema.
- Explicar prematuramente que os sintomas são emocionais – em especial nos somatizadores e crônicos.
- Informar diagnósticos orgânicos positivos quando eles não existem.

Referências

1. Fortes S, Tófoli LF, Chazan LF, Ballester D. Queixas somáticas sem explicação médica. In: Duncan BB, Schmidt MI, Giugliani ERJ, Duncan MS, Giugliani C. Medicina ambulatorial: condutas de atenção primária baseadas em evidências. 4ª ed. Porto Alegre: Artmed; 2013. p. 1144. Tabela 112.3.
2. Kirmayer LJ, Robbins JM, Dworkind M, Yaffe MJ. Somatization and the recognition of depression and anxiety in primary care. Am J Psychiatry. 1993 May;150(5):734-41. doi: 10.1176/ajp.150.5.734. PMID: 8480818.
3. Goldberg D, Huxley P. Common mental disorders: A bio-social model. 1st ed. London: Tavistock/Routledge; 1992. 194p

44. [TEMFC 27 – Questão 4] A médica realizou corretamente a seguinte habilidade de comunicação:

a) realizou prevenção de demandas aditivas.
b) explorou o medo relacionado à queixa inicial.
c) abordou relação do sintoma com contexto psicossocial.
d) realizou um plano conjunto.

Alternativa correta: c

a) Não perguntou se tinha outras queixas para delimitar os motivos de consulta antes de entrar na primeira queixa.
b) Casos de "agenda oculta", ou seja, quando o verdadeiro motivo da consulta não é revelado no início, a primeira frase dita é o motivo da consulta. No caso poderia ser o medo de doença cardíaca e o desmame. Mas a médica não explorou a preocupação com o coração nem o pedido de desmame.
c) Conseguiu abordar preocupações da paciente da sua vida psicossocial que poderiam estar envolvidas no motivo de consulta, como a situação do filho preso.
d) Não chegou a fazer um processo de tomada de decisão compartilhada.

Referências

1. Loch S, Cunha CJCA, Longhi DM, Medeiros L. Gerenciamento de unidades de saúde In: Gusso G, Lopes J, Dias L, organizadores. Tratado de medicina de família e comunidade: princípios, formação e prática. 2ª ed. Porto Alegre: Artmed; 2019.
2. Borrell-Carrió F. Entrevista clínica: habilidades de comunicação para profissionais de saúde. Porto Alegre: Artmed; 2012.
3. Umpierre R, Engel L. Tomando decisões compartilhadas: colocando a pessoa no centro do cuidado. In: Gusso G, Lopes J, Dias L, organizadores. Tratado de medicina de família e comunidade: princípios, formação e prática. 2ª ed Porto Alegre: Artmed; 2019.

Assista ao vídeo 2, disponível neste QR code ou no *link* https://www.youtube.com/watch?v=A8TCooHMqEQ&t=69s, e, em seguida, responda às questões 45 e 46.

45. [TEMFC 27 – Questão 8] Após a frase do paciente que demonstra agressividade latente "Estou muito braba com a senhora. Estou com muita dor nas minhas costas, e tudo o que a senhora tem me dado para tomar não adianta nada". A alternativa que representa o melhor início da entrevista, se a médica desejasse dar uma resposta verbal empática, com delimitação adequada dos motivos de consulta, é:

a) "Eu imagino o quanto essas dores devem estar incomodando a senhora! Quais são os medicamentos que a senhora está usando? Podemos trocar por um outro mais potente".
b) "Nossa, sinto muito! É compreensível. Foi isso que lhe trouxe à consulta ou há mais coisas que deseja consultar? Vamos ao mais importante: como podemos melhorar os seus sintomas?".
c) "Calma, Dona Maria. Estou aqui para ajudar. Mostre-me então onde é a dor e quando começou".
d) "A senhora está nervosa porque continua com a dor, é normal. Não se preocupe, vamos reavaliar e resolver tudo que for preciso!".

Alternativa correta: b

Como o profissional deveria ter atuado?

- Em vez de agir com agressividade defensiva, dar uma resposta empática às queixas do paciente, como: "Nossa, sinto muito!".
- Delimitando o motivo da consulta: "Foi isso que lhe trouxe à consulta ou há mais coisas que deseja consultar?".
- Recondução por objetivos: "Vamos ao mais importante: como podemos melhorar os seus sintomas?".

Referências

1. Borrell-Carrió F. Entrevista clínica: habilidades de comunicação para profissionais de saúde. Porto Alegre: Artmed; 2012. p. 27.
2. Grosseman S, Dohms M. Resposta empática à raiva, ao medo e à tristeza no cuidado à saúde. In: Dohms M, Gusso G, organizadores. Comunicação clínica: aperfeiçoando os encontros em saúde. Porto Alegre: Artmed; 2020.

46. [TEMFC 27 – Questão 10] A médica contou posteriormente no grupo Balint, do qual participa periodicamente, que se sentiu muito mobilizada emocionalmente neste caso, ficando frustrada porque a paciente não seguia suas recomendações. Essa frustração está relacionada à qual categoria balintiana, na teoria de Michael Balint:

a) conluio do anonimato.
b) função apostólica.
c) oferta da doença.
d) organização da doença.

Alternativa correta: b

Balint descreveu na função apostólica uma questão bastante frequente na área da saúde: os profissionais muitas vezes querem "converter" as pessoas àquilo que acreditam. A missão ou função apostólica significa, em primeiro lugar, que todo médico tem uma vaga, mas quase inabalável, ideia sobre o modo como a pessoa deve se comportar quando está doente. Embora esse conceito pouco tenha de concreto e de explícito, é imensamente poderoso e influi, segundo se pode comprovar, em quase todos os detalhes do trabalho do médico com a pessoa. Era como se cada médico possuísse o conhecimento revelado do que as pessoas deviam e não deviam esperar e suportar e, além disso, como se tivesse o sagrado dever de converter à sua fé todos os incrédulos e ignorantes entre as pessoas que atende. Precisamente por essa razão, surge a ideia de aplicar-lhe o nome de "função apostólica". Assim, é comum ver médicos dando conselhos às pessoas com base no senso comum, naquilo que eles, profissionais, acham ou acreditam ser o melhor.

Referências

1. Branco RFGR, Freitas FGM, Bastos GCFC, Adorno PN. Grupos Balint. In: Gusso G, Lopes J, Dias L, organizadores. Tratado de medicina de família e comunidade: princípios, formação e prática. 2ª ed. Porto Alegre: Artmed; 2019.
2. Balint M. O médico, seu paciente e a doença. 2ª ed. São Paulo: Atheneu; 2005.
3. Carrijo APB, Brandão J, Teixeira Junior JE. Introdução aos Grupos Balint. In: Dohms M, Gusso G, organizadores. Comunicação clínica: aperfeiçoando os encontros em saúde. Porto Alegre: Artmed; 2020.

Assista ao vídeo 3, disponível neste QR code ou no *link* https://www.youtube.com/watch?v=Q3DfA3PgmR4, e, em seguida, responda à questão 47.

47. [TEMFC 27 – Questão 11] Em relação às habilidades de comunicação na entrevista clínica com pessoa que chora, o médico demonstrou no vídeo predomínio de:

a) contenção emocional.
b) método clínico centrado no paciente.
c) alta reatividade emocional.
d) domínio da distância terapêutica.

Alternativa correta: c

a) Quando atuamos sem contenção emocional?

- Quando respondemos à agressividade com agressividade.
- Quando damos seguranças prematuras para que a pessoa não prossiga nos relatando suas ansiedades.
- Quando estamos obstinados em medidas heroicas ou em soluções terapêuticas extremas.
- Quando damos recomendações precipitadas a pedido da pessoa.
- Quando atuamos com contenção emocional?
- Quando sabemos escutar, apesar das interrupções.
- Quando somos capazes de dizer: "ainda não o conheço o suficiente para lhe dar minha opinião".
- Quando aceitamos nossas limitações terapêuticas.
- Quando transmitimos um clima de tranquilidade na consulta.

b) Não foi empático, não abordou os sentimentos da paciente, inibiu o choro, não fez decisão compartilhada sobre início de medicação.

c) e d) Um profissional pode ter bons sentimentos e apenas simpatizar e não empatizar com as emoções do paciente em virtude de um *escasso domínio da distância terapêutica*. A alta reatividade emocional também faz o profissional tentar aliviar "agora" o sofrimento do paciente, a "fazer alguma coisa" em resposta às expressões de dor.

Referências

1. Dohms M, Borrell-Carrió F, Fontcuberta J. Relação clínica na prática do médico de família e comunidade. In: Gusso G, Lopes J, Dias L, organizadores. Tratado de medicina de família e comunidade: princípios, formação e prática. 2ª ed. Porto Alegre: Artmed; 2019.
2. Dohms M, Chazan LF, Polomeni A. Reações emocionais dos profissionais de saúde nos encontros clínicos. In: Dohms M, Gusso G, organizadores. Comunicação clínica: aperfeiçoando os encontros em saúde. Porto Alegre: Artmed; 2020.
3. Borrell-Carrió F. Entrevista clínica: habilidades de comunicação para profissionais de saúde. Porto Alegre: Artmed; 2012. p. 148.
4. Gérvas J, Pérez-Fernandez M. A consulta sagrada (de alto conteúdo emocional). In: Dohms M, Gusso G, organizadores. Comunicação clínica: aperfeiçoando os encontros em saúde. Porto Alegre: Artmed; 2020.
5. Umpierre R, Engel L. Tomando decisões compartilhadas: colocando a pessoa no centro do cuidado. In: Gusso G, Lopes J, Dias L, organizadores. Tratado de medicina de família e comunidade: princípios, formação e prática. 2ª ed. Porto Alegre: Artmed; 2019.

Assista ao vídeo 4, disponível neste QR code ou no *link* https://www.youtube.com/watch?v=ih9fyfkOo90, e, em seguida, responda à questão 48.

48. [TEMFC 27 – Questão 20] A gestante contou para o médico que na sua alimentação havia grande quantidade de carboidratos e alimentos industrializados e poucas frutas e verduras. O médico gostaria de recomendar que ela mudasse sua alimentação, diminuindo os carboidratos e alimentos industrializados e aumentasse o consumo de frutas e verduras. Se ele pretendesse realizar um processo de tomada de decisão compartilhada sobre a mudança alimentar, qual das seguintes alternativas seria a abordagem mais adequada neste caso:

a) "É muito importante que você pare de comer besteiras e comece a comer comida de verdade e saudável, pois isso já está prejudicando seu ganho de peso e pode prejudicar o bebê".
b) "Eu vou te explicar por que seria importante mudar sua alimentação e depois você me diz como acha que poderia modificar e elaboramos uma proposta de mudança".
c) "Vou compartilhar contigo este folheto com orientações sobre uma alimentação saudável na gestação, o que você acha de ler e mudar sua alimentação até a próxima consulta?".
d) "É muito importante diminuir o consumo de carboidratos e alimentos industrializados e aumentar o consumo de fibras e alimentos naturais. Tenho certeza de que você conseguirá!".

Alternativa correta: b

No processo de decisão compartilhada o médico e a pessoa decidem juntos sobre tratamentos, exames, manejo e suporte, levando em conta as preferências da pessoa e as melhores evidências disponíveis. Decisão compartilhada é a intersecção da medicina centrada na pessoa e da medicina baseada em evidências (MBE).
a) Expressou julgamento e não deu oportunidade para a paciente participar da decisão.
b) Forneceu informações para a paciente poder decidir e tentou elaborar um plano conjunto
c) Forneceu informações para a paciente poder decidir mas não a incluiu na elaboração de um plano conjunto.
d) Usou termos de difícil compreensão e não compartilhou a decisão sobre a mudança.

Referências

1. Umpierre R, Engel L. Tomando decisões compartilhadas: colocando a pessoa no centro do cuidado. In: Gusso G, Lopes J, Dias L, organizadores . Tratado de medicina de família e comunidade: princípios, formação e prática. 2ª ed. Porto Alegre: Artmed; 2019.
2. Barreiros B, Franco CA, Freitas FF, Dohms M. Habilidades essenciais para a comunicação clínica efetiva. In: Dohms M, Gusso G, organizadores. Comunicação clínica: aperfeiçoando os encontros em saúde. Porto Alegre: Artmed; 2020.

Assista ao vídeo 5, disponível neste QR code ou no *link* https://www.youtube.com/watch?v=ChbGXZ4oFwU, e, em seguida, responda à questão 49.

49. [TEMFC 27 - Questão 26] Ao final da consulta, a filha muito nervosa e preocupada perguntou novamente para o médico sobre o diagnóstico e o prognóstico da mãe. O médico ainda tinha dúvidas quanto ao diagnóstico e gravidade. A melhor resposta seria:

a) "fique tranquila, faremos tudo o que for possível para que sua mãe fique bem, não há motivo para preocupar-se tanto".
b) "devemos esperar até que tenhamos mais provas, para poder dar informações com mais segurança para a senhora".
c) "ainda não sabemos ao certo a gravidade, mas vai dar tudo certo, procure se acalmar, por favor".
d) "pode confiar na equipe, que estamos fazendo o melhor cuidado possível, não é tão grave".

Alternativa correta: b

Diante de um paciente sem diagnóstico, é importante o profissional lembrar que:

- A honestidade é inegociável, mesmo que signifique decepcionar o paciente ou diminuir o prestígio.
- Contar da mesma forma o que sabe e o que não sabe. Investigar os medos do paciente ou de seus familiares e discutir com eles se têm alguma base ou racionalidade.
- Evitar expressões que possam passar a ideia de que o profissional não se preocupa ou que minimiza a importância do caso, ou passar a ideia de que o paciente ou seus familiares "são uns exagerados".

Referências

1. Dohms M, Chazan LF, Polomeni A. Reações emocionais dos profissionais de saúde nos encontros clínicos. In: Dohms M, Gusso G, organizadores. Comunicação clínica: aperfeiçoando os encontros em saúde. Porto Alegre: Artmed; 2020.
2. Borrell-Carrió, F. Entrevista clínica: habilidades de comunicação para profissionais de saúde. Porto Alegre: Artmed; 2012. p. 142.

10

ÉTICA MÉDICA E BIOÉTICA

Dannielle Fernandes Godoi

1. [TEMFC 18 – Questão 20] Uma agente comunitária de saúde (ACS) traz sua filha de 14 anos para atendimento médico, com o objetivo de que você faça orientações sobre saúde em geral, principalmente quanto à saúde da mulher, visto que a menina iniciou há pouco tempo com ciclos menstruais e não passou por nenhuma consulta. A mãe é uma agente comunitária bastante ativa e comprometida com a comunidade, sua família é bem estruturada e religiosa. Durante a consulta, você realiza orientações gerais sobre rastreios, vacina, sexualidade e contracepção. Durante a consulta a ACS permanece em sala e a moça mostra algum desconforto eventualmente com os comentários da mãe. Ao fim da consulta você sugere um momento apenas com a adolescente, mas a mãe não permite abertura e a moça diz que não precisa. Um mês após a consulta a moça retorna ao Centro de Saúde para uma consulta de urgência. Ao abordá-la no consultório a paciente solicita a prescrição da "pílula do dia seguinte" porque teve relação desprotegida na noite anterior após uma festa, com um rapaz de 14 anos que está namorando escondido há 2 meses, pois ele não é da mesma religião e acredita que os pais não o aprovariam. Durante a consulta, a paciente mostra-se ansiosa e angustiada, associando isso com a decisão de não revelar aos pais seu namoro. Sua atitude é tranquilizar a paciente e conduzir a consulta de forma a reforçar o vínculo e a confiança dela para abordagens futuras. Após finalização e condutas, a adolescente parece mais tranquila e solicita que não comente com sua mãe sobre o motivo da consulta, pois ela não sabe do ocorrido e acredita que a mãe ainda é "virgem". No dia seguinte a ACS o procura perguntando sobre o motivo da consulta da filha, já que ela está agindo estranho recentemente e anda saindo

---

Nota do editor: Os endereços eletrônicos indicados nas referências deste capítulo foram acessados em 10 maio 2021.

com uns "malas" do bairro. A atitude correta em relação à ética médica e aos atributos da APS é

a) orientar a ACS a conversar com a filha sobre sexualidade, já que ela se expôs a um risco real de DST, sem dar maiores detalhes da consulta, já que nesse caso o motivo da quebra de sigilo é justo por tratar-se de adolescente.
b) revelar que sua filha está namorando escondido e que se expôs a risco de DST, mas orientar à colega ACS que não revele que comentou o motivo da consulta, para não perder o "vínculo" com a paciente.
c) orientar a ACS a conversar sobre os motivos da consulta com a própria filha e que não é adequado revela-los para sua colega de equipe sem consentimento da paciente, mesmo esta sendo adolescente.
d) tranquilizar a ACS, dizendo que não foi nada grave, que o motivo foi um problema corriqueiro sem relação com a mudança de comportamento da filha, mas que não podia comentar sobre o assunto por questões éticas.
e) revelar o motivo da consulta de forma ética e coerente, atentando para as relações familiares e as formas adequadas de conversa sobre sexualidade, orientando a mãe sobre as angústias da filha, a necessidade de acolher seus sentimentos e respeitar suas decisões.

Alternativa correta: c

A confidencialidade é definida como um acordo entre o profissional de saúde e a pessoa sob seus cuidados, no qual se estabelece que as informações discutidas durante e depois da consulta ou entrevista não podem ser passadas a seus pais e/ou responsáveis sem a permissão expressa do adolescente. A garantia de confidencialidade e privacidade, fundamental para ações de prevenção, favorece a abordagem de temas como sexualidade, uso de drogas, violência, entre outras situações. Conforme o artigo 74 do Código de Ética Médica, é vedado ao médico revelar sigilo profissional relacionado a paciente criança ou adolescente, desde que estes tenham capacidade de discernimento, inclusive a seus pais ou representantes legais, salvo quando a não revelação possa acarretar dano ao paciente.

Referência

1. Conselho Federal de Medicina. Código de Ética Médica: Resolução CFM no 2.217, de 27 de setembro de 2018, modificada pelas Resoluções n. 2.222/2018 e 2.226/2019.

2. [TEMFC 19 – Questão 20] A enfermeira da equipe avisa que o empregador de uma de suas pacientes quer falar com você, pois ela tem apresentado atestados com frequência. O patrão mostra os atestados, pergunta sobre sua veracidade e motivos de emissão, e solicita a você que preencha os espaços reservados ao CID. Sua paciente é atendida com frequência, com diagnóstico de psicose afetiva de difícil manejo. Qual a conduta correta?

a) Você o atende com frieza e orienta que não pode conversar com pessoas de fora da família sobre a história clínica do paciente, pois seria antiético. Nega-se a falar sobre os atestados e explica que sob nenhuma circunstância pode colocar o CID em atestados médicos.
b) Você atende o empregador com cordialidade e explica que eticamente é inadequado revelar o motivo da consulta do paciente, confirma a veracidade dos atestados e explica que o CID expressa o diagnóstico por meio de um código, portanto, não podendo registrá-lo no atestado sob nenhuma circunstância.
c) Você o orienta que eticamente é inadequado revelar o motivo da consulta, confirma a veracidade dos atestados e explica que o CID expressa o diagnóstico, portanto, não podendo registrá-lo, a menos que seja para fins periciais direcionados ao colega médico perito, por solicitação da pessoa atendida, ou sob seu consentimento escrito.
d) Você o atende com cordialidade e confirma a veracidade dos atestados médicos. Tendo em vista o quadro clínico da paciente, explica ao empregador que a situação é delicada e que o número de afastamentos é normal em virtude do diagnóstico dela. Compromete-se a colocar o CID no atestado nas próximas consultas.
e) Você o atende com cordialidade e confirma a veracidade dos atestados. Verificando que se trata de uma paciente instável e do risco envolvido, revela o diagnóstico e orienta o empregador que ela pode apresentar algum comportamento estranho, solicitando que ele comunique à equipe de saúde qualquer situação anômala.

Alternativa correta: c

Segundo o artigo 76 do Código de Ética Médica, é vedado ao médico revelar informações confidenciais obtidas quando do exame médico de trabalhadores, inclusive por exigência dos dirigentes de empresas ou de instituições, salvo se o silêncio puser em risco a saúde dos empregados ou da comunidade. Ainda sobre o tema, a resolução CFM n. 1.851/2008, que altera o art. 3º da Resolução CFM n. 1.658, de 2002, que normatiza a emissão de atestados médicos e dá outras providências, deixa claro que o estabelecimento do diagnóstico em atestado médico só pode ser feito mediante autorização expressa do paciente e quando o atestado for solicitado pelo paciente ou seu representante legal para fins de perícia médica.

Referências

1. Conselho Federal de Medicina. Código de Ética Médica: Resolução CFM n. 2.217, de 27 de setembro de 2018, modificada pelas Resoluções n. 2.222/2018 e 2.226/2019.
2. Conselho Federal de Medicina. Resolução CFM n. 1.851/2008 – altera o art. 3º da Resolução CFM n. 1.658, de 2002, que normatiza a emissão de atestados médicos e dá outras providências. 2008.

Assista ao vídeo 4, disponível neste QR code ou no *link* https://youtu.be/RG8Y28FBqFc, e, em seguida, responda à questão 3.

3. [TEMFC 20 – Questão 14] Caso a paciente peça para não fazer o registro do resultado do exame no prontuário já que a irmã trabalha na Unidade, é correto afirmar que a médica

a) não deve registrar o resultado no prontuário, para aplicar os conceitos de confidencialidade e segredo profissional.
b) não deve registrar porque deve-se sempre fazer o que o paciente pede, para sua maior satisfação.
c) deve registrar mesmo assim porque quem decide é o médico, que sabe avaliar a necessidade desse registro.
d) deve registrar mesmo assim porque é uma doença de notificação compulsória.
e) deve registrar mesmo assim, pois o registro de todas as informações é mandatório pelo Código de Ética Médica.

Alternativa correta: a

Segundo o XI Princípio Fundamental do Código de Ética Médica, o médico deverá guardar sigilo a respeito das informações de que detenha conhecimento no desempenho de suas funções, com exceção dos casos previstos em lei. Considerando a possibilidade de a irmã acessar o prontuário médico, caso a paciente opte pelo não registro, o seu desejo deverá ser respeitado. Apesar do não registro em prontuário a notificação compulsória do agravo em questão (HIV) deverá ser realizada pelo médico, cabendo a ele zelar pelo destino das informações, não permitindo o manuseio e o conhecimento dos fatos por pessoas não obrigadas ao sigilo profissional.

Referência

1. Conselho Federal de Medicina. Código de Ética Médica: Resolução CFM no 2.217, de 27 de setembro de 2018, modificada pelas Resoluções n. 2.222/2018 e 2.226/2019.

Assista ao vídeo 2, disponível neste QR code ou no *link* https://youtu.be/gESKaRPYWms, e, em seguida, responda à questão 4.

4. [TEMFC 21 - Questão 9] Em relação à cena em que a enfermeira avisa sobre o paciente com tuberculose na consulta e o sigilo profissional, é correto afirmar que

a) a enfermeira agiu de forma ética, pois visou a proteger as demais pessoas da sala de espera.
b) não houve quebra de sigilo porque a enfermeira não disse o nome do paciente.
c) a enfermeira não agiu adequadamente, porque as informações contidas nos prontuários só podem ser liberadas mediante autorização do médico responsável.
d) observa-se um problema ético no aspecto de confidencialidade, por revelar diagnóstico sem autorização do paciente.

Alternativa correta: d

Segundo o art. 73 do Código de Ética Médica de 2018, é vedado ao médico revelar fato de que tenha conhecimento em virtude do exercício de sua profissão, salvo por motivo justo, dever legal ou consentimento, por escrito, do paciente. Esse artigo tem o seu equivalente também no Código de Ética dos Profissionais de Enfermagem de 2018, que em seu art. 52 preconiza como dever do profissional de enfermagem a manutenção do sigilo sobre fato de que tenha conhecimento no exercício profissional, exceto nos casos previstos na legislação ou por determinação judicial, ou com o consentimento escrito da pessoa envolvida ou de seu representante legal. Para a proteção das demais pessoas da sala de espera, outras medidas, como equipamentos de proteção individual (máscara) ou condução do paciente a um local mais reservado, alcançariam o objetivo desejado sem prejuízo da confidencialidade do diagnóstico da tuberculose.

Referências

1. Conselho Federal de Medicina. Código de Ética Médica: Resolução CFM n. 2.217, de 27 de setembro de 2018, modificada pelas Resoluções n. 2.222/2018 e 2.226/2019.
2. Conselho Federal de Enfermagem. Resolução COFEN n. 564/2017.

Assista ao vídeo 4, disponível neste QR code ou no *link* https://youtu.be/wsFGqoOZjUE, e, em seguida, responda às questões 5 e 6.

5. [TEMFC 21 – Questão 22] Sobre o modo como a profissional lidou com a diferença de conduta com outros profissionais, é correto afirmar que

a) agiu corretamente, ao avisar o paciente que a outra médica estava desatualizada, pois visava à proteção do paciente.
b) agiu corretamente, porque usou o princípio da não maleficência.
c) demonstrou um problema ético relativo à organização e ao sistema de saúde.
d) demonstrou um problema ético na relação entre integrantes da equipe de APS.

Alternativa correta: d

Ao evitar exames e prescrições desnecessários, a médica buscou utilizar o princípio da não maleficência, que estabelece que a ação do médico deve objetivar reduzir os efeitos adversos ou indesejáveis das ações diagnósticas e terapêuticas no ser humano. Apesar disso, ela não agiu corretamente ao avisar que a outra médica estava desatualizada. Essa postura não necessariamente visa à proteção do paciente; ao contrário, pode-se produzir o efeito da quebra de vínculo profissional. Adicionalmente, a postura reflete uma questão ética na relação com outros profissionais. O próprio Código de Ética Médica, em seu art. 23, parágrafo único, reforça que o médico deve ter para com seus colegas respeito, consideração e solidariedade. A descrição do processo de trabalho envolvido no agendamento da consulta e no relato da consulta em enfermagem ressalta uma aparente boa organização do trabalho em equipe na APS.

Referências

1. Dalla MDB, Lopes JMC. Ética na atenção primária à saúde. In: Gusso G, Lopes JMC. Tratado de medicina de família e comunidade: princípios, formação e prática. 2ª ed. Porto Alegre: Artmed; 2019. p. 120-127.

2. Conselho Federal de Medicina. Código de Ética Médica: Resolução CFM n. 2.217, de 27 de setembro de 2018, modificada pelas Resoluções n. 2.222/2018 e 2.226/2019.

6. [TEMFC 22 – Questão 17] Em relação ao registro de saúde orientado por problemas nesse caso, assinale a alternativa correta.

a) Por questões éticas deve-se evitar registrar a opção sexual do paciente.
b) Quando o paciente trouxer o resultado de exame, o médico deve registrar no item "S" (Subjetivo) do SOAP.
c) O conflito com os pais pode ser incluído na lista de problemas.
d) No item "A" (Avaliação), pode-se colocar o diagnóstico suspeito ou interrogado.

Alternativa correta: c

Segundo o Código de Ética Médica, o prontuário deve conter os dados clínicos necessários para a boa condução do caso, o que inclui o registro da orientação sexual do paciente. Ainda para uma boa condução do caso, a sistematização adequada do registro das informações também se faz necessária. No âmbito da APS, a sistematização das informações pelo método SOAP e o registro de saúde orientado por problemas possibilitam uma abordagem mais longitudinal e integral ao cuidado em saúde. A estrutura do SOAP prioriza a síntese estruturada do motivo da consulta (Subjetivo), as informações objetivas observadas pelo profissional como dados do exame clínico e exames complementares (Objetivo), a síntese estruturada do problema ou condição (Avaliação) e, finalmente, o plano de manejo elaborado em conjunto com a pessoa (Plano). A lista de problemas deve incluir tudo aquilo que requer ou pode requerer uma ação do médico ou da equipe de saúde e, em consequência, motivará um plano de intervenção.

Referências

1. Gusso G, Lopes JMC. Registro de saúde orientado por problemas. In: Gusso G, Lopes JMC. Tratado de medicina de família e comunidade: princípios, formação e prática. 2ª ed. Porto Alegre: Artmed; 2019. p. 394-402.
2. Conselho Federal de Medicina. Código de Ética Médica: Resolução CFM n. 2.217, de 27 de setembro de 2018, modificada pelas Resoluções n. 2.222/2018 e 2.226/2019.

7. [TEMFC 24 – Questão 24] Sobre a abordagem da saúde ocupacional da gestante, é correto afirmar que

a) quem deve fornecer um atestado médico de afastamento é o psiquiatra.
b) para caracterizar uma doença do trabalho, nesse caso, não necessita de comprovação do nexo causal.

c) a defesa de direitos das gestantes é um tema para matriciamento com assistente social.
d) o caso deve ser encaminhado ao CAPS com urgência.

Alternativa correta: c

A Resolução n. 1.488, de 11 de fevereiro de 1998, do Conselho Federal de Medicina (CFM) estabelece procedimentos técnicos e éticos que todos os médicos devem cumprir no atendimento aos trabalhadores. Assim, cabe ao médico assistente, independentemente de sua especialidade ou local de atendimento, o fornecimento de atestado para afastamento do trabalho. A solicitação de atestados médicos, seja para fundamentar a dispensa de trabalho ou para a concessão de benefícios previdenciários e assistenciais, faz parte da prática diária de qualquer médico que atue na APS. O médico de família e comunidade dispõe de ferramentas importantes que facilitam a abordagem da saúde ocupacional das pessoas sob seu cuidado, como o conhecimento do território (incluindo a dinâmica produtiva); a atenção longitudinal, importante para identificar recorrências de situações; o uso do tempo como aliado nos diagnósticos e tratamentos; o primeiro contato, na maioria das vezes, observando os primeiros sintomas dos casos e o trabalho interdisciplinar, sobretudo pela possibilidade de atuação conjunta e apoio dos profissionais dos Núcleos de Apoio à Saúde da Família (Nasf), ampliando a oferta de serviços. Na condução de quadros que se arrastam, diagnósticos ambíguos e nexo com o trabalho pouco caracterizado, o MFC pode dividir o caso com outros especialistas. Define-se como doença do trabalho a condição adquirida ou desencadeada em função de condições especiais em que o trabalho é realizado, com ele se relacionando diretamente e necessitando de comprovação do nexo causal.

Referências

1. Conselho Federal de Medicina. Resolução CFM n. 1.488/1998 – modificada pelas resoluções CFM n. 1.810 de 2006 e n. 1.940 de 2010. Dispõe de normas específicas para médicos que atendam o trabalhador. 1998.
2. Ceratti AR, Ando NM, Queiroz O. Abordagem à saúde ocupacional na atenção primária à saúde. In: Gusso G, Lopes JMC. Tratado de medicina de família e comunidade: princípios, formação e prática. 2ª ed. Porto Alegre: Artmed; 2019. p. 673-690.

8. [TEMFC 24 – Questão 66] Manuela, 26 anos, vai à consulta no acolhimento. Como o médico já a conhece há anos, nota que ela está bem ansiosa. Conta que fez um teste de farmácia e está mais uma vez grávida. Refere que, como o médico bem sabe, ela e o esposo estão desempregados, e já possuem mais três filhos, o mais novo com 2 anos de idade. Em virtude das dificuldades financeiras, há tempos não tem mais desejo sexual, entretanto conta que o marido não a entende e isso tem sido motivo de brigas constantes entre o casal, chegando a ter relações sexuais por medo de consequências maiores. Está decidida a interromper esta gestação e pede ajuda ao médico. Tendo em vista a vontade de Manuela, a legislação brasileira sobre o abortamento e o que versa o Conselho Federal de Medicina sobre o sigilo médico, é correto afirmar que o médico deve acolhê-la com empatia,

a) solicitar beta-HCG sérico, discutir o caso em equipe e encaminhá-la para o serviço social e psicologia, uma vez que o abortamento legal não é permitido nesses casos.
b) informar que ela pode ter direito por lei ao abortamento se considerar que as relações sexuais ocorreram sob coerção, orientar sobre as possíveis implicações de sua decisão e, se ela desejar, encaminhar para avaliação no serviço de referência mais próximo.
c) solicitar beta-HCG sérico e ultrassonografia para avaliação da idade gestacional, iniciar ácido fólico, acionar a rede de apoio familiar e discutir o caso com o serviço social.
d) solicitar beta-HCG sérico e informá-la, com cuidado, que o abortamento é criminalizado nesses casos e que o médico pode ser obrigado a quebrar o sigilo médico caso ela prossiga com esse desejo.

Alternativa correta: b

A legislação específica sobre abortamento no Brasil é regida pelos art. 124 a 128 do Código Penal brasileiro. Mais especificamente este último artigo versa sobre o abortamento provocado por médico, o denominado aborto necessário, não sendo caracterizado como crime apenas se for realizado como meio último para salvar a vida da gestante ou se a gravidez resulta de estupro. Cabe ao médico fazer as orientações conforme a legislação vigente, mantendo ainda a responsabilidade profissional sobre o sigilo médico, não podendo revelar o fato sem que haja dever legal ou consentimento por escrito da paciente.

Referência

1. Barros Junior EA. Código de ética médica comentado e interpretado. Timburi, SP: Editora Cia do eBook, 2019. 835p.

11

HABILIDADES EM PESQUISA MÉDICA, GESTÃO EM SAÚDE, COMUNICAÇÃO E DOCÊNCIA

Dannielle Fernandes Godoi

1. [TEMFC 19 – Questão 22] Pedro traz seu filho Yago de 5 anos para consulta por causa de lesões de pele que apareceram há 3 dias no braço, que estão aumentando em quantidade e tamanho. O diagnóstico é de impetigo, mas você fica na dúvida sobre qual o melhor tratamento a sugerir. Você lembra-se do "Portal Saúde Baseada em Evidências" e digita o termo "impetigo" em uma página de revisões clínicas. Nessa pesquisa encontra a seguinte informação:
Baseados em revisões sistemáticas ou metanálises de 16 ensaios clínicos, pessoas apresentaram cura ou melhora em:

- 80,7% com antibióticos tópicos (mupirocina) *vs.* 60,5% com placebo em três ensaios clínicos com 233 pacientes (p = 0.001, NNT = 5).
- 86,7% com antibiótico tópico (mupirocina) *vs.* 75% com antibiótico oral (eritromicina) em três ensaios clínicos com 186 pacientes (p = 0,05, NNT = 9 favorecendo antibióticos tópicos).

Qual assertiva corresponde às conclusões corretas sobre o resultado da pesquisa?

a) O melhor tratamento é antibioticoterapia oral e não há eficácia comprovada com o uso de antibiótico tópico pela pouca diferença em relação ao placebo.
b) Com base nos dados apresentados, pode-se afirmar que o tratamento com antibiótico tópico apresentou boa eficácia e melhores resultados do que o com antibiótico oral.

Nota do editor: Os endereços eletrônicos indicados nas referências deste capítulo foram acessados em 10 maio 2021.

c) O número necessário para tratar (NNT) na comparação de antibiótico tópico *vs.* placebo é demasiadamente alto, demonstrando ineficácia do tratamento.
d) O número necessário para tratar (NNT) na comparação de antibiótico tópico *vs.* antibiótico oral é demasiadamente alto, demonstrando ineficácia do tratamento.
e) Interpretando os resultados é necessário tratar 80,7% dos casos com antibiótico tópico para se obter algum resultado favorável.

Alternativa correta: b

O número necessário para tratar (NNT) informa quantas pessoas necessitam receber o tratamento para possibilitar um bom desfecho (ou evitar um mau desfecho) em comparação ao grupo controle. Essa medida é fácil de interpretar, o que a tornou popular para medir a efetividade de intervenções. Um NNT de 100 significa que, de 100 pacientes tratados, apenas um será beneficiado pela intervenção. O ideal é um NNT de 1, que significa que todo paciente tratado se beneficia da intervenção, mas em geral se considera que os valores baixos do NNT correspondem a maior eficácia do tratamento. Conforme os dados apresentados, podemos verificar que o antibiótico tópico apresentou boa eficácia, comprovada pela diferença estatisticamente significativa de $p = 0.001$ em relação às pessoas que apresentaram cura ou melhora com o seu uso em relação ao placebo. Nota-se também que foram necessários apenas cinco pacientes tratados com o antibiótico tópico para se verificar o benefício em um paciente resultando em um NNT baixo (NNT = 5), enquanto nove pacientes foram necessários nos grupos submetidos ao antibiótico oral (NNT = 9), indicando um melhor resultado para o antibiótico tópico em relação ao oral. O NNT é uma informação importante no processo de avaliação crítica e informada para tomada de decisão clínica.

Referência

1. Stein AT. Medicina baseada em evidências aplicada à prática do médico de familia e comunidade. In: Gusso G, Lopes JMC. Tratado de medicina de família e comunidade: princípios, formação e prática. 2ª ed. Porto Alegre: Artmed; 2019. p. 238-246.

2. [TEMFC 20 – Questão 24] Sobre o sistema de remuneração a que estão submetidos os médicos de família na Atenção Primária internacionalmente, pode-se dizer que o pagamento por

a) capitação é incompatível com sistemas de saúde beveridgianos adotados em países como Dinamarca, Itália e Reino Unido.
b) capitação nunca chega a cobrir 100% da renda e é complementada por diferentes pagamentos, por exemplo, pagamento por *performance*.

c) salário é adotado por quase a totalidade dos países com sistema da saúde beveridgianos a exemplo de Alemanha, Áustria e Suíça.
d) produção médica é uma exclusividade de países com sistemas de saúde bismarckianos e restringe o acesso direto dos pacientes a especialistas.
e) produção é comumente associada a sistemas de saúde nos quais o médico de família atua em unidades de gerência pública com centralização estatal.

Alternativa correta: b

O pagamento por capitação é típico de países com sistema nacional nos quais os médicos gerais são profissionais independentes em prática privada, seja tipo Bismarck (Eslovênia e Holanda), seja tipo Beveridge (Canadá, Dinamarca, Irlanda, Itália, Noruega, Nova Zelândia e Reino Unido), e em geral a capitação é utilizada na composição do pagamento e admite ponderação por outros fatores, por exemplo, a *performance* do profissional. O pagamento por salário ocorre em todos os países com sistema de tipo Semashko (de governos comunistas), e continua sendo assim em Cuba. Também persiste em alguns países com sistema de tipo Beveridge, como a Espanha, a Finlândia, a Islândia, Portugal e a Suécia, bem como em alguns com sistema de tipo Bismarck, como a Costa Rica. Os médicos gerais cobram por produção na Alemanha, na Austrália, na Áustria, na Bélgica, no Canadá (exceto em Ontário), na França, no Japão e na Suíça. Nos lugares em que o médico geral cobra por produção, ele pode se estabelecer em qualquer local, sem estar necessariamente submetido a alguma centralização estatal. Nesse modelo ele não tem o monopólio do acesso aos especialistas, ou seja, a pessoa pode ir diretamente a qualquer especialista.

Referência

1. Gervas J, Fernandez MP. Organização da atenção primária à saúde em outros países. In: Gusso G, Lopes JMC. Tratado de medicina de família e comunidade: princípios, formação e prática. 2ª ed. Porto Alegre: Artmed; 2019. p. 66-73.

3. [TEMFC 21 – Questão 36] Durante a campanha do Outubro Rosa, o médico de família recebe um ofício circular da Secretaria de Saúde informando que, tendo em vista o apoio ao movimento do Outubro Rosa, a Secretaria contratualizou novos serviços de mamografia no município e que não haverá restrição no número de exames a serem realizados durante este mês. Muitas mulheres vêm à unidade de saúde solicitar que sejam submetidas à mamografia. Várias delas não estão dentro da faixa preconizada para o rastreamento com o exame e algumas já foram submetidas ao exame no ano passado, estando o resultado sem alteração que sugerisse outra etapa para o rastreamento. Com base no melhor conhecimento científico existente, o médico de família deve

a) oferecer o exame para as mulheres dentro da faixa etária e periodicidade preconizadas pelo Instituto Nacional de Câncer (Inca)/Ministério da Saúde.
b) relativizar as informações, porque as condutas recomendadas pelo Ministério da Saúde devem ser aplicadas em situações de recursos escassos e como não há restrição, ampliar a faixa etária para mulheres, a partir dos 40 anos.
c) aproveitar a oportunidade de não haver restrição na oferta de exames e solicitar mamografia para todas as mulheres que desejam ser submetidas ao exame.
d) solicitar mamografia para as pacientes entre 40 e 65 anos e para aquelas acima de 65 e abaixo de 40 anos solicitar ultrassonografia das mamas como rastreamento.

Alternativa correta: a

Dentre os critérios para a introdução de um programa de rastreamento pode-se citar a não inclusão de pessoas que estão fora dos critérios de risco e da faixa etária estabelecidos pelas melhores e mais atuais evidências científicas disponíveis. Segundo o Inca/Ministério da Saúde, a mamografia de rastreamento – exame de rotina em mulheres sem sinais e sintomas de câncer de mama – é recomendada na faixa etária de 50 a 69 anos, a cada dois anos. Fora dessa faixa etária e dessa periodicidade, os riscos aumentam e existe maior incerteza sobre benefícios.

Referências

1. Instituto Nacional de Câncer José Alencar Gomes da Silva. Diretrizes para a detecção precoce do câncer de mama no Brasil/Instituto Nacional de Câncer José Alencar Gomes da Silva – Rio de Janeiro: Inca, 2015.
2. Norman AH, Tesser CD. Rastreamento de doenças. In: Gusso G, Lopes JMC. Tratado de medicina de família e comunidade: princípios, formação e prática. 2ª ed. Porto Alegre: Artmed; 2019. p. 584-595.

Assista ao vídeo 1, disponível neste QR code ou no *link* https://youtu.be/0ewx-GWrzlA, e, em seguida, responda à questão 4.

4. [TEMFC 22 – Questão 3] Quando o médico ainda não sabe o diagnóstico de uma doença e é questionado pelo paciente sobre sua condição de saúde, como foi o caso nesta consulta, ele

a) deve evitar que o paciente desconfie que o médico está inseguro sobre o diagnóstico.
b) deve utilizar uma frase tranquilizadora como "os exames estão normais" ou "deve ser algo simples".
c) não deve abrir mão da honestidade mesmo que isso venha a decepcionar o paciente.
d) deve solicitar exames mais complexos e registrar para evitar futuros processos judiciais.

Alternativa correta: c

O médico de família e comunidade competente desenvolve um quadro único de qualidades e habilidades para sua prática, mantém-nas atualizadas e as aplica usando o método clínico centrado na pessoa e o melhor conhecimento científico para manter e promover a saúde daqueles sob seus cuidados. Apesar disso, as incertezas existem no cotidiano da prática clínica, sendo fundamental ao médico descobrir as expectativas da pessoa e acomodá-las utilizando-se de elevada honestidade intelectual. O processo de interação entre o médico de família e a pessoa é possivelmente o aspecto mais terapêutico do encontro para cuidar da saúde e deve ser amplamente explorado em momentos de incerteza diagnóstica.

Referências

1. Lopes JMC, Dias LC. Princípios da medicina de família e comunidade. In: Gusso G, Lopes JMC. Tratado de medicina de família e comunidade: princípios, formação e prática. 2ª ed. Porto Alegre: Artmed; 2019. p. 1-10.
2. Dohms M, Carrió FB, Fontcubierta JMB. Relação clínica na prática do médico de família e comunidade. In: Gusso G, Lopes JMC. Tratado de medicina de família e comunidade: princípios, formação e prática. 2ª ed. Porto Alegre: Artmed; 2019. p. 146-155.

Assista ao vídeo 3, disponível neste QR code ou no *link* https://youtu.be/8hSsXIxAOm4, e, em seguida, responda à questão 5.

5. [TEMFC 24 – Questão 15] O médico fez o seguinte registro SOAP da consulta:

S. (Subjetivo): Há 3 meses com episódios de cólica renal. Hoje iniciou há cerca de 4 horas. Fez uso de paracetamol 750 mg. Tem ultrassonografia recente com

cálculo de 12 mm e exames de urina sem alterações. Relata preocupação com encaminhamento para urologia.
O. (Objetivo): BEG, LOTE, corada, hidratada; Exame físico sem alterações.
A. (Avaliação): Lombalgia.
P. (Plano): Realizado SF0,9% EV com 1 amp de Hiosc. e Metoc. Prescrito para casa Ibup. + Cod e orientado > líquidos. Cond expectante.

Sobre o registro descrito, pode-se afirmar que o

a) S está incorreto.
b) O está correto.
c) A está incorreto porque não deve conter sinais e sintomas, apenas o diagnóstico.
d) P está correto.

Alternativa correta: a

A estrutura do SOAP prioriza a síntese estruturada do motivo da consulta (Subjetivo), as informações objetivas observadas pelo profissional como dados do exame clínico e exames complementares (Objetivo), a síntese estruturada do problema ou condição (Avaliação) e, finalmente, o plano de manejo elaborado em conjunto com a pessoa (Plano). A lista de problemas deve incluir tudo aquilo que requer ou pode requerer uma ação do médico ou da equipe de saúde e, em consequência, motivará um plano de intervenção. No registro relatado as informações referentes aos exames complementares devem ser realocadas para a seção Objetivo do SOAP, juntamente com as informações referentes ao exame clínico.

Referência

1. Conselho Federal de Medicina. Código de Ética Médica: Resolução CFM no 2.217, de 27 de setembro de 2018, modificada pelas Resoluções n. 2.222/2018 e 2.226/2019.

6. [TEMFC 24 – Questão 41] Júlio, médico de família e comunidade, foi aprovado em concurso para ser professor do curso de medicina na universidade. Essa universidade utiliza metodologias ativas de ensino e aprendizagem durante todo o curso. Sobre as características das metodologias ativas de aprendizagem, é correto afirmar que

a) têm foco no aprendizado cooperativo, o professor como guia e facilitador do aprendizado e há ênfase no aprendizado com currículo integrador.

b) o professor é especialista em dar o conhecimento e controlar atividades, há perspectiva de aprendizado de longo prazo e a metodologia é geralmente inflexível.
c) os alunos têm responsabilidade e papel ativo, o professor é especialista em dar o conhecimento e controlar as atividades e o aprendizado é individual e competitivo.
d) o foco é no aprendizado cooperativo e na motivação intrínseca e há perspectiva de aprendizado de curto prazo.

Alternativa correta: a

Segundo as Diretrizes Curriculares Nacionais de 2014, o curso de graduação em Medicina deve dar ênfase ao desenvolvimento de uma estrutura curricular integradora pautada em práticas interdisciplinares e utilizar metodologias ativas de ensino e aprendizado, de modo que a formação assuma maior compromisso com a transformação da escola médica. Existem várias estratégias para o desenvolvimento de metodologias ativas de ensino-aprendizagem, e a maior parte delas foca o aprendizado colaborativo, no qual o aluno passa a ter um papel mais ativo no seu próprio aprendizado. Nesse contexto, a figura do "professor" tem como principal papel um facilitador de aprendizagem, possibilitando a flexibilidade do processo e polarizando a centralidade para o aluno. Sua atuação deve mediar a instrumentalização do aluno, sua preparação técnica, o desenvolvimento de habilidades e atitudes, capacitando os alunos para uma postura de reflexão crítica sobre o próprio processo de aprendizagem.

Referências

1. Brasil. Ministério da Educação. Conselho Nacional de Educação. Resolução n. 3, de 20 de junho de 2014. Institui Diretrizes Curriculares Nacionais do Curso de Graduação em Medicina e dá outras providências. Diário Oficial da União. Brasília, 23 jun. 2014. n. 117, Seção 1, p. 8-11.
2. Lopes MHI, Lopes JMC. Metodologias de ensino médico. In: Gusso G, Lopes JMC. Tratado de medicina de família e comunidade: princípios, formação e prática. 2ª ed. Porto Alegre: Artmed; 2019. p. 433-440.

12

GESTÃO E ORGANIZAÇÃO DO PROCESSO DE TRABALHO

Dannielle Fernandes Godoi

1. [TEMFC 18 – Questão 22] Cláudia é médica de família em um município no interior de Minas Gerais. Uma das pacientes cuidadas por Cláudia teve diagnosticado câncer de mama e faleceu aos 37 anos. Essa situação teve grande repercussão no bairro. Porém, neste mesmo mês a Força Tarefa Americana lançou uma revisão importante orientando que o rastreio com mamografia tem grau de recomendação B para mulheres entre 50 e 74 anos e grau de recomendação C antes dos 50 anos. A melhor conduta para Cláudia com suas pacientes é

a) realizar uma prática clínica orientada para a comunidade na qual está inserida e solicitar mamografia anual para todas as mulheres a partir dos 35 anos.
b) solicitar mamografia a cada dois anos para as mulheres a partir dos 30 anos e anual após os 50 anos.
c) solicitar mamografia a cada dois anos para as mulheres a partir dos 40 anos e anual após os 50 anos.
d) realizar um seminário com a comunidade e orientar que só a partir dos 40 anos é recomendado o rastreio e que esse foi um caso isolado na comunidade.
e) ouvir os medos individuais, explicar o que é o processo de rastreamento e sugerir mamografia dos 50 a 74 anos.

Alternativa correta: e

Dentre os critérios para a introdução de um programa de rastreamento, pode-se citar a recomendação de inclusão de pessoas dentro dos critérios de risco e da faixa etária esta-

Nota do editor: Os endereços eletrônicos indicados nas referências deste capítulo foram acessados em 10 maio 2021.

belecidos pelas melhores e mais atuais evidências científicas disponíveis para a condição a ser rastreada, o que justifica a indicação da mamografia na faixa etária de 50 a 74 anos. Para uma excelente abordagem dos pacientes no que tange às decisões compartilhadas de rastreamento, a utilização do método clínico centrado na pessoa com a exploração do seu primeiro componente para avaliação dos medos e expectativas sobre a doença a ser rastreada mostra-se bastante eficaz.

Referências

1. Norman AH, Tesser CD. Rastreamento de doenças. In: Gusso G, Lopes JMC. Tratado de medicina de família e comunidade: princípios, formação e prática. 2ª ed. Porto Alegre: Artmed; 2019. p. 584-595.
2. Lopes JMC, Dias LC. Consulta e abordagem centrada na pessoa. In: Gusso G, Lopes JMC. Tratado de medicina de família e comunidade: princípios, formação e prática. 2ª ed. Porto Alegre: Artmed; 2019. p. 132-142.

2. [TEMFC 18 – Questão 23] Um problema frequente em Atenção Primária é a organização da agenda profissional, muitas vezes baseada em uma compreensão equivocada acerca do papel desse nível de atenção. Sobre a gestão da clínica e organização da agenda, é correto afirmar que

a) o conceito de "Pressão Assistencial" se refere ao número de vezes que o mesmo paciente frequentou a Unidade de Saúde e, no caso de elevado, significa que a Unidade tem um grande número de atendimentos, levando à sobrecarga profissional.
b) o conceito de "Frequentação" se refere à elevada procura de um mesmo local de saúde pela população, sendo um indicador de desproporção população/equipe, quando elevado.
c) o papel da Medicina de Família e Comunidade é essencialmente a prevenção, portanto devemos organizar a agenda de modo a reservar tempo para os atendimentos mais demorados, atividades em escolas e associações de moradores, prioritariamente.
d) equipes com Alta Pressão Assistencial e Alta "Frequentação" são mais comuns no meio rural, onde possuímos um grande número de moradores procurando a Unidade Básica de Saúde como demanda espontânea.
e) a organização da agenda deve dar acesso à população sem hipertrofiar os tempos coletivos de planejamento, prevenção primária e secundária, permitindo uma gestão do tempo baseada em prioridades clínicas e custo-efetividade, sem abdicar da integralidade do cuidado.

Alternativa correta: e

O conceito de "Pressão Assistencial" se refere à elevada procura de um mesmo local de saúde pela população, sendo um indicador de desproporção população/equipe, quando elevado, enquanto o conceito de "Frequentação" se refere ao número de vezes que o mesmo paciente frequentou a Unidade de Saúde. Quando a pressão assistencial está elevada, fato mais comum sobretudo em grandes centros urbanos, significa que a Unidade tem um grande número de atendimentos, sendo mandatório um bom processo de organização da agenda com foco em contemplar todas as atribuições do médico de família, sejam elas de caráter clínico ou de caráter preventivo e de planejamento assistencial.

Referência

1. Gusso G, Neto PP. Gestão da clínica. In: Gusso G, Lopes JMC. Tratado de medicina de família e comunidade: princípios, formação e prática. 2ª ed. Porto Alegre: Artmed; 2019. p. 205-212.

3. [TEMFC 19 – Questão 23] Sônia tem 36 anos e procurou atendimento médico pela 15ª vez este ano. Sua equipe de saúde já não sabe mais o que fazer e, considerando que ela teria atitudes intempestivas e agressivas na recepção, caso não conseguisse sua consulta, agendaram novamente consulta médica. Durante a entrevista seus motivos de consulta são vagos, incertos, relacionados a uma "dor nos ossos" que já foi investigada sem nenhum diagnóstico que justifique os sintomas. Enquanto médico, você sente-se angustiado e apreensivo sobre a condução da anamnese. Conclui o atendimento solicitando novos exames e combinando retorno após eles ficarem prontos. Com base no caso exposto, avalie as assertivas e assinale aquela que contém a forma mais adequada de lidar com a situação, considerando a classificação dessa pessoa como "hiperfrequentadora".

a) Sônia deveria receber uma abordagem focada em sua doença e com consultas rápidas e pontuais. Normalmente seus motivos têm uma causa biológica bem estabelecida, a qual deve ser investigada exaustivamente até que o diagnóstico correto seja encontrado. A comunicação deve ser compassiva e adaptada a ela.
b) Sônia deveria receber uma abordagem multiprofissional, centrada na pessoa, com planejamento de abordagem singularizado. Os profissionais devem chegar a um diagnóstico sobre os motivos da frequentação, incluindo a organização do serviço e a sua postura. A comunicação deve ser compassiva e adaptada a ela.
c) Sônia deveria receber uma abordagem multiprofissional, centrada na doença e com diagnóstico preciso, utilizando-se de todos os recursos tecnológicos disponíveis. A organização do serviço e a postura dos profissionais são fun-

damentais para as pactuações necessárias, no sentido de objetivar os atendimentos. A comunicação deve ser direta, enfática e adaptada a ela.

d) Sônia deveria receber uma abordagem multiprofissional, centrada na pessoa, com planejamento de abordagem singularizado. Os profissionais devem esgotar os recursos para diagnosticar a condição clínica que leva à hiperfrequentação, pois nesse caso o diagnóstico da doença de fundo é essencial. A comunicação deve ser cordial e adaptada a ela.

e) Sônia deveria receber uma abordagem focada em sua doença, com planejamento de abordagem singularizado. Os profissionais devem esgotar os recursos diagnósticos para chegar a um diagnóstico preciso da doença que leva à hiperfrequentação. A comunicação deve ser objetiva, com entrevistas curtas e apoiada por exames complementares.

Alternativa correta: b

O termo "hiperfrequentador" ou "pessoa que se consulta frequentemente" pode ter um significado literal numérico, referindo-se ao número ou à taxa de consultas médicas, porém outras vezes adquire um significado pejorativo, referindo-se às pessoas percebidas como inconvenientes por ocuparem uma quantidade desproporcionada de consultas e serem um fardo em termos de carga de trabalho. A abordagem adequada dessas pessoas parece ser uma das pedras angulares da Medicina de Família e Comunidade, e é indispensável elaborar uma abordagem singular e personalizada para cada situação, aplicando o método e os componentes da Medicina Centrada na Pessoa, assim como a tentativa de compreensão das razões pela procura elevada de consultas e do seu padrão. O trabalho em equipe multiprofissional pode ser um meio útil para lidar com muitas dessas situações.

Referência

1. Ramos V, Carrapiço E. Pessoas que consultam frequentemente. In: Gusso G, Lopes JMC. Tratado de medicina de família e comunidade: princípios, formação e prática. 2ª ed. Porto Alegre: Artmed; 2019. p. 184-191.

4. [TEMFC 19 – Questão 26] A Territorialização é um processo do planejamento em saúde que orienta os profissionais sobre características do local em que atuam. Sobre esse termo e seus desdobramentos, qual a afirmativa correta?

a) O planejamento estratégico das ações deve ser realizado antes da coleta dos dados, para direcionar a busca no território dos agravos que geram maior morbimortalidade.

b) É essencial desenhar um mapa da área manualmente ou com o auxílio de *softwares*, mantendo o foco no estudo da geografia local.
c) O território-área constitui uma subdivisão do território distrito sendo formado pelo conjunto de famílias que compõem a unidade operacional do agente de saúde.
d) É preciso discutir as características demográficas, sociais e epidemiológicas de uma população em um território, compreendendo a dinâmica local, rede social e identificando lideranças.
e) É necessário trabalhar com informantes locais para mapear lideranças comunitárias e discutir o serviço a ser oferecido com base na opinião destas e suas necessidades e desejos.

Alternativa correta: d

O território é um recorte geográfico dinâmico que expressa características demográficas, epidemiológicas, administrativas, políticas, sociais e culturais específicas, e por meio do qual os gestores e equipes podem planejar e propor ações, bem como melhorar a organização, o controle e a intervenção, conforme as necessidades da população adscrita. No Brasil, a territorialização é um pressuposto básico da Estratégia de Saúde da Família (PSF), instituído pelo Ministério da Saúde desde 1994, e define o território-área como a área de abrangência de uma unidade básica de saúde e o território-microárea como uma subdivisão do território-área, formada por um conjunto de famílias que congrega, no máximo, 750 habitantes, constituindo a unidade operacional do agente de saúde.

Referências

1. Borges C, Taveira VR. Territorialização. In: Gusso G, Lopes JMC. Tratado de medicina de família e comunidade: princípios, formação e prática. 2ª ed. Porto Alegre: Artmed; 2019. p. 300-304.
2. Bastos GAN, Bastos JP, Caballero RMS. Abordagem comunitária: diagnóstico de saúde da comunidade. In: Gusso G, Lopes JMC. Tratado de medicina de família e comunidade: princípios, formação e prática. 2ª ed. Porto Alegre: Artmed; 2019. p. 305-312.

5. [TEMFC 20 – Questão 23] Um médico, ao iniciar seus trabalhos em uma nova equipe de saúde da família, é questionado por seu colega enfermeiro sobre como deve formatar sua agenda. Para poder responder à dúvida, o médico pergunta sobre os trabalhos comunitários desenvolvidos, tempo para visitas e grupos. Seu colega fica sem atitude, afirmando que o médico anterior apenas atendia consultas, 16 por turno e com isso ganhava uma tarde de liberação para estudo. Diante do exposto, o médico iniciante, em conjunto com sua equipe, decide realizar um planejamento e um diagnóstico situacional. Nesse caso seria essencial

a) conhecer as patologias com menor prevalência presentes no seu território, no sentido de se preparar caso elas apareçam.
b) realizar levantamento de dados epidemiológicos e sanitários do território e levar em conta os determinantes de saúde levantados pelas lideranças comunitárias.
c) pedir para os agentes comunitários de saúde realizarem a territorialização para que o médico possa centrar seus esforços no atendimento da livre demanda.
d) conhecer bem a clínica individual, uma vez que esta é a principal causa da demanda espontânea, responsável pela pressão assistencial das áreas limítrofes.
e) reconhecer as condições de vida e de saúde da população, com base nos dados epidemiológicos encontrados no Sistema de Informação Ambulatorial (SIA).

Alternativa correta: b

O planejamento das ações e dos serviços de saúde requer informações atualizadas sobre os determinantes e as condições de saúde de uma comunidade, incluindo o levantamento de dados epidemiológicos obtidos pelos sistemas de informação, por exemplo, as patologias de maior prevalência, e características demográficas, políticas, sociais e culturais específicas obtidas no processo de territorialização realizado pela equipe de saúde da família.

Referências

1. Borges C, Taveira VR. Territorialização. In: Gusso G, Lopes JMC. Tratado de medicina de família e comunidade: princípios, formação e prática. 2ª ed. Porto Alegre: Artmed; 2019. p. 300-304.
2. Bastos GAN, Bastos JP, Caballero RMS. Abordagem comunitária: diagnóstico de saúde da comunidade. In: Gusso G, Lopes JMC. Tratado de medicina de família e comunidade: princípios, formação e prática. 2ª ed. Porto Alegre: Artmed; 2019. p. 305-312.

Assista ao vídeo 1, cena 1, disponível neste QR code ou no *link* https://youtu.be/w3-vDbFws7w, e, em seguida, responda à questão 6.

6. [TEMFC 21 – Questão 1] Sobre o sistema de marcação de consultas que aparece no vídeo, é correto afirmar que a marcação de consultas é

a) voltada para o atendimento de pacientes com doenças crônicas, sendo compatível com a demanda da APS, porém poderiam ser reservadas vagas para outros grupos prioritários que incluíssem o paciente, como Saúde do Homem.
b) voltada para o atendimento de pacientes com doenças crônicas, sendo compatível com a demanda da APS, porém deveria permitir o agendamento de consultas para mais de 30 dias.
c) baseada na reserva de vagas para grupos prioritários, dissocia vigilância à saúde da assistência, porém se melhorada evita que o centro de saúde atue como uma "miniUPA".
d) baseada na reserva de vagas para grupos prioritários, dissocia vigilância à saúde da assistência, porém a agenda deveria ser o mais livre possível, reservando algumas vagas, somente para gestantes e crianças menores de um ano.

Alternativa correta: d

Para um bom gerenciamento da clínica da APS é importante conhecer o perfil da demanda do território e/ou população. A construção da agenda deve ser feita com foco na organização da demanda e não verticalizada ou organizada por "programas" ou grupos prioritários. Quando isso ocorre, é sinal de que há algum equívoco na gestão da clínica (p. ex., alta pressão assistencial com baixa "frequentação") e/ou compreensão inadequada dos conceitos da atenção primária à saúde. A agenda do profissional deve ser a mais livre possível. Quanto menor a seleção de grupos populacionais, mais qualificada é a atenção prestada. Apenas dois grupos devem ser protegidos caso a pressão assistencial seja muito grande: gestantes e crianças menores de um ano. Nestes, deve-se sempre avaliar riscos e estimular o menor número de consultas preconizado pelas diretrizes baseadas em evidências.

Referência

1. Gusso G, Neto PP. Gestão da clínica. In: Gusso G, Lopes JMC. Tratado de medicina de família e comunidade: princípios, formação e prática. 2ª ed. Porto Alegre: Artmed; 2019. p. 205-212.

7. [TEMFC 22 – Questão 31] No processo de maturidade do MFC na relação clínica, algumas atitudes profissionais podem tanto proteger como também contribuir para a síndrome de *Burnout*. Assinale a atitude que aumenta o risco de síndrome de *Burnout* na prática da MFC.

a) Adequar os recursos diagnósticos e terapêuticos às necessidades das pessoas, utilizando-se da perspectiva biopsicossocial.

b) Manter isenção de elogios e críticas de pessoas ou da instituição, utilizando como motivação a convicção interna de realizar bem o seu trabalho.
c) Fazer da pessoa um objeto para a obtenção de determinados fins, como científicos, docentes, de investigação ou como reforço da onipotência médica.
d) Ampliar seu leque diagnóstico, por lidar com patologias em estágios iniciais e indiferenciados, aprimorando a sua capacidade de realizar diagnósticos diferenciais.

Alternativa correta: c

Ao longo do desenvolvimento da relação clínica o médico idealmente deve passar por um processo de amadurecimento que, dentre outras coisas, pode ser um fator protetivo para a síndrome de *Burnout*. Esse processo caracteriza-se pela capacidade do profissional de ampliar seu leque diagnóstico, entender as pessoas que atende em seu contexto social e em sua realidade biológica e psíquica, adequar os recursos diagnósticos e terapêuticos às necessidades das pessoas, fazer-se isento aos elogios e críticas e ser premiado pela convicção interna de realizar bem o seu trabalho, e, finalmente, e talvez o mais importante, revisar de maneira permanente seus próprios traços de caráter e emoções para adequá-los às características de uma relação de ajuda. Por outro lado, algumas características podem favorecer a síndrome de *Burnout*, como pensar nos demais em termos excessivamente idealistas, realizando sacrifícios pessoais que a longo prazo não poderá sustentar, assim como ter uma visão idealizada de si mesmo, participar do sofrimento do doente sem nenhum distanciamento emocional e fazer da pessoa um objeto para conseguir determinados fins, sejam científicos, docentes, de investigação, de lucro pessoal ou como um meio de conseguir aplausos e admiração.

Referência

1. Dohms M, Carrió FB, Fontcubierta JMB. Relação clínica na prática do médico de família e comunidade. In: Gusso G, Lopes JMC. Tratado de medicina de família e comunidade: princípios, formação e prática. 2ª ed. Porto Alegre: Artmed; 2019. p. 146-155.

13

TRABALHO EM EQUIPE MULTIPROFISSIONAL

Dannielle Fernandes Godoi

1. [TEMFC 18 - Questão 24] Você está vivendo uma epidemia de dengue e os casos começam a se avolumar por meio da demanda espontânea. O desafio é pactuar como será o processo de trabalho em equipe diante da epidemia. Pacientes do grupo A ficarão com a enfermagem, os dos demais grupos com você. Você fica confuso sobre a delegação de cuidados à enfermagem e procura estudar mais sobre características e definições do trabalho em equipe de saúde. Sobre este tema, assinale a alternativa correta.

a) Segundo a Portaria de Atenção Básica do Ministério da Saúde, o profissional de enfermagem da equipe deve assumir a liderança em campanhas de imunização e projetos de educação permanente.
b) Cabe ao médico na Estratégia de Saúde da Família (ESF) assumir a liderança da equipe em situações de epidemia e durante as reuniões de equipe.
c) O papel da enfermagem da equipe deve se pautar no gerenciamento dos agentes comunitários de saúde e técnicos de enfermagem. As consultas devem ser focadas no acompanhamento de pré-natal e puericultura.
d) Ações de gerenciamento da unidade de saúde e de educação em saúde devem ser realizadas por médicos e enfermeiros, e não por profissionais de nível técnico.
e) É comum nas equipes que atuam na APS encontrarmos dificuldade para a realização de reuniões participativas e desarticulação entre ações curativas, educativas e administrativas.

Nota do editor: Os endereços eletrônicos indicados nas referências deste capítulo foram acessados em 10 maio 2021.

Alternativa correta: e

O trabalho das equipes de ESF segue as diretrizes do Sistema Único de Saúde (SUS) e da Atenção Primária à Saúde (APS) e se dá essencialmente por meio da organização do trabalho em equipe, no qual as responsabilidades sobre a vigilância da população, o cuidado preventivo e assistencial e as ações de educação em saúde são compartilhadas pelos membros da equipe. Há várias atribuições comuns aos membros da equipe, porém cada membro possui uma atribuição específica de acordo com a sua formação-base, legislação profissional do país e protocolos e diretrizes clínicos estabelecidos pelo Ministério da Saúde. Ações de liderança de campanhas específicas e liderança de equipe, assim como projetos de educação permanente, são atribuições compartilhadas sobretudo pelo médico e enfermeiro. Como algumas atribuições específicas da enfermagem pode-se citar a realização de consulta de enfermagem, procedimentos, solicitação de exames complementares, prescrição de medicações conforme protocolos, diretrizes clínicas e terapêuticas ou outras normativas técnicas. As ações de gerenciamento da Unidade devem ser realizadas preferencialmente por profissional de nível superior. Apesar da extensa lista de atribuições comuns a todos os membros da equipe prevista nas Políticas Nacionais de Atenção Básica de 2006, 2011 e 2017, a real articulação de todas as ações e a dificuldade nos processos de liderança compartilhada ainda são um desafio para a Estratégia de Saúde da Família no país, levando muitas vezes à definição de um escopo restrito para as atribuições de cada profissional e desarticulação das ações atribuídas a cada membro da equipe. Esse desafio é reflexo de causas complexas, podendo-se citar, dentre outras, diferentes enfoques na formação específica de cada categoria profissional, muitas vezes não priorizando o trabalho multi e interdisciplinar, sobretudo em profissionais formados antes da consolidação da ESF; pouca oferta e/ou baixa qualidade na capacitação e educação permanente dos trabalhadores em implantação de protocolos clínicos pautados na necessidade de articulação entre as diferentes dimensões de ações esperadas no âmbito da APS; e fragilidade no apoio à microgestão do processo de trabalho nos serviços de saúde.

Referências

1. Ministério da Saúde. Portaria n. 2.436, de 21 de setembro de 2017. Aprova a Política Nacional de Atenção Básica, estabelecendo a revisão de diretrizes para a organização da Atenção Básica, no âmbito do Sistema Único de Saúde (SUS). Disponível em: http://bvsms.saude.gov.br/bvs/saudelegis/gm/2017/prt2436_22_09_2017.html.
2. Dias RB, Nogueira FPS. Trabalho em equipe. In: Gusso G, Lopes JMC. Tratado de medicina de família e comunidade: princípios, formação e prática. 2ª ed. Porto Alegre: Artmed; 2019. p. 341-349.

2. [TEMFC 19 – Questão 24] José, 65 anos, sofre de insuficiência venosa crônica, com presença de úlcera, é tabagista e vem apresentando sintomas depressivos. Mora com uma família numerosa na qual há alguns jovens desempregados. O seu caso foi avaliado na reunião de equipe e seu plano de cuidados foi compartilhado entre os profissionais. Com base nesse caso e nos conceitos sobre trabalho em equipe, qual a afirmativa correta?

a) A enfermagem deve centrar o cuidado na ferida, evitando solicitar exames complementares ou prescrever medicações, independente do que estiver estabelecido em protocolos ou outras normativas técnicas estabelecidas pelos gestores federal, estadual e/ou municipal.
b) A organização de um grupo de tabagismo e outros grupos de promoção à saúde é atribuição específica do profissional de enfermagem, assim como a organização das reuniões de equipe para planejar as ações e avaliar os resultados da sua implementação.
c) O médico possui como uma de suas atribuições a visita domiciliar quando necessário. Portanto, caso algum familiar desse paciente não vier à consulta, este pode realizar uma visita domiciliar para conhecer melhor a família e o ambiente, e para estabelecer uma possível rede de apoio.
d) O técnico de enfermagem possui entre outras atribuições a de trabalhar na sala de vacina, na sala de curativos e na coleta de exames. Portanto, tendo em vista o caso descrito e a situação do paciente, o cuidado da úlcera estará sob sua supervisão e execução.
e) O agente comunitário de saúde possui entre suas atribuições definidas em lei federal a realização de curativo e aferição da pressão arterial, sendo então sua responsabilidade a realização dessas ações quando este paciente vier à Unidade ou quando visitar esse paciente em casa.

Alternativa correta: c

Os pressupostos do trabalho em equipe na Atenção Primária à Saúde (APS), assim como as diretrizes previstas pela Política Nacional de Atenção Básica, preconizam várias atribuições comuns aos membros da equipe, porém cada membro possui uma atribuição específica de acordo com a sua formação-base, legislação profissional do país e protocolos e diretrizes clínicos estabelecidos pelo Ministério da Saúde. Desenvolver atividades de prevenção e promoção à saúde, assim como praticar cuidado integral à saúde individual, familiar e da população adscrita, prioritariamente no âmbito da Unidade Básica de Saúde, e, quando necessário, no domicílio e demais espaços comunitários, visando propor intervenções que possam influenciar os processos saúde-doença individual, das coletividades e da própria comunidade são atribuições compartilhadas sobretudo pelo médico e pelo enfermeiro. Como algumas atribuições específicas da enfermagem pode-se citar a realização de consulta de enfermagem, procedimentos, solicitação de exames complementares, prescrição de medicações conforme protocolos, diretrizes clínicas e terapêuticas, ou outras normativas técnicas e a supervisão técnica direta do técnico em enfermagem, incluindo todas as atividades executadas por este último profissional. Poderão ser consideradas atividades do Agente Comunitário de Saúde, a serem realizadas em caráter excepcional, assistidas por profissional de saúde de nível superior, membro da equipe, após treinamento específico e fornecimento de equipamentos adequados, em sua base geográfica de atuação, a aferição de pressão arterial e a realização de técnicas limpas de curativo com a finalidade exclusiva de cobertura da ferida para encaminhamento para a Unidade de Saúde de referência.

Referência

1. Ministério da Saúde. Portaria n. 2.436, de 21 de setembro de 2017. Aprova a Política Nacional de Atenção Básica, estabelecendo a revisão de diretrizes para a organização da Atenção Básica, no âmbito do Sistema Único de Saúde (SUS). Disponível em: http://bvsms.saude.gov.br/bvs/saudelegis/gm/2017/prt2436_22_09_2017.html.

Assista ao vídeo 2, disponível neste QR code ou no *link* https://youtu.be/ql0diXlmvdk, e, em seguida, responda à questão 3.

3. [TEMFC 20 – Questão 8] Sobre o trabalho em equipe e o compartilhamento do cuidado, é correto afirmar que

a) o atendimento da paciente por outros membros da equipe pode ajudar a identificar outros aspectos do adoecimento que não foram identificados pelo médico, promovendo a integralidade do cuidado.
b) no caso mostrado, o trabalho em equipe multiprofissional deve ser evitado, pois as queixas apresentadas pela paciente devem ser resolvidas pelo médico, mesmo que demandem sucessivas consultas.
c) o trabalho em equipe ajuda o profissional a dividir a carga assistencial do paciente hiperfrequentador, por isso devem-se intercalar as consultas entre médico e enfermeiro, começando sempre pelo médico.
d) compartilhar o cuidado em equipe exige protocolos bem estabelecidos que definam os papéis de cada profissional. Sem isso, que ainda não foi estabelecido no Brasil, os profissionais ficam sujeitos a processos judiciais.

e) o compartilhamento do cuidado pode ajudar a lidar com essa paciente, mas somente tem evidências e é eficaz se todos os profissionais envolvidos definirem um projeto terapêutico singular para a paciente.

Alternativa correta: a

Os termos "pessoas que se consultam frequentemente" ou as "pessoas consideradas doentes difíceis" referem-se às pessoas percebidas como inconvenientes por ocuparem uma quantidade desproporcionada de consultas ou por despertarem emoções negativas no profissional assistente como um fardo em termos de carga de trabalho. O manejo adequado dessas pessoas envolve a necessidade de uma abordagem integral e personalizada para cada situação, aplicando o método e os componentes da Medicina Centrada na Pessoa para a tentativa de compreensão das razões pela procura elevada de consultas e do seu padrão. Tais aspectos são mais eficazmente trabalhados no contexto da equipe multiprofissional e do compartilhamento do cuidado pactuado entre os membros da equipe em seu cotidiano de trabalho.

Referências

1. Dias RB, Nogueira FPS. Trabalho em equipe. In: Gusso G, Lopes JMC. Tratado de medicina de família e comunidade: princípios, formação e prática. 2ª ed. Porto Alegre: Artmed; 2019. p. 341-349.
2. Ramos V, Carrapiço E. Pessoas que consultam frequentemente. In: Gusso G, Lopes JMC. Tratado de medicina de família e comunidade: princípios, formação e prática. 2ª ed. Porto Alegre: Artmed; 2019. p. 184-191.

4. [TEMFC 22 – Questão 44] É inerente à prática da MFC uma orientação para o trabalho articulado em equipe multidisciplinar, como forma de melhorar a Atenção à Saúde da população. Assinale a alternativa correta sobre o processo de trabalho multidisciplinar.

a) A confiabilidade deve ser buscada pela equipe ao longo do tempo, por meio do convívio e do desenvolvimento de confiança em si e no outro.
b) A confidencialidade deve ser alcançada pela equipe com a convivência, identificando dificuldades e atividades a serem compartilhadas.
c) Deve-se respeitar as especificidades de cada categoria sem sobrecarregar um integrante com atribuições gerais, quando este for o único capacitado para o desenvolvimento de ações específicas.
d) Deve-se ultrapassar os limites de atuação de cada um dos integrantes da equipe para evitar que se trabalhe numa lógica de prestação de cuidados em saúde centrada no profissional médico.

Alternativa correta: c

O trabalho em equipe pode ser definido como um conjunto de pessoas com conhecimentos diversos, mas que se unem em objetivos comuns, negociam entre si e elaboram um plano de ação bem definido, trabalhando em consonância e com comprometimento mútuo, complementando o trabalho com suas habilidades variadas, porém respeitando-se as especificidades de cada categoria, sem ultrapassar os limites de atuação individuais, aumentando assim a chance de êxito no resultado do trabalho empreendido. Outras características fundamentais para a qualificação do trabalho multidisciplinar envolvem os conceitos de confiabilidade e confidencialidade. A confiabilidade pode ser alcançada por meio da convivência, identificação de dificuldades e atividades compartilhadas à medida que o processo de trabalho em equipe vai se consolidando ao longo do tempo. Já a confidenciabilidade também deve ser desenvolvida ao longo do tempo e por meio do convívio em equipe, porém se pauta sobretudo no desenvolvimento de confiança em si e no outro.

Referências

1. Dias RB, Nogueira FPS. Trabalho em equipe. In: Gusso G, Lopes JMC. Tratado de medicina de família e comunidade: princípios, formação e prática. 2ª ed. Porto Alegre: Artmed; 2019. p. 341-349.
2. Dalla MDB, Lopes JMC. Ética na atenção primária à saúde. In: Gusso G, Lopes JMC. Tratado de medicina de família e comunidade: princípios, formação e prática. 2ª ed. Porto Alegre: Artmed; 2019. p. 120-127.

Assista ao vídeo 5, disponível neste QR code ou no *link* https://youtu.be/EmngiB06mds, e, em seguida, responda à questão 5.

5. [TEMFC 24 – Questão 23] Em relação ao apoio matricial em saúde mental, assinale a alternativa correta.

a) Há uma troca de saberes, enquanto o profissional de saúde mental pode desenvolver abordagens psicoterápicas mais ágeis, focais e adequadas ao contexto da atenção primária.
b) O especialista tem grande envolvimento em planos terapêuticos desenvolvidos conjuntamente com as equipes de Atenção Primária e assumindo a responsabilização pelo acompanhamento longitudinal da população.

c) As discussões de casos e de projetos terapêuticos são oportunidades de educação em que o objetivo é o médico da Atenção Primária aprender com os profissionais de saúde mental.
d) Há a ampliação e singularização da oferta de intervenções e recursos terapêuticos com diluição da responsabilidade dos casos.

Alternativa correta: a

O apoio matricial pretende oferecer tanto retaguarda assistencial quanto suporte técnico-pedagógico às equipes de referência. Isso depende do estabelecimento de espaços de gestão compartilhada do cuidado e da construção compartilhada de diretrizes de acesso ao apoiador e de espectros de responsabilidade para as equipes de referência e os apoiadores matriciais. No apoio matricial, o especialista tem grande envolvimento em planos terapêuticos desenvolvidos conjuntamente com as equipes de atenção primária, manejando problemas de forma compartilhada e se corresponsabilizando pelo acompanhamento longitudinal da população. Para que o processo de apoio matricial seja adequado, deve haver troca de saberes entre os profissionais em uma relação horizontal, na qual as ações específicas de cada profissional devem ser definidas com base em problemas da população local e demandas das equipes de Atenção Primária.

Referência

1. Saraiva S, Zepeda, J. Princípios do apoio matricial. In: Gusso G, Lopes JMC. Tratado de medicina de família e comunidade: princípios, formação e prática. 2ª ed. Porto Alegre: Artmed; 2019. p. 350-358.

6. [TEMFC 24 – Questão 26] Sobre os conflitos no trabalho em equipe, assinale a alternativa correta.

a) Os gestores devem ter papel de resolução de conflitos e remanejamento de profissionais, assim que perceberem qualquer problema.
b) Um bom líder não deve permitir que as intrigas e conflitos ocultos sejam verbalizados, pois isso tende a piorar o clima na equipe.
c) A estratégia mais utilizada para desenvolver espírito de equipe e mediação de conflitos na equipe tem sido a gestão participativa.
d) Os conflitos entre membros da equipe na Atenção Primária são previsíveis e por isso é recomendado trocar os membros da equipe periodicamente para evitar conflitos.

Alternativa correta: c

O trabalho em equipe carrega consigo algumas dificuldades cotidianas, considerando que resulta do convívio de pessoas diferentes e muitas vezes alta rotatividade dos profissionais de saúde. Os conflitos fazem parte do trabalho em equipe e devem ser aproveitados para o alcance de um desfecho satisfatório. No seu dia a dia, os gestores na busca de um bom processo de liderança devem utilizar habilidades pessoais para a mediação e resolução de conflitos como saber ouvir, ter empatia, conhecer as necessidades e expectativas dos profissionais, ser flexível e saber monitorar o clima da unidade. Realizar reuniões participativas promovendo a atuação real de todos os envolvidos naquele encontro, estimulando a exposição de insatisfações e ansiedades, o espírito colaborativo, a responsabilização pelas tarefas delegadas e o envolvimento na busca das soluções dos problemas são estratégias bastante eficazes na prevenção de conflitos. A gestão participativa proporciona melhor qualidade na decisão, maior aceitação por parte da equipe, desenvolvimento da capacidade técnica para analisar cenários e facilita a resolução de conflitos.

Referências

1. Dias RB, Nogueira FPS. Trabalho em equipe. In: Gusso G, Lopes JMC. Tratado de medicina de família e comunidade: princípios, formação e prática. 2ª ed. Porto Alegre: Artmed; 2019. p. 341-349.
2. Loch S, Cunha CJCA, Longhi DM, Medeiros L. Gerenciamento de unidades de saúde. In: Gusso G, Lopes JMC. Tratado de medicina de família e comunidade: princípios, formação e prática. 2ª ed. Porto Alegre: Artmed; 2019. p. 372-379.

Assista ao vídeo 6, disponível neste QR code ou no *link* https://youtu.be/E-sNHUSCnWc, e, em seguida, responda à questão 7.

7. [TEMFC 24 – Questão 30] A forma com que a equipe realizou a visita domiciliar, com a enfermeira e a agente comunitária de saúde (ACS), pode-se afirmar que está

a) inadequada, pois o médico não fez a visita junto com a equipe e sua presença é indispensável.
b) adequada, pois a enfermeira tem o papel de avaliar o indivíduo e seu contexto e a ACS de identificar a rede de apoio.
c) inadequada, pois no caso relatado seria indispensável a presença de um profissional do serviço social.

d) adequada, pois não há necessidade de o médico estar presente nesse tipo de visitas domiciliares, sendo papel do enfermeiro e da ACS

Alternativa correta: b

O trabalho em equipe envolve um conjunto de pessoas com conhecimentos diversos, mas que se unem em objetivos comuns, negociam entre si e elaboram um plano de ação bem definido, trabalhando em consonância e com comprometimento mútuo, complementando o trabalho com suas habilidades variadas, porém respeitando-se as especificidades de cada categoria. Segundo a PNAD de 2017, praticar cuidado integral à saúde individual, familiar e da população adscrita, prioritariamente no âmbito da Unidade Básica de Saúde, e quando necessário, no domicílio e demais espaços comunitários, visando propor intervenções que possam influenciar os processos saúde-doença individual, das coletividades e da própria comunidade são atribuições compartilhadas por todos os membros da equipe de saúde da família, sobretudo pelo médico e pelo enfermeiro. Cabe ao agente comunitário de saúde, dentre outras atribuições, realizar visitas domiciliares com periodicidade estabelecida no planejamento da equipe e conforme as necessidades de saúde da população, para o monitoramento da situação das famílias e indivíduos do território, com especial atenção às pessoas com agravos e condições que necessitem de maior número de visitas domiciliares

Referências

1. Ministério da Saúde. Portaria n. 2.436, de 21 de setembro de 2017. Aprova a Política Nacional de Atenção Básica, estabelecendo a revisão de diretrizes para a organização da Atenção Básica, no âmbito do Sistema Único de Saúde (SUS). Disponível em: http://bvsms.saude.gov.br/bvs/saudelegis/gm/2017/prt2436_22_09_2017.html.
2. Dias RB, Nogueira FPS. Trabalho em equipe. In: Gusso G, Lopes JMC. Tratado de medicina de família e comunidade: princípios, formação e prática. 2ª ed. Porto Alegre: Artmed; 2019. p. 341-349.

8. [TEMFC 24 – Questão 44] Sônia, 53 anos, é acompanhada pelo seu médico de família André. Há 1 ano ela perdeu dois filhos em acidente de trânsito e desde então iniciou com sintomas de depressão. Apesar das consultas frequentes e uso de medicamento, há pouca melhora no quadro. André resolve então levar o caso para matriciamento com a equipe de referência. Sobre a prática do apoio matricial, assinale a alternativa correta.

a) O contato entre equipe da Atenção Primária com equipe matriciadora pode se dar de forma programada e em situações urgentes ou imprevistas.
b) O apoio matricial é uma proposta de construção de agenda inteligente para os profissionais da equipe da atenção primária.

c) A interconsulta é uma ferramenta muito utilizada no apoio matricial e trata-se do parecer do especialista da equipe matriciadora sobre o caso atendido pela equipe da atenção primária.
d) O apoio matricial é uma das ferramentas da gestão da clínica.

Alternativa correta: a

O apoio matricial é uma proposta de integração entre equipes de referência – responsáveis pela atenção direta e continuada de uma população definida – e apoiadores especializados, profissionais com conhecimentos e habilidades complementares aos da equipe de referência. A gestão do apoio deve ser feita conjuntamente por meio de espaços regulares de encontro ou pontos de contato entre os profissionais, para definição contínua de limites e responsabilidades entre as equipes e a execução de ações de saúde compartilhadas A interconsulta é uma tecnologia leve de ação colaborativa entre diversos profissionais e potencializadora do cuidado integral na APS, sendo uma ferramenta muito utilizada no apoio matricial. Ela pode ser realizada por meio de pedido de parecer, discussão de caso, consulta conjunta ou outras formas pactuadas pela equipe. A alternativa **d**, apesar de alguns autores brasileiros discutirem o apoio matricial como uma das ferramentas da clínica ampliada, foi avaliada nessa prova como incorreta, uma vez que o conceito de apoio matricial não é incluído com ferramenta de gestão da clínica pela bibliografia oficial adotada pelo concurso.

Referências

1. Saraiva S, Zepeda J. Princípios do apoio matricial. In: Gusso G, Lopes JMC. Tratado de medicina de família e comunidade: princípios, formação e prática. 2ª ed. Porto Alegre: Artmed; 2019. p. 350-358.
2. Campos GWS, Domitti AC. Apoio matricial e equipe de referência: uma metodologia para gestão do trabalho interdisciplinar em saúde. Cad Saúde Pública. 2007;23(2):399-407. Disponível em: http://www.scielo.br/scielo.php?pid=S0102-311X2007000200016&script=sci_arttext.

9. [TEMFC 24 – Questão 46] Dra. Yana, médica de uma Unidade de Atenção Primária à Saúde de Juazeiro do Norte, está preocupada com uma de suas pacientes que atende em visita domiciliar (VD). Nas últimas três VDs, a senhora Raimunda, 59 anos, queixa-se de dor em membro inferior direito (precisamente no joelho direito), sem melhora ao uso de analgésicos. Já foram excluídas causas agudas e não há sinais de gravidade. Outras idosas que moram no bairro também estão com queixas de dores osteomusculares. Nesse momento, Dra. Yana reflete sobre como deveria proceder para melhorar a qualidade de vida das suas pacientes. De acordo com o caso descrito, assinale a alternativa correta.

a) Existe uma responsabilização exacerbada dos profissionais na conservação da saúde das pessoas, portanto, a médica deve atender ao desejo da paciente e encaminhá-la ao fisioterapeuta do Núcleo Ampliado de Saúde da Família (Nasf) com urgência.
b) Dentro do território do qual é responsável, a médica pode solicitar apoio ao Nasf na implementação de conduta compartilhada para senhora Raimunda e outras pacientes com queixas similares.
c) Dona Raimunda deve ser orientada a comparecer na Unidade de Saúde para agendar diretamente com a fisioterapeuta do Nasf, que pode oferecer acompanhamento regular melhor para seu problema de saúde.
d) Considerando que o médico está na porta de entrada do sistema de saúde para uma comunidade específica e que o Nasf não tem ação no território, a médica deve estudar as queixas da paciente e prescrever e acompanhar a aplicação de exercícios de reabilitação.

Alternativa correta: b

O Nasf é formado por uma equipe de profissionais de diferentes áreas de conhecimento que atuam em conjunto com os profissionais das equipes de saúde da família (SF), compartilhando e apoiando as práticas em saúde no território de responsabilidade das equipes da Estratégia Saúde da Família (ESF). A lógica do acesso ao serviço de saúde continua sendo a mesma, ou seja, a porta de entrada no sistema de saúde é a equipe de saúde da família, que identifica e coordena as necessidades e demandas de cuidados em saúde. Para cumprir os objetivos previstos para as atividades compartilhadas junto às equipes de Atenção Primária, o Nasf incorpora estratégias organizacionais em seu processo de trabalho que contemplam o apoio à gestão, o apoio à atenção, matriciamento e clínica ampliada.

Referência

1. Oliveira RS, Borba PC, Sampaio YPCC. Organização de serviço e integração com os núcleos de apoio à saúde da família. In: Gusso G, Lopes JMC. Tratado de medicina de família e comunidade: princípios, formação e prática. 2ª ed. Porto Alegre: Artmed; 2019. p. 359-363.

14

AVALIAÇÃO DA QUALIDADE E AUDITORIA

Dannielle Fernandes Godoi

1. [TEMFC 18 – Questão 25] O médico de família e comunidade deve saber avaliar seu processo de trabalho e a efetividade de suas ações. Sobre isso, é correto afirmar que

a) as avaliações em saúde devem ater-se aos desfechos em saúde, tais como mortalidade infantil e número de pacientes internados em virtude de complicações da diabetes, devendo os indicadores de processo de trabalho serem evitados.
b) as "avaliações de processo" utilizam indicadores relacionados à organização do trabalho em saúde, sendo desvinculadas das diretrizes e protocolos locais.
c) para avaliar a qualidade da atenção à saúde, costuma-se buscar indicadores relacionados aos programas prioritários de assistência, compreendendo que a qualidade está relacionada com a reserva de vagas na agenda para os agravos mais prevalentes.
d) um dos indicadores de qualidade e acesso na atenção primária está relacionado a internações hospitalares por causas sensíveis à APS.
e) os processos interpessoais são fontes pouco confiáveis de indicadores para a Atenção Primária, devendo, portanto, ser descartados na escolha de prioridades.

Alternativa correta: d

Nota do editor: Os endereços eletrônicos indicados nas referências deste capítulo foram acessados em 10 maio 2021.

As avaliações em saúde devem contemplar diferentes dimensões e indicadores de estrutura, processos e resultados de sistemas e serviços em saúde recomendados por evidências científicas e adaptados a contextos locais. As avaliações têm como objetivo principal o embasamento da tomada de decisão tanto pelos profissionais de saúde na microgestão como pelos gestores do sistema para macrogestão em saúde na busca pela qualidade em saúde, ou seja, busca dos melhores resultados assistenciais possíveis para uma determinada população. Dentre os indicadores utilizados para avaliação de resultados na APS pode-se citar a taxa de internações hospitalares por causas sensíveis à APS, a qual apresenta correlação direta em diferentes estudos com a qualidade e acesso na APS.

Referências

1. Castilho CM, Tavares Jr FA, Mendonça LG. Indicadores. In: Gusso G, Lopes JMC. Tratado de medicina de família e comunidade: princípios, formação e prática. 2ª ed. Porto Alegre: Artmed; 2019. p. 413-421.
2. Mendonça CS, Lenz MLM, Oliveira VB. Uso do indicador internação por condições sensíveis à atenção primária na avaliação de condições de saúde. In: Gusso G, Lopes JMC. Tratado de medicina de família e comunidade: princípios, formação e prática. 2ª ed. Porto Alegre: Artmed; 2019. p. 422-432.

2. [TEMFC 19 – Questão 25] Sua equipe de saúde realizará o planejamento anual do processo de trabalho e quer medir quais resultados deseja alcançar. Sua população é composta eminentemente por idosos, seu bairro possui muitas instituições religiosas e uma praça. A população forma grandes filas de espera todos os dias para agendamento de consultas. Para essa comunidade, quais indicadores são importantes para o planejamento do processo de trabalho da equipe de saúde?

a) Mortalidade infantil, índice CPO-d (saúde bucal), taxa de encaminhamentos, número de grupos de promoção de saúde desenvolvidos.
b) Índice de internação por causas sensíveis à APS, índice CPOD, taxa de encaminhamentos e número de grupos de promoção de saúde desenvolvidos.
c) Mortalidade infantil, mortalidade geral, taxa de encaminhamentos e número de grupos de promoção de saúde desenvolvidos.
d) Número de atendimentos, número de hipertensos, número de grupos desenvolvidos e número de ações escolares e de promoção à saúde.
e) Número de atendimentos por habitante, número de hipertensos compensados, número de diabéticos compensados, tempo de espera para agendamento.

Alternativa correta: e

Os indicadores de saúde são utilizados para avaliações de resultados de intervenções em saúde tanto no nível de sistema de saúde e serviços de saúde como no nível da equipe de saúde. A escolha dos indicadores é parte fundamental do planejamento do processo de trabalho da equipe e deve estar alinhada às ações planejadas por meio do diagnóstico comunitário situacional realizado pela equipe considerando o perfil sociodemográfico, demais características populacionais, aspectos culturais, disponibilidade de equipamentos sociais no território e, finalmente, os principais problemas e determinantes sociais de saúde levantados. Dentre os critérios utilizados na definição e escolha de indicadores devem ser considerados a validade, a confiabilidade, a mensurabilidade, a relevância, a custo-efetividade e a comparabilidade. No cenário apresentado a comunidade parece exercer forte pressão assistencial sobre a Unidade/equipe e as intervenções planejadas devem priorizar a organização do processo de trabalho da equipe para organização do agendamento, assim como o acesso para pessoas diferentes da comunidade, o que pode ser avaliado pelos indicadores número de atendimento por habitante e tempo de espera para agendamento. Em se tratando de uma comunidade idosa, os indicadores número de hipertensos compensados e número de diabéticos compensados cumprem o papel de avaliar as duas doenças crônicas não transmissíveis mais prevalentes nessa faixa etária da população.

Referências

1. Castilho CM, Tavares Jr FA, Mendonça LG. Indicadores. In: Gusso G, Lopes JMC. Tratado de medicina de família e comunidade: princípios, formação e prática. 2ª ed. Porto Alegre: Artmed; 2019. p. 413-421.
2. Bastos GAN, Bastos JP, Caballero RMS. Abordagem comunitária: diagnóstico de saúde da comunidade. In: Gusso G, Lopes JMC. Tratado de medicina de família e comunidade: princípios, formação e prática. 2ª ed. Porto Alegre: Artmed; 2019. p. 305-312.

3. [TEMFC 20 – Questão 25] Durante o planejamento de sua Unidade de Saúde, a equipe discute como avaliar se está realizando um bom trabalho. Para essa avaliação, assinale a alternativa que apresenta um bom indicador de desempenho no tratamento de hipertensos.

a) Número de consultas realizadas ao mês.
b) Taxa de encaminhamentos realizados.
c) Número de hipertensos com PA menor ou igual a 130/80 mmHg na última consulta.
d) Número de hipertensos com LDL > 130 mg/dL.
e) Número de pacientes atendidos por crise hipertensiva.

Alternativa correta: c

Os indicadores de saúde utilizados para avaliações de resultados de intervenções em saúde no nível da equipe de saúde devem estar alinhados ao diagnóstico situacional realizado pela equipe considerando o perfil populacional e os principais problemas levantados. Dentre vários critérios para a escolha de um indicador de desempenho em saúde a especificidade, a relevância, a custo-efetividade e a mensurabilidade devem estar presentes, características essas necessárias à avaliação do número de hipertensos com PA menor ou igual a 130/80 mmHg na última consulta, considerando o cenário desejado de bom manejo dos pacientes hipertensos.

Referência

1. Castilho CM, Tavares Jr FA, Mendonça LG. Indicadores. In: Gusso G, Lopes JMC. Tratado de medicina de família e comunidade: princípios, formação e prática. 2ª ed. Porto Alegre: Artmed; 2019. p. 413-421.

4. [TEMFC 21 – Questão 49] A necessidade de ser altamente resolutivo e a diversidade de problemas enfrentados diariamente exigem do MFC a capacidade de avaliar continuamente a sua prática e vários indicadores podem ser usados para esse tipo de avaliação. Sobre os indicadores, assinale a alternativa correta.

a) Taxa de referenciamento: número de pacientes que vêm referenciados de outro serviço ou por outro profissional (p. ex.: um paciente referenciado a cada três atendidos).
b) Taxa de frequentação: número de consultas oferecidas por pessoa ao longo de um determinado período (p. ex.: três consultas/pessoa/ano).
c) Pressão assistencial: número de reclamações na ouvidoria por parte dos usuários que não conseguem ser atendidos (ex.: uma ouvidoria a cada 50 atendimentos).
d) Pessoas que se consultam frequentemente: pessoas que retornam ao centro de saúde para consultas mais de duas vezes ao ano (p. ex.: 5% de pacientes com duas ou + consultas/ano).

Alternativa correta: b

O uso de indicadores é útil tanto na análise diagnóstica situacional e no planejamento da oferta do cuidado assistencial como na avaliação dos resultados dentro dos serviços de saúde. Dentre os indicadores mais usados, alguns se relacionam ao processo de trabalho e à resolutividade global da prática clínica como a taxa de referenciamento, que expressa o número de referenciamentos (ou encaminhamentos) sobre o número de consultas realizadas pelo profissional assistente ou serviço. O conceito de "Pressão Assistencial" se refere à elevada procura de um mesmo local de saúde pela população, sendo um indicador de desproporção população/equipe quando elevado, enquanto o conceito de "Frequentação" se refere ao número de vezes que o mesmo paciente frequentou a Unidade de Saúde. Ambos têm utilidade para o diagnóstico e planejamento das ações do MFC. Pessoas que se consultam frequentemente são aquelas cujo número de consultas excede um valor médio ou de referência para o respectivo grupo com o mesmo sexo e faixa de idade, em um dado período. A análise desse indicador é mais complexa pelas múltiplas variáveis causais, mas seu resultado também pode ser um indicativo diagnóstico de aspectos organizativos da Unidade e sistema de saúde.

Referências

1. Gusso G, Neto PP. Gestão da clínica. In: Gusso G, Lopes JMC. Tratado de medicina de família e comunidade: princípios, formação e prática. 2ª ed. Porto Alegre: Artmed; 2019. p. 205-212.
2. Ramos V, Carrapiço E. Pessoas que consultam frequentemente. In: Gusso G, Lopes JMC. Tratado de medicina de família e comunidade: princípios, formação e prática. 2ª ed. Porto Alegre: Artmed; 2019. p. 184-191.

15

VIGILÂNCIA EM SAÚDE

Dannielle Fernandes Godoi

1. [TEMFC 18 – Questão 26] O Sistema de Informação de Agravos de Notificação (Sinan) foi desenvolvido no início da década de 1990, com o objetivo de padronizar a coleta e processamento dos dados sobre agravos de notificação obrigatória em todo o território nacional. O Sinan é atualmente alimentado, principalmente, pela notificação e investigação de casos de doenças e agravos que constam da Lista Nacional de Doenças de Notificação Compulsória em todo Território Nacional (LDNC). Assinale a alternativa em que todas as doenças pertencem à LDNC.

a) Diabetes, coqueluche, tétano e difteria.
b) Tuberculose, hanseníase, dengue e malária.
c) Difteria, hanseníase, malária e amebíase.
d) Tétano, difteria, dengue e caxumba.
e) Tuberculose, tétano, eritema infeccioso e caxumba.

Alternativa correta: b

A ocorrência de suspeita ou confirmação de eventos de saúde pública, doenças e agravos listados, de acordo com a portaria vigente (PRC n. 4, de 28 de setembro de 2017, Anexo 1 do Anexo V – Origem: PRT MS/GM 204/2016, Anexo 1), e/ou a notificação de surto, são de comunicação obrigatória à autoridade de saúde, realizada pelos médicos, profissionais de saúde ou responsáveis pelos estabelecimentos de saúde, públicos ou privados. É facultado a estados e municípios incluir outros problemas de saúde importantes em sua região.

Nota do editor: Os endereços eletrônicos indicados nas referências deste capítulo foram acessados em 10 maio 2021.

A lista nacional de notificação compulsória conta atualmente com 48 agravos notificáveis disponíveis no anexo V da Portaria n. 4, de 2017, incluindo tuberculose, hanseníase, dengue e malária.

Referência

1. Ministério da Saúde. Portaria de Consolidação n. 4, de 28 de setembro de 2017. Dispõe sobre a consolidação das normas sobre os sistemas e os subsistemas do Sistema Único de Saúde. Anexo 5. Disponível em: http://bvsms.saude.gov.br/bvs/saudelegis/gm/2017/prc0004_03_10_2017.html.

2. [TEMFC 21 – Questão 52] Assinale a alternativa que lista apenas doenças ou agravos de notificação compulsória.

a) Dengue, hanseníase e verrugas genitais.
b) Difteria, hepatites virais e sífilis.
c) Caxumba, esquistossomose e febre de chikungunya.
d) Coqueluche, doença aguda por zika vírus e herpes-zóster.

Alternativa correta: b

A ocorrência de suspeita ou confirmação de eventos de saúde pública, doenças e agravos listados, de acordo com a portaria vigente (PRC n. 4, de 28 de setembro de 2017, Anexo 1 do Anexo V – Origem: PRT MS/GM 204/2016, Anexo 1), e/ou a notificação de surto, são de comunicação obrigatória à autoridade de saúde, realizada pelos médicos, profissionais de saúde ou responsáveis pelos estabelecimentos de saúde, públicos ou privados. É facultado a estados e municípios incluir outros problemas de saúde importantes em sua região. A lista nacional de notificação compulsória conta atualmente com 48 agravos notificáveis disponíveis no anexo V da Portaria n. 4, de 2017, incluindo difteria, hepatites virais e sífilis.

Referência

1. Ministério da Saúde. Portaria de Consolidação n. 4, de 28 de setembro de 2017. Dispõe sobre a consolidação das normas sobre os sistemas e os subsistemas do Sistema Único de Saúde. Anexo 5. Disponível em: http://bvsms.saude.gov.br/bvs/saudelegis/gm/2017/prc0004_03_10_2017.html.

3. [TEMFC 22 – Questão 50] Os integrantes de uma equipe de saúde da família reúnem-se para definir as ações do planejamento local anual. Há cinco anos eles estabeleceram como uma de suas prioridades a implantação de um rastreamento organizado para prevenção do câncer do colo do útero. Desde então eles têm estimado a necessidade de oferta anual de exames de preventivo pela equipe, monitorando o acompanhamento dos casos com resultado alterado e realizando busca ativa das mulheres que devem realizar o exame em cada ano. Além disso, desenvolveram campanhas de conscientização das mulheres quanto à importância e periodicidade indicada para o rastreio. Ao verificar os dados fornecidos pela Vigilância em Saúde do município, do Sistema de Informação do Câncer (Siscan) e do monitoramento realizado pela equipe, constataram que dentre as mulheres entre 25 e 64 anos da área de abrangência, 60% realizaram ao menos uma coleta do exame preventivo para o câncer do colo uterino nos últimos dois anos. A população total da área de abrangência é de 2.840 pessoas. Outras informações obtidas sobre as mulheres entre 25 e 64 anos foram:

Percentual de mulheres nessa faixa etária dentre a população total da área de abrangência.	25%
Mulheres que fizeram a primeira coleta no ano anterior.	19
Mulheres < 30 anos com ASC-US no último ano.	5
Mulheres > 30 anos com ASC-US nos últimos 6 meses.	7
Mulheres com NIC I nos últimos 6 meses.	13
Mulheres com histerectomia sem história de câncer de colo do útero ou lesão intraepitelial de alto grau.	11
Mulheres com imunossupressão relacionada ao HIV com CD4 ≥ 200 células/mm^3.	2
Mulheres com imunossupressão relacionada ao HIV, mas CD4 < 200 células/mm^3.	1

O número de exames preventivos do colo uterino que a equipe precisa oferecer para o próximo ano é, aproximadamente,

a) 341.
b) 237.
c) 710.
d) 284.

Alternativa correta: a

Considerando que o percentual de mulheres nessa faixa etária dentre a população total da área de abrangência é de 25%, encontramos 710 mulheres na faixa etária alvo para rastreamento do câncer de colo uterino. Sessenta por cento dessas mulheres (426 mulheres) realizaram ao menos uma coleta do exame preventivo para o câncer do colo uterino nos últimos dois anos, e 11 mulheres foram submetidas a histerectomia, o que resulta em um total de 273 mulheres na população com indicação de realização do exame pelas recomendações de rastreamento populacional de rotina. Soma-se a essa po-

pulação a necessidade de ofertar o exame para 19 mulheres que realizaram a primeira coleta no ano anterior (e portanto ainda fora da recomendação de rastreamento a cada três anos), cinco mulheres < 30 anos com ASC-US no último ano (recomendação de realização anual), sete mulheres > 30 anos com ASC-US nos últimos seis meses (recomendação de realização semestral, e portanto devem ser previstas 14 vagas para esse grupo), 13 mulheres com NIC I nos últimos seis meses (recomendação de realização semestral, e portanto devem ser previstas 26 vagas para este grupo), duas mulheres com imunossupressão relacionada ao HIV com CD4 ≥ 200 células/mm^3 (recomendação de realização anual) e oferta de dois exames para a mulher com imunossupressão relacionada ao HIV, mas CD4 < 200 células/mm^3 (recomendação de realização semestral).
*ASC-US: alterações morfológicas observadas no epitélio escamoso classificadas como células escamosas atípicas de significado indeterminado; NIC I: neoplasia intraepitelial cervical grau I.

Referência

1. Instituto Nacional de Câncer José Alencar Gomes da Silva. Coordenação de Prevenção e Vigilância. Divisão de Detecção Precoce e Apoio à Organização de Rede. Diretrizes brasileiras para o rastreamento do câncer do colo do útero. – 2ª ed. rev. atual. Rio de Janeiro: Inca; 2016.

4. [TEMFC 23 – Questão 46] J.J, 2 anos, sexo feminino, é levada pela mãe ao médico de família, apresentando lesões verrucosas em região perineal e corrimento purulento. A criança vive com os pais. Durante as manhãs fica sob os cuidados da avó materna. A conduta neste caso é

a) realizar a notificação de caso suspeito de violência.
b) aguardar resultado de exame pericial confirmatório para realizar a notificação.
c) realizar coleta de biópsia para confirmação diagnóstica e, posteriormente, realizar a notificação.
d) encaminhar a criança para atenção secundária para nesse nível ser realizada a notificação.

Alternativa correta: a

A notificação imediata de suspeita de violência é fundamental para organização dos serviços a fim de que seja garantido o acesso às medidas de prevenção dos agravos resultantes da violência sexual em tempo oportuno. A notificação se dará a partir do fluxo definido pela vigilância local, no qual o serviço de saúde notifica a vigilância municipal e encaminha a pessoa que sofreu a violência para os serviços de referência para violência sexual no setor saúde e rede de proteção.

Referência

1. Brasil. Ministério da Saúde. Secretaria de Atenção à Saúde. Departamento de Ações Programáticas Estratégicas. Linha de cuidado para a atenção integral à saúde de crianças, adolescentes e suas famílias em situação de violências: orientação para gestores e profissionais de saúde/ Ministério da Saúde. Secretaria de Atenção à Saúde. Departamento de Ações Programáticas Estratégicas. Brasília: Ministério da Saúde; 2010.

5. [TEMFC 24 – Questão 45] Ao fazer o relatório do seu primeiro mês de atendimentos em uma Unidade de Atenção Primária à Saúde, Dr. Roberto Maranhão percebeu que notificou pelo menos uma pessoa com cada uma das infecções sexualmente transmissíveis (IST) que tem obrigatoriedade de notificação. Assinale a alternativa que apresenta somente grupos com ISTs de notificações compulsórias nacionalmente.

a) Sífilis e infecção por HIV durante a gestação.
b) Candidíase vaginal e hepatite B.
c) Lesão por papiloma vírus humano e pessoas com HIV.
d) Hepatite B e mulheres com tricomoníase.

Alternativa correta: a

A ocorrência de suspeita ou confirmação de eventos de saúde pública, doenças e agravos listados, de acordo com a portaria vigente (PRC n. 4, de 28 de setembro de 2017, Anexo 1 do Anexo V – Origem: PRT MS/GM 204/2016, Anexo 1), e/ou a notificação de surto são de comunicação obrigatória à autoridade de saúde, realizada pelos médicos, profissionais de saúde ou responsáveis pelos estabelecimentos de saúde, públicos ou privados. É facultado a estados e municípios incluir outros problemas de saúde importantes em sua região.
A lista nacional de notificação compulsória conta atualmente com 48 agravos notificáveis disponíveis no anexo V da Portaria n. 4, de 2017. Os agravos de notificação compulsória nacional relacionados às IST incluem HIV/aids, Infecção pelo HIV em gestante, parturiente ou puérpera e criança exposta ao risco de transmissão vertical do HIV, infecção pelo vírus da imunodeficiência humana (HIV) e sífilis.

Referência

1. Ministério da Saúde. Portaria de Consolidação n. 4, de 28 de setembro de 2017. Dispõe sobre a consolidação das normas sobre os sistemas e os subsistemas do Sistema Único de Saúde. Anexo 5. Disponível em: http://bvsms.saude.gov.br/bvs/saudelegis/gm/2017/prc0004_03_10_2017.html.

16

ABORDAGEM A PROBLEMAS GERAIS E INESPECÍFICOS

Fernanda Lazzari Freitas

1. [TEMFC 18 – Questão 30] Assinale a alternativa que relata de forma correta um problema que pode ter acontecido em decorrência de interação medicamentosa.

a) Cintia, 65 anos, tem problema de osteoporose e faz uso de alendronato, contudo, vem se queixando de azia e tosse constante. O médico então decidiu introduzir omeprazol e bromoprida para minimizar os efeitos do alendronato ao reduzir a sua absorção.
b) Nivaldo, 40 anos, descobriu que tem hipertensão arterial sistêmica há 1 ano e em virtude dos níveis pressóricos que não obtiveram controle somente com hidroclorotiazida, fora associado enalapril. Após uma semana em uso, retornou ao médico se queixando de tosse. Esse efeito acontece pela interação entre esses medicamentos, que aumenta os efeitos adversos do inibidor da enzima conversora de angiotensina.
c) Sabrina, 24 anos, tem diagnóstico de epilepsia e há vários anos está bem controlada com uso de fenobarbital. Casou-se há seis meses e estava em uso de etinilestradiol em associação com levonorgestrel para contracepção (oral), mas descobriu que estava grávida há 3 dias. Isso pode ter ocorrido pelo aumento da metabolização hepática do anticoncepcional com consequente diminuição da eficácia deles quando em associação com o anticonvulsivante.
d) Edgar, 50 anos, tem arritmia cardíaca e fora indicado o uso de propranolol. Na infância, ele apresentava crises constantes de asma. No segundo dia de uso do medicamento, apresentou uma forte crise de broncoespasmo e

Nota do editor: Os endereços eletrônicos indicados nas referências deste capítulo foram acessados em 10 maio 2021.

procurou o pronto-socorro, onde fizeram nebulização com fenoterol. Durante a nebulização, sentiu o coração disparar. Isso aconteceu pelo fato de o fenoterol bloquear os receptores dos betabloqueadores e inibir o seu efeito, aumentando a frequência cardíaca.

e) Lídia, 18 anos, apresentou quadro de urticária depois de uso de amoxicilina, prescrita para sinusite aguda. Para interferir de forma rápida no efeito desse antibiótico, fora prescrito prometazina intravenosa. Esse medicamento aumenta o metabolismo da amoxicilina, reduzindo seus níveis séricos e o tempo de ação.

Alternativa correta: c

Medicamentos como carbamazepina, felbamato, fenitoína, fenobarbital, griseofulvina, primidona, rifampicina, rifapentina, rifabutina e topiramato aceleram a metabolização hepática de contraceptivos hormonais, reduzindo sua eficácia.[1] Omeprazol não altera a absorção do alendronato.[2] A tosse é um efeito adverso dos fármacos da classe dos inibidores da enzima conversora de angiotensina (ieca)[3] e não um efeito da interação entre o diurético tiazídico (hidroclorotiazida) e o ieca (enalapril).[2] O uso de betabloqueadores em portadores de doenças que cursam com broncoespasmo como asma e doença pulmonar obstrutiva crônica não é recomendado. Esses medicamentos aumentam a obstrução brônquica e a reatividade da via aérea, além da diminuição do efeito dos beta agonistas inalatórios como o fenoterol.[4] A taquicardia é um paraefeito dos betas agonistas e não interação entre betabloqueador e beta agonista. Prometazina é um anti-histamínico H1 com atividade antialérgica, antiemética e sedante. Não existe interação entre prometazina e amoxicilina.[2] Ademais, ciprofloxacino não é um antibiótico habitualmente indicado no tratamento de pneumonia adquirida na comunidade.[5]

Referências

1. Gusso G, Lopes JMC, Dias LC, organizadores. Tratado de medicina de família e comunidade: princípios, formação e prática. Porto Alegre: Artmed; 2019. Apêndice 6: Interações medicamentosas: tabela para consulta rápida e ferramentas online de busca. Página 7041-7085(versão digital).
2. Drugs.com [Internet]: Interactions Checker; 2000-2020. Disponível em https://www.drugs.com/drug_interactions.html.
3. Dicpinigaitis PV. Angiotensin-converting enzyme inhibitor-induced cough: ACCP evidence-based clinical practice guidelines. Chest. 2006;129:169-73.
4. Basso J, Benedetto IG. Pode-se usar betabloquedor em paciente com asma? Portal Telessaúde Rio grande do Sul. 2016. Disponível em: https://www.ufrgs.br/telessauders/perguntas/pode-se-usar-betabloqueador-em-paciente-com-asma/.
5. Cilloniz C, Torres A. Pneumonia adquirida na Comunidade. In: BMJ Best Practice. Disponível em: https://bestpractice.bmj.com/topics/pt-br/17.

2. [TEMFC 19 – Questão 28] Patrícia, 35 anos, administradora, vem à consulta com o médico de família e comunidade (MFC) João para solicitar um exame para rastreamento de câncer de mama. Patrícia: "Dr. João, vi as propagandas na televisão sobre o outubro Rosa e quero fazer uma mamografia." O MFC João, durante a anamnese, não encontra nenhum fator de risco cardiovascular ou para câncer de mama. O exame físico de Patrícia está normal. Levando-se em conta a demanda trazida pela paciente e as indicações de rastreio para mulheres nessa faixa etária, qual conduta deve ser sugerida por Dr. João?

a) Recomendar um exame de perfil lipídico e que a sua primeira mamografia seja a partir dos 50 anos, pois ambos têm grau "A" de recomendação.
b) Recomendar que se submeta a um ultrassom de mamas, pois a mamografia é indicada a partir dos 40 anos.
c) Recomendar à paciente que realize exames de TSH, perfil lipídico, ultrassom transvaginal e de mamas.
d) Recomendar mamografia a cada dois anos a partir dos 50 anos e papanicolau a cada três anos, após dois exames consecutivos normais no intervalo de um ano.
e) Recomendar à paciente que realize perfil lipídico e sorologias, e que sua primeira mamografia seja aos 50 anos.

Alternativa correta: d

O *check-up* é motivo comum de consulta na Atenção Primária à Saúde. Em paciente do sexo feminino, assintomática, sem antecedentes familiares, a recomendação de rastreamento de câncer feminino é:[1,2,3]

- Colo do útero, por meio do exame de papanicolau, entre 25 e 64 anos, a cada três anos, após dois exames consecutivos normais no intervalo de um ano.
- Mama entre 50 e 74 anos, por meio da realização de mamografia bianual.

Referências

1. Brasil. Ministério da Saúde. Rastreamento: caderno de atenção primária, n. 29 [Internet]. Brasília: MS; 2010. Disponível em: http://bvsms.saude.gov.br/bvs/publicacoes/caderno_atencao_primaria_29_rastreamento.pdf.
2. Gusso G, Lopes JMC, Dias LC, organizadores. Tratado de medicina de família e comunidade: princípios, formação e prática. Porto Alegre: Artmed; 2019. Capítulo 72: Rastreamento de doenças. Página 1788-1820(versão digital).
3. Duncan BB, Schmidt MI, Giugliani ERJ, Duncan MS, Giugliani C, organizadores. Medicina ambulatorial: condutas de atenção primária baseadas em evidências. 4ª ed. Porto Alegre: Artmed, 2013. Capítulo 66: Rastreamento de Adultos para tratamento preventivo. p. 631-639.

3. [TEMFC 19 – Questão 30] Clarice, de 67 anos de idade, faz uso regular de hidroclorotiazida 25 mg pela manhã para controle de hipertensão arterial. Também é portadora de asma, mas não vem apresentando sintomas, desde que mantenha o uso regular de budesonida/formoterol inalatório (200/6 mcg duas vezes por dia). Há cerca de três meses, em função de um quadro depressivo, foi-lhe prescrito amitriptilina, 25 mg à noite. Nesse período, houve uma melhora notável dos sintomas depressivos já ao final do primeiro mês de tratamento. No entanto, no último mês tem notado "tonteira" quando se levanta da cama ou do sofá, o que motivou sua vinda à consulta atual. Ao final da consulta, se lembra de comentar que também tem usado com frequência um medicamento que a vizinha lhe receitou para a dor relacionada à osteoartrose dos joelhos e que, além disso, como vinha notando constipação intestinal, tem usado diariamente um laxativo do qual não se lembra o nome no momento. Em relação ao caso da Sra. Clarice, assinale a afirmativa correta.

a) A "tonteira" pode ser a interpretação da paciente de algum sintoma relacionado à asma, devendo ser aumentada a dose dos medicamentos inalatórios.
b) A dose de amitriptilina pode ser aumentada para 50 mg por dia, uma vez que o quadro depressivo ainda não está plenamente controlado.
c) A prescrição de um anti-histamínico não sedativo seria uma boa opção para o tratamento da vertigem dessa paciente.
d) A paciente pode estar apresentando hipotensão postural, neste caso o médico deve observar a associação do diurético tiazídico com o antidepressivo tricíclico.
e) O medicamento utilizado pela paciente para a dor nos joelhos deveria ser substituído por glucosamina.

Alternativa correta: d

Os sintomas descritos são compatíveis com quadro de hipotensão ortostática (HO) ou hipotensão postural secundária. A HO caracteriza-se por sintomas de tontura, escotomas visuais, turvação visual e, em casos mais severos, síncope.[1,2] A investigação é feita comparando as medidas de pressão arterial realizadas com o paciente deitado e entre 2 e 5 minutos em ortostatismo. O diagnóstico é estabelecido na presença dos seguintes fatores:[1,2,3]

- queda de 20 mmHg ou mais na pressão arterial sistólica;
- queda de 10 mmHg ou mais na pressão diastólica;
- sintomas de hipoperfusão cerebral.

Muitos pacientes iniciam sintomas de HO com início da terapia anti-hipertensiva. Os medicamentos mais relacionados a HO são os diuréticos, os nitratos e os antidepressivos.[2] Os antidepressivos tricíclicos alteram a função autonômica, comumente ocasionando

HO. No caso relatado, a possível causa é a associação entre dois fármacos potencialmente causadores de HO. Logo, deverá ser feito ajuste na terapêutica com a substituição de algum medicamento ou a redução da dose. O enunciado não traz qual o medicamento está sendo utilizado para dor decorrente da artrose no joelho a fim de que se possa avaliar a necessidade de sua substituição. De qualquer forma, não há evidências claras sobre a eficácia de glucosamina para essa condição clínica.[4]

Referências

1. Gusso G, Lopes JMC, Dias LC, organizadores. Tratado de medicina de família e comunidade: princípios, formação e prática. Porto Alegre: Artmed; 2019. Capítulo 225: Tontura e vertigem. p. 5837-5868 (versão digital).
2. Duncan BB, Schmidt MI, Giugliani ERJ, Duncan MS, Giugliani C, organizadores. Medicina ambulatorial: condutas de atenção primária baseadas em evidências. 4ª ed. Porto Alegre: Artmed; 2013. Capítulo 76: Vertigens e Tonturas. p. 767-777.
3. Lanier JB, Mote MB, Clay EC. Evaluation and management of orthostatic hypotension. Am Fam Physician. 2011;84(5):527-536.
4. Sarti TD, Duque RH, Dalla MDB, Moura JCG. Osteoartrite e artrite reumatoide. In: Gusso G, Lopes JMC, Dias LC, organizadores. Tratado de medicina de família e comunidade: princípios, formação e prática. Porto Alegre: Artmed; 2019.

4. [TEMFC 20 - Questão 27] O MFC Romualdo recebe Olavo, 55 anos, em acompanhamento com o cardiologista por fibrilação atrial e HAS e em uso de varfarina e captopril. Olavo refere dor crônica em ambos os joelhos e traz exames de imagem que indicam artrose. Diz que as dores são piores no início do dia e que o incomodam bastante. Solicita ajuda para o alívio dos sintomas. Romualdo dá a Olavo todas as orientações não farmacológicas para o caso. Além disso, considerando as complicações pertinentes à anticoagulação e as principais interações farmacológicas clinicamente significativas com os medicamentos que Olavo faz uso, assinale a alternativa correta sobre a conduta que Romualdo poderia indicar com segurança.

a) Prednisona 5 mg via oral uma vez ao dia.
b) Ginseng 80 mg via oral uma vez ao dia.
c) Infiltração articular com condroitina + glucosamina.
d) Celecoxibe 200 mg via oral uma vez ao dia.
e) Infiltração articular com ácido hialurônico.

Alternativa correta: e

Uma ampla gama de medicamentos, incluindo produtos vendidos sem receitas e fitoterápicos, interagem com a varfarina.[1] No caso relatado é de relevo a interação da maioria dos fármacos utilizados no tratamento da osteoartrose com varfarina.[1,2,3] Medicamentos como os anti-inflamatórios, corticoides, ginseng, glucosamina e condroitina interagem com varfarina. Os anti-inflamatórios, corticoides, glicosamina e condroitina aumentam a ação anticoagulante de varfarina, com risco de provocar sangramento. O ginseng reduz o efeito anticoagulante da varfarina, aumentando o risco de aparecimento de eventos trombóticos.[2] Ainda não há consenso sobre o benefício do uso da viscossuplementação com ácido hialurônico para a osteartrose de joelho.[4,5,6] Há alguns estudos apontando para benefício do seu uso na osteoartrose e outros sem mudança significativa comparativamente ao placebo.[4,5] Contudo, no caso citado, na impossibilidade de uso de outras opções farmacológicas por interações importantes com varfarina, o uso de infiltração com ácido hialurônico torna-se uma alternativa.

Referências

1. Carpenter M, Berry H, Pelletier AL. Clinically relevant drug-drug interactions in primary care. Am Fam Physician. 2019;99(9):558-564.
2. Drugs.com [Internet]: Interactions Checker; 2000-2020. Disponível em: https://www.drugs.com/drug_interactions.html.
3. Duncan BB, Schmidt MI, Giugliani ERJ, Duncan MS, Giugliani C, organizadores. Medicina ambulatorial: condutas de atenção primária baseadas em evidências. 4ª ed. Porto Alegre: Artmed; 2013. Capítulo 119: Osteartrose. p. 1219-1225.
4. Gusso G, Lopes JMC, Dias LC, organizadores. Tratado de medicina de família e comunidade: princípios, formação e prática. Porto Alegre: Artmed; 2019. Capítulo 219: Osteoartrite e artrite reumatoide. p. 5662-5704 (versão digital).
5. Kaulback K, Jones D, Wells C, Felipe E. Viscosupplementation for Knee Osteoarthritis: A review of clinical and cost-effectiveness and guidelines. Ottawa: CADTH; 2017 Jun.
6. Jevsevar D, Donnelly P, Brown GA, Cummins DS. Viscosupplementation for osteoarthritis of the knee. J Bone Joint Surg Am. 2015;97(24):2047-2060.

5. [TEMFC 20 – Questão 29] Iara traz para a consulta seu pai, Mário, de 72 anos, referindo que nessa semana ele reclamou de um quadro de insônia que está presente há cinco meses. Ele não apresenta outros problemas de saúde, sempre foi bastante saudável, nega quadro de tristeza, angústia ou ansiedade nesse período. O médico de família e comunidade deve, nesse caso,

a) iniciar amitriptilina 25 mg à noite para ajudar Mário a iniciar e manter o sono.
b) pedir para Mário fazer um diário do sono por dez dias e retornar para nova avaliação.
c) aplicar técnicas cognitivo-comportamentais para reestruturação do sono e pedir para o paciente retornar em 15 dias.
d) prescrever lorazepam 2 mg por 90 dias e pedir para Iara marcar uma consulta de retorno para o pai, após esse período.

e) solicitar polissonografia para investigação de síndrome da apneia obstrutiva do sono.

Alternativa correta: b

Antes de definir a terapêutica é útil a aplicação do diário do sono, com perguntas como:[1]

- hora em que acordei;
- hora em que fui me deitar;
- hora em que dormi;
- durante a noite tive despertares? Quantos?
- quanto tempo durou cada despertar?

Geralmente há uma tendência de os pacientes subestimarem o tempo total de sono e superestimarem a latência para o sono.[1] A polissonografia está indicada na avaliação da síndrome da apneia obstrutiva do sono (SAOS). A SAOS é acompanhada de eventos de obstrução respiratória.[1,2] O tratamento farmacológico é justificado em caso de falha do tratamento não farmacológico durante pelo menos um mês ou em situações agudas com repercussão na funcionalidade e necessidade de atuação imediata.[2]

Referências

1. Duncan BB, Schmidt MI, Giugliani ERJ, Duncan MS, Giugliani C, organizadores. Medicina ambulatorial: condutas de atenção primária baseadas em evidências. 4ª ed. Porto Alegre: Artmed; 2013. Capítulo 74: Alterações do sono. p. 734-745.
2. Gusso G, Lopes JMC, Dias LC, organizadores. Tratado de medicina de família e comunidade: princípios, formação e prática. Porto Alegre: Artmed; 2019. Capítulo 241: Perturbações do sono. p. 6271-6292 (versão digital).
3. Maness DL, Muneeza Khan. Nonpharmacologic management of chronic insomnia. Am Fam Physician. 2015; 92(12):1058-1064.
4. Rios P, Cardoso R, Morra D et al. Comparative effectiveness and safety of pharmacological and non-pharmacological interventions for insomnia: an overview of reviews. Syst Rev. 2019;8:281. https://doi.org/10.1186/s13643-019-1163-9.

Assista ao vídeo 3, disponível neste QR code ou no *link* https://www.youtube.com/watch?v=lGp-zMBw8i4, e, em seguida, responda à questão 6.

6. [TEMFC 21 – Questão 17] Considerando as informações clínicas, de que a paciente tem 32 anos, é separada e fez pré-natal há três anos, com todos os exames necessários realizados na época, a conduta mais adequada a ser sugerida para ela, seria solicitar

a) um raio x de crânio para descartar lesão expansiva.
b) colher o preventivo de câncer de colo de útero.
c) um eletroencefalograma e exames de sorologia para HIV, sífilis e hepatites virais.
d) perfil lipídico e TSH, T3 e T4 livres, para rastreamento oportunista.

Alternativa correta: b

Podemos classificar, pelas características e tempo de evolução, a cefaleia descrita pela paciente como primária ou cefaleia sem sinais de alarme.[1,2] As cefaleias primárias não necessitam de confirmação laboratorial ou de exames de imagem, desde que o exame neurológico seja normal.[1,2] O exame de rastreamento indicado para paciente do sexo feminino, 32 anos e sem antecedentes patológicos é o preventivo de câncer de colo de útero.[3]

Referências

1. Duncan BB, Schmidt MI, Giugliani ERJ, Duncan MS, Giugliani C, organizadores. Medicina ambulatorial: condutas de atenção primária baseadas em evidências. 4ª ed. Porto Alegre: Artmed; 2013. Capítulo 75: Cefaleia. p. 745-767.
2. Brasil. Ministério da Saúde. Rastreamento: caderno de atenção primária, n. 29 [Internet]. Brasília: MS; 2010. Disponível em: http://bvsms.saude.gov.br/bvs/publicacoes/caderno_atencao_primaria_29_rastreamento.pdf.

Assista ao vídeo 4, disponível neste QR code ou no *link* https://www.youtube.com/watch?v=wsFGqoOZjUE, e, em seguida, responda à questão 7.

7. [TEMFC 21 – Questão 23] Além de prestar as orientações gerais e levando em consideração os dados disponíveis, o mais correto seria

a) orientar que não é necessário realizar exames de rotina e compartilhar com a mãe a decisão de utilizar antiparasitário, já que a filha, apesar de assintomática e com crescimento adequado, vive em área endêmica.
b) solicitar exame parasitológico de fezes e pedir para retornar com o resultado para reavaliação.

c) orientar que não é necessário realizar exames de rotina, nem prescrever antiparasitário, já que a filha dela está assintomática e com peso e estatura adequados para idade.
d) solicitar exame parasitológico de fezes, hemograma, parcial de urina de rotina e solicitar que retorne com o resultado para reavaliação.

Alternativa correta: a

Como a criança está assintomática e com crescimento adequado para a idade, não tem necessidade de exames laboratoriais de rotina.[1] Contudo, devemos pensar na possibilidade de parasitose intestinal e na prescrição de antiparasitário, visto que reside em área endêmica (outras crianças contaminadas) e com condições de higiene precárias.[2,3] A Organização Mundial de Saúde (OMS) defende estratégia de controle global contra helmintíases mais prevalentes, enfatizando quimioterapia preventiva voltada para comunidades de alto risco, em combinação com educação em saúde e melhoria de saneamento.[1] Para isso, não se faz necessário exame coproparasitológico de rotina, mas o tratamento independente do *status* de infestação de cada indivíduo.[2,3]

Referências

1. Sucupira ACSL. Capítulo 86: Saúde da criança. In: Gusso G, Lopes JMC, Dias LC, organizadores. Tratado de medicina de família e comunidade: princípios, formação e prática. Porto Alegre: Artmed; 2019.
2. Gusso G, Lopes JMC, Dias LC, organizadores. Tratado de medicina de família e comunidade: princípios, formação e prática. Porto Alegre: Artmed; 2019. Capítulo 174: Parasitoses intestinais. p. 4488-4509(versão digital).
3. Duncan BB, Schmidt MI, Giugliani ERJ, Duncan MS, Giugliani C, organizadores. Medicina ambulatorial: condutas de atenção primária baseadas em evidências. 4ª ed. Porto Alegre: Artmed; 2013. Capítulo 143: Parasitoses intestinais. p. 1521-1533.
4. Projeto Diretrizes. Associação Médica Brasileira (AMB), Conselho Federal de Medicina (CFM). Abordagem das Parasitoses Intestinais mais Prevalentes na Infância. Autoria Sociedade Brasileira de Medicina de Família e Comunidade. São Paulo: AMB/CFM; 2009. Disponível em: URL:https://diretrizes.amb.org.br/_BibliotecaAntiga/abordagem-das-parasitoses-intestinais-mais-prevalentes-na-infancia.pdf.

8. [TEMFC 21 - Questão 48] Mulher, de 39 anos, vem ao médico assustada pelo aparecimento de dois "gânglios" no pescoço há dois dias. Refere não ter ideia do que originou isso, pois sente-se bem. No entanto, tem medo de ser algo grave, apesar de não fumar ou beber. O MFC a examina e encontra dois linfonodos palpáveis em cadeia cervical anterior esquerda, de 1,2 cm e 1,4 cm de diâmetro cada, fibroelásticos e móveis. A médica deve

a) solicitar hemograma completo, sorologias para doenças infecciosas e raio x de tórax.
b) marcar retorno para reavaliação clínica, em três semanas.
c) solicitar ultrassom do linfonodo e raio x de tórax.
d) solicitar biópsia do linfonodo de maior diâmetro.

Alternativa correta: b

A localização dos linfonodos restrita à cadeia cervical, e suas características de móveis, fibroelásticos e pequenos (1,2 e 1,4 cm) sugerem quadro de linfadenopatia localizada. Pacientes com linfadenopatia localizada (exceto a supraclavicular), sem fatores que sugiram neoplasia, podem ser observados por três a quatro semanas.[1] Linfadenopatia generalizada e/ou presença de sinais e sintomas sistêmicos exigem investigação imediata.[1,2]

Referências

1. Duncan BB, Schmidt MI, Giugliani ERJ, Duncan MS, Giugliani C, organizadores. Medicina ambulatorial: condutas de atenção primária baseadas em evidências. 4ª ed. Porto Alegre: Artmed; 2013. Capítulo 88: Avaliação de Linfadenopatias. p. 859-866.
2. Gusso G, Lopes JMC, Dias LC, organizadores. Tratado de medicina de família e comunidade: princípios, formação e prática. Porto Alegre: Artmed; 2019. Capítulo 105: Linfonodomegalia. p. 2711-2729 (versão digital).
3. Gaddey HL, Riegel AM. Unexplained lymphadenopathy: Evaluation and differential diagnosis. Am Fam Physician. 2016 Dec 1;94(11):896-903.

9. [TEMFC 22 – Questão 49] O secretário municipal de saúde recém-nomeado de um município identificou, juntamente com sua equipe, que depois do gasto com recursos humanos, a principal fonte de despesa era com medicamentos. Com objetivo de buscar a qualificação profissional dos prescritores e estimular o uso racional de medicamentos, com consequente redução de custos e melhores resultados em saúde, implantaram uma comissão de auditoria do registro nos prontuários. A intenção era identificar situações de polifarmácia que envolvessem o uso potencialmente inadequado de fármacos e possibilidades de desprescrição. A partir disso, a comissão iria propor ações de educação continuada e de *feedback* para os prescritores. Um dos prontuários revisados foi do Seu Abílio, de 68 anos. Ele tinha hipertensão, diabetes e angina estável e estava em tratamento para uma onicomicose.
Tomava:

- atenolol 50 mg, de 12 em 12 horas;
- anlodipino 10 mg, pela manhã;

- metformina 850 mg, no café da manhã e na janta;
- ácido acetilsalicílico 100 mg, no almoço;
- sinvastatina 40 mg, à noite;
- fluconazol 150 mg, uma vez por semana, há 1 mês.

Na última consulta, ele havia se queixado de mialgia nos membros inferiores. O seu médico havia solicitado uns exames e orientado retorno em caso de piora ou persistência do quadro. Estava com hipertensão e diabetes controlados e sem sintomas de angina. Assinale a sugestão de *feedback* que poderia ser repassada para o médico de família e comunidade que estava acompanhando o caso.

a) Sugerir que suspendesse o uso de sinvastatina, já que Seu Abílio estava assintomático do ponto de vista cardiovascular e que a mialgia poderia ser causada por esse fármaco.
b) Propor a redução da dose de sinvastatina para 20 mg à noite, já que metformina e fluconazol podem potencializar o risco de rabdomiólise por sinvastatina.
c) Considerar a suspensão de fluconazol pelo risco de interação com sinvastatina e a redução da dose desta para 20 mg à noite, em razão do uso conjunto com anlodipino 10 mg.
d) Sugerir a redução das doses de anlodipino para 5 mg e de sinvastatina para 20 mg, para diminuir o risco de interação entre eles e de sinvastatina com metformina.

Alternativa correta: c

Sinvastatina está indicada para prevenção secundária de doenças cardiovasculares. Embora seu Abílio esteja assintomático do ponto de vista cardiovascular, isso não é recomendação para suspender o medicamento. Na ocorrência de efeitos adversos é preciso primeiro considerar as potenciais interações farmacológicas com sinvastatina que possam potencializar o risco de mialgia e rabdomiólise e avaliar a possibilidade de suspender ou reduzir a dose de algum dos fármacos, cotejando a indicação de casa um, o risco e o benefício. Nesse caso, tanto anlodipino quanto fluconazol têm risco de interação importante com sinvastatina, com boa documentação científica e aumento da possibilidade de dano muscular. Como fluconazol está indicado para onicomicose e sinvastatina para prevenção de infarto, na ocorrência de mialgia é preferível propor a suspensão de fluconazol. Quanto ao uso conjunto com anlodipino, pode potencializar o efeito de sinvastatina e consequentemente o risco de miopatia, incluindo rabdomiólise. Recomenda-se, principalmente se anlodipino estiver na dose de 10 mg ao dia, reduzir sinvastatina para 20 mg. Metformina não tem interação com sinvastatina.

Referências

1. Gusso G, Lopes JMC, Dias LC, organizadores. Tratado de medicina de família e comunidade: princípios, formação e prática. Porto Alegre: Artmed; 2019. Apêndice 6: Interações medicamentosas: tabela para consulta rápida e ferramentas online de busca. p. 7041-7085(versão digital)
2. Drugs.com. Interactions Checker. Disponível em: https://www.drugs.com.

Assista ao vídeo 6, disponível neste QR code ou no *link* https://www.youtube.com/watch?v=RRSxyClA__g, e, em seguida, responda à questão 10.

10. [TEMFC 23 – Questão 30] Considere que na consulta de retorno o mesmo paciente do vídeo refere que continua com palpitações, associadas à sensação de falta de ar, perda de apetite e desconforto no peito. A esposa diz que ele costuma apresentar esses sintomas quando se senta para fazer as contas da família ou quando recebe alguma conta para pagar. Ele não tem história prévia pessoal e nem familiar de transtorno mental. Assinale a alternativa que apresenta o diagnóstico mais provável.

a) Transtorno do pânico.
b) Transtorno dissociativo/conversivo.
c) Transtorno de ansiedade generalizada.
d) Somatização por sofrimento mental inespecífico.

Alternativa correta: d

Trata-se de um caso de somatização por sofrimento mental inespecífico. É comum na prática do médico de família e comunidade pacientes com sintomas que não se enquadram em uma determinada patologia, denominados de sintomas sem explicação médica (SEM).[1,2] Os pacientes apresentam-se com sintomas físicos difusos como dores de cabeça e no corpo, insônia, nervosismo, problemas gástricos e estados de mal-estar não classificáveis nos diagnósticos médicos ou psiquiátricos[1,3]. As raízes dos sintomas muitas vezes se encontram nas relações sociais, familiares, laborativas ou econômicas.[3] No caso descrito o paciente está desempregado e os sintomas físicos surgem quando se depara com a situação financeira (despesas da família e contas a pagar). Não há antecedente pessoal de doenças psiquiátricas ou familiares, e a relação dos sintomas com o contexto do desemprego sugere o diagnóstico de somatização por sofrimento mental inespecífico.

Referências

1. Gusso G, Lopes JMC, Dias LC, organizadores. Tratado de medicina de família e comunidade: princípios, formação e prática. Porto Alegre: Artmed; 2019. Capítulo 237: Somatização e sintomas sem explicação médica. p. 6152-6179 (versão digital).
2. Duncan BB, Schmidt MI, Giugliani ERJ, Duncan MS, Giugliani C, organizadores. Medicina ambulatorial: condutas de atenção primária baseadas em evidências. 4ª ed. Porto Alegre: Artmed; 2013. Capítulo 112: Queixas somáticas sem explicação médica. p. 1138-1147.
3. Fonseca MLG, Guimaraes MBL, Vasconcelos EM. Sofrimento difuso e transtornos mentais comuns: uma revisão bibliográfica. Ver. APS. jul./set.2008;11(3):285-294.

11. [TEMFC 23 – Questão 37] Uma jovem de 24 anos, estudante, queixa-se de abaulamento cervical há dez dias, quando sentiu mal-estar durante dois dias. A jovem nega febre, emagrecimento ou qualquer outra queixa. Ao exame físico, constatam-se linfonodos aumentados na região referida pela paciente, assim como em região inguinal e axilar, bilateralmente. Os linfonodos são indolores e de consistência fibroelástica, medindo, o de maior de diâmetro, 1,5 cm. Ao exame do abdome, percebe-se discreta hepatoesplenomegalia. Dentre as alternativas abaixo, assinale a que apresenta a melhor conduta para este caso.

a) Solicitar hemograma.
b) Praticar demora permitida de três a quatro semanas.
c) Realizar biópsia excisional do maior linfonodo.
d) Realizar punção aspirativa por agulha fina do maior linfonodo.

Alternativa correta: a

Como a paciente apresenta linfadenopatia generalizada (cadeias cervical, inguinal e axilar), mal-estar e hepatoesplenomegalia ao exame abdominal, recomenda-se a investigação complementar. A demora permitida é recomendada em casos de linfadenopatia localizada sem fatores de risco para neoplasia.[1] Não existe uma relação de exames diagnósticos utilizados de forma universal na abordagem da linfadenomegalia; os exames devem ser solicitados de forma individualizada. Pode-se em um primeiro momento solicitar exames mais rápidos, como hemograma, e no retorno avaliar a necessidade de exames mais dirigidos.[2] O hemograma é um dos exames mais úteis na avaliação da linfadenopatia, pois fornece várias pistas para o diagnóstico. Linfocitose sem atipia pode indicar infecção viral como *influenza*; leucocitose com neutrofilia pode sugerir infecção bacteriana; aumento no número de blastos ou nos linfócitos pode sugerir, respectivamente, leucemia aguda ou leucemia linfoide crônica; linfócitos atípicos, em uma pessoa jovem com linfonodomegalia generalizada, podem sugerir mononucleose; já um hemograma com eosinofilia pode sugerir reação alérgica.[2] A biopsia excisional ou por agulha fina está indicada nos casos sem elucidação diagnóstica ou na presença de fatores de risco para malignidade.[3]

Referências

1. Duncan BB, Schmidt MI, Giugliani ERJ, Duncan MS, Giugliani C, organizadores. Medicina ambulatorial: condutas de atenção primária baseadas em evidências. 4ª ed. Porto Alegre: Artmed; 2013. Capítulo 88: Avaliação de Linfadenopatias. p. 859-866.
2. Gusso G, Lopes JMC, Dias LC, organizadores. Tratado de medicina de família e comunidade: princípios, formação e prática. Porto Alegre: Artmed; 2019. Capítulo 105: Linfonodomegalia. p. 2711-2729 (versão digital).
3. Gaddey HL, Riegel AM. Unexplained lymphadenopathy: Evaluation and differential diagnosis. Am Fam Physician. 2016 Dec 1;94(11):896-903.

Assista ao vídeo 2, disponível neste QR code ou no *link* https://www.youtube.com/watch?v=rTWX5mIQTZU, e, em seguida, responda à questão 12.

12. [TEMFC 24 – Questão 8] Caso o paciente aceite iniciar uma desintoxicação ambulatorial para a dependência do álcool, assinale a alternativa que apresenta melhor conduta da médica.

a) Evitar realizar desintoxicação ambulatorial na Atenção Primária e encaminhar ao Centro de Atenção Psicossocial – álcool de drogas (CAPS AD).
b) Prescrever soro fisiológico, diazepam e tiamina e acompanhar na Atenção Primária.
c) Prescrever dissulfiram, amitriptilina e polivitamínico e acompanhamento na Atenção Primária.
d) A médica não deveria ter oferecido desintoxicação ambulatorial, porque esse caso deve ser manejado na Atenção Terciária.

Alternativa correta: b

O manejo da desintoxicação para dependência do álcool ou síndrome de abstinência ao álcool (SAA) pode ser realizada em âmbito ambulatorial ou domiciliar.[1,2] Os cuidados incluem esclarecimento adequado ao paciente e família sobre o quadro, retornos ou visitas domiciliares frequentes nas primeiras três a quatro semanas, ambiente calmo, dieta leve, contraindicação à condução de veículos quando em uso de benzodiazepínicos e supervisão familiar. A abordagem farmacológica da SAA inclui os seguintes medicamentos: tiamina, sedativos (diazepam ou clordiazepóxido ou lorazepam nos portadores de hepatopatia crônica) e hidratação abundante com solução fisiológica oral.[1,2]

Referências

1. Duncan BB, Schmidt MI, Giugliani ERJ, Duncan MS, Giugliani C, organizadores. Medicina ambulatorial: condutas de atenção primária baseadas em evidências. 4ª ed. Porto Alegre: Artmed; 2013. Capítulo 61: Problemas relacionados ao consumo de álcool. p. 574-585.
2. Gusso G, Lopes JMC, Dias LC, organizadores. Tratado de medicina de família e comunidade: princípios, formação e prática. Porto Alegre: Artmed; 2019. Capítulo 243: Problemas relacionados ao consumo de álcool. p. 6319-6653 (versão digital).
3. Projeto Diretrizes. Associação Médica Brasileira (AMB), Conselho Federal de Medicina (CFM). Abuso e dependência de álcool. Autoria: Associação Brasileira de Psiquiatria e Sociedade Brasileira de Medicina de Família e Comunidade. São Paulo: AMB/CFM; 2012. Disponível em: https://diretrizes.amb.org.br/_BibliotecaAntiga/abuso_e_dependenia_de_alcool.pdf.

13. [TEMFC 24 – Questão 63] Paciente feminina, 36 anos, comparece à unidade de saúde para mostrar exames, pois há quatro semanas iniciou com aumento de linfonodos. Negou febre, tosse, sudorese noturna ou perda de peso. Não apresenta quaisquer outras queixas. Nega comorbidades ou uso crônico de medicamentos. Não fuma e nega uso de álcool e outras substâncias psicoativas. É casada, tem dois filhos saudáveis, o marido está bem de saúde e sem queixas. Não viajou nas últimas semanas. Está tranquila em relação ao quadro, já que os filhos frequentemente têm "ínguas" quando ficam doentes e "logo passa". Ao exame físico: linfonodos palpáveis nas cadeias inguinal, axilar e cervical posterior, bilaterais, indolores, de consistência fibroelástica, móveis, medindo, aproximadamente, 1,5 cm (os maiores). Restante do exame físico sem alterações. Exames realizados (solicitados na 1ª consulta): hemograma, anti-HIV, HbsAg, sorologias para toxoplasmose e citomegavírus, FAN, radiografia de tórax e PPD: todos sem alterações. Assinale a alternativa que apresenta a melhor opção de manejo para o caso.

a) Tranquilizar a paciente, já que todos os exames estão normais. Combinar observação vigilante, utilizando o princípio da demora permitida e da longitudinalidade, e pedir para que ela retorne em no máximo duas semanas se não houver remissão do quadro.
b) Solicitar exames adicionais, como provas de atividade inflamatória (VHS/PCR), função renal, transaminases, TSH, glicemia em jejum e ultrassonografia para melhor avaliação do aspecto dos linfonodos.

c) Combinar/explicar para a paciente que, apesar de ela estar bem e não ter outros sintomas, o próximo passo deve ser o encaminhamento para um serviço especializado onde a biópsia dos linfonodos deverá ser avaliada/realizada.
d) Encaminhar a paciente para consulta com hematologista para complementação da avaliação diagnóstica antes de indicar biópsia.

Alternativa correta: c

Pelos dados clínicos do enunciado trata-se de um caso de linfadenomegalia generalizada pelo acometimento de duas ou mais cadeias linfonodais não contíguas simultaneamente.[1,2] A linfonodomegalia generalizada está relacionada a problemas sistêmicos e deve ser sempre investigada. Os exames iniciais solicitados para investigação de linfadenopatia generalizada devem ser direcionados para as principais hipóteses diagnósticas. No caso citado os exames realizados estão adequados às principais hipóteses diagnósticas e não há necessidade de múltiplos exames subsidiários.[2] Como a investigação foi inconclusiva, o próximo passo é encaminhar o paciente para realizar a biópsia do maior dos linfonodos.[1,2,3] O encaminhamento ao hematologista se justifica quando, após a investigação inicial, existe evidência de doença do sistema hematológico.

Referências

1. Duncan BB, Schmidt MI, Giugliani ERJ, Duncan MS, Giugliani C, organizadores. Medicina ambulatorial: condutas de atenção primária baseadas em evidências. 4ª ed. Porto Alegre: Artmed; 2013. Capítulo 88: Avaliação de Linfadenopatias. p. 859-866.
2. Gusso G, Lopes JMC, Dias LC, organizadores. Tratado de medicina de família e comunidade: princípios, formação e prática. Porto Alegre: Artmed, 2019. Capítulo 105: Linfonodomegalia. p. 2711-2729 (versão digital).
3. Gaddey HL, Riegel AM. Unexplained lymphadenopathy: Evaluation and differential diagnosis. Am Fam Physician. 2016 Dec 1;94(11):896-903.

17

ABORDAGEM A PROBLEMAS RESPIRATÓRIOS

Fernanda Lazzari Freitas

1. [TEMFC 18 – Questão 29] Ivo, 5 anos, chega à unidade de saúde acompanhado do pai, José Carlos, 30 anos, que o pegou na creche há 30 minutos. A professora ligou para os pais, pois a criança estava com o nariz muito entupido, tosse e começou a ter febre hoje. Apresentou um episódio de vômito, seguido de tosse. A criança recusou-se a tomar soro na creche (oferecido depois do vômito). Ao exame físico: pulso cheio com frequência de 90 batimentos por minuto, frequência respiratória: 23 irpm, temperatura axilar: 38.0°C, pele com turgor normal, mucosas hidratadas, ausculta cardíaca e respiratória sem alterações, abdome normotenso, descompressão brusca negativa. Diante desse caso, a conduta inicial mais correta é

a) tranquilizar o pai, prescrever soro de reidratação oral para ser administrado na própria unidade de saúde em virtude da recusa da criança, até que ela reinicie micção.
b) solicitar exames gerais para investigação de pneumonia e gastroenterite infecciosa e prescrever antipirético.
c) tranquilizar o pai, prescrever para casa antipirético e antibioticoterapia oral.
d) tranquilizar o pai, prescrever para casa antipirético, orientar repouso e desobstrução nasal e que retorne à unidade de saúde em caso de piora ou persistência dos sintomas.
e) encaminhar para pronto-socorro de pediatria mais próximo.

Alternativa correta: d

Nota do editor: Os endereços eletrônicos indicados nas referências deste capítulo foram acessados em 10 maio 2021.

O caso relatado consiste em uma síndrome gripal. Os sintomas mais frequentemente encontrados no início do quadro são: congestão e obstrução nasal, febre súbita (37,8°-41°C), tosse seca, dor de garganta, mialgia e mal-estar.[1,2] Em crianças podem ocorrer sintomas gastrintestinais (náuseas, vômitos, diarreia e inapetência).[1] Em geral o curso da síndrome gripal é autolimitado e o tratamento é direcionado ao alívio sintomático: desobstrução nasal e controle da febre. Os antibióticos são inefetivos e, pelos potenciais efeitos adversos e preceitos de seu uso racional, são contraindicados, a não ser na presença de complicação bacteriana.[1] O tratamento antiviral é recomendado para pacientes com *influenza* hospitalizados, com doença severa ou de alto risco para complicações.[1,2,3] A persistência da febre por mais de três dias, a desidratação ou a exacerbação dos sintomas gastrintestinais indicam piora do quadro clínico e exigem reavaliação imediata.[1]

Referências

1. Gusso G, Lopes, JMC, Dias LC, organizadores. Tratado de medicina de família e comunidade: princípios, formação e prática. Porto Alegre: Artmed; 2019. Capítulo 154: Infecção de vias aéreas superiores, resfriado comum e gripe. p. 3883-3925(versão digital).
2. Duncan BB, Schmidt MI, Giugliani ERJ, Duncan MS, Giugliani C, organizadores. Medicina ambulatorial: condutas de atenção primária baseadas em evidências. 4ª ed. Porto Alegre: Artmed; 2013. Capítulo 136: Infecções do trato respiratório no adulto. p. 1422-1433.
3. Centers for Disease Control and Prevention. Influenza (flu): for clinicians: antiviral medication. Updated January 15, 2020. Disponível em: https://www.cdc.gov/flu/professionals/antivirals/summary-clinicians.htm.

2. [TEMFC 18 – Questão 31] Paciente masculino de 52 anos, ex-tabagista com carga tabágica de 40 maços-ano, em abstinência há três anos quando teve diagnóstico de doença pulmonar obstrutiva crônica (DPOC). Atualmente em uso de salbutamol spray quando necessário e formoterol 12 mcg ao dia. Vem à unidade referindo dispneia, aumento da quantidade do escarro e mudança do padrão para purulento. Ao exame físico, sem esforço respiratório, afebril, estável hemodinamicamente e com murmúrio vesicular discretamente diminuído à ausculta pulmonar (igual à última consulta). O diagnóstico e o manejo mais adequados são:

a) exacerbação de DPOC; tratamento ambulatorial com amoxicilina + ácido clavulânico, aumento da dose e frequência do salbutamol e prednisona 40 mg.
b) pneumonia; raio x de tórax e tratamento ambulatorial com ciprofloxacino 500 mg.
c) infecção de vias aéreas superiores de origem viral; tratamento ambulatorial com sintomáticos.

d) gripe; tratamento ambulatorial com oseltamivir 75 mg e revisão em 48 horas.
e) edema agudo de pulmão, tratamento hospitalar com furosemida 80 mg IV e oxigênio.

Alternativa correta: a

O caso relatado consiste em uma exacerbação aguda do quadro de DPOC: agravamento da dispneia, aumento da quantidade do catarro com modificação do seu aspecto para purulento.[1,2] A purulência do escarro tem sensibilidade de 94,4% e 52% de especificidade para alta carga bacteriana, indicando relação causal.[3] Isso torna pouco provável o diagnóstico diferencial de gripe e infecções de vias aéreas superiores para o caso citado. Na descrição do exame físico não há evidência de insuficiência respiratória ou instabilidade hemodinâmica, o que permite o manejo ambulatorial do paciente. O tratamento das exacerbações agudas inclui o uso de beta2-agonistas e anticolinérgicos de curta duração (aumento da dose e frequência de uso durante exacerbação), corticoides sistêmicos e antibióticos.[1,2,4] O antibiótico no caso de exacerbação não complicada pode ser de uma das seguintes classes: beta lactâmico, macrolídeo, cefalosporina, tetraciclina ou sulfa.[4] Escolher classe alternativa se utilizou antibiótico nos últimos três meses. A pneumonia e o edema agudo de pulmão são possíveis diagnósticos diferenciais de quadro de exacerbação de DPOC. Contudo, a ausência de sinais e sintomas sugestivos, como: dispneia paroxística noturna, ortopneia, crepitações na ausculta, febre e edema de membros inferiores, torna pouco prováveis esses diagnósticos.

Referências

1. Gusso G, Lopes JMC, Dias LC, organizadores. Tratado de medicina de família e comunidade: princípios, formação e prática. Porto Alegre: Artmed; 2019. Capítulo 152: Doença pulmonar obstrutiva crônica. p. 3829-3863 (versão digital).
2. Duncan BB, Schmidt MI, Giugliani ERJ, Duncan MS, Giugliani C, organizadores. Medicina ambulatorial: condutas de atenção primária baseadas em evidências. 4ª ed. Porto Alegre: Artmed; 2013. Capítulo 103: Doença pulmonar obstrutiva crônica. p. 1023-1040.
3. Stockley RA et al. Relationship of sputum color to nature and outpatient management of acute exacerbations of COPD. Chest. 2000;117(Issue 6):1638-1645.
4. Tavares FMB, Rech MRA, Roman R, Katz N, Oliveira EB. Telecondutas: doença pulmonar obstrutiva crônica. Universidade Federal do Rio Grande do Sul. TelessaúdeRs. 2018. Disponível em: https://www.ufrgs.br/telessauders/noticias/doenca-pulmonar-obstrutiva-cronica-dpoc/.

3. [TEMFC 19 – Questão 31] Roberta tem 30 anos de idade, é casada e trabalha em uma loja de cosméticos. Há cerca de seis meses vem apresentando tosse quase todos os dias. Não percebeu emagrecimento ou febre nesse período. Os primeiros exames solicitados, há quatro meses atrás, foram a radiografia de tórax, que estava normal, e a pesquisa de BAAR em amostras de escarro, que ela não conseguiu realizar porque não conseguiu expectorar. Em seguida foi solicitada uma espirometria, que não mostrou distúrbio ventilatório e teve a prova com broncodilatador negativa. Sobre o caso de Roberta, assinale a afirmativa correta.

a) Levando-se em consideração o quadro, a possibilidade de tosse psicogênica se torna muito provável nessa situação.
b) Tendo em vista que no caso descrito a espirometria está normal, o diagnóstico de asma pode ser descartado.
c) Considerando que ela não apresenta sintomas de refluxo gastroesofágico, como pirose e sensação de regurgitação ácida, deve-se descartar essa hipótese como causa da tosse.
d) Deve ser realizado um teste de broncoprovocação para que seja possível fazer o diagnóstico de asma, uma vez que a espirometria está normal.
e) Caso se suspeite de asma ocupacional, o afastamento do trabalho é necessário para a realização do diagnóstico.

Alternativa correta: **d**

Trata-se de um quadro de tosse crônica. A investigação complementar foi realizada, contudo, sem elucidação diagnóstica. É imprescindível lembrar que a ausência de sintomas típicos, como pirose e sensação de regurgitação, não exclui o diagnóstico da doença do refluxo gastroesofágico (DRGE), uma vez que outras manifestações têm sido descritas e consideradas como manifestações atípicas, dentre elas a tosse crônica.[2] A tosse psicogênica é uma causa de tosse crônica em adultos. Em contraste com a tosse de etiologia orgânica, não há evidências clínicas ou laboratoriais de doença. Quando uma avaliação extensiva e terapia falham em detectar uma causa orgânica, a tosse psicogênica deve ser considerada. Portanto, é um diagnóstico de exclusão.[3] A espirometria, quando normal, não exclui a possibilidade de asma.[1] Os sintomas de asma não são específicos e podem ocorrer de maneira isolada como a tosse recorrente, principalmente à noite ou após esforços, sendo possível ser essa a única manifestação clínica da asma.[1,2] Nesse caso a espirometria normal não exclui o diagnóstico de asma, e o próximo passo seria a realização do teste de broncoprovocação.[1,4,5]

Referências

1. Gusso G, Lopes JMC, Dias LC, organizadores. Tratado de medicina de família e comunidade: princípios, formação e prática. Porto Alegre: Artmed; 2019. Capítulo 149: Tosse aguda e crônica. p. 3747-3764 (versão digital).

2. Gusso G, Lopes JMC, Dias LC, organizadores. Tratado de medicina de família e comunidade: princípios, formação e prática. Porto Alegre: Artmed; 2019. Capítulo 168: Doença do refluxo gastroesofágico no adulto. p. 4347-4369 (versão digital).
3. Oliveira R, Martins V, Moreira C. Tos psicógena: una rara causa de la tos crónica. Arch Bronconeumol. 2015;51:604-605.
4. Michaudet C, Malaty J. Chronic cough: Evaluation and management. Am Fam Physician. 2017;96(9):575-580.
5. Duncan BB, Schmidt MI, Giugliani ERJ, Duncan MS, Giugliani C, organizadores. Medicina ambulatorial: condutas de atenção primária baseadas em evidências. 4ª ed. Porto Alegre: Artmed; 2013. Capítulo 77: Avaliação da tosse subaguda e crônica. p. 777-782.

4. [TEMFC 19 – Questão 32] Você é informado durante uma consulta que uma paciente sua chegou à recepção do serviço referindo cansaço e dor torácica forte e quer ser vista por você para saber se precisa ir a um serviço de urgência. Diante da agitação das pessoas que a viram, você resolve interromper a consulta e avaliar a paciente em outra sala. Chegando lá você percebe que é Dalvanira, uma senhora de 56 anos que apresenta dificuldade para respirar e dor em pontada no hemitórax esquerdo de forte intensidade, dificultando a fala. Nos antecedentes dela você identifica: HAS (em tratamento irregular), tabagismo (20 cigarros/dia) e miomatose uterina, com histerectomia total realizada há cerca de uma semana. Dalvanira apresenta um episódio de hemoptise durante a consulta e ao exame tem diminuição do ruído respiratório em base de hemitórax esquerdo, FR = 28 ipm, SatO2 = 91%, PA 140 x 80 mmHg e FC = 110 bpm. Considerando as informações citadas você decide fornecer oxigênio, solicitar uma unidade do Serviço de Atendimento Móvel de Urgência (Samu) e remover Dalvanira com urgência a um serviço de referência. Qual é a hipótese diagnóstica mais provável?

a) Infarto agudo do miocárdio.
b) Tromboembolismo pulmonar.
c) Edema agudo de pulmão.
d) Pneumonia grave com derrame pleural.
e) Pneumotórax espontâneo.

Alternativa correta: b

Sintoma de dispneia de início súbito, dor torácica tipo pleurítica, tosse, hemoptise e sinais de taquipneia, taquicardia e hipóxia associada a história de cirurgia pélvica recente dão alta probabilidade ao diagnóstico de tromboembolismo pulmonar (TEP). Na suspeita de TEP, podemos fazer uso de ferramenta validada, como a escala de Wells, para estratificação do risco.[1,2]

Escala de Wells para estratificação de tromboembolismo pulmonar	
Características clínicas	**Pontuação**
Sinais e sintomas de trombose venosa profunda (TVP)	3
Nenhum diagnóstico alternativo explica melhor a doença	3
Frequência cardíaca > 100 bpm	1.5
Imobilização por pelo menos 3 dias ou cirurgia nas 4 semanas anteriores	1.5
Antecedente de TVP ou TEP	1.5
Hemoptise	1
Tratamento neoplásico ou paliativo nos últimos 6 meses	1
pontuação > 6 alta probabilidade pontuação ≥ 2 e ≤ 6 probabilidades moderada pontuação < 2 baixa probabilidade	

Uma revisão sistemática constatou que a pontuação de Wells foi mais específica e tão sensível quanto a impressão clínica. No cenário ambulatorial, em que a prevalência de embolia pulmonar é baixa, tem sido preconizado o uso de regras de exclusão de tal diagnóstico baseadas somente na clínica (critério PERC).[1] A presença de todos os achados a seguir torna pouco provável o diagnóstico de TEP:

- idade < 50 anos;
- frequência cardíaca < 100 bpm;
- saturação de oxigênio > 95%;
- sem hemoptise;
- sem uso de estrogênio;
- sem história prévia de embolia pulmonar ou venosa;
- sem edema de membro inferior unilateral;
- sem cirurgia ou trauma com hospitalização nas últimas quatro semanas.

Referências

1. Duncan BB, Schmidt MI, Giugliani ERJ, Duncan MS, Giugliani C, organizadores. Medicina ambulatorial: condutas de atenção primária baseadas em evidências. 4ª ed. Porto Alegre: Artmed; 2013. Capítulo 79: Dor torácica. p. 788-797.
2. Doherty S. Pulmonary embolism: An update. Australian Family Physician. November 2017;46(11).

Assista ao vídeo 1, disponível neste QR code ou no *link* https://www.youtube.com/watch?v=ti2-wH3msrM, e, em seguida, responda à questão 5.

5. [TEMFC 20 – Questão 4] Em relação ao plano terapêutico da médica, é correto afirmar que a

a) médica deveria ter iniciado antibioticoterapia.
b) médica deveria ter orientado esperar três semanas para iniciar antibioticoterapia.
c) conduta da médica foi correta.
d) médica deveria ter prescrito corticoide oral para alívio sintomático.
e) médica deveria ter solicitado raio x de seios da face antes de iniciar o tratamento.

Alternativa correta: c

A conduta da médica foi correta. A maioria das rinossinusites agudas é de etiologia viral. Na rinossinusite aguda bacteriana o acompanhamento, sem prescrição inicial de antibiótico, é apropriado como estratégia inicial, quando é possível o seguimento do paciente.[1,2,3,4] O uso de antibiótico é recomendado quando uma condição aguda prolongar-se por mais de 10 dias ou quando os sintomas se intensificarem após o quinto dia.[2] O manejo inicial inclui medidas de suporte como prescrição de analgésicos, corticoides intranasais e irrigação nasal com solução salina.[2,4] O diagnóstico através de exame de imagem não é recomendado, a não ser que se tenha suspeita de complicação ou de diagnóstico alternativo.[2,3,4]

Referências

1. Lemiengre MB, van Driel ML, Merenstein D, Liira H, Mäkelä M, De Sutter AIM. Antibiotics for acute rhinosinusitis in adults. Cochrane Database of Systematic Reviews. 2018, Issue 9.
2. Gusso G, Lopes JMC, Dias LC, organizadores. Tratado de medicina de família e comunidade: princípios, formação e prática. Porto Alegre: Artmed; 2019. Capítulo 188: Rinossinusites. p. 4849-4868 (versão digital).
3. Aring AM, Chan MM. Current concepts in adult acute rhinosinusitis. Am Fam Physician. 2016;94(2):97-105.
4. Duncan BB, Schmidt MI, Giugliani ERJ, Duncan MS, Giugliani C, organizadores. Medicina ambulatorial: condutas de atenção primária baseadas em evidências. 4ª ed. Porto Alegre: Artmed; 2013. Capítulo 159: Rinossinusite. p. 1641-1647.

Leia o caso a seguir para responder às questões 6 e 7.

Joana, 60 anos, procura o seu médico de família e comunidade porque está com uma gripe que não melhora há 2 meses. Acha estranho porque tomou a vacina da gripe, mas ainda assim sofre com essa tosse, cansaço e falta de ar para caminhar e expectoração de secreção amarelada. Lembra-se de ter tido a mesma coisa nos últimos dois anos. Joana fumou por mais de 40 anos, 20 cigarros ao dia, mas há 4 anos abandonou o hábito. Não apresenta outros problemas de saúde. Ao exame físico, T. 36.7°C, PA 130/85mmHg, FR 24 mrpm, P. 68 kg, E. 1,60 m. Orofaringe sem particularidades, tórax em barril, hipersonoro à percussão e ausculta pulmonar com diminuição de murmúrio vesicular difusamente, com presença de roncos e sibilos discretos, que desaparecem após a tosse. Bulhas cardíacas abafadas.

6. [TEMFC 20 – Questão 31] Sobre a melhor abordagem para o caso, assinale a alternativa correta.

a) O diagnóstico mais provável é o de DPOC, sendo possível descartar tuberculose e outras doenças infecciosas pelo exame físico.
b) A melhora da sibilância, após o quadro de tosse, leva a pensar em um quadro de bronquite crônica.
c) Se Joana realizar espirometria e for encontrada irreversibilidade da obstrução do fluxo aéreo com o uso de broncodilatador, o diagnóstico de asma pode ser descartado.
d) As bulhas cardíacas abafadas geralmente estão presentes em quadros de exacerbação de asma.
e) Joana pode ter um quadro de insuficiência cardíaca e, se for esse o caso, o padrão da espirometria será de um distúrbio ventilatório obstrutivo.

Alternativa correta: b

No caso relatado, a paciente apresenta como fator de risco para doença pulmonar obstrutiva crônica (DPOC) o abuso de tabaco. O tabagismo parece contribuir com 80 a 90% das causas identificáveis de DPOC.[1] No exame físico, a presença de tórax em barril hipersonoro à percussão e ausculta pulmonar com diminuição de murmúrio vesicular difusamente, com presença de roncos e sibilos discretos, que desaparecem após a tosse, também são sugestivos de DPOC. Sibilos, quando difusamente distribuídos, são geralmente frequentes na asma brônquica e quando menos ostensivos, como no caso relatado, na DPOC. Na asma brônquica os sibilos pioram com a tosse; já na bronquite crônica, a eliminação das secreções pela tosse tende a atenuá-los. No enfisema pulmonar puro, via de rega, não se auscultam ruídos adventícios.[1] As bulhas cardíacas se tornam hipofonéticas pelo aumento do diâmetro anteroposterior do tórax.[1] A tuberculose, pneumonia e bronquiectasias podem coexistir com DPOC, e assim a exclusão dessas patologias infecciosas deve ser realizada com auxílio de exames complementares.[2] Em pacientes com sintomas de asma e ausência de reversibilidade da obstrução após o uso de broncodilatador, o diagnóstico pode ser estabelecido pela demonstração de hiper-responsividade das vias aéreas com o teste de broncoprovocação.[1] A espirometria na insuficiência cardíaca apresenta-se com distúrbio ventilatório restritivo.[2]

Referências

1. Duncan BB, Schmidt MI, Giugliani ERJ, Duncan MS, Giugliani C, organizadores. Medicina ambulatorial: condutas de atenção primária baseadas em evidências. 4ª ed. Porto Alegre: Artmed; 2013. Capítulo 103: Doença pulmonar obstrutiva crônica. p. 1023-1039.
2. Gusso G, Lopes JMC, Dias LC, organizadores. Tratado de medicina de família e comunidade: princípios, formação e prática. Porto Alegre: Artmed; 2019. Capítulo 152: Doença pulmonar obstrutiva crônica. p. 3829-3863 (versão digital).
3. Gentry S, Gentry B. Chronic obstructive pulmonary disease: Diagnosis and Management. Am Fam Physician. 2017 Apr 1;95(7):433-441.

7. [TEMFC 20 – Questão 32] Joana fez uma espirometria, com o seguinte resultado, após prova broncodilatadora: VEF1 = 60% e VEF1/CVF = 0,65. Essa espirometria indica um quadro de

a) DPOC leve, sendo que a função pulmonar se encontra normal.
b) DPOC grave, se estiver associada a um aumento de 10% do previsto para o VEF1.
c) DPOC estádio IV, com intensa limitação ao fluxo aéreo.
d) Asma moderada, se houve aumento de 5% do previsto para o VEF1.
e) DPOC moderada, o que causa limitação moderada ao fluxo aéreo.

Alternativa correta: e

A classificação espirométrica da gravidade da doença pulmonar obstrutiva crônica pode ser visualizada na tabela a seguir[1,2]:

Classificação espirométrica da gravidade doença pulmonar obstrutiva crônica		
Estágio	**Característica**	**Comentários**
Leve (GOLD 1)	VEF1/CVF < 0,7% VEF1 ≥ 80% do predito Com ou sem sintomas crônicos	Neste estágio, o indivíduo pode não ter percebido que sua função pulmonar está comprometida
Moderada (GOLD 2)	VEF1/CVF < 0,7% 50% ≤VEF1 < 80% do predito Com ou sem sintomas crônicos	Os sintomas em geral progridem neste estágio, com a dispneia aparecendo normalmente aos esforços

(continua)

Classificação espirométrica da gravidade doença pulmonar obstrutiva crônica *(continuação)*		
Estágio	Característica	Comentários
Grave (GOLD 3)	VEF1/CVF < 0,7% 30% ≤ VEF1 < 50% do predito Com ou sem sintomas crônicos	A dispneia normalmente piora neste estágio e, muitas vezes, limita as atividades diárias das pessoas com DPOC. As exacerbações agudas em geral começam a aparecer neste estágio
Muito grave (GOLD 4)	VEF1/CVF < 0,7% VEF1 < 30% do predito ou VEF1 < 50% do predito + insuficiência respiratória crônica	A qualidade de vida é muito comprometida neste estágio, as exacerbações se tornam mais frequentes e podem ser muito graves

Referências

1. Gusso G, Lopes JMC, Dias LC, organizadores. Tratado de medicina de família e comunidade: princípios, formação e prática. Porto Alegre: Artmed; 2019. Capítulo 152: Doença pulmonar obstrutiva crônica. p. 3829-3863 (versão digital).
2. Global initiative for chronic obstructive lung disease. Global strategy for the diagnosis, management and prevention of COPD [Internet]. 2020. Disponível em: https://goldcopd.org/wp-content/uploads/2019/11/GOLD-2020-REPORT-ver1.0wms.pdf.

8. [TEMFC 21 – Questão 31] Um médico está acompanhando, na Unidade de Saúde, uma criança de 3 anos de idade que tem apresentado episódios repetidos de tosse, sibilância e sinais de desconforto respiratório, sem febre. O achado clínico listado que deve ser observado, com maior atenção por ser o mais sugestivo de asma, é

a) cianose de extremidades.
b) dermatite atópica.
c) perda progressiva de peso.
d) estridor inspiratório.

Alternativa correta: b

A presença de dermatite atópica é um critério maior para o risco de asma em crianças com sibilância.[1] Crianças com dermatite atópica, particularmente aquelas com sensibilização precoce e doença severa, têm aumento do risco para asma e rinite alérgica.[2] Uma em cada três crianças com dermatite atópica irá desenvolver asma.[3]

Referências

1. Sato M, Sucupira ACSL. Capítulo 115: Criança com sibilância. In: Gusso G, Lopes JMC, Dias LC, organizadores. Tratado de medicina de família e comunidade: princípios, formação e prática. Porto Alegre: Artmed; 2019.
2. Illi S, von Mutius E, Lau S, et al., and the Multicenter Allergy Study Group. The natural course of atopic dermatitis from birth to age 7 years and the association with asthma. J Allergy Clin Immunol. 2004;113:925-31.
3. van der Hulst AE, Klip H, Brand PL. Risk of developing asthma in young children with atopic eczema: A systematic review. J Allergy Clin Immunol. 2007;120:565-69.

9. [TEMFC 21 – Questão 32] Homem, 62 anos, vem em consulta agendada com queixa de dispneia, que piora com os esforços e com três meses de evolução. Apresenta tosse produtiva de longa data, mas nega perda ponderal e nega febre. Sua lista de problemas inclui tabagismo de 1 maço/dia há 34 anos e hipertensão (HAS) em uso de hidroclorotiazida 25 mg/dia. Ao exame físico, apresenta-se com FR de 22 mrm, murmúrio vesicular reduzido difusamente, sem outras alterações maiores. Trouxe espirometria solicitada pelo médico, em consulta anterior, com o seguinte resultado: VEF1 = 62%, VEF1/CVF = 0,68, VEF1 pós-broncodilatador = 61%. Sobre a conduta a ser adotada, assinale a alternativa correta.

a) O uso de corticosteroides inalatórios é fundamental, por reduzir a taxa de deterioração da função pulmonar.
b) A cessação do tabagismo não influencia a história natural da doença, mas deve ser estimulada.
c) Deve ser iniciado o uso de broncodilatadores de ação longa.
d) A teofilina é a escolha para melhorar a função pulmonar nesse caso.

Alternativa correta: c

A história clínica (dispneia com 3 meses de evolução, tosse crônica), o exame físico (murmúrio vesicular reduzido difusamente), o abuso de tabaco como fator de risco e a espirometria com relação VEF1/CVF = 0,68% (< 0,7%) firmam o diagnóstico de doença pulmonar obstrutiva crônica (DPOC).[1,2] A cessação do tabagismo melhora a sobrevida dos doentes com DPOC. Interromper a exposição ao tabaco, mesmo com limitação ao fluxo aéreo presente, pode resultar em alguma melhora da função pulmonar e redução da progressão da doença.[1,2,3] O principal objetivo do tratamento farmacológico da DPOC é a redução dos sintomas e a prevenção das exacerbações. Nos indivíduos com sintomas persistentes, como no caso descrito, os broncodilatadores de longa ação aumentam o VEF1 e o volume pulmonar, melhoram a dispneia, qualidade de vida, taxa de exacerbações e número de hospitalizações.[1,2] O uso isolado de corticoides inalatórios não modifica o declínio a longo prazo do VEF1 e nem a mortalidade nos pacientes com DPOC.[2,3] As metilxantinas (como a teofilina) são consideradas fármacos de terceira linha na DPOC. São úteis quando há necessidade de associar um terceiro fármaco aos broncodilatadores de longa ação e anticolinérgicos.[2,3]

Referências

1. Gusso G, Lopes JMC, Dias LC, organizadores. Tratado de medicina de família e comunidade: princípios, formação e prática. Porto Alegre: Artmed; 2019. Capítulo 152: Doença pulmonar obstrutiva crônica. p. 3829-3863 (versão digital).
2. Global initiative for chronic obstructive lung disease. Global strategy for the diagnosis, management and prevention of COPD [Internet]. 2020. Disponível em: https://goldcopd.org/wp-content/uploads/2019/11/GOLD-2020-REPORT-ver1.0wms.pdf.
3. Duncan BB, Schmidt MI, Giugliani ERJ, Duncan MS, Giugliani C, organizadores. Medicina ambulatorial: condutas de atenção primária baseadas em evidências. 4ª ed. Porto Alegre: Artmed; 2013. Capítulo 103: Doença pulmonar obstrutiva crônica. p. 1023-1039.

Assista ao vídeo 3, disponível neste QR code ou no *link* https://www.youtube.com/watch?v=-lfRbgfQlcE, e, em seguida, responda às questões 10 e 11.

10. [TEMFC 22 – Questão 14] O diagnóstico mais provável para o caso apresentado, é

a) rinossinusite aguda.
b) otite média aguda.
c) *influenza*.
d) dengue.

Alternativa correta: a

Os sintomas de congestão e obstrução nasal, rinorreia anterior ou posterior e dor ou pressão facial e evolução inferior a 12 semanas sugerem diagnóstico de rinossinusite aguda.[1] O diagnóstico de otite média aguda pressupõe alteração da membrana timpânica à otoscopia. A *influenza* é caracterizada por febre alta de início súbito, dor de garganta ou tosse seca acompanhada de pelo menos um dos sintomas: mialgia, cefaleia ou dor articular.[2] A dengue clássica caracteriza-se pela presença de febre alta de início abrupto, cefaleia, mialgia, artralgia, dor retro-orbitária, manifestações gastrintestinais, anorexia e alterações do paladar, exantema maculopapular e prurido.

Referências

1. Gusso G, Lopes JMC, Dias LC, organizadores. Tratado de medicina de família e comunidade: princípios, formação e prática. Porto Alegre: Artmed; 2019. Capítulo 188: Rinossinusites. p. 4849-4868 (versão digital).
2. Duncan BB, Schmidt MI, Giugliani ERJ, Duncan MS, Giugliani C, organizadores. Medicina ambulatorial: condutas de atenção primária baseadas em evidências. 4ª ed. Porto Alegre: Artmed; 2013. Capítulo 136: Infecções do trato respiratório no adulto. p. 1422-1433.
3. Aring A, Chan MM. Current concepts in adult acute rhinosinusitis. Am Fam Physician. 2016 Jul 15;94(2):97-105.

11. [TEMFC 22 – Questão 15] A conduta mais adequada para esse caso, é

a) orientar a paciente, prescrever sintomáticos e fazer uso da demora permitida.
b) prescrever amoxicilina e orientar a paciente quanto a sinais de agravamento.
c) prescrever sintomáticos, solicitar cultura de secreção nasal e retornar com o exame.
d) prescrever sintomáticos, solicitar raio x de seios da face e retornar com o exame.

Alternativa correta: a

A maioria das rinossinusites agudas é de etiologia viral. Na rinossinusite aguda bacteriana o acompanhamento, sem prescrição inicial de antibiótico, é apropriado como estratégia inicial quando é possível o seguimento do paciente.[1-4] O uso de antibiótico é recomendado quando uma condição aguda prolongar-se por mais de 10 dias ou quando os sintomas se intensificarem após o quinto dia.[2] O manejo inicial inclui medidas de suporte como prescrição de analgésicos, corticoides intranasais e irrigação nasal com solução salina.[2,4] O diagnóstico por meio de exame de imagem ou cultura de secreção nasal não é recomendado, a não ser que se tenha suspeita de complicação ou de diagnóstico alternativo.[2,3,4]

Referências

1. Lemiengre MB, van Driel ML, Merenstein D, Liira H, Mäkelä M, De Sutter AIM. Antibiotics for acute rhinosinusitis in adults. Cochrane Database of Systematic Reviews. 2018, Issue 9.

2. Gusso G, Lopes JMC, Dias LC, organizadores. Tratado de medicina de família e comunidade: princípios, formação e prática. Porto Alegre: Artmed; 2019. Capítulo 188: Rinossinusites. p. 4849-4868 (versão digital).
3. Aring AM, Chan MM. Current concepts in adult acute rhinosinusitis. Am Fam Physician. 2016;94(2):97-105.
4. Duncan BB, Schmidt MI, Giugliani ERJ, Duncan MS, Giugliani C, organizadores. Medicina ambulatorial: condutas de atenção primária baseadas em evidências. 4ª ed. Porto Alegre: Artmed; 2013. Capítulo 159: Rinossinusite. p. 1641-1647.

12. [TEMFC 22 – Questão 35] No tratamento da pessoa com DPOC, o melhor preditor do risco de exacerbação é

a) refluxo gastroesofágico.
b) mudança da pontuação na escala CURB-65.
c) ocorrência de exacerbações no ano anterior.
d) pior qualidade de vida, medida por questionário respiratório específico.

Alternativa correta: c

O maior preditor do risco de exacerbações frequentes, em todos os estágios de severidade GOLD da DPOC, é a história de exacerbações prévias.[1,2] Pacientes que são exacerbadores frequentes têm maior probabilidade de ter um histórico de eventos recorrentes.[2]

Referências

1. Hurst JR, Vestbo J, Anzueto A, et al., and Evaluation of COPD Longitudinally to Identify Predictive Surrogate Endpoints (ECLIPSE) Investigators. Susceptibility to exacerbation in chronic obstructive pulmonary disease. N Engl J Med. 2010;363:1128-1138.
2. Agusti A, Calverley PM, Decramer M, Stockley RA, Wedzicha JA. Prevention of exacerbations in chronic obstructive pulmonary disease: Knowns and unknowns. Chronic Obstr Pulm Dis. 2014;1(2):166-184.
3. Duncan BB, Schmidt MI, Giugliani ERJ, Duncan MS, Giugliani C, organizadores. Medicina ambulatorial: condutas de atenção primária baseadas em evidências. 4ª ed. Porto Alegre: Artmed; 2013. Capítulo 103: Doença pulmonar obstrutiva crônica. p. 1023-1040.

13. [TEMFC 22 – Questão 77] Seu Antônio, 54 anos, teve um infarto agudo do miocárdio há 5 meses. Encontra-se estável. Ele é tabagista desde os 11 anos de idade, fuma 30 cigarros por dia. Já tentou parar de fumar sozinho três vezes, mas acabou retornando. Coloca o primeiro cigarro na boca logo ao acordar, é o cigarro que mais lhe dá prazer. Fuma mais no período da manhã e mesmo quando está acamado, fuma escondido da família. Por causa do problema de saúde, está decidido a parar de fumar, mas teme não conseguir novamente. Assinale a alternativa que apresenta o manejo correto desse paciente.

a) Gomas de mascar, pastilhas e adesivos de nicotina estão contraindicados no caso de Seu Antônio em virtude da história de infarto agudo do miocárdio recente.
b) Nortriptilina é um medicamento de primeira linha para cessação do tabagismo em pacientes cardiopatas, devendo ser iniciada para Seu Antônio na dose de 25 mg, até chegar à dose alvo de 75 a 100 mg por dia.
c) Vareniclina é a terapia de primeira linha em pacientes com doença cardiovascular estável e Seu Antônio deve escolher a data para parar de fumar 1 semana após o início do medicamento.
d) Bupropiona é uma opção adequada para Seu Antônio, devendo ser iniciada na dose de 150 mg pela manhã por 3 dias e aumentada para 300 mg por dia, com o segundo comprimido sendo administrado à tarde.

Alternativa correta: d

O paciente tem critérios para iniciar o tratamento farmacológico do tabagismo: fumante moderado, fuma 20 ou mais cigarros por dia; fuma o primeiro cigarro até 30 minutos após acordar, tem escore do teste de Fagerstrom igual ou superior a 5 e já tentou parar sozinho por três vezes sem sucesso.[1-3] Como opções de tratamento farmacológico para o paciente poderíamos usar a terapia de reposição de nicotina (TRN), por meio do uso de gomas de mascar, pastilhas ou adesivos transdérmicos. A TNR pode ser utilizada com segurança em indivíduos cardiopatas crônicos, não aumentando a gravidade da doença cardiovascular. Deve ser utilizada com cautela em pessoas portadoras de coronariopatias (especialmente nos primeiros 14 dias após infarto agudo do miocárdio) e portadores de arritmias graves.[1,2] Bupropiona é o medicamento de primeira escolha na abordagem da cessação do tabagismo. A dose inicial é 150 mg durante 3 dias e a partir do quarto dia 300 mg ao dia. A contraindicação absoluta ao uso de bupropiona é ser portador de epilepsia ou história de convulsões prévias ou anormalidades no eletroencefalograma. Evitar uso concomitante com anticonvulsivantes, corticoides sistêmicos, insulina ou hipoglicemiantes orais.[1,2] Vareniciclina é também considerada terapia de primeira linha na cessação do tabagismo, contudo seu uso pode associar-se a risco aumentado de eventos cardiovasculares, o que limita seu uso em portadores de doenças cardiovasculares.[1] Nortriptilina é medicamento de segunda escolha na cessação do tabagismo.[1]

Referências

1. Gusso G, Lopes JMC, Dias LC, organizadores. Tratado de medicina de família e comunidade: princípios, formação e prática. Porto Alegre: Artmed; 2019. Capítulo 242: Tabagismo. p. 6293-6318 (versão digital).

2. Duncan BB, Schmidt MI, Giugliani ERJ, Duncan MS, Giugliani C, organizadores. Medicina ambulatorial: condutas de atenção primária baseadas em evidências. 4ª ed. Porto Alegre: Artmed; 2013. Capítulo 60: Tabagismo. p. 564-574.
3. Instituto Nacional do Câncer. Abordagem e tratamento do fumante. Consenso 2001. Rio de Janeiro: MS; 2001.

Assista ao vídeo 4, disponível neste QR code ou no *link* https://www.youtube.com/watch?v=9aAqDc8YOyQ, e, em seguida, responda à questão 14.

14. [TEMFC 23 – Questão 18] Caso a paciente aceite iniciar o tratamento para cessar o tabagismo, assinale a alternativa que apresenta a opção terapêutica mais indicada.

a) Apenas grupo de tabagismo.
b) O médico deverá avaliar o risco-benefício do uso de uma terapia de reposição de nicotina.
c) Prescrever bupropiona, por 12 semanas, conforme avaliação de risco individual.
d) Associar adesivo, bupropiona e grupo de tabagismo.

Alternativa correta: b

Em casos de fumantes pesadas em que a abordagem cognitivo-comportamental não teve resposta, pode ser recomendada a associação com a terapia de reposição de nicotina (TRN).[1] Comparando a TRN com o tabagismo, quando se utiliza a TRN, os níveis de nicotina no sangue são mais baixos, a nicotina é administrada mais lentamente e a exposição a substâncias nocivas contidas na fumaça do tabaco, em particular monóxido de carbono, é evitada.[2] Não há evidências de que a TRN utilizada na cessação do tabagismo tenha impactos positivos ou negativos nos desfechos da gestação e saúde do feto.[3] Recomenda-se usar a dose mais baixa de TRN que controle os sintomas de abstinência.[2] Bupropiona não é recomendada durante a gravidez.[1,2]

Referências

1. Instituto Nacional do Câncer. Abordagem e tratamento do fumante. Consenso 2001. Rio de Janeiro: MS; 2001.
2. Diamanti A, Papadakis S, Schoretsaniti S, et al. Smoking cessation in pregnancy: An update for maternity care practitioners. Tob Induc Dis. 2019;17:57. Published 2019 Aug 2.

3. Coleman T, Chamberlain C, Davey M, Cooper SE, Leonardi-Bee J. Pharmacological interventions for promoting smoking cessation during pregnancy. Cochrane Database Syst Rev. 2015;(12):1-52.
4. Gusso G, Lopes JMC, Dias LC, organizadores. Tratado de medicina de família e comunidade: princípios, formação e prática. Porto Alegre: Artmed; 2019. Capítulo 242: Tabagismo. p. 6293-6318 (versão digital).

15. [TEMFC 23 – Questão 59] Pedro, 60 anos, ex-tabagista, procurou a unidade de saúde por causa de um quadro de dispneia crônica. Fez uma espirometria há 6 meses, com o seguinte resultado: VEF1 = 80% e VEF1/CVF = 60%. Na época, foi prescrito salbutamol, porém, há 1 mês, vem se queixando de piora da dispneia, quando caminha rápido e quando sobe a ladeira para ir para casa, mas nega que fique sem fôlego ao caminhar devagar ou que ande mais devagar do que pessoas da sua idade pela falta de ar. O próximo passo a ser sugerido, pelo MFC, para otimizar o tratamento desse paciente, é

a) associar um anticolinérgico de curta duração a cada 6 horas e orientar caminhadas diárias de 40 minutos.
b) combinar corticoide inalatório a cada 12 horas e orientar subir dois lances de escada, por 10 minutos.
c) prescrever teofilina associada a um beta-agonista de longa duração e orientar exercícios para o quadríceps, 10 minutos por dia.
d) encaminhar para a reabilitação pulmonar e prescrever um beta-agonista de longa duração associado ao corticoide inalatório.

Alternativa correta: a

Conforme enunciado, o paciente sofre de falta de ar quando anda apressadamente ou subindo uma rampa leve. Portanto, tem 1 ponto na escala de avaliação da dispneia do Medical Research Council (MRC).[1] E pela classificação espirométrica, está no estágio GOLD 1. Portanto, classifica-se como DPOC leve com baixo risco de exacerbação. Inicialmente, os broncodilatadores de ação curta, como os beta2-agonistas salbutamol ou fenoterol, ou o anticolinérgico ipratrópio, podem ser utilizados.[1,2] Na DPOC estável, a combinação entre beta-agonistas de curta duração e anticolinérgico de curta duração melhora o volume expiratório forçado em 1 segundo (VEF1) e os sintomas. A associação dos dois medicamentos é superior se comparada com cada fármaco sozinho na melhora do VEF1 e sintomas.[2] Embora a DPOC seja uma doença inflamatória, o acúmulo de evidências sobre os efeitos colaterais causados pelos corticosteroides inalatórios (CI) e dúvidas sobre sua ação nesse grupo de pacientes fazem com que a opção os beta2-agonistas de longa ação + CI para pacientes com DPOC seja indicada quando essa está associada a asma, para pacientes exacerbadores sem resposta satisfatória com o uso de beta2-agonistas de longa ação + anticolinérgicos de longa ação e para o fenótipo de DPOC exacerbador com eosinofilia periférica. Os valores de corte de eosinófilos para indicar o benefício do uso de CI ainda são controversos e precisam de confirmação em estudos futuros.[2,3] A teofilina exerce um pequeno efeito broncodilatador na DPOC estável e associa-se a modestos benefícios sintomáticos, não estando indicada no caso.[2]

Referências

1. Gusso G, Lopes JMC, Dias LC, organizadores. Tratado de medicina de família e comunidade: princípios, formação e prática. Porto Alegre: Artmed; 2019. Capítulo 152: Doença pulmonar obstrutiva crônica. p. 3829-3863 (versão digital).
2. Global Initiative for Chronic Obstructive Lung Disease. Global Strategy for the diagnosis, management and prevention of COPD [Internet]. Disponível em: https://goldcopd.org/wp-content/uploads/2019/11/GOLD-2020-REPORT-ver1.0wms.pdf.
3. Fernandes FLA, Cukier A, et al. Recommendations for the pharmacological treatment of COPD: Questions and answers. J Bras Pneumol. 2017;43(4):290-301.

16. [TEMFC 23 – Questão 60] Sérgio, 27 anos, vem a consulta com seu médico de família relatando tosse há 5 semanas. Nos primeiros 4 dias apresentou febre, mialgia, rinorreia e tosse produtiva. Todos os sintomas melhoraram, exceto a tosse, que continua, porém, seca. Suas atividades da vida diária estão sendo prejudicadas, uma vez que tosse bastante no trabalho e não consegue dormir bem à noite. Ele nega dispneia, tabagismo e doenças respiratórias prévias. Ninguém do seu convívio tem problemas respiratórios. Ao exame físico, eupneico, ausculta respiratória sem alterações. O diagnóstico mais provável é

a) tosse pós-infecciosa.
b) tosse alérgica.
c) sinusite.
d) hiper-responsividade brônquica.

Alternativa correta: a

A tosse, com duração de pelo menos 3 semanas, mas não mais de 8 semanas, que inicia com um quadro de infecção respiratória (febre, mialgia, rinorreia e tosse produtiva) com remissão dos sintomas e manutenção de tosse seca, apresentando exame físico respiratório sem alterações, sugere o quadro de tosse pós-infecciosa.[1,2,3] Nesses casos, a tosse em geral é autolimitada, não necessitando de tratamento específico, podendo-se prescrever tratamento sintomático.[1] Na hiper-responsividade brônquica há presença de sibilos à ausculta pulmonar. A sinusite se caracteriza por sintomas permanentes de rinorreia, obstrução nasal, tosse e febre.

Referências

1. Duncan BB, Schmidt MI, Giugliani ERJ, Duncan MS, Giugliani C, organizadores. Medicina ambulatorial: condutas de atenção primária baseadas em evidências. 4ª ed. Porto Alegre: Artmed; 2013. Capítulo 77: Avaliação da tosse subaguda e crônica. p. 777-782.
2. Gusso G, Lopes JMC, Dias LC, organizadores. Tratado de medicina de família e comunidade: princípios, formação e prática. Porto Alegre: Artmed; 2019. Capítulo 149: Tosse aguda e crônica. p. 3747-3764 (versão digital).
3. Braman SS. Postinfectious cough. ACCP Evidence-Based Clinical Practice Guidelines. Chest. 2006;129:138S-146S.

Assista ao vídeo 1, disponível neste QR code ou no *link* https://www.youtube.com/watch?v=pr1I8EGJnQI, e, em seguida, responda às questões 17 a 20.

17. [TEMFC 24 – Questão 1] Considerando que o paciente tem feito uso frequente de salbutamol spray, cerca de três a quatro vezes por semana para os sintomas relatados no vídeo, em relação ao tratamento medicamentoso, pode-se afirmar que o médico deve

a) corrigir o uso incorreto de salbutamol, apenas.
b) associar um broncodilatador de longa duração.
c) associar corticoide inalatório.
d) associar um corticoide oral.

Alternativa correta: c

O paciente do caso apresenta sintomas diurnos três vezes por semana, necessitando do uso de medicamento de alívio, e sintomas noturnos. Isso classifica o quadro como asma não controlada.[1] Além de reorientar a técnica de uso do dispositivo inalatório, deve-se ajustar tratamento farmacológico para alívio dos sintomas. Nos pacientes com sintomas mais de duas vezes no mês, despertar noturno de pelo menos uma vez por mês ou com exacerbações graves é necessário iniciar uso de corticoide inalatório, que seria o próximo passo na otimização do tratamento farmacológico do caso.[1-3]

Referências

1. Duncan BB, Schmidt MI, Giugliani ERJ, Duncan MS, Giugliani C, organizadores. Medicina ambulatorial: condutas de atenção primária baseadas em evidências. 4ª ed. Porto Alegre: Artmed; 2013. Capítulo 102: Asma. p. 1001-1023.

2. Gusso G, Lopes JMC, Dias LC, organizadores. Tratado de medicina de família e comunidade: princípios, formação e prática. Porto Alegre: Artmed; 2019. Capítulo 151: Asma em crianças e adultos. p. 3790-3828 (versão digital).
3. Falk NP, Scott WH, Rodgers BC. Medications for chronic asthma. Am Fam Physician. 2016 Sep 15;94(6):454-462.

18. [TEMFC 24 – Questão 2] Assinale a alternativa que apresenta as recomendações relacionadas ao tratamento não medicamentoso, controle ambiental e outros fatores desencadeantes da asma que o médico poderia ter feito.

a) Recomendar a retirada de travesseiros de penas e objetos de pano da cama, pois são fatores desencadeadores comuns de asma.
b) Recomendar limpeza habitual do domicílio com a finalidade de eliminar umidade e mofo.
c) Recomendar participação em grupos de educação em saúde, que apesar de não haver redução de sintomas, há melhora na adesão ao tratamento.
d) Recomendar evitar o uso de determinados alimentos que podem induzir crises, como o alho e a cebola.

Alternativa correta: b

Evitar o contato com alérgenos não é recomendado como estratégia para controle da asma[1] (grau A de evidência). Para pacientes sensibilizados, há evidência limitada do benefício para asma do controle a exposição a alérgenos[1] (grau A de evidência). A retirada de travesseiro de penas e brinquedos de pano da cama não parece ter impacto no controle da asma.[2] O controle da umidade e mofo no domicílio reduz os sintomas de asma e o uso de medicamentos em adultos[1] (grau A de evidência). Evitar o uso de determinados alimentos é recomendado apenas se está claramente documentada sensibilização ao alimento.[2] Estratégias educativas, além de promoverem maior adesão à terapia, reduzem sintomas, exacerbações e internações por asma.[2]

Referências

1. Duncan BB, Schmidt MI, Giugliani ERJ, Duncan MS, Giugliani C, organizadores. Medicina ambulatorial: condutas de atenção primária baseadas em evidências. 4ª ed. Porto Alegre: Artmed; 2013. Capítulo 102: Asma. p. 1001-1023.
2. Global Initiative for Asthma. Global Strategy for Asthma Management and Prevention. 2019. Disponível em: https://ginasthma.org/wp-content/uploads/2019/06/GINA-2019-main-report-June-2019-wms.pdf.

19. [TEMFC 24 – Questão 3] Assinale a alternativa que apresenta a melhor orientação e justificativa para o paciente iniciar atividade física.

a) Esperar a asma ficar compensada para iniciar atividade física.
b) Iniciar atividade física porque melhora a função pulmonar de repouso e reduz a sibilância.
c) Usar o broncodilatador 15 minutos antes do exercício e orientar que os sintomas iniciam geralmente de 5 a 10 minutos, após o início do exercício.
d) Indicar prática de exercícios de condicionamento cardiopulmonar e respiratórios como ioga, pois há possível benefício.

Alternativa correta: d

É importante encorajar indivíduos portadores de asma a praticar atividade física regular para benefícios gerais à saúde. A atividade física regular melhora o condicionamento físico, contudo não oferece benefício específico na função pulmonar ou nos sintomas de asma.[1] A prática de exercícios respiratórios realizados na ioga e em atividades de relaxamento tem sido indicada para pacientes asmáticos, exercendo possível benefício (grau de evidência D).[1,2] O aconselhamento sobre o uso de broncodilatador antes da atividade física deve ser feito aos pacientes portadores de asma induzida pelo exercício.[2]

Referências

1. Duncan BB, Schmidt MI, Giugliani ERJ, Duncan MS, Giugliani C, organizadores. Medicina ambulatorial: condutas de atenção primária baseadas em evidências. 4ª ed. Porto Alegre: Artmed; 2013. Capítulo 102: Asma. p. 1001-1023.
2. Global Initiative for Asthma. Global Strategy for Asthma Management and Prevention. 2019. Disponível em: https://ginasthma.org/wp-content/uploads/2019/06/GINA-2019-main-report-June-2019-wms.pdf.

20. [TEMFC 24 – Questão 5] Em relação à orientação sobre o uso de dispositivos inalatórios, é correto afirmar que

a) as máscaras faciais auxiliam crianças e idosos com dificuldade de coordenação. Para os demais recomenda-se colocar a saída do bocal do *spray* diretamente na boca.
b) recomendar sempre uso de espaçadores comerciais ou caseiros, pois reduzem a deposição do fármaco na orofaringe em até dez vezes.
c) os dispositivos inalatórios têm o mesmo efeito que as nebulizações domiciliares, que podem ser recomendadas para uso rotineiro de crianças.
d) espaçadores caseiros com garrafas plásticas acoplados a máscaras comuns podem ser recomendados para todas as idades, pelo baixo custo.

Alternativa correta: b

O emprego de espaçadores (aerocâmeras) está indicado para todas as faixas etárias, facilita o uso e permite a reinalação do produto, proporcionando maior deposição pulmonar e redução da deposição na orofaringe (em até dez vezes).[1,2,3] O uso de nebulização caseira deve ser desencorajado para uso rotineiro, pois tem maior duração e produz partículas de diâmetro irregular com compressores cujos fluxos não alcançam 6 L/min.[1] Na criança, recomendam-se espaçadores apropriados para a idade. Até os 3 anos, usam-se câmaras espaçadoras de menor volume com máscaras valvuladas que cobrem nariz e boca. Câmaras caseiras (garrafas plásticas), de baixo custo, podem ser usadas em crianças maiores.[1,2]

Referências

1. Duncan BB, Schmidt MI, Giugliani ERJ, Duncan MS, Giugliani C, organizadores. Medicina ambulatorial: condutas de atenção primária baseadas em evidências. 4ª ed. Porto Alegre: Artmed; 2013. Capítulo 102: Asma. p. 1001-1023.
2. Gusso G, Lopes JMC, Dias LC, organizadores. Tratado de medicina de família e comunidade: princípios, formação e prática. Porto Alegre: Artmed; 2019. Capítulo 151: Asma em crianças e adultos. p. 3790-3828 (versão digital).
3. Global Initiative for Asthma. Global Strategy for Asthma Management and Prevention. 2019. Disponível em: https://ginasthma.org/wp-content/uploads/2019/06/GINA-2019-main-report-June-2019-wms.pdf.

21. [TEMFC 24 – Questão 64] Mulher de 35 anos comparece ao Centro de Saúde para renovação de prescrição de uso crônico. Ela tem diagnóstico de asma brônquica desde a adolescência e atualmente sua prescrição consta de: salbutamol spray 100 mcg – 4 a 6 jatos quando necessário; e beclometasona spray 250 mcg – 2 jatos a cada 12 horas todos os dias (dose total diária: 1.000 mcg). A paciente relata sintomas diurnos leves, como opressão torácica, tosse e sensação de dispneia, quase que diariamente, e uso médio de medicamento de resgate de quatro a cinco vezes na semana. Não apresenta despertares noturnos, nem limitações importantes para atividades sociais ou laborais. A última espirometria há 6 meses apresentava VEF1 (pré-broncodilatador) de 82% do previsto. Nega ter usado outros medicamentos específicos para o tratamento da asma. Não fuma e a última exacerbação foi há aproximadamente 1 ano. Não apresenta outras comorbidades ou uso crônico de medicamentos. Apresenta boa adesão ao regime farmacológico prescrito, nega efeitos adversos, a técnica inalatória foi revisada e está correta e a paciente nega desencadeantes claros no seu dia a dia relacionados com os sintomas descritos. Assinale a alternativa que apresenta a melhor opção de manejo para o caso.

a) Manter a prescrição anterior, já que se trata de "asma controlada", parabenizar a paciente e combinar o seguimento ambulatorial com retorno em 1 ano ou antes se necessário.

b) Propor aumento na dose do corticoide inalatório, já que se trata de "asma parcialmente controlada", reforçar os cuidados locais após o uso do medicamento (como higiene bucal) e combinar um retorno em aproximadamente 3 meses para revisar a resposta ao tratamento.
c) Propor introdução de um beta2-agonista de longa duração, como formoterol, já que se trata de "asma parcialmente controlada", manter a dose do corticoide inalatório e combinar um retorno em aproximadamente 3 meses para revisar a resposta ao tratamento.
d) Propor aumento na dose do corticoide inalatório associado à introdução de um beta2-agonista de longa duração, já que se trata de "asma não controlada" e combinar um retorno em aproximadamente 3 meses para revisar a resposta ao tratamento.

Alternativa correta: c

O controle da asma define-se por ausência de exacerbações, sintomas diários mínimos e ocasionais, ausência de limitação para realizar atividades físicas, pouca necessidade de medicamento de resgate e normalização das provas funcionais.[1,2] Como a paciente relata sintomas diurnos leves, como opressão torácica, tosse e sensação de dispneia, quase que diariamente, e uso médio de medicamento de resgate de quatro a cinco vezes na semana, considera-se quadro de asma "parcialmente controlada". Segundo a Global Initiative for Asthma (GINA)[2], os casos de asma parcialmente controlada são aqueles que têm um a dois dos seguintes sintomas: sintomas diários mais que duas vezes por semana, sintomas noturnos, uso de medicamento de resgate mais de duas vezes na semana e qualquer limitação para atividades decorrente da asma. Nesse caso, apesar da boa adesão ao tratamento e técnica adequada de uso da terapia, a paciente persiste sintomática. Logo, é necessário alterar a terapêutica para melhorar o controle. A paciente está em terapia preventiva fixa (corticoide inalatório diário) em dose máxima e a próxima etapa para controle sintomático é a adição de beta-agonista de longa ação.[1,2,3] O aumento da dose do corticoide inalatório não é uma opção, visto que a paciente já está em uso da dose máxima.

Referências

1. Duncan BB, Schmidt MI, Giugliani ERJ, Duncan MS, Giugliani C, organizadores. Medicina ambulatorial: condutas de atenção primária baseadas em evidências. 4ª ed. Porto Alegre: Artmed; 2013. Capítulo 102: Asma. p. 1001-1023.
2. Global Initiative for Asthma. Global Strategy for Asthma Management and Prevention. 2019. Disponível em: https://ginasthma.org/wp-content/uploads/2019/06/GINA-2019-main-report--June-2019-wms.pdf.
3. Gusso G, Lopes JMC, Dias LC, organizadores. Tratado de medicina de família e comunidade: princípios, formação e prática. Porto Alegre: Artmed; 2019. Capítulo 151: Asma em crianças e adultos. p. 3790-3828 (versão digital).

22. [TEMFC 24 – Questão 65] Guilherme, 50 anos, fumante de cerca de três maços de cigarros desde os 15 anos de idade, vem à consulta para um "check-up" completo. Teme, em especial, ter enfisema pulmonar, pois sabe que fuma demais e desde quando começou a fumar tem uma tosse chata que não o deixa. Sobre o diagnóstico de doença pulmonar obstrutiva crônica (DPOC), indicações e interpretação da espirometria, assinale a alternativa correta.

a) Recomenda-se a detecção precoce do DPOC, pois mesmo indivíduos com estágio I da classificação GOLD possuem risco aumentado de morbidade e mortalidade por DPOC.
b) A classificação da GOLD diagnostica e classifica a gravidade da DPOC mesmo em indivíduos assintomáticos.
c) O VEF1, obtido por espirometria, é o melhor critério para avaliar a progressão da doença por correlacionar-se com intensidade dos sintomas e a capacidade física.
d) O valor isolado da relação VEF1/CVF no diagnóstico de DPOC tende a provocar resultados falso negativos em idosos e falso positivos em jovens.

Alternativa correta: b

Existem controvérsias quanto à classificação, principalmente no que diz respeito à classificação do estágio I (DPOC leve), em que a relação VEF1/CVF está menor do que 0,7, mas o VEF1 encontra-se normal (≥ 80% do predito), como uma "doença".[1] Há evidências de que essa abordagem leva a uma porcentagem inaceitável de diagnósticos falso-positivos de DPOC leve e moderada. Regras de classificação mais adequadas para definir a presença e gravidade da obstrução das vias aéreas são necessárias, especialmente para médicos de Atenção Primária que têm de lidar com os estágios iniciais da DPOC.[2] Em indivíduos com sintomas ou fatores de risco como consumo > 20 maços de cigarro ao ano ou infecções pulmonares recorrentes, a probabilidade de DPOC é alta e avaliação por meio de espirometria é recomendada.[3] A classificação da intensidade da anormalidade espirométrica proposta pela Global Initiative for Chronic Obstructive Lung Disease (GOLD) é convencionalmente utilizada para expressar a gravidade da DPOC e estadiar a doença.[3] Contudo, a espirometria isolada nem sempre reflete o impacto geral da DPOC na saúde do indivíduo.[1,3,4] A dispneia ao exercício está mais intimamente relacionada com a hiperinsuflação pulmonar, definida como aumento anormal do volume de ar que permanece nos pulmões ao final de uma expiração corrente, do que com alterações do VEF1.[3] Assim, a partir de 2017, a classificação GOLD separa a gravidade espirométrica da gravidade avaliada pelos sintomas e pelas exacerbações agudas. As medidas de função pulmonar podem ser utilizadas para monitorar o avanço da doença, contudo não há forte correlação entre o VEF1 e a intensidade dos sintomas ou a capacidade física.[1,3] Uma relação VEF1/CVF < 0,7 pode levar a muitos resultados falso-positivos, uma vez que essa relação diminui com a idade em indivíduos saudáveis não tabagistas, o que faz com que a taxa de falso-positivos aumente depois dos 50 anos e fique muito alta após os 70 anos de idade. E do outro lado, de forma menos intensa, o uso de uma relação fixa como valor de corte pode subdiagnosticar pessoas mais jovens, com taxa maior de falsos negativos.[1]

Classificação espirométrica da gravidade da doença pulmonar obstrutiva crônica		
Estágio	**Característica**	**Comentários**
Leve (GOLD 1)	VEF1/CVF < 0,7% VEF1 ≥ 80% do predito Com ou sem sintomas crônicos	Neste estágio, o indivíduo pode não ter percebido que sua função pulmonar está comprometida
Moderada (GOLD 2)	VEF1/CVF < 0,7% 50% ≤VEF1 < 80% do predito Com ou sem sintomas crônicos	Os sintomas em geral progridem neste estágio, com a dispneia aparecendo normalmente aos esforços
Grave (GOLD 3)	VEF1/CVF < 0,7% 30% ≤VEF1 < 50% do predito Com ou sem sintomas crônicos	A dispneia normalmente piora neste estágio e, muitas vezes, limita as atividades diárias das pessoas com DPOC. As exacerbações agudas em geral começam a aparecer neste estágio
Muito grave (GOLD 4)	VEF1/CVF < 0,7% VEF1 < 30% do predito ou VEF1 < 50% do predito + insuficiência respiratória crônica	A qualidade de vida é muito comprometida neste estágio, as exacerbações se tornam mais frequentes e podem ser muito graves

Referências

1. Gusso G, Lopes JMC, Dias LC, organizadores. Tratado de medicina de família e comunidade: princípios, formação e prática. Porto Alegre: Artmed; 2019. Capítulo 152: Doença pulmonar obstrutiva crônica. p. 3829-3863 (versão digital).
2. Schermer TRJ et al. COPD screening in primary care: Who is sick? Primary Care Respiratory Journal. 2007;16(1):49-53.
3. Global Initiative for Chronic Obstructive Lung Disease. Global Strategy for the diagnosis, management and prevention of COPD[Internet]. 2020. Disponível em: https://goldcopd.org/wp-content/uploads/2019/11/GOLD-2020-REPORT-ver1.0wms.pdf
4. Duncan BB, Schmidt MI, Giugliani ERJ, Duncan MS, Giugliani C, organizadores. Medicina ambulatorial: condutas de atenção primária baseadas em evidências. 4ª ed. Porto Alegre: Artmed; 2013. Capítulo 103: Doença pulmonar obstrutiva crônica. p. 1023-1040.

18

PROBLEMAS DIGESTIVOS

Gustavo Gusso

1. [TEMFC 18 – Questão 33] Mulher de 50 anos com queixas de empachamento e eructações pós-prandiais há 3 meses. Nega uso de medicamentos, disfagia, perda de peso ou vômitos. Nega azia e regurgitação. Ao exame abdominal, refere desconforto à palpação epigástrica, sem massas palpáveis. Além de avaliar e orientar a necessidade de mudanças no estilo de vida, o próximo passo no manejo da paciente a ser proposto pelo médico é:

a) testar *H. pylori* e tratar, se positivo.
b) prescrever inibidor da bomba de prótons por 4 a 6 semanas.
c) prescrever inibidor da bomba de prótons por 4 a 6 semanas e tratar *H. pylori* empiricamente.
d) prescrever inibidor da bomba de prótons por 4 a 6 semanas e testar *H. pylori*, tratando se positivo.
e) solicitar endoscopia digestiva alta para definir o melhor tratamento.

Alternativa correta: b

Na presença de sintomas dispépticos ou de dispepsia não investigada, em que não há pirose ou regurgitação (o que sugeriria doença do refluxo gastroesofágico), o próximo passo é indicar o uso de inibidor da bomba de prótons por 4 a 6 semanas. Caso não houvesse melhora, o passo seguinte seria testar e tratar ou apenas tratar empiricamente o *H. pylori*, sem necessidade de endoscopia digestiva alta (EDA). Como no Brasil o teste sorológico (IgG para *H. pylori*) e o teste respiratório com ureia são pouco disponíveis e há alta

Nota do editor: Os endereços eletrônicos indicados nas referências deste capítulo foram acessados em 10 maio 2021.

prevalência de *H. pylori* na população, sugere-se tratar empiricamente. A EDA só estaria indicada como abordagem inicial no caso de sinais e sintomas de alerta, como perda de peso, disfagia, vômitos persistentes, sangramento gastrintestinal ou massa abdominal, os quais não estão presentes no caso.

Referências

1. Winck K, Ornelas RH. Síndrome dispéptica. In: Gusso G, Lopes JM, Dias LC. Tratado de medicina de família e comunidade: princípios, formação e prática. Artmed: Porto Alegre; 2019.
2. Barros EF, Lopes ABL, Barros SGS. Dispepsia e refluxo. In: Duncan BB et al. Medicina ambulatorial: condutas de atenção primária baseadas em evidências. 4ª ed. Porto Alegre: Artmed; 2013.
3. Theromefoundation.org. Rome III diagnostic criteria for functional gastrointestinal disorders [Internet]. Raleigh: Rome Foundation. Disponível em: https://www.theromefoundation.org/assets/pdf/19_RomeIII_apA_885-898.pdf.

2. [TEMFC 18 – Questão 34] Mãe traz filha de 5 anos, que vem apresentando diarreia aquosa há 3 meses, além de distensão e dor abdominal. A mãe relata também que a região perto do ânus da filha está bem irritada, sem melhora com uso de óxido de zinco tópico. No exame físico, a criança está corada, hidratada, com peso e estatura adequados para idade. O abdômen encontra-se distendido e há hiperemia perianal. A causa mais provável deste quadro clínico em crianças é a:

a) ingesta de glúten.
b) alergia à proteína do leite de vaca.
c) ingesta de fibras em excesso.
d) alergia a alimentos com corantes.
e) ingesta de lactose.

Alternativa correta: e

A presença de hiperemia perianal que não melhora com tratamento tópico sugere diarreia ácida, característica da intolerância a carboidratos, cuja causa mais comum é a intolerância à lactose, que surge normalmente a partir da idade escolar. A alergia à proteína do leite de vaca costuma ocorrer nos lactentes, em geral antes de 1 ano de idade. A doença celíaca tem como sintoma mais comum a diarreia, associada a déficit ponderoestatural. O quadro clínico costuma surgir entre 8 e 24 meses de vida, mais frequentemente por volta de 17 meses, embora o diagnóstico possa ser bem mais tardio.

Referências

1. Modesto AAD, Alves DO. Intolerâncias alimentares. In: Gusso G, Lopes JM, Dias LC. Tratado de medicina de família e comunidade: princípios, formação e prática. Artmed: Porto Alegre; 2019.
2. Burks AW, Bird JA. Alergia alimentar. BMJ Best Practice. Disponível em: https://bestpractice.bmj.com/topics/pt-br/639.
3. Emmanuel A. Deficiência de lactase. BMJ Best Practice. Disponível em: https://bestpractice.bmj.com/topics/pt-br/798.
4. Therrien A, Kelly CP. Doença celíaca. BMJ Best Practice. Disponível em: https://bestpractice.bmj.com/topics/pt-br/636.

3. [TEMFC 19 – Questão 33] Antônia é uma paciente de 62 anos que procura você com queixa de constipação há vários anos. Segundo ela, tem evacuado apenas uma ou duas vezes por semana, quase sempre com muito esforço, e de vez em quando fica com a sensação de que não conseguiu evacuar tudo. Ocasionalmente usa laxantes, que aliviam um pouco os sintomas mas deixam as fezes amolecidas, o que também a incomoda. Nega sangramento nas fezes, não tem história familiar de problemas semelhantes, e nega perda de peso. Fora a constipação, Antônia tem boa saúde: tem HAS controlada, faz caminhadas diárias e tem uma dieta rica em verduras, frutas, pães e carne (branca e vermelha). Fez alguns exames laboratoriais 6 meses atrás, incluindo uma pesquisa de sangue oculto nas fezes que deu negativa. O exame do abdome é normal e o toque retal não encontra alterações. Diante do quadro, qual a conduta mais adequada?

a) Orientar o aumento da ingestão de líquidos.
b) Contraindicar as caminhadas.
c) Prescrever supositórios de glicerina.
d) Iniciar rapidamente uma dieta com alta ingestão de fibras.
e) Solicitar colonoscopia.

Alternativa correta: a

A abordagem não farmacológica da constipação primária envolve o aumento da ingesta de fibras e líquidos. No caso, há relato de consumo adequado de fibras, então deve ser abordada nesse momento a ingestão de líquidos. Em casos refratários, pode-se usar medidas farmacológicas de forma adjuvante, iniciando por agentes laxativos formadores de bolo fecal, como *Psyllium*. Nesse caso, vale o reforço positivo quanto a caminhada e ingesta de fibras. Dada a investigação recente e o quadro clínico favorável à constipação primária ou funcional sem a presença de alertas vermelhos (início recente, sangramento retal, perda de peso, febre, história familiar de câncer de cólon, tenesmo), não há necessidade de colonoscopia diagnóstica no momento.

Referências

1. Bruning GE, Rosa Filho LA. Constipação. In: Gusso G, Lopes JM, Dias LC. Tratado de medicina de família e comunidade: princípios, formação e prática. Artmed: Porto Alegre; 2019.
2. Anti M, Pignataro G, Armuzzi A, Valenti A, Iascone E, Marmo R, et al. Water supplementation enhances the effect of high-fiber diet on stool frequency and laxative consumption in adult patients with functional constipation. Hepatogastroenterology. 1998 May-Jun; 45(21):727-32.

4. [TEMFC 19 – Questão 34] A dor abdominal aguda é uma queixa frequente na APS, e não é raro ver pacientes com essa queixa apresentarem quadros que necessitem de intervenções mais urgentes. Analise as alternativas a seguir sobre a abordagem da dor abdominal aguda na APS e assinale a correta.

a) A obstrução intestinal se caracteriza por dor em cólicas de localização dependente do local da obstrução e embora normalmente curse com parada da eliminação de fezes, casos de semioclusão podem cursar com diarreia paradoxal.
b) A presença do sinal de Murphy confirma o diagnóstico de colecistite aguda e os pacientes devem receber uma dose de antibiótico enquanto aguardam encaminhamento ao serviço de cirurgia de urgência.
c) Pacientes com dor em faixa em abdome superior têm suspeita aumentada de pancreatite, que exige intervenção cirúrgica imediata.
d) Dor periumbilical com irradiação para fossa ilíaca direita com defesa voluntária à palpação local tem sido descrita como sinal sugestivo de apendicite aguda, porém menos da metade das pessoas com quadro semelhante tem confirmação desse diagnóstico após cirurgia.
e) Dor em flanco com irradiação para as costas e para a região genital levanta a suspeita de urolitíase, e a melhor opção de manejo da dor é a administração de antiespasmódicos por via venosa.

Alternativa correta: a

Pode haver diarreia paradoxal nas suboclusões intestinais quando há passagem de fezes líquidas sob pressão. A colecistite aguda se manifesta por dor, febre, náusea, vômito, além de sinal de Murphy. A colangite é caracterizada pela tríada de Charcot (dor, febre e icterícia). O tratamento da colescistite aguda é cirúrgico, e deve ser, portanto, encaminhada ao serviço de urgência. O tratamento imediato de pancreatite se dá com suporte clínico (jejum, analgesia e hidratação parenteral). Quando a dor é periumbilical, irradiando para a fossa ilíaca direita, acompanhada de palpação dolorosa e defesa voluntária, há 95% de probabilidade de apendicite. O tratamento da dor por urolitíase envolve analgesia com anti-inflamatório não esteroide ou opiáceo. Os antiespasmódicos têm pouca ou nenhuma evidência de eficácia, sendo utilizados somente na ausência dos medicamentos anteriores.

Referências

1. Trindade TG. Dor abdominal. In: Gusso G, Lopes JM, Dias LC. Tratado de medicina de família e comunidade: princípios, formação e prática. Artmed: Porto Alegre; 2019.
2. Fontenelle LF. Cólica renal. In: Gusso G, Lopes JM, Dias LC. Tratado de medicina de família e comunidade: princípios, formação e prática. Artmed: Porto Alegre; 2019.
3. Osvaldt AB, Costa MSTB. Avaliação inicial da dor abdominal aguda, icterícia, alteração de transaminases e outras manifestações de problemas hepáticos comuns. In: Duncan BB et al. Medicina ambulatorial: condutas de atenção primária baseadas em evidências. 4ª ed. Porto Alegre: Artmed; 2013.
4. Koff WJ. Doenças comuns em urologia. In: Duncan BB et al. Medicina ambulatorial: condutas de atenção primária baseadas em evidências. 4ª ed. Porto Alegre: Artmed; 2013.
5. Leath III CA, Lowery WJ. Avaliação do abdome agudo. BMJ BestPractice. Disponível em: https://bestpractice.bmj.com/topics/pt-br/503.

5. [TEMFC 20 – Questão 33] Lúcia, 48 anos, vem à consulta apenas para renovar sua receita. Usa omeprazol 20 mg/dia, fluoxetina 20 mg/dia e enalapril 10 mg de 12/12h continuadamente há mais de 5 anos. Ao ser perguntada sobre o motivo do uso do omeprazol, responde que prescreveram porque tinha dor de estômago, que melhorou com o uso do medicamento. Nega pirose ou regurgitação, mesmo antes do uso de omeprazol, e nega também sinais e sintomas de alerta. Atualmente está assintomática, mas voltou a sentir um pouco de dor algumas vezes quando interrompeu o uso do medicamento. Em relação a esse caso, assinale qual conduta deve ser sugerida a Lúcia.

a) Manter o uso continuado de omeprazol como protetor gástrico, pois Lúcia faz uso de outros medicamentos.
b) Solicitar uma endoscopia digestiva alta, já que o tratamento deve ser feito, após a identificação de uma lesão.
c) Propor a redução gradual de omeprazol, com a reavaliação de possíveis sintomas dispépticos, e estimular mudanças de hábitos de vida.
d) Manter omeprazol como sintomático a longo prazo, já que não está relacionado a efeitos adversos graves.
e) Manter o uso continuado de omeprazol e realizar tratamento empírico para *H. pylori.*

Alternativa correta: c

O tratamento de sintomas dispépticos ou de dispepsia não investigada é realizado por 4 a 6 semanas com inibidor da bomba de prótons (IBP). Como Lúcia teve melhora com o tratamento, não deveria ter mantido o uso de omeprazol de maneira contínua. O uso prolongado de IBP produz hipergastrinemia, que, após a interrupção do tratamento, leva a uma secreção ácida exacerbada, causando sintomas dispépticos mesmo em indivíduos previamente assintomáticos. Para evitar tal fenômeno, chamado de rebote ácido, a indicação de IBP deve ser cuidadosa, utilizando-se pelo menor tempo necessário. Essa é a causa mais provável para o retorno de sintomas no caso de Lúcia. Portanto, outras abordagens indicadas para síndrome dispéptica sem sintomas de refluxo, como o tratamento empírico de *H. pylori* e, na sequência, a solicitação de endoscopia digestiva alta, deveriam ser considerados somente caso os sintomas retornassem e persistissem apesar da retirada gradual do medicamento. Embora haja algumas controvérsias na literatura, o uso prolongado de IBP parece estar associado também à possibilidade de efeitos adversos graves, como aumento do risco de câncer no trato digestório, de doença renal crônica, de fratura de quadril, bem como de infecções intestinais e de deficiências de alguns sais minerais e vitaminas.

Referências

1. Winck K, Ornelas RH. Síndrome dispéptica. In: Gusso G, Lopes JM, Dias LC. Tratado de medicina de família e comunidade: princípios, formação e prática. Artmed: Porto Alegre; 2019.
2. de los Cobos ENP, Roldán JIJ, Gavilán E. Desprescrição de medicamentos na atenção primária à saúde. In: Gusso G, Lopes JM, Dias LC. Tratado de medicina de família e comunidade: princípios, formação e prática. Artmed: Porto Alegre; 2019.
3. Barros EF, Lopes ABL, Barros SGS. Dispepsia e refluxo. In: Duncan BB et al. Medicina ambulatorial: condutas de atenção primária baseadas em evidências. 4ª ed. Porto Alegre: Artmed; 2013.
4. Ribiere S, Guillaumot MA, Barré A, Abou Ali E, Barret M, Chaussade S, Coriat R. What is the REAL long-term risk of proton pump inhibitors? Presse Med. 2019 Mar 26. pii: S0755-4982(19)30058-2.
5. Islam MM, Poly TN, Walther BA, Dubey NK, Anggraini Ningrum DN, Shabbir SA, Jack Li YC. Adverse outcomes of long-term use of proton pump inhibitors: A systematic review and meta-analysis. Eur J Gastroenterol Hepatol. 2018 Dec;30(12):1395-1405.

6. [TEMFC 20 - Questão 34] Julia, 4 anos, é trazida pelo pai, Ricardo, ao médico de família e comunidade, por apresentar há 6 meses dificuldade para ganhar peso, associada a dor abdominal em cólica, distensão, flatulência e diarreia. Ricardo diz que nesse período ela já fez alguns tratamentos, para virose e vermes, sem melhora. Há uns 2 meses retiraram o leite de vaca da dieta e perceberam uma discreta mudança, mas permanecem os sintomas. Assinale a alternativa correta de como deve ser o raciocínio para a investigação do caso.

a) Alergia à proteína do leite de vaca deve ser uma hipótese pouco provável, por ser mais comum entre os 2 e 8 meses de idade.
b) A possibilidade de ser doença celíaca é pequena, uma vez que, se fosse o caso, Júlia estaria apresentando sintomas desde a época de introdução dos cereais na dieta.

c) Na investigação de doença celíaca, os anticorpos antitransglutaminase tecidual têm baixa sensibilidade e especificidade, devendo ser solicitados na impossibilidade de realizar a biópsia da mucosa intestinal.
d) Se na investigação houver a presença de substâncias redutoras nas fezes, deve-se pensar em intolerância à sacarose.
e) Se for solicitado o teste oral de tolerância à lactose e vier negativo, é possível descartar que seja um caso de intolerância à lactose.

Alternativa correta: **a**

A alergia à proteína do leite de vaca diminui com a idade e costuma ocorrer nos lactentes. Em geral surge logo quando se introduz esse alimento, aliviando os sintomas quando se suspende. Por isso, aos 4 anos é um diagnóstico pouco provável. A doença celíaca ocorre por predisposição genética, além de outros fatores ainda não completamente conhecidos, e a manifestação clínica é bastante variável, sendo que mesmo pessoas com tal predisposição podem se manter assintomáticas. O quadro clínico, quando presente, costuma surgir entre 8 e 24 meses de vida, mais frequentemente por volta de 17 meses, embora o diagnóstico possa ser bem mais tardio. Em crianças os sintomas mais comuns são dificuldade para ganhar peso e diarreia, sendo que não é possível descartar a possibilidade desse diagnóstico no caso. Anticorpos antitransglutaminase tecidual têm alta sensibilidade (95%) e especificidade (90%). Presença de substâncias redutoras fala a favor de intolerância à lactose, já que sacarose não é um açúcar redutor. Teste de tolerância oral à lactose tem baixa sensibilidade e, portanto, alta taxa de falso negativo.

Referências

1. Modesto AAD, Alves DO. Intolerâncias alimentares. In: Gusso G, Lopes JM, Dias LC. Tratado de medicina de família e comunidade: princípios, formação e prática. Artmed: Porto Alegre; 2019.
2. Burks AW, Bird JA. Alergia alimentar. BMJ Best Practice. Disponível em: https://bestpractice.bmj.com/topics/pt-br/639.
3. Emmanuel A. Deficiência de lactase. BMJ Best Practice. Disponível em: https://bestpractice.bmj.com/topics/pt-br/798.
4. Therrien A, Kelly CP. Doença celíaca. BMJ Best Practice. Disponível em: https://bestpractice.bmj.com/topics/pt-br/636.

7. [TEMFC 21 – Questão 33] Considere a seguinte consulta na APS.
Homem, 56 anos, história de sobrepeso e refluxo gastroesofágico de longa data.
S – Paciente retorna com endoscopia digestiva alta (EDA) solicitada há alguns meses. Segue com queixas de tosse seca persistente, dor retroesternal sem irra-

diação e pirose com piora à noite há quase um ano. Já fez uso de diversos medicamentos (sal de frutas, hidróxido de alumínio, omeprazol) de forma irregular apenas para alívio dos sintomas.
O – Bom estado geral, sem alterações importantes. Pressão arterial 120x80 mmHg, ausculta cardíaca e pulmonar sem alterações. Abdome com dor à palpação em epigástrio, sem massas ou megalias. EDA – hérnia hiatal pequena, esofagite grau 1, gastrite antral leve, *H. pylori* negativo.
A – Refluxo gastroesofágico.
P – ____________________.

A melhor conduta a ser aplicada nesse caso, seria o

a) tratamento clínico com inibidores H2, por um mês, e medidas comportamentais.
b) tratamento clínico com inibidores da bomba de prótons, por três meses, e medidas comportamentais.
c) encaminhamento à cirurgia por ter indicação de tratamento cirúrgico laparoscópico com fundoplicatura total.
d) método clínico centrado na pessoa, redução de peso e dieta permanente para observar se consegue conviver com o refluxo sem agravamento do quadro.

Alternativa correta: b

A primeira opção para tratamento de doença do refluxo gastroesofágico é com inibidor da bomba de prótons (IBP). Em geral o tratamento é realizado por 1 a 2 meses. Como os sintomas já persistem por 1 ano e acompanha dor retroesternal além de tosse, pode-se prolongar por 3 meses, além de medidas comportamentais como cessar tabagismo, reduzir peso, evitar medicamentos como anti-inflamatórios e moderar a ingestão de chocolate, café, chá-mate, bebida alcóolica e alimentação gordurosa. O tratamento cirúrgico é reservado para situações refratárias ao tratamento clínico ou quando há exigência de manutenção de IBP por longos períodos, em especial em pessoas com menos de 40 anos. Não é adequada a utilização do método clínico centrado na pessoa com o objetivo de convencer a pessoa a "conviver" com o problema, quando há tratamento disponível. Trata-se de uma interpretação equivocada da metodologia e da decisão compartilhada em si.

Referências

1. Melo MAC. Doença do refluxo gastroesofágico no adulto. In: Gusso G, Lopes JM, Dias LC. Tratado de medicina de família e comunidade: princípios, formação e prática. Artmed: Porto Alegre; 2019.

2. Barros EF, Lopes ABL, Barros SGS. Dispepsia e refluxo. In: Duncan BB et al. Medicina ambulatorial: condutas de atenção primária baseadas em evidências. 4ª ed. Porto Alegre: Artmed; 2013.
3. National Institute for Health and Care Excellence (NICE). Gastro-oesophageal reflux disease and dyspepsia in adults: investigation and management. Clinical Guideline (CG 184), nov. 2014.

Assista ao vídeo 2, disponível neste QR code ou no *link* https://www.youtube.com/watch?v=if2OPJlhpBA, e, em seguida, responda à questão 8.

8. [TEMFC 22 - Questão 9] O diagnóstico mais provável para o problema de Ivone, é

a) diverticulite.
b) câncer colorretal.
c) doença de Crohn.
d) síndrome do intestino irritável

Alternativa correta: d

O enunciado pede o diagnóstico mais provável, e a síndrome do intestino irritável (SII), diferente dos demais diagnósticos apresentados, está entre as causas mais comuns de dor abdominal na Atenção Primária à Saúde. As causas mais prevalentes são de origem funcional. A presença de dor abdominal recorrente há mais de 12 semanas, que alivia com a defecação e com a mudança no aspecto das fezes, associada à presença de muco, também sugerem SII, que é um distúrbio funcional. As questões emocionais relacionadas à mudança do ciclo de vida, com a saída da filha de casa, também auxiliam a reforçar essa hipótese diagnóstica. Não há descrição de sinais e sintomas de alerta para pensar numa causa orgânica. O câncer e a doença inflamatória intestinal também podem apresentar sangramento nas fezes, o que não foi relatado no caso. A diverticulite é um quadro inflamatório agudo.

Referências

1. Trindade TG. Dor abdominal. In: Gusso G, Lopes JM, Dias LC. Tratado de medicina de família e comunidade: princípios, formação e prática. Artmed: Porto Alegre; 2019.
2. Castilho CM, Saleme OS, Guimarães, FG. Diarreia aguda e crônica. In: Gusso G, Lopes JM, Dias LC. Tratado de medicina de família e comunidade: princípios, formação e prática. Artmed: Porto Alegre; 2019.

3. Fortes S, Tófoli LF, Chazan LF, Ballester D. Queixas somáticas sem explicação médica. In: Duncan BB et al. Medicina ambulatorial: condutas de atenção primária baseadas em evidências. 4ª ed. Porto Alegre: Artmed; 2013.
4. Ford AC, Lacy BE, Talley NJ. Irritable bowel syndrome. N Engl J Med. 2017 Jun 29;376(26):2566-2578.

9. [TEMFC 22 – Questão 37] Menina, 5 anos, morando recentemente com a tia e trazida em consulta por ela, com história de febre há 5 dias, tosse e dispneia. Sem doenças prévias. Ao exame físico, apresenta-se hipocorada (+/4+) e com ausculta pulmonar com roncos e sibilos. Exames solicitados em outro serviço evidenciam eosinofilia importante (3158/mm^3 ou 25%), exame de urina com presença de 10 a 15 piócitos/campo, parasitológico de fezes apresentando *Ascaris lumbricoides* (ovos) e *Giardia lamblia* (cistos) e raio x de tórax que apresentou infiltrado bilateral multifocal de distribuição irregular. A conduta farmacológica inicial mais adequada para este caso, é

a) albendazol e prednisolona.
b) metronidazol e salbutamol.
c) prednisolona, já que não há evidência para uso de antiparasitário.
d) metronidazol e prednisolona.

Alternativa correta: a

Trata-se de um caso de dupla infecção por *Giardia* e *Ascaris*, sendo que esse segundo é responsável pela síndrome de Löeffler, ou seja, uma pneumonite com eosinofilia decorrente da passagem de larvas pelo pulmão. As alterações no hemograma e no raio x de tórax, associadas a presença de *Ascaris* no exame de fezes, sugerem o diagnóstico dessa síndrome. O tratamento do quadro respiratório é feito com sintomáticos, como broncodilatadores e/ou corticosteroides. Embora não haja evidência de ensaios clínicos de que o uso de anti-helmíntico destrua as larvas durante a fase migratória da infecção, relatos de caso descrevem não haver melhora apenas com o tratamento sintomático, o que ocorre somente após o uso de antiparasitário. Por isso, o uso de albendazol deve ser realizado na conduta inicial para tratamento da ascaríase. Metronidazol seria apenas para *Giardia* e pode ser ministrado em um segundo momento.

Referências

1. Manfroi A, Santos ALD. Parasitoses intestinais. In: Gusso G, Lopes JM, Dias LC. Tratado de medicina de família e comunidade: princípios, formação e prática. Artmed: Porto Alegre; 2019.
2. Sato M, Sucupira ACSL. Criança com sibilância. In: Gusso G, Lopes JM, Dias LC. Tratado de medicina de família e comunidade: princípios, formação e prática. Artmed: Porto Alegre; 2019.

3. Medeiros IM, Oliveira DV, Nascimento ELT. Parasitoses intestinais. In: Duncan BB et al. Medicina ambulatorial: condutas de atenção primária baseadas em evidências. 4ª ed. Porto Alegre: Artmed; 2013.
4. Capello M. Ascaríase. BMJ Best Practice. Disponível em: https://bestpractice.bmj.com/topics/pt-br/908.
5. Deveci U, Üstün C, Altınsoy HB, Akay A, Özdiller S, Aydın M. Loeffler's syndrome mimicking bronchial asthma and pneumonia in a child: case report. Turkiye Parazitol Derg. 2013;37(4):288-91.
6. Acar A, Oncül O, Cavuşlu S, Okutan O, Kartaloğlu Z. Case report: Löffler's syndrome due to Ascaris lumbricoides mimicking acute bacterial community-acquired pneumonia. Turkiye Parazitol Derg. 2009;33(3):239-41.

10. [TEMFC 22 – Questão 38] Mulher, 44 anos, vem à consulta na Unidade com quadro de "prisão de ventre" com piora nos últimos 6 meses. Desde a adolescência apresenta hábito intestinal "lento", pois relata que sempre evacuou de duas a três vezes por semana, com piora nos últimos meses. Tem diagnóstico de hipertensão e enxaqueca, em uso de amitriptilina 25 mg à noite para profilaxia de crises de enxaqueca e de naratriptano 2,5 mg nas crises, além de captopril 25 mg 1 comprimido duas vezes ao dia e hidroclorotiazida 25 mg 1 comprimido ao dia, para controle da hipertensão. O medicamento utilizado por essa paciente que está mais associado ao seu quadro clínico, é

a) captopril.
b) amitriptilina.
c) naratriptano.
d) hidroclorotiazida

Alternativa correta: b

Os medicamentos mais associados a quadros de constipação secundária ao uso de fármacos são anticolinérgicos, antidepressivos tricíclicos (como amitriptilina), anticonvulsivantes, bloqueadores de canal de cálcio, clonidina, opioides e psicotrópicos. Entre os efeitos adversos descritos para os demais medicamentos (captopril, naratriptano e hidroclorotiazida) não está constipação.

Referências

1. Bruning GE, Rosa Filho LA. Constipação. In: Gusso G, Lopes JM, Dias LC. Tratado de medicina de família e comunidade: princípios, formação e prática. Artmed: Porto Alegre; 2019.
2. Berger CB. Problemas digestivos baixos. In: Duncan BB et al. Medicina ambulatorial: condutas de atenção primária baseadas em evidências. 4ª ed. Porto Alegre: Artmed; 2013.
3. Brasil. Ministério da Saúde. Portal SBE (Saúde Baseada em Evidências). Micromedex. http://psbe.ufrn.br/index.php?option=com_content&view=article&id=36&Itemid=248.

Assista ao vídeo 5, disponível neste QR code ou no *link* https://m.youtube.com/watch?v=edgs2UElfl0, e, em seguida, responda à questão 11.

11. [TEMFC 23 – Questão 24] Assinale a alternativa que apresenta qual seria a conduta inicial mais indicada para o caso.

a) Conduta expectante com banhos de assento, analgesia e suplementação de fibras.
b) Realizar ligadura elástica na base da lesão e solicitar retorno em 48 horas para reavaliação.
c) Encaminhar para o especialista visando à realização de ablação da lesão com anestesia local.
d) Indicar o uso de pomada de arnica, três vezes ao dia, e evitar o uso de papel higiênico.

Alternativa correta: **a**

Para as hemorroidas sintomáticas de qualquer grau, a primeira medida a ser tomada é a melhora do hábito intestinal com uma dieta rica em fibras e aumento da ingesta de água. Portanto, a conduta inicial para hemorroidas grau II deve incluir essas medidas. O tratamento conservador pode incluir também analgésicos orais, formadores de bolo fecal, banhos de assento com água morna e flavonoides na fase aguda. A ligadura elástica está indicada no tratamento de hemorroidas graus I, II e III refratárias ao tratamento conservador. A hemorroidectomia cirúrgica está indicada para o grau IV, os portadores de hemorroidas sintomáticas volumosas ou na falência de outros tratamentos.

Referências

1. Carvalho RA, Carranza VH. Problemas anorretais comuns. In: Gusso G, Lopes JM, Dias LC. Tratado de medicina de família e comunidade: princípios, formação e prática. Artmed: Porto Alegre; 2019.
2. Damin DC. Problemas orificiais. In: Duncan BB et al. Medicina ambulatorial: condutas de atenção primária baseadas em evidências. 4ª ed. Porto Alegre: Artmed; 2013.
3. Thaha MA, Steele RJC. Hemorroidas. BMJ Best Practice. Disponível em: https://bestpractice.bmj.com/topics/pt-br/181.

12. [TEMFC 23 – Questão 61] Célia, 39 anos, sofre de constipação desde a adolescência. Procurou sua médica de família porque há 1 semana vem sentindo dor e ardência em região anal durante e depois da evacuação. Ao exame físico, a médica de família detecta uma fissura em região anal posterior. Prescreve analgésicos para Célia, orienta a realização de banhos de assento com água morna, aumento da ingestão de água e fibras e evitar o uso de papel higiênico. Célia retorna 2 meses depois, solicitando encaminhamento para proctologista. Está seguindo todas as recomendações, evacuando todos os dias, fezes com consistência pastosa, mas continua com os mesmos sintomas da consulta inicial. Ao exame físico, úlcera bem delimitada com base fibrosa em região anal posterior. Assinale a alternativa que apresenta o que a médica de família pode prescrever para Célia, antes de encaminhá-la para um tratamento cirúrgico.

a) Lidocaína 1,5% e dexametasona 1% tópico, de 8 em 8h, por 7 dias.
b) Dinitrato de isossorbida 0,2% tópico, aplicar duas vezes por dia, por 6 semanas.
c) Óxido de zinco e hidrocortisona 0,5% tópicos, duas vezes por dia, por 4 semanas.
d) Diosmina 450 mg associado a hesperidina 50 mg, de 12 em 12h, por 4 semanas.

Alternativa correta: b

O uso de analgésicos e de medidas comportamentais se aplica na fissura anal aguda, cuja maior parte dos casos evoluiu para cura. Quando evolui para fissura crônica, ou seja, após 6 a 8 semanas, o tratamento deve incluir, além das medidas iniciais, diltiazem 2% ou nifedipina 0,5% ou dinitrato de isossorbida 0,2%, via tópica, durante 6 a 8 semanas. No caso de falha, indica-se tratamento cirúrgico.

Referências

1. Carvalho RA, Carranza VH. Problemas anorretais comuns. In: Gusso G, Lopes JM, Dias LC. Tratado de medicina de família e comunidade: princípios, formação e prática. Artmed: Porto Alegre; 2019.
2. Damin DC. Problemas orificiais. In: Duncan BB et al. Medicina ambulatorial: condutas de atenção primária baseadas em evidências. 4ª ed. Porto Alegre: Artmed; 2013.
3. Monson JRT. Fissura Anal. BMJ Best Practice. https://bestpractice.bmj.com/topics/pt-br/563.
4. Nelson RL, Thomas K, Morgan J, Jones A. Non surgical therapy for anal fissure. Cochrane Database of Systematic Reviews. 2012, Issue 2. Art. No.: CD003431. DOI: 10.1002/14651858.CD003431.pub3.

13. [TEMFC 23 – Questão 62] Fernando, 39 anos, procura seu médico de família referindo queimação retroesternal diária, há 5 meses, associada à epigastralgia leve. Nega perda de peso, disfagia, sangramento nas fezes. Ingere bebida alcóolica uma vez por semana, quando sai com os amigos, mas diz que não chega a embriagar-se. Nega uso de medicamentos. Assinale a alternativa que apresenta como o médico de família deve manejar esse caso.

a) Prescrever domperidona ou metoclopramida, e orientar perda de peso, fracionamento da dieta e elevação da cabeceira da cama ao dormir.
b) Iniciar omeprazol em jejum, por um período de 4 semanas e realizar tratamento empírico para *H. pylori* se ausência de resposta após esse período.
c) Prescrever hidróxido de alumínio, solicitar a cessação do consumo de álcool e realizar orientação alimentar, evitando o consumo de café e frituras.
d) Introduzir omeprazol em jejum por um período de 4 semanas e solicitar endoscopia digestiva alta se não houver remissão dos sintomas.

Alternativa correta: d

Pirose e regurgitação são considerados sintomas típicos da doença do refluxo gastroesofágico (DRGE). A pirose é mais comum e definida como uma sensação de queimação retroesternal que se irradia desde o epigástrio até a base do pescoço. A pirose tem alta sensibilidade (70%) para o diagnóstico correto de DRGE. Na ausência de sinais e sintomas de alarme (perda de peso, disfagia, sangramento nas fezes) e de sintomas atípicos, é indicado tratamento com inibidor de bomba de prótons, como omeprazol, durante 4 semanas, que promove melhora sintomática em 70 a 80% dos pacientes jovens. Na ausência de melhora ou remissão dos sintomas, é indicada a realização de uma endoscopia digestiva alta para avaliar eventuais complicações da DRGE e possíveis diagnósticos diferenciais.

Referências

1. Melo MAC. Doença do refluxo gastroesofágico no adulto. In: Gusso G, Lopes JM, Dias LC. Tratado de medicina de família e comunidade: princípios, formação e prática. Artmed: Porto Alegre; 2019.
2. Barros EF, Lopes ABL, Barros SGS. Dispepsia e refluxo. In: Duncan BB et al. Medicina ambulatorial: condutas de atenção primária baseadas em evidências. 4ª ed. Porto Alegre: Artmed; 2013.
3. Zuckerman MJ, Carrion AF. Doença do refluxo gastroesofágico. BMJ Best Practice. Disponível em: https://bestpractice.bmj.com/topics/pt-br/82.

14. [TEMFC 24 – Questão 52] Mulher com 64 anos vem à consulta com queixa de hematoquezia (pequena quantidade, em pelo menos metade das evacuações) e relato de emagrecimento de 3 kg nos últimos 3 meses. Questionada, referiu que está levemente mais constipada. Apresentou história de hemorroidas pós-parto, que não a incomoda há muitos anos. Nega febre ou quaisquer outras queixas. Ao exame: PA: 130x70 mmHg, FC: 88 bpm, peso: 60 kg. Bom estado geral, hidratada, hipocorada (+/4). Ausculta cardíaca e pulmonar normais. Abdome: ruídos hidroaéreos positivos. Ausência de visceromegalia ou presença de massas. Indolor à palpação. Anuscopia e toque retal: sem alterações. História mórbida pregressa: hipertensão (em uso de enalapril 10 mg/dia). Nega cirurgias prévias ou outras comorbidades. Menopausa há cerca de 10 anos. Histórico fisiológico e social: ex-tabagista (10 maços/ano). Nega uso de álcool ou outras drogas ilícitas. História mórbida familiar: pai falecido por acidente de carro com 45 anos. Mãe viva com 85 anos, com HAS. Nega história de câncer gastrintestinal. Dado o quadro clínico, assinale a alternativa que apresenta a melhor conduta.

a) Solicitar hemograma e reavaliar o peso em 2 meses, uma vez que não há alteração no exame físico.
b) Solicitar pesquisa de sangue oculto. Se positivo, avaliar então necessidade de colonoscopia.
c) Solicitar hemograma e colonoscopia, para avaliar, entre outros diagnósticos, neoplasia de trato gastrintestinal baixo.
d) Solicitar hemograma, VHS e proteína C reativa com o fim de diagnosticar doença intestinal inflamatória, diagnóstico mais provável nesse caso.

Alternativa correta: c

A presença de hematoquezia na ausência de alteração orificial aparente ao exame físico, associada à perda de peso (ainda que referida), à idade da paciente e ao fato de estar hipocorada (+4), indica a necessidade de investigação com hemograma para avaliação de anemia e colonoscopia. O sangramento retal e a anemia são os achados que melhor predizem o câncer colorretal. A pesquisa de sangue oculto poderia ser indicada para rastreamento nessa faixa etária, ou seja, em pessoas assintomáticas, mas não como investigação clínica. A hemorragia digestiva baixa é mais comum em pessoas a partir de 50 anos de idade, e nessa faixa etária as causas mais frequentes são divertículos, angiodisplasias, neoplasias e isquemia.

Referências

1. Lima MS, Maluf-Filho F, Sobrado CW. Sangramento gastrintestinal. In: Gusso G, Lopes JM, Dias LC. Tratado de medicina de família e comunidade: princípios, formação e prática. Artmed: Porto Alegre; 2019.
2. Berger CB. Problemas digestivos baixos. In: Duncan BB et al. Medicina ambulatorial: condutas de atenção primária baseadas em evidências. 4ª ed. Porto Alegre: Artmed; 2013.
3. Roy P. Avaliação da hemorragia digestiva baixa. BMJ Best Practice. Disponível em: https://bestpractice.bmj.com/topics/pt-br/457.

19

ABORDAGEM A PROBLEMAS INFECCIOSOS

Lucas Bastos

1. [TEMFC 18 – Questão 35] Gestante chega à segunda consulta pré-natal com o resultado do VDRL 1:1. Não tem resultados de VDRL prévios. A conduta que deve ser proposta pelo médico é

a) solicitar FTA-ABS e tratar a paciente e o parceiro.
b) tratar a paciente e o parceiro.
c) solicitar FTA-ABS e tratar a paciente e o parceiro conforme o resultado.
d) acompanhar a gestante com VDRL mensais.
e) solicitar FTA-ABS e acompanhar a gestante com VDRL mensais.

Alternativa correta: a

Nesse momento é necessário complementar a investigação com um teste treponêmico, como o FTA-ABS. Porém, não se deve perder a oportunidade de já iniciar o tratamento da paciente e do parceiro. Esse resultado de VDRL pode ser um falso positivo, mas também pode ser sinal de um tratamento prévio de sífilis ou um baixo título em um caso de sífilis latente tardia. Como não temos mais informações sobre tratamento prévio de sífilis, está recomendado o tratamento. As parcerias sexuais de gestantes com sífilis podem estar infectadas mesmo apresentando teste negativo, por isso a recomendação atual é o tratamento empírico com uma dose de 2.400.000 UI de penicilina benzatina IM.

Nota do editor: Os endereços eletrônicos indicados nas referências deste capítulo foram acessados em 10 maio 2021.

Referências

1. Lenz MLM, Takimi LN, Wollmann L. Pré-natal de baixo risco. In: Gusso G, Lopes JM, Dias LC. Tratado de medicina de família e comunidade: princípios, formação e prática. Porto Alegre: Artmed; 2019.
2. Brasil. Ministério da Saúde. Secretaria de Vigilância em Saúde. Departamento de Vigilância, Prevenção e Controle das Infecções Sexualmente Transmissíveis, do HIV/Aids e das Hepatites Virais. Protocolo Clínico e Diretrizes Terapêuticas para Prevenção da Transmissão Vertical do HIV, Sífilis e Hepatites Virais. Brasília: Ministério da Saúde; 2019.

2. [TEMFC 18 – Questão 36] Igor, 3 anos, é levado à unidade de saúde da família com história de febre, cefaleia e vômitos que iniciaram há 5 dias. Ele estuda em período integral na creche próxima à sua casa, e mora com seus pais e três irmãos. Na unidade de saúde, foi atendido inicialmente pela enfermeira, que o encaminhou para avaliação do médico de família. Ao exame, este observou exantema petequial e sinal de Brudzinski positivo. Diante desse quadro o paciente foi encaminhado para internação hospitalar. Assinale a alternativa que apresenta a orientação correta quanto à prevenção e profilaxia nesse caso.

a) Igor necessita de isolamento respiratório durante as primeiras 24 horas.
b) A enfermeira e o médico de família assistente deverão receber quimioprofilaxia.
c) Não há indicação de quimioprofilaxia para os colegas da escola de Igor.
d) Os familiares deverão receber quimioprofilaxia em até 48 horas, independente da situação vacinal.
e) A principal medida preventiva será a prescrição de rifampicina a todos os contatos íntimos.

Alternativa correta: a

A questão descreve um quadro de meningite bacteriana. Nesses casos o paciente precisa de isolamento respiratório durante as primeiras 24 horas de tratamento antimicrobiano. A quimioprofilaxia é realizada nos casos de doença meningocócica e de meningite por *H. influenza*, e é feita com rifampicina. Ela não é indicada para profissionais que atenderam o caso, exceto se foi realizado algum procedimento invasivo sem utilização de EPI adequado. São considerados contatos próximos no caso de doença meningocócica moradores do mesmo domicílio, indivíduos que compartilham o mesmo dormitório, comunicantes de creches e escolas e pessoas diretamente expostas às secreções do paciente, independentemente da situação vacinal. Já no caso de meningite por *H. influenza* a quimioprofilaxia é indicada para contatos próximos que tenham pelo menos um contato menor do que quatro anos não vacinado ou parcialmente vacinado. Em creches e escolas, quando dois ou mais casos de doença invasiva ocorreram em um intervalo de até 60 dias.

Referências

1. Petta HL, Freitas FTM, Gualberto FAZ. Meningite. In: Gusso G, Lopes JM, Dias LC. Tratado de medicina de família e comunidade: princípios, formação e prática. Porto Alegre: Artmed; 2019.
2. Brasil. Ministério da Saúde. Secretaria de Vigilância em Saúde. Coordenação-Geral de Desenvolvimento da Epidemiologia em Serviços. Guia de Vigilância em Saúde: volume único [recurso eletrônico]. 3ª ed. Brasília: Ministério da Saúde; 2019. 740p.

3. [TEMFC 18 – Questão 37] Joelma, 40 anos, procura unidade de saúde com tosse produtiva há 30 dias, febre e emagrecimento. Trouxe duas baciloscopias realizadas há 2 dias com os seguintes resultados: +++/4+ e ++/4+, além de sorologia para HIV negativa. Relata tratamento prévio para tuberculose há oito anos. Trabalha como cuidadora de uma idosa à noite, vive com o marido e três filhos de 2, 4 e 9 anos. Nega uso de drogas e bebida alcóolica, tem boa rede familiar e social. Segundo recomendações do Ministério da Saúde, a conduta mais adequada é

a) solicitar cultura e antibiograma para a paciente e orientar retorno em uma semana com o resultado.
b) iniciar tratamento e acompanhamento para TB pulmonar com esquema básico
c) solicitar para os filhos e marido raio x de tórax e baciloscopia e agendar consulta para ambos.
d) iniciar tratamento imediatamente para a paciente com esquema especial para recidiva.
e) solicitar teste tuberculínico para a idosa cuidada pela paciente. Se este for maior que 5 milímetros, iniciar rifampicina e isoniazida.

Alternativa correta: b

Joelma tem diagnóstico bacteriológico de TB pulmonar. Em casos de recidiva pode-se iniciar o esquema básico para adultos com rifampicina + isoniazida + pirimetamina + etambutol (portanto não há um esquema especial para recidiva). Os contatos próximos de Joelma devem ser investigados para identificar casos de infecção latente pela tuberculose (ILTB) e também casos sintomáticos de tuberculose. Para o Ministério da Saúde contatos assintomáticos maiores de 10 anos de idade devem ser avaliados clinicamente e investigados com prova tuberculínica (PT). O corte usado é de 5 mm; pessoas com resultado maior que 5 mm devem ser investigadas com raio x; pessoas com resultado menor do que 5 mm devem ter a PT repetida em 8 semanas. Contatos assintomáticos com menos de 10 anos de idade devem ser avaliados clinicamente e investigados com PT e radiografia de tórax. O tratamento da ILTB pode ser feito com isoniazida (esquema preferencial) ou rifampicina (primeira escolha em pessoas > 50 anos de idade, crianças < 10 anos de idade, hepatopatas, contatos de pessoas resistências a isoniazida).

Referências

1. Sampaio TC, Barboza TA. Tuberculose. In: Gusso G, Lopes JM, Dias LC. Tratado de medicina de família e comunidade: princípios, formação e prática. Porto Alegre: Artmed; 2019.
2. Brasil. Ministério da Saúde. Secretaria de Vigilância em Saúde. Departamento de Vigilância das Doenças Transmissíveis. Manual de Recomendações para o Controle da Tuberculose no Brasil. Brasília: Ministério da Saúde; 2019. 364p.

4. [TEMFC 19 – Questão 35] Eduardo tem 24 anos e agendou uma consulta porque soube que uma pessoa com quem ele tinha tido relações sexuais desprotegidas há 3 meses descobriu estar infectada pelo HIV. Recebeu a notícia há poucos dias, e após hesitar um pouco finalmente tomou coragem para vir fazer os exames. Após o devido aconselhamento, você faz a testagem rápida para o HIV durante a consulta. O teste rápido consiste inicialmente na realização de dois testes diferentes em sequência e a análise de seus resultados definirá a conduta a ser adotada. As alternativas a seguir apresentam possibilidades de resultado e condutas para o teste de Eduardo. Qual delas está correta?

a) Já é possível confirmar o diagnóstico de infecção pelo HIV com apenas um dos testes positivo. O médico deve solicitar CD4/CD8 e carga viral para confirmar o diagnóstico e definir o tratamento.
b) Se o primeiro teste é negativo não se pode afastar infecção por HIV e deve-se solicitar teste sorológico com ELISA e Western Blot para HIV.
c) Se ambos os testes são positivos o resultado deverá ser confirmado com exame de Western Blot.
d) Se o primeiro teste é negativo o diagnóstico está afastado e nova testagem só deve ser feita se houver nova suspeita de contaminação.
e) Se um dos testes é negativo e o outro é positivo deve ser solicitado outro teste, com método diferente (ex.: Western Blot) para confirmar a exclusão do diagnóstico.

Alternativa correta: d

O uso de testes rápidos pode facilitar o diagnóstico de infecção por HIV em cenários como a Atenção Básica, ampliando o acesso ao diagnóstico. A recomendação mais atual do Ministério da Saúde para o uso de testes rápidos (TR) no diagnóstico de HIV é que sejam usados dois TR diferentes de forma sequencial. Se o primeiro teste é não reagente pode-se considerar a amostra não reagente para HIV. Se persistir a suspeita de infecção pelo HIV (por exemplo, por estar em período de janela imunológica), uma nova amostra deve ser coletada em 30 dias após a data do primeiro teste. Caso ambos os testes sejam reagentes, considera-se a amostra reagente para HIV; o paciente deve realizar exame de carga viral, que além de confirmar o resultado também é um dos primeiros exames para acompanhamento. Caso haja discordância entre os testes (primeiro reagente e segundo não reagente), deve-se repetir o procedimento utilizando novamente os dois testes em sequência. Caso a discordância persista, uma amostra deve ser coletada por punção venosa e encaminhada para diagnóstico em laboratório. No caso da questão o paciente teve relações sexuais desprotegidas há 3 meses, portanto está além do período de janela imunológica da maioria dos testes atuais.

Referências

1. Gyrão NB. Virus da imunodeficiência humana. In: Gusso G, Lopes JM, Dias LC. Tratado de medicina de família e comunidade: princípios, formação e prática. Porto Alegre: Artmed; 2019.
2. Brasil. Ministério da Saúde. Secretaria de Vigilância em Saúde. Departamento de Vigilância, Prevenção e Controle das Infecções Sexualmente Transmissíveis, do HIV/Aids e das Hepatites Virais. Manual Técnico para o Diagnóstico da Infecção pelo HIV em Adultos e Crianças. Brasília: Ministério da Saúde; 2018.

5. [TEMFC 19 – Questão 36] A rotina de um médico de família e comunidade exige conhecimentos sobre a profilaxia de alguns dos problemas infecciosos mais frequentes. As alternativas a seguir apresentam algumas situações, e de acordo com elas, sugestões de condutas. Qual das alternativas está correta?

a) A BCG deve ser feita logo após o nascimento, com reforço aos 10 anos de idade.
b) A vacina contra a hepatite B é contraindicada para gestantes.
c) Profissionais de saúde que tenham tido contato direto com pacientes com meningite bacteriana devem receber quimioprofilaxia com rifampicina associada à imunoprofilaxia.
d) A vacina contra a febre amarela deve ser feita pelo menos 30 dias antes do deslocamento da pessoa para local de risco para a doença.
e) Crianças de 4 anos de idade devem receber a vacina oral contra a poliomielite independente de seu estado vacinal prévio.

Alternativa correta: e

Atualmente o Ministério da Saúde recomenda a vacinação com a vacina inativada da poliomielite aos 2, 4 e 6 meses com o intuito de evitar eventos adversos pós-vacinação raros, como paralisia flácida. Os reforços são feitos aos 15 meses de vida e aos 4 anos com a vacina oral da poliomielite. A vacina oral gera maior imunidade em mucosas do trato gastrintestinal. A BCG deve ser realizada somente uma vez ao nascer. A vacina de hepatite B é recomendada e segura em gestantes. Profissionais de saúde com contato com casos de meningite bacteriana somente devem receber profilaxia caso realizem procedimentos invasivos sem EPI adequado.

Referência

1. Morimoto A, Stevens A. Imunização e vacinação. In: Gusso G, Lopes JM, Dias LC. Tratado de medicina de família e comunidade: princípios, formação e prática. Porto Alegre: Artmed; 2019

6. [TEMFC 19 – Questão 37] Tereza tem 28 anos e procurou você por não ter conseguido trabalhar hoje em razão de dores por todo o corpo (articulares e musculares) associadas a febre e mal-estar. Apresenta ainda *rash* cutâneo difuso e nega dor abdominal ou vômitos. Ao ser perguntada sobre sangramentos, Tereza nega qualquer episódio de sangramento. Como você tem recebido vários pacientes com quadro semelhante e sabe que as notificações de dengue aumentaram, presume que esse seja o diagnóstico de Tereza. Você sabe que deve classificar o caso em A, B, C ou D, com base na suposta gravidade da situação, para definir a conduta. Analisando as alternativas a seguir, qual delas está correta?

a) Tereza, por não apresentar sinais de alarme, mas ter prova do laço positiva, deve receber hidratação venosa até a obtenção de resultados dos exames.
b) Tereza, por se enquadrar no grupo B, deve necessariamente realizar hemograma em ambiente hospitalar.
c) Caso Tereza apresente sinais de alarme na ausência de sinais de choque deve ser classificada no grupo C e ser internada para observação e hidratação IV imediata.
d) Tereza deve ser classificada no grupo B e deve ser orientada a ingerir soro de reidratação à vontade.
e) Entre os exames laboratoriais importantes na avaliação inicial de Tereza estão o hemograma com contagem de plaquetas e a sorologia para dengue.

Alternativa correta: c

A questão descreve um caso suspeito de dengue. Com os dados fornecidos podemos classificar a paciente no grupo A. Lembrando que para a classificação no grupo B a paciente precisaria ter sangramento de pele (petéquias) espontâneo ou induzido com a prova do laço. Paciente do grupo A pode ser manejado ambulatorialmente e não é necessário pedir hemograma. Deve ser orientado a voltar para reavaliação no dia de melhora da febre ou no quinto dia de doença, se não houver defervescência. Deve ser feita orientação de hidratação na quantidade de 60 mL/kg/dia, sendo um terço de soro de reidratação oral, os outros dois terços com água. Caso Tereza apresentasse sinais de alarme como dor abdominal intensa, vômitos, hipotensão e sangramento de mucosas, ela deveria ser reclassificada como grupo C e internada até a estabilização do quadro. Se Tereza fosse classificada no Grupo B, por exemplo, por ter prova do laço positiva, deveria ficar em observação até o resultado de hemograma, e a hidratação nesse caso pode ser oral. Se essa observação vai ser em ambiente hospitalar ou não vai depender do cenário de atendimento e fluxo de exames do local.

Referências

1. Dengue: diagnóstico e manejo clínico: adulto e criança [recurso eletrônico]/Ministério da Saúde, Secretaria de Vigilância em Saúde, Departamento de Vigilância das Doenças Transmissíveis. 5ª ed. Brasília: Ministério da Saúde; 2016.
2. Batista SR, Melchior F, Vaz CHM, Marques SM. Dengue, chikungunya e zika. In: Gusso G, Lopes JM, Dias LC. Tratado de medicina de família e comunidade: princípios, formação e prática. Porto Alegre: Artmed; 2019.

Assista ao vídeo 4, disponível neste QR code ou no *link* https://www.youtube.com/watch?v=RG8Y28FBqFc, e, em seguida, responda à questão 7.

7. [TEMFC 20 – Questão 17] Considerando apenas as informações presentes no vídeo, em relação à conduta para essa paciente, pode-se dizer que

a) apesar de a paciente ser sintomática, a MFC não deve iniciar terapia antirretroviral sem antes ter uma contagem de CD4.
b) a médica deu as informações necessárias à paciente quanto à continuidade de seu tratamento e ao seu referenciamento ao especialista.
c) a médica deveria ter orientado a paciente quanto à continuidade do acompanhamento na APS, independentemente do referenciamento ao infectologista.
d) apesar de ser o primeiro diagnóstico e a paciente não apresentar sintomas, o tratamento deve ser feito em ambulatório especializado.

e) como a paciente não conta com suporte familiar, seria recomendado solicitar o acompanhamento próximo do ACS da área onde ela mora.

Alternativa correta: c

No vídeo a médica de família deu a entender que agora o acompanhamento da paciente vai ser feito apenas pelo infectologista. Isso está incorreto, pois a pessoa vivendo com HIV deve continuar a ser acompanhada por seu médico de família, tanto no auxílio para lidar com a doença, aconselhamento, mas também no acompanhamento de outros problemas de saúde. Além disso, o Ministério da Saúde publicou em 2015 o manual *Manejo da infecção pelo HIV na atenção básica*, em que orienta que pacientes assintomáticos estáveis poderão ser acompanhados na Atenção Básica. Casos de coinfecção com hepatites virais, crianças e gestantes, além de pessoas assintomáticas mas com CD4 < 350 cels/mm^3, devem ser referenciados. Além disso, se a pessoa tiver indicação de primeira escolha de terapia antirretroviral, ela poderia também ser iniciada na Atenção Básica pela médica de família. O tratamento e o acompanhamento de pessoas vivendo com HIV na Atenção Básica dependem de capacitação da equipe, disponibilidade e acesso a recursos como exame de carga viral e CD4 e arranjos locais em cada município. Essa paciente poderia ser uma candidata a acompanhamento pela UBS. A paciente deixou clara sua preocupação com o sigilo, portanto solicitar o acompanhamento da ACS não é o mais indicado no momento.

Referências

1. Gyrão NB. Vírus da imunodeficiência humana. In: Gusso G, Lopes JM, Dias LC. Tratado de medicina de família e comunidade: princípios, formação e prática. Porto Alegre: Artmed; 2019.
2. Brasil. Ministério da Saúde. Secretaria de Vigilância em Saúde. Departamento de DST, Aids e Hepatites Virais. O manejo da infecção pelo HIV na atenção básica – manual para profissionais médicos. Brasília: Ministério da Saúde; 2015. 24p.
3. Brasil. Ministério da Saúde. Secretaria de Vigilância em Saúde. Departamento de Vigilância, Prevenção e Controle das Infecções Sexualmente Transmissíveis, do HIV/Aids e das Hepatites Virais. Protocolo Clínico e Diretrizes Terapêuticas para Manejo da Infecção pelo HIV em Adultos. Brasília: Ministério da Saúde; 2018.

8. [TEMFC 20 – Questão 26] Sobre a infecção pelo vírus Zika durante a gestação e microcefalia, é correto afirmar que

a) todos os casos suspeitos de microcefalia relacionada ou não ao vírus Zika devem ser notificados no Sistema Nacional de Agravos e Notificação (Sinan) ou no Sistema de Informações sobre Nascidos Vivos (Sinasc), não necessitando notificar em ambos.

b) no Brasil foi adotado como valor de referência para definição de microcefalia para o recém-nascido, a termo, o perímetro cefálico ≤ 33 cm ao nascimento, conforme as curvas da OMS para meninos e para meninas.
c) em caso de medida abaixo do ponto de corte ao nascimento, a medição deve ser refeita entre 24 e 48 h de vida, e no caso de essa segunda medição estar acima do parâmetro de corte, a criança deve ser excluída da investigação de microcefalia.
d) os recém-nascidos com perímetro cefálico abaixo do ponto de corte devem ser encaminhados aos serviços de referência, independentemente de terem apresentado alterações na triagem neonatal.
e) tendo em vista o atual conhecimento acerca da fisiopatologia da infecção pelo vírus Zika, todas as gestantes infectadas devem ser encaminhadas para acompanhamento no pré-natal de alto risco.

Alternativa correta: c

O Ministério da Saúde fixou o valor de corte para microcefalia como 32 cm para o recém-nascido (RN) de termo e abaixo do percentil 3 da curva de Fenton para o RN pré-termo. Casos suspeitos de microcefalia potencialmente relacionada à infecção pelo vírus Zika devem ser notificados no formulário de Registro de Eventos de Saúde Pública (RESP – microcefalias), além do Sinasc. Casos de suspeita ou diagnóstico de infecção por vírus Zika devem ser notificados no Sinan. A gestante com quadro de exantema viral, ou com infecção pelo vírus Zika, deve ser seguida no pré-natal de baixo risco. O encaminhamento ao alto risco deve seguir a lista de agravos prevista no Protocolo de Saúde da Mulher. O vírus Zika é neurotrópico e pode causar microcefalia em recém-nascidos. Além disso, pode causar alterações na audição e visão. Os RNs assintomáticos expostos ao vírus Zika durante a gestação e os RNs sintomáticos com microcefalia devem receber os cuidados habituais no momento do parto. No pós-parto devem ser investigados com exames laboratoriais e de imagem. É muito importante a avaliação da audição e da visão nesse momento. O RN sintomático deve ser acompanhado na Atenção Básica e com equipe multiprofissional para reabilitação. Por exemplo, com fisioterapeuta para estimulação precoce, fonoaudiólogo se dificuldade de sucção e deglutição. Deve ser encaminhado para ambulatórios de especialidades caso seja constatado comprometimento de funções.

Referências

1. Brasil. Ministério da Saúde. Secretaria de Vigilância em Saúde. Departamento de Vigilância das Doenças Transmissíveis. Protocolo de vigilância e resposta à ocorrência de microcefalia relacionada à infecção pelo vírus Zika. Brasília: Ministério da Saúde; 2015. 55p.

2. Brasil. Ministério da Saúde. Secretaria de Atenção à Saúde. Protocolo de atenção à saúde e resposta à ocorrência de microcefalia relacionada à infecção pelo vírus zika [recurso eletrônico]. Brasília: Ministério da Saúde; 2016. 42 p : il.
3. Brasil. Ministério da Saúde. Secretaria de Gestão do Trabalho e da Educação na Saúde. Secretaria de Vigilância em Saúde. Secretaria de Atenção à Saúde. Zika: abordagem clínica na atenção básica. 2016. Disponível em: http://www.saude.pi.gov.br/uploads/warning_document/file/276/livro.pdf.

9. [TEMFC 20 - Questão 35] Talita, mulher de 32 anos, com peso atual de 50 kg, veio em consulta de retorno à Unidade de Saúde, apresentando quadro de emagrecimento de 10 kg em 3 semanas, candidíase oral persistente, tosse há 1 mês e febre baixa no final da tarde. Nega outros sintomas significativos. Na primeira consulta foi realizado tratamento empírico com antibiótico, em virtude de diagnóstico presuntivo de pneumonia bacteriana, e foram solicitados diversos exames, incluindo raio x de tórax, baciloscopia em escarro e sorologia de HIV. O resultado do laboratório de HIV deu positivo e deve ser iniciado seu acompanhamento. A paciente estava relativamente tranquila, já que desconfiava do diagnóstico há algum tempo. O raixo x de tórax veio com cavitação em lobo superior, sem outras alterações. A baciloscopia veio positiva. Em relação à conduta correta nesse caso, bem como ao estadiamento da doença, a paciente

a) não possui manifestações de imunodeficiência e deve ser orientada em relação ao seu diagnóstico e condutas preventivas. Ela deve ser liberada e orientada quanto aos sinais de alerta para que retorne à Unidade.
b) precisa de um encaminhamento com urgência ao infectologista, pois possui manifestação clínica de doença avançada, portanto, os demais cuidados devem ficar sob responsabilidade do especialista.
c) possui manifestações clínicas de imunodeficiência grave e necessita ser encaminhada com urgência para o hospital de referência para internação em isolamento.
d) possui manifestações clínicas de imunodeficiência moderada, necessitando de complementação laboratorial, de orientações sobre seu diagnóstico e iniciar tratamento para tuberculose.
e) possui manifestações clínicas de imunodeficiência grave. Devem ser solicitados CD4 e carga viral, ser iniciado tratamento para tuberculose e a paciente deve ser encaminhada ao infectologista.

Alternativa correta: e

Essa paciente já possui diagnóstico de HIV. Além disso, já está sintomática, com sinais de imunodeficiência. Pelo mais recente protocolo clínico e diretriz terapêutica do Ministério da Saúde para o HIV a tuberculose pulmonar é manifestação de imunodeficiência avançada. A presença de perda de peso inexplicado > 10% do peso total e candidíase oral persistente seriam manifestações de imunodeficiência moderada. No caso de coinfecção TB-HIV deve-se iniciar primeiramente o tratamento para tuberculose, usando o mesmo esquema de tratamento para pacientes sem HIV, e isso pode ser iniciado na APS. A paciente deve ter o CD4 e carga viral colhidos, pois nos casos de CD4 < 50 cel/mm^3 o tratamento antirretroviral deve ser iniciado duas semanas após o tratamento de TB; já em caso de CD4 > 50 cels/mm^3 pode-se iniciar o tratamento antirretroviral após 8 semanas.

Referências

1. Gyrão NB. Vírus da imunodeficiência humana. In: Gusso G, Lopes JM, Dias LC. Tratado de medicina de família e comunidade: princípios, formação e prática. Porto Alegre: Artmed; 2019.
2. Brasil. Ministério da Saúde. Secretaria de Vigilância em Saúde. Departamento de Vigilância, Prevenção e Controle das Infecções Sexualmente Transmissíveis, do HIV/Aids e das Hepatites Virais. Protocolo Clínico e Diretrizes Terapêuticas para Manejo da Infecção pelo HIV em Adultos. Brasília: Ministério da Saúde; 2018.

10. [TEMFC 20 – Questão 36] Jorge, 25 anos, chega em consulta de demanda espontânea relatando coriza, dor no corpo, espirros e mal-estar há 3 dias. Na consulta, o médico estabelece o diagnóstico de infecção de vias aéreas superiores. A conduta para o caso é

a) orientar sobre sinais de alerta, prescrever sintomáticos e orientar a importância de lavar as mãos frequentemente, além de colocar a mão ou braço para proteger a boca e narinas no momento dos espirros, lembrando também de evitar locais públicos e fechados durante os sintomas.
b) orientar sobre os sinais de alerta, lembrando sobre a importância de monitorar febre e falta de ar e reforçar que deve procurar o hospital se apresentar febre muito alta ou dispneia. Prescrever amoxicilina por 7 dias e sugerir evitar locais públicos e fechados durante os sintomas.
c) tranquilizar o paciente e orientar que é uma infecção de vias aéreas superiores e que não é necessário preocupar-se com complicações. Prescrever oseltamivir e sintomáticos para casos de febre, dor no corpo e falta de ar.
d) tranquilizar o paciente, prescrever oseltamivir e orientar a vacinação para toda a família. Orientar lavar as mãos, evitar tocar olhos, nariz ou boca após contato com superfícies e indicar atividade física regular.
e) tranquilizar o paciente lembrando que 90% dos casos de infecção de vias aéreas superiores evoluem com melhora dos sintomas em 5 dias, prescrever antibiótico e aproveitar a oportunidade para ofertar a vacina contra a gripe.

Alternativa correta: a

Esse é um caso simples de infecção de vias aéreas superiores (IVAS). É necessário somente a orientação de sinais de alerta, orientação de higiene e sintomáticos. Nesse caso não é necessária a prescrição de antibióticos. Como não foi relatada febre, não podemos classificar esse caso como síndrome gripal. O Ministério da Saúde recomenda a prescrição de oseltamivir nos casos de síndrome gripal com fatores de risco, o que não é o caso desse paciente. Apesar disso, sabemos por revisões sistemáticas que o oseltamivir tem um efeito muito pequeno (na melhor das hipóteses reduz a duração do quadro em menos de um dia) e pode ter efeitos colaterais, como náuseas e vômitos.

Referências

1. Bem AJ, Daudt CVG. Infecções de vias aéreas superiores, resfriado comum e gripe. In: Gusso G, Lopes JM, Dias LC. Tratado de medicina de família e comunidade: princípios, formação e prática. Porto Alegre: Artmed; 2019.
2. Brasil. Ministério da Saúde. Secretaria de Vigilância em Saúde. Departamento de Vigilância das Doenças Transmissíveis. Protocolo de tratamento de Influenza: 2017 [recurso eletrônico]. Brasília: Ministério da Saúde; 2018. 49p.
3. Jefferson T, Jones MA, Doshi P, Del Mar CB, Hama R, Thompson MJ, et al. Neuraminidase inhibitors for preventing and treating influenza in adults and children [Internet]. Vol. 2014. Cochrane Database of Systematic Reviews. John Wiley and Sons Ltd; 2014. Disponível em: https://www.cochranelibrary.com/cdsr/doi/10.1002/14651858.CD008965.pub4/full.

11. [TEMFC 20 – Questão 37] Paciente, 37 anos, morador da periferia de uma grande cidade do Nordeste, tendo retornado de uma viagem breve ao interior do Pará há 8 dias, queixa-se que há um dia iniciou com quadro de exantema com prurido e dor muscular leve, evoluindo com dores articulares moderadas e conjuntivite no dia de hoje. Ao exame físico, o médico encontra:

- Temperatura axilar –37,5°C.
- Leve edema articular.
- Linfonodos palpáveis e dolorosos na região cervical.

Tendo em vista o caso apresentado, a hipótese diagnóstica mais provável é

a) dengue.
b) febre amarela.
c) chikungunya
d) malária.
e) zika.

Alternativa correta: e

A diferenciação dos quadros de dengue, zika e chikungunya nem sempre é fácil. A conjuntivite é mais comum nos quadros de zika, que também cursam sem febre ou febre baixa, dor muscular e artralgia leve ou moderada. O edema de articulação é frequente, porém leve. Nos quadros de zika o exantema também surge no início do caso na maioria dos pacientes. Dengue e chikungunya cursam com febre mais alta, o exantema não é tão comum e ocorre após alguns dias de doença. A cefaleia é mais importante na dengue, enquanto na chikungunya as dores articulares são intensas. Portanto, pelo quadro clínico e pela epidemiologia o diagnóstico mais provável é de zika.

Referências

1. Batista SR, Melchior F, Vaz CHM, Marques SM. Dengue, Chikungunya e zika. In: Gusso G, Lopes JM, Dias LC. Tratado de medicina de família e comunidade: princípios, formação e prática. Porto Alegre: Artmed; 2019.
2. Laerte Pinto Junior V, Luz K, Parreira R, Ferrinho P. Vírus zika: revisão para clínicos. Acta Med Port [Internet]. 2015 Nov;28(6):760-5. Disponível em: www.actamedicaportuguesa.com.
3. Brasil. Ministério da Saúde. Secretaria de Vigilância em Saúde. Departamento de Vigilância das Doenças Transmissíveis. Chikungunya: manejo clínico. Brasília: Ministério da Saúde; 2017. 65p.
4. Brasil. Ministério da Saúde, Secretaria de Vigilância em Saúde, Departamento de Vigilância das Doenças Transmissíveis. Dengue: diagnóstico e manejo clínico: adulto e criança [recurso eletrônico]. 5ª ed. Brasília: Ministério da Saúde; 2016.

12. [TEMFC 21 - Questão 35] Rubens, 44 anos, procura a unidade de saúde em razão de múltiplas mordeduras do seu cachorro de estimação em sua mão direita há cerca de 1 hora. Após os cuidados iniciais com o ferimento, Patrícia, sua médica de família, checa o estado vacinal de Rubens, classifica o tipo de acidente e lembra dos cuidados em relação à profilaxia da raiva humana. O cachorro é um animal saudável, porém proveniente de uma região da cidade ainda não controlada para raiva. Sobre a profilaxia pós-exposição para esse caso, é correto afirmar que Rubens

a) deve observá-lo por 10 dias e o caso será encerrado, se o animal se mantiver sadio, pois ele encontra-se saudável.
b) deve receber as cinco doses da vacinação antirrábica, observar o animal por 10 dias e se ele adoecer ou morrer, deverá receber o soro antirrábico.
c) deve receber o soro antirrábico, iniciar a vacinação, observar o seu animal por 10 dias e se ele adoecer ou morrer, deve completar as cinco doses da vacina.
d) precisa iniciar a vacinação antirrábica, observar o animal por 10 dias, e se este permanecer saudável, o caso pode ser encerrado.

Alternativa correta: d

O paciente da questão sofreu mordeduras em região das mãos, o que classifica o acidente como grave. Como o cão no momento da agressão não tem suspeita de raiva, deve-se observar o animal por 10 dias e iniciar esquema profilático com vacina de cultivo celular com duas doses (uma no dia 0 e outra no dia 3). Se o animal permanecer saudável deve-se encerrar o caso. O soro só vai ser necessário se o animal desaparecer ou se tornar raivoso. Em caso de mordedura por cão ou gato clinicamente suspeito de raiva no momento, ou então que desapareceu ou morreu após a agressão, o soro também é necessário.

Referências

1. Brasil. Ministério da Saúde. Secretaria de Vigilância em Saúde. Departamento de Vigilância Epidemiológica. Normas técnicas de profilaxia da raiva humana. Brasília: Ministério da Saúde; 2011. 60p.
2. Ministério da Saúde, Secretaria de Vigilância em Saúde. Esquema para profilaxia da raiva humana com vacina de cultivo celular [Internet]. Disponível em: http://bvsms.saude.gov.br/bvs/folder/esquema_profilaxia_raiva_humana.pdf.

13. [TEMFC 21 – Questão 37] Luís, 32 anos, vem à unidade de saúde, referindo febre há 3 dias, associada a exantema maculopapular, mialgia generalizada, cefaleia e dor retrorbitária. Ele é portador de diabetes *mellitus* tipo 1, bem controlado. Ao exame físico, apresenta-se lúcido, orientado, calmo, T = 38°C, FC = 95 bpm, FR = 20 mpm, PA = 120x80, deitado e, 110x80, em pé, prova do laço negativa, ausculta cardíaca e respiratória normais, abdome sem alterações. Seu médico de família suspeita de dengue e solicita um hemograma, com o seguinte resultado: hemoglobina = 13,5; hematócrito = 44 (aumento de 5% em relação ao valor do último exame); leucócitos = 3.400; plaquetas = 155.000. Com essas informações, o estadiamento da dengue e seu manejo corresponde ao

a) Grupo A – prescrever hidratação oral e analgésicos para uso em domicílio e retorno, se sinais de alerta.
b) Grupo B – fazer hidratação oral e analgésicos para uso em domicílio e orientação sobre sinais de alerta e reavaliação em 24h.
c) Grupo B – leito de observação hospitalar, com hidratação parenteral, reavaliação clínica e de hematócrito em 24h, após a hidratação e analgésicos.
d) Grupo C – leito de observação hospitalar, hidratação intravenosa imediata (25 ml/kg em 4h), reavaliar clinicamente e o hematócrito, após as 4h de hidratação e analgésicos.

Alternativa correta: b

Esse paciente apresenta quadro muito sugestivo de dengue, e já foi solicitado um hemograma. Na avaliação clínica o paciente não apresenta nenhum sinal de alarme e também não apresenta sangramento espontâneo ou induzido. Porém, como o paciente tem diabetes *mellitus* tipo 1 a classificação de seu caso deve ser B. Classificando esse paciente no grupo B, deve-se solicitar hemograma e iniciar hidratação via oral até resultado do exame. Como esse paciente já tem resultado do hemograma com hematócrito normal, a conduta de orientar hidratação em casa e reavaliação em 24 horas está correta.

Referências

1. Batista SR, Melchior F, Vaz CHM, Marques SM. Dengue, chikungunya e zika. In: Gusso G, Lopes JM, Dias LC. Tratado de medicina de família e comunidade: princípios, formação e prática. Porto Alegre: Artmed; 2019.
2. Brasil. Ministério da Saúde. Secretaria de Vigilância em Saúde. Departamento de Vigilância das Doenças Transmissíveis. Dengue: diagnóstico e manejo clínico: adulto e criança [recurso eletrônico]. 5ª ed. Brasília: Ministério da Saúde; 2016. 58p.

Assista ao vídeo 4, disponível neste QR code ou no *link* https://www.youtube.com/watch?v=fbfpP6Ji9QI, e, em seguida, responda às questões 14 e 15.

14. [TEMFC 22 – Questão 19] O diagnóstico mais provável é

a) escrófulo.
b) linfogranuloma venéreo.
c) linfadenite estafilocócica.
d) doença da arranhadura do gato.

Alternativa correta: d

O paciente desta questão está com uma linfonodomegalia dolorosa unilateral em membro que teve lesões por arranhadura de gato. Na doença de arranhadura de gato a linfonodomegalia surge cerca de uma a duas semanas após as lesões de pele. A doença de arranhadura do gato é causada pela bactéria *Bartonella henselae*. Gatos assintomáticos com essa bactéria na saliva podem ser vetores da infecção. Por causa da história e descrição da lesão, esse é um diagnóstico provável. O linfogranuloma venéreo pode causar linfonodomegalia, porém inguinal. A linfadenite estafilocócica poderia ser um bom diagnóstico diferencial, porém muitas vezes cursa com mais sinais flogísticos locais, formação de abscesso e sem a história de arranhadura de gato.

Referências

1. Klotz SA, Elliott SP. Cat-scratch disease. Vol. 83. American Family Physician. 2011 Jan.
2. Cavalcanti EFA. Linfonodomegalia. In: Gusso G, Lopes JM, Dias LC. Tratado de medicina de família e comunidade: princípios, formação e prática. Porto Alegre: Artmed; 2019.

15. [TEMFC 22 – Questão 20] Além de prestar as orientações ao paciente, quanto ao risco de exposição a ISTs, a conduta mais adequada, é

a) expectante, quanto à linfonodopatia e orientações ao paciente, quanto ao retorno, em caso de agravamento do quadro.
b) prescrever azitromicina 500 mg por dia, durante 3 dias e fazer calor local para aliviar os sintomas.
c) encaminhar para realizar biópsia do linfonodo, enviar o material para análise e prescrever sintomático.
d) prescrever cefalexina 500 mg, de seis em seis horas, por 7 dias, e sintomáticos, em caso de dor ou febre.

Alternativa correta: a

O tratamento da doença da arranhadura do gato varia de acordo com a sua apresentação. Na maioria dos casos a doença é leve e a linfonodomegalia é autolimitada e vai se resolver em algumas semanas sem necessidade de antibióticos. Alguns autores recomendam o uso de azitromicina para casos selecionados, e nesse caso a posologia seria 500 mg no primeiro dia seguido de 250 mg diariamente por 4 dias. Em geral biópsia não é necessária, devendo ser reservada para casos em que exista dúvida diagnóstica ou então que a linfonodomegalia não melhore. A cultura *Bartonella henselae*, a bactéria responsável pela doença da arranhadura do gato, também não é recomendada de rotina. Alguns autores recomendam a realização de sorologia, porém esta é pouco específica.

Referências

1. Klotz SA, Elliott SP. Cat-scratch disease. Vol. 83. American Family Physician. 2011 Jan.
2. Cavalcanti EFA. Linfonodomegalia. In: Gusso G, Lopes JM, Dias LC. Tratado de medicina de família e comunidade: princípios, formação e prática. Porto Alegre: Artmed; 2019.

16. [TEMFC 22 - Questão 34] "Quase 20 anos, veio pedir exames de rotina. Eu gosto desse pedido de exames de rotina, porque me dá a deixa para perguntar bastante sobre a rotina antes de pensar o que devo examinar. Pois perguntei, e o máximo que identifiquei foi uma queixa de dor ao ter relações por causa de uma fimose. Expliquei que poderia encaminhá-lo para resolver isso, e que em relação a exames de rotina, os mais importantes na idade dele eram os de rastreio de infecções sexualmente transmissíveis. Ele sorriu, mas aquele sorriso desconfiado, sabe? Perguntei se tinha relações protegidas, se o assunto o preocupava. Me disse que sim, que ocasionalmente tinha relações sem camisinha, raramente, mas tinha, e que ultimamente fazia mais o papel passivo com o parceiro já que a fimose incomodava bastante quando tinha ereções. Expliquei sobre os riscos, mas não parecia necessário fazê-lo, ele já sabia. Ofereci testagem rápida, e comentei: 'nada melhor do que a gente saber logo, né? Esperar muito tempo por exame é ruim...'. Ele sorriu, concordou, e foi fazer o teste. Deu negativo".

Imagine que a testagem rápida do paciente foi positiva para HIV, com demais testes negativos, sem fatores de gravidade, e ele se mostre ciente do diagnóstico e verbalize que vai aderir ao tratamento e se comprometer imediatamente com o plano terapêutico. Assinale a alternativa que mostra, respectivamente, o estágio de mudança de comportamento do modelo transteórico de Prochaska e DiClemente e a terapia antirretroviral atual, recomendada para esse paciente.

a) Contemplação; tenofovir + lamivudina + dolutegravir.
b) Preparação; tenofovir + lamivudina + dolutegravir.
c) Preparação; tenofovir + lamivudina + efavirenz.
d) Barganha; zidovudina + lamivudina + efavirenz.

Alternativa correta: b

Atualmente a terapia recomendada para o início do tratamento de pessoas vivendo com o HIV é o tenofovir + lamivudina + dolutegravir (um comprimido "2 em 1" com tenofovir e lamivudina + um comprimido com o dolutegravir). Esse esquema substituiu o esquema anterior que era ofertado em comprimido único "3 em 1" com tenofovir + lamivudina + efavirenz. O dolutegravir tem poucos efeitos colaterais, tomada única diária, alta potência e alta barreira genética. Já o efavirenz tem baixa barreira genética para desenvolvimento de resistência, além disso existe resistência primária ao efavirenz em pacientes virgens de tratamento. Existem algumas exceções a este esquema, como na coinfecção TB-HIV e contraindicações a componentes específicos do esquema. Em relação à motivação do paciente ele já demonstrou comprometimento com o plano terapêutico e adesão ao tratamento, portanto podemos dizer que está na fase de preparação (*I will* – eu irei), em que inicia mudanças e planos.

Referências

1. Gyrão NB. Vírus da imunodeficiência humana. In: Gusso G, Lopes JM, Dias LC. Tratado de medicina de família e comunidade: princípios, formação e prática. Porto Alegre: Artmed; 2019.
2. Brasil. Ministério da Saúde. Secretaria de Vigilância em Saúde. Departamento de Vigilância, Prevenção e Controle das Infecções Sexualmente Transmissíveis, do HIV/Aids e das Hepatites Virais. Protocolo clínico e diretrizes terapêuticas para manejo da infecção pelo HIV em adultos. Brasília: Ministério da Saúde; 2018.
3. Dias RB, Alves L. Estratégias comportamentais e de motivação para mudanças de hábitos de vida voltados para a saúde. In: Gusso G, Lopes JM, Dias LC. Tratado de medicina de família e comunidade: princípios, formação e prática. Porto Alegre: Artmed; 2019.

17. [TEMFC 22 – Questão 36] Homem, 33 anos, sem comorbidades, é trazido por familiares em consulta de urgência na unidade de saúde, sendo atendido pelo R1 em Medicina de Família e Comunidade (MFC). Nas últimas 24 horas, passou a apresentar tosse, febre não aferida, calafrios, dor pleurítica de leve intensidade e crepitações pulmonares na ausculta pulmonar. Na triagem, apresentou saturação de oxigênio por oximetria de pulso de 97% em ar ambiente, frequência respiratória de 27 rpm, e pressão arterial de 120/80 mmHg. A conduta mais adequada a ser tomada pelo R1 é

a) realizar o tratamento do paciente na Atenção Primária com penicilina g benzatina 1,2 milhão de UI, via intramuscular, em dose única.
b) manter o tratamento do paciente na Atenção Primária com azitromicina 500 mg via oral, a cada 24 horas, por 3 dias.
c) encaminhar o paciente para internação hospitalar com vistas à antibioticoterapia intravenosa, preferencialmente uma quinolona de terceira geração.
d) manter o tratamento do paciente na Atenção Primária com levofloxacino 500 mg via oral, a cada 24 horas, por 7 dias.

Alternativa correta: b

Esse paciente tem diagnóstico clínico de pneumonia. Em casos com grande suspeita clínica e sem disponibilidade de realizar a radiografia de tórax pode-se dar início ao tratamento mesmo sem esse exame. A pneumonia que acomete a pessoa fora do ambiente hospitalar pode ser chamada de pneumonia adquirida na comunidade (PAC). Esse paciente jovem, sem sinais de sepse e sem comorbidades não precisa ser internado. Poderíamos inclusive aplicar escores de classificação de PAC, como o CRP-65 ou o *Pneumonia*

Severity Index (PSI), que retornariam pontuação baixa. Portanto, esse paciente pode ser tratado na Atenção Primária. O uso de um macrolídeo como a azitromicina por 3 a 5 dias está recomendado nesses casos. Outra opção seria a amoxicilina por 7 dias. O uso de levofloxacino em geral deve ser reservado em paciente com uso recente de outro antibiótico ou outras comorbidades, como o DPOC.

Referências

1. Fernandes EO, Teixeira C. Infecções das vias aéreas inferiores. In: Gusso G, Lopes JM, Dias LC. Tratado de medicina de família e comunidade: princípios, formação e prática. Porto Alegre: Artmed; 2019.
2. Corrêa RA, Costa AN, Lundgren F, Michelin L, Figueiredo MR, Holanda M, et al. Recomendações para o manejo da pneumonia adquirida na comunidade 2018. J Bras Pneumol. 2018;44(5):405-24. Disponível em: https://cdn.publisher.gn1.link/jornaldepneumologia.com.br/pdf/2018_44_5_16_portugues.pdf.

18. [TEMFC 22 - Questão 37] Menina, 5 anos, morando recentemente com a tia e trazida em consulta por ela, com história de febre há 5 dias, tosse e dispneia, além de diarreia líquida e clara sem muco ou sangue há 2 dias. Sem doenças prévias. Ao exame, apresenta-se hipocorada (+/4+), e ausculta pulmonar com roncos e sibilos. Exames solicitados em outro serviço evidenciam eosinofilia importante (3158/mm^3 ou 25%), exame de urina com presença de 10 a 15 piócitos/campo, parasitológico de fezes apresentando *Ascaris lumbricoides* (ovos) e *Giardia lamblia* (cistos) e raio x de tórax que apresentou infiltrado bilateral multifocal de distribuição irregular.

A conduta farmacológica mais adequada para este caso, é

a) albendazol e prednisolona.
b) metronidazol e salbutamol.
c) prednisolona, já que não há evidência para uso de antiparasitário.
d) metronidazol e prednisolona.

Alternativa correta: a

Essa paciente tem evidências de ascaridíase e também giardíase. A larva *ascaris* possui um ciclo pulmonar, e alguns pacientes podem ter um quadro de sintomas pulmonares juntamente com a eosinofilia, e infiltrado irregular na radiografia, o que caracteriza a síndrome de Löefler. O metronidazol pode ser uma opção de tratamento para a giardíase, porém não para a ascaridíase. O albendazol pode tratar ambas as doenças. Muitas vezes não é necessário tratamento específico para o quadro de síndrome de Löefler, está indicado o tratamento antiparasitário e o uso de corticoide via oral pode aliviar alguns sintomas da paciente.

Referências

1. Manfroi A, Santos ALD. Parasitoses intestinais. In: Gusso G, Lopes JM, Dias LC. Tratado de medicina de família e comunidade: princípios, formação e prática. Porto Alegre: Artmed; 2019.
2. Brasil. Ministério da Saúde. Secretaria de Vigilância em Saúde. Departamento de Vigilância Epidemiológica. Doenças infecciosas e parasitárias: guia de bolso. 8ª ed. rev. Brasília: Ministério da Saúde; 2010. 444p. (Série B. Textos Básicos de Saúde)

19. [TEMFC 22 – Questão 66] Pedro, 25 anos, solteiro, retorna para reavaliação. Há 1 semana ele se consultou com queixa de disúria e corrimento uretral, sem linfonodomegalia inguinal, que iniciaram 5 dias após uma relação desprotegida. Foi tratado com azitromicina 1 g e ceftriaxone 500 mg, ambos em dose única. Não tem parceira fixa. Nega relação sexual desde a última consulta. Diz que não teve melhora dos sintomas. Assinale a alternativa que apresenta a conduta adequada neste caso.

a) Avaliar má adesão ao tratamento e em caso afirmativo, encaminhar para serviço de referência e combinar retorno após a avaliação.
b) Considerar reinfecção e repetir o tratamento. Aconselhar, promover o uso de preservativo, solicitar exames sorológicos (sífilis, HIV, hepatites B e C) e agendar retorno.
c) Se tiver aderido ao tratamento, considerar a possibilidade de tricomoníase e tratar com metronidazol 2 g em dose única. Aconselhar, promover o uso de preservativo, solicitar exames sorológicos (sífilis, HIV, hepatites B e C) e agendar retorno.
d) Independente da adesão, repetir o tratamento e acrescentar metronidazol 2 g em dose única. Aconselhar, promover o uso de preservativo, solicitar exames sorológicos (sífilis, HIV, hepatites B e C) e agendar retorno.

Alternativa correta: c

Nesta questão Pedro se apresentou com um quadro de corrimento uretral. Foi tratado empiricamente para clamídia e gonorreia com tratamento correto. Como persistiu com sintomas após uma semana, deve-se tratar para tricomoníase com metronidazol. Não é necessário repetir o primeiro tratamento se a adesão foi boa. Devemos lembrar que no Brasil a *N. gonorrhoeae*, patógeno responsável pela gonorreia, apresentou alta resistência ao ciprofloxacino; por conta disso o Ministério da Saúde não recomenda mais o tratamento com ciprofloxacino.

Referências

1. Fajardo C, Cromack L. Infecções sexualmente transmissíveis. In: Gusso G, Lopes JM, Dias LC. Tratado de medicina de família e comunidade: princípios, formação e prática. Porto Alegre: Artmed; 2019.
2. Brasil. Ministério da Saúde. Secretaria de Vigilância em Saúde. Departamento de Doenças de Condições Crônicas e Infecções Sexualmente Transmissíveis. Protocolo clínico e diretrizes terapêuticas para atenção integral às pessoas com infecções sexualmente transmissíveis (IST). Brasília: Ministério da Saúde; 2020. 248p.

20. [TEMFC 22 – Questão 74] Elisa, 25 anos, mora numa cidade do interior do Espírito Santo, onde está ocorrendo um surto de febre amarela. Procura a unidade de saúde referindo febre alta de início súbito há 4 dias, associada à sede intensa, prostração, cefaleia de forte intensidade, mialgia, lombalgia. Teve também vários episódios de vômitos, alguns deles com sangue de aspecto vermelho vivo. Nega alterações urinárias. Ao exame físico, lúcida e orientada, ictérica (+3/+4), presença de sinal de Faget, abdome levemente doloroso à palpação, sem visceromegalias. Pensando no diagnóstico de febre amarela. Assinale a alternativa que apresenta a classificação desse quadro e o seu respectivo manejo.

a) Clássica – orientar hidratação oral, analgesia com dipirona ou paracetamol, e o uso de omeprazol 20 mg, em jejum.
b) Moderada – iniciar hidratação endovenosa, analgesia com dipirona e metoclopramida, sendo a primeira dose dessa medicação intravenosa.
c) Grave – administrar hidratação, analgesia e ranitidina por via intravenosa e após a melhora dos vômitos, manter omeprazol, via oral.
d) Maligna – realizar hidratação, analgesia e metoclopramida intravenosas e prescrever interferon alfa ou ribavirina.

Alternativa correta: c

A paciente desta questão tem um quadro clínico de uma febre ictérico-hemorrágica compatível com febre amarela, ainda mais considerando-se o dado de surto de febre amarela no seu município. A febre amarela é classificada em leve/moderada; grave e maligna. O quadro leve/moderado é aquele em que o paciente tem febre, cefaleia, mialgia, náuseas e icterícia ausente ou discreta. Por conta de alterações hemorrágicas e icterícia acentuada podemos classificar a paciente em um quadro grave. A forma maligna é a que o paciente tem sintomas hemorrágicos, oligúria, icterícia, diminuição da consciência de forma intensificada, com alterações laboratoriais podendo ser intensas. A internação é recomendada para a forma grave, a paciente deverá ser avaliada com exames complementares e pode-se iniciar hidratação endovenosa e sintomáticos.

Referências

1. Ikuta YM, Figueiredo PHM. Febre amarela e leptospirose. In: Gusso G, Lopes JM, Dias LC. Tratado de medicina de família e comunidade: princípios, formação e prática. Porto Alegre: Artmed; 2019.
2. Brasil. Ministério da Saúde. Secretaria de Atenção à Saúde. Febre amarela: guia para profissionais de saúde. 1ª ed. atual. Brasília: Ministério da Saúde; 2018. 67p.

21. [TEMFC 23 – Questão 63] João, 33 anos, vem à consulta referindo três manchas no membro superior esquerdo há 6 meses. Ficou preocupado porque notou que no local das manchas não nasceram mais pelos, e não tem muita sensibilidade quando toca nelas. Nega fraqueza e parestesias nos membros. Ao exame físico, o médico de família constatou que as manchas eram hipocrômicas, com algumas áreas de hiperemia. Havia diminuição da sensibilidade térmica, tátil e dolorosa nas manchas e espessamento à palpação do nervo ulnar esquerdo. Não foram observadas alterações de sensibilidade em outras partes do membro superior esquerdo e nos demais membros. Força muscular preservada, reflexos normais. O médico de família, que trabalha numa região endêmica para hanseníase, suspeita da doença e pede baciloscopias para Hansen. Na segunda consulta, João traz o resultado das baciloscopias, as quais vêm negativas. Assinale a alternativa que apresenta a conduta mais adequada para este caso.

a) Considerar que João tem hanseníase na forma paucibacilar e iniciar o tratamento.
b) Solicitar biópsia de uma das lesões e do nervo ulnar para confirmar o diagnóstico de hanseníase.
c) Encaminhar para o serviço de referência em hanseníase para confirmação diagnóstica.
d) Solicitar função hepática e renal e iniciar tratamento de hanseníase multibacilar após os resultados.

Alternativa correta: a

Nesta questão é necessário lembrar que o diagnóstico da hanseníase é clínico e epidemiológico. A baciloscopia negativa não exclui a doença. Esse paciente tinha lesões com alteração de sensibilidade e acometimento de nervo periférico com espessamento. Além disso, neste caso o cenário de prática do MFC é uma região endêmica para hanseníase. Portanto, podemos afirmar que o paciente tem hanseníase. Segundo a classificação da OMS, este paciente pode ser classificado como paucibacilar, por ter menos de cinco lesões cutâneas, e o tratamento deve ser iniciado com esquema poloquimioterápico-padrão para paucibacilar.

Referências

1. Zanoli RA. Hanseníase. In: Gusso G, Lopes JM, Dias LC. Tratado de medicina de família e comunidade: princípios, formação e prática. Porto Alegre: Artmed; 2019.
2. Brasil. Ministério da Saúde. Secretaria de Vigilância em Saúde. Coordenação-Geral de Desenvolvimento da Epidemiologia em Serviços. Guia de Vigilância em Saúde: volume único [recurso eletrônico]. Ministério da Saúde, Secretaria de Vigilância em Saúde, Coordenação-Geral de Desenvolvimento da Epidemiologia em Serviços. 4ª ed. Brasília: Ministério da Saúde; 2019. 725p. Disponível em: http://bvsms.saude.gov.br/bvs/publicacoes/guia_vigilancia_saude_4ed.pdf.

22. [TEMFC 23 – Questão 64] André, 34 anos, apresentou resultado de HBsAg reagente nos seus exames sorológicos anuais. Não tinha queixas. Seu médico de família solicitou marcadores sorológicos de hepatite B e encontrou o seguinte resultado: anti-HBcIgM positivo com título baixo, anti-HBcIgG positivo, HBeAg negativo, anti-HBe positivo, anti-HBs negativo. Assinale a alternativa que apresenta a interpretação do *status* da infeção de hepatite B em André.

a) Imunidade ao vírus da hepatite B.
b) Hepatite aguda com replicação viral.
c) Infecção recente pelo vírus da hepatite B em fase de convalescença.
d) Hepatite crônica com presença de infecciosidade

Alternativa correta: c

O perfil sorológico deste paciente indica fase de convalescença. O marcador de replicação viral, o HBeAG está negativo e o anticorpo anti-HBe positivo indica o fim da fase replicativa e início da convalescença. Como o paciente ainda apresenta HBsAg positivo, sem anti-HBs, não é possível afirmar que o paciente está imune. A presença do HBsAg reagente é uma indicação e encaminhamento do paciente para serviço especializado. A persistência desse antígeno por mais de 6 meses é uma indicação de tratamento da hepatite B.

Referências

1. Carvalho CM, Feichas NMLC. Hepatites. In: Gusso G, Lopes JM, Dias LC. Tratado de medicina de família e comunidade: princípios, formação e prática. Porto Alegre: Artmed; 2019.
2. Brasil. Ministério da Saúde. Secretaria de Vigilância em Saúde. Departamento de Vigilância, Prevenção e Controle das Infecções Sexualmente Transmissíveis, do HIV/Aids e das Hepatites Virais. Manual técnico para o diagnóstico das hepatites virais. Brasília: Ministério da Saúde; 2016. 121p.

23. [TEMFC 23 – Questão 65] Fabiana, 24 anos, procura o serviço de saúde para mostrar exames. Ela vinha com um quadro de tosse produtiva há 30 dias, associada a febre, inapetência e perda de peso. A baciloscopia do escarro veio positiva para BAAR. A radiografia de tórax demonstra cavitações em ambos os pulmões. Ela traz também resultado de anti-HIV, positivo. Sua médica de família e comunidade (MFC), Laura, faz encaminhamento para infectologia, mas consegue marcar a consulta apenas para o próximo mês. Decide então discutir o caso com a infectologia. Após essa discussão, assinale a alternativa que apresenta a forma mais adequada de tratamento para este caso.

a) Iniciar o esquema básico de tratamento da tuberculose juntamente com o tratamento antirretroviral, porém modificando a rifampicina por rifabutina para diminuir o risco de efeitos adversos.
b) Iniciar o tratamento antirretroviral e após 15 dias iniciar o tratamento da tuberculose, para evitar o fenômeno da transativação heteróloga.
c) Iniciar o tratamento de tuberculose com o esquema básico e, após algumas semanas, o tratamento antirretroviral, para evitar síndrome de reconstituição imune.
d) Iniciar os antirretrovirais em conjunto com o esquema básico da tuberculose para diminuir o risco de intolerância medicamentosa e eventos adversos.

Alternativa correta: c

No caso da coinfecção TB-HIV como desta paciente é importante iniciar primeiro o tratamento para tuberculose a fim de minimizar os riscos da síndrome de reconstituição imune, uma resposta inflamatória exacerbada com formação e granulomas e piora das lesões existentes. O momento de início do tratamento antirretroviral vai depender da contagem de linfócitos CD4 da pessoa. Se essa contagem for abaixo de 50 cels/mm^3 a terapia antirretroviral deve ser iniciada na segunda semana após início de tratamento da tuberculose; se não, somente na oitava semana. O tratamento da tuberculose em si nesses casos é semelhante ao recomendado na população geral, com o uso de rifampicina, isoniazida, pirazinamida e etambutol por 2 meses e depois apenas a rifampicina e a isoniazida por 4 meses. Às vezes é necessário trocar ou ajustar o esquema antirretroviral para reduzir interação medicamentosa entre os medicamentos. A rifampicina é essencial no tratamento de tuberculose e só vai ser substituída pela rifabutina quando é necessário manter medicamento inibidor de protease ao esquema antirretroviral do paciente.

Referências

1. Gyrão NB. Vírus da imunodeficiência humana. In: Gusso G, Lopes JM, Dias LC. Tratado de medicina de família e comunidade: princípios, formação e prática. Porto Alegre: Artmed; 2019.
2. Brasil. Ministério da Saúde. Secretaria de Vigilância em Saúde. Departamento de Vigilância, Prevenção e Controle das Infecções Sexualmente Transmissíveis, do HIV/Aids e das Hepatites Virais. Protocolo clínico e diretrizes terapêuticas para manejo da infecção pelo HIV em adultos. Brasília: Ministério da Saúde; 2018.

24. [TEMFC 24 – Questão 39] Assinale a alternativa que representa o perfil sorológico esperado para um paciente que apresentou cura por infecção pelo vírus da hepatite B.

a) HBsAg(+); Anti-HBc IgM(+); Anti-HBc IgG(-); Anti-HBs(-).
b) HBsAg(+); Anti-HBc IgM(+); Anti-HBc IgG(+); Anti-HBs(-).
c) HBsAg(-); Anti-HBc IgM(-); Anti-HBc IgG(-); Anti-HBs(+).
d) HBsAg(-); Anti-HBc IgM(-); Anti-HBc IgG(+); Anti-HBs(+).

Alternativa correta: d

Em um paciente com cura pela hepatite B esperamos que ele já apresente anticorpos contra o vírus, em especial o Anti-HBs e o Anti-HBc, o que mostra que a pessoa teve contato com o vírus da hepatite B (que contém tanto o antígeno e superfície HBs quanto o *core* HBc). A presença do HBsAg, o antígeno de superfície do vírus, geralmente ocorre nos primeiros 6 meses e denota infecção aguda. O perfil sorológico com apenas o Anti-HBs positivo é o perfil vacinal, em que o paciente não foi exposto ao antígeno do *core* do vírus da hepatite B.

Referências

1. Carvalho CM, Feichas NMLC. Hepatites. In: Gusso G, Lopes JM, Dias LC. Tratado de medicina de família e comunidade: princípios, formação e prática. Porto Alegre: Artmed; 2019.
2. Brasil. Ministério da Saúde. Secretaria de Vigilância em Saúde. Departamento de Vigilância, Prevenção e Controle das Infecções Sexualmente Transmissíveis, do HIV/Aids e das Hepatites Virais. Manual técnico para o diagnóstico das hepatites virais. Brasília: Ministério da Saúde; 2016. 121p.

25. [TEMFC 24 – Questão 53] Mulher com 62 anos chega ao centro de saúde para tomar vacina da febre amarela. Viajará em 15 dias para "área com recomendação de vacinação" contra essa doença, onde ficará por 7 dias. Nega ter sido vacinada previamente. Questionada, nega quaisquer queixas no momento. Apresenta diabetes *mellitus* controlada com uso de metformina 1 comprimido de 850 mg duas vezes ao dia (última hemoglobina glicada = 6,9%). Também refere ter realizado histerectomia total associada à radioterapia em razão de câncer de endométrio há 11 anos. Refere que acompanha até hoje com ginecologista que a operou, que disse que está "curada" [*sic*]. Nega outras comorbidades ou uso de outros medicamentos. Sobre o caso descrito, assinale a alternativa que apresenta a conduta a ser tomada.

a) Indicar a vacina, em dose única, uma vez que não há qualquer risco envolvido com a vacinação.

b) Contraindicar a vacina explicando que embora não seja contraindicação absoluta, o diabetes *mellitus* aumenta consideravelmente o risco de doença viscerotrópica.
c) Orientar que a imunização só ocorrerá após 30 dias da vacinação e que não será efetiva durante o período da viagem.
d) Indicar a vacina, em dose única, ponderando riscos e benefícios associados à vacinação.

Alternativa correta: d

Existe preocupação com os eventos adversos da vacina de febre amarela por se tratar de vacina de vírus atenuado. No momento a paciente não apresenta nenhuma contraindicação absoluta à vacina, como seria o caso se estivesse em tratamento com terapia imunossupressora como a radioterapia. A idade da paciente não é contraindicação absoluta, porém pode aumentar o risco de eventos adversos, portanto ela só deve ser vacinada se residir ou for se deslocar para a área com recomendação de vacinação, pesando riscos e benefícios. O viajante deve se vacinar pelo menos 10 dias antes da viagem.

Referências

1. Morimoto A, Stevens A. Imunização e vacinação. In: Gusso G, Lopes JM, Dias LC. Tratado de medicina de família e comunidade: princípios, formação e prática. Porto Alegre: Artmed; 2019.
2. Brasil. Ministério da Saúde. Secretaria de Atenção à Saúde. Febre amarela: guia para profissionais de saúde. 1ª ed., atual. Brasília: Ministério da Saúde; 2018. 67p.

26. [TEMFC 24 – Questão 75] Mulher, de 46 anos, com diagnóstico de HIV há 3 anos, em uso regular de efavirenz, tenofovir e lamivudina. Sem queixas. Levou resultado de exame recente de carga viral, cujo resultado foi abaixo do limite de detecção, assim como os exames realizados nos últimos 2 anos. Questiona sobre a necessidade de outros exames de rotina. Utiliza DIU há 2 anos e meio. Não fuma, nem ingere bebidas alcoólicas ou outras drogas. Está sem parceiro sexual há 1 ano e meio. Trabalha como secretária em um escritório de contabilidade. Nega outros problemas de saúde atuais e prévios. Exame físico é normal, com PA 110/60 mmHg, estatura de 1,63 m, peso 59 kg. Ao revisar o prontuário, o médico verifica que ela é imune à hepatite B, hepatite A e toxoplasmose. Os demais exames de rotina, realizados há 1 ano e 3 meses, foram: colpocitologia oncótica com amostra satisfatória, presença de células escamosas e glandulares e negativo para malignidade; creatinina 0,8 mg/dL; exame qualitativo de urina normal; TGO 23 U/L; TGP 21 U/L; hemograma normal; glicemia 85 mg/dL; colesterol total 170 mg/dL; HDL 54 mg/dL; triglicerídeos 130 mg/dL; teste não treponêmico não reagente; anti-HCV não reagente. Outros exames da época do diagnóstico: CD4 420; radiografia de tórax normal, PPD não reator, colpocitologia oncótica negativa para malignidade. Assinale a alternativa que apresenta quais exames devem ser solicitados.

a) Creatinina, hemograma, transaminases, glicemia, colesterol total, HDL, triglicerídeos, PPD, radiografia de tórax.
b) Creatinina, hemograma, transaminases, glicemia, colesterol total, HDL, triglicerídeos, PPD e colpocitologia oncótica.
c) Creatinina, hemograma, transaminases, glicemia, colesterol total, HDL, triglicerídeos, teste não treponêmico e anti-HCV.
d) Creatinina, hemograma, transaminases, glicemia, colesterol total, HDL, triglicerídeos e ultrassonografia transvaginal para controle do DIU.

Alternativa correta: b

Esta questão descreve uma pessoa vivendo com HIV em uso regular da terapia antirretroviral, sem queixas e com carga viral indetectável. Temos de pensar quais exames de seguimento seriam indicados para esta paciente. É importante lembrar que a pessoa vivendo com HIV pode necessitar de monitoramento em virtude de efeito colateral de alguns dos remédios. Ela também pode apresentar um risco cardiovascular aumentado. Os exames podem variar um pouco de acordo com o esquema de terapia antirretroviral usado e exposições da pessoa. Está recomendado perfil lipídico, transaminases, glicemia, hemograma e creatinina anual para esses pacientes. A prova tuberculínica também deve ser realizada anualmente se a inicial for < 5mm; o raio x de tórax não é necessário. Em mulheres vivendo com HIV a colpocitologia oncótica deverá ser semestral no primeiro ano e se normal anual a partir de então. Sorologia para HCV e sífilis deve ser considerada conforme exposição da pessoa. Esta paciente não teve parceiro sexual há 1 ano e meio e tem exames recentes, não é preciso repetir esses exames agora. Ultrassonografia para controle do DIU não deve ser solicitada se a paciente está sem sintomas.

Referências

1. Gyrão NB. Vírus da imunodeficiência humana. In: Gusso G, Lopes JM, Dias LC. Tratado de medicina de família e comunidade: princípios, formação e prática. Porto Alegre: Artmed; 2019.
2. Brasil. Ministério da Saúde. Secretaria de Vigilância em Saúde. Departamento de Vigilância, Prevenção e Controle das Infecções Sexualmente Transmissíveis, do HIV/Aids e das Hepatites Virais. Protocolo clínico e diretrizes terapêuticas para manejo da infecção pelo HIV em adultos. Brasília: Ministério da Saúde; 2018.

20

ABORDAGEM A PROBLEMAS DE SAÚDE MENTAL

Karina Janoti

1. [TEMFC 18 – Questão 40] Maria, 40 anos, comparece à consulta médica na unidade de atenção primária à saúde, relatando estar há 1 mês com tristeza, choro fácil, perda de prazer, redução do apetite e insônia. Apresenta ideação suicida com planejamento e diz escutar a voz do esposo já falecido. Está em uso de amitriptilina 75 mg/dia. A conduta mais adequada para o caso é

a) manter tricíclico e marcar retorno com um mês.
b) substituir tricíclico e continuar tratamento na unidade básica de saúde.
c) associar benzodiazepínico ao tratamento.
d) encaminhar para avaliação da equipe de saúde mental, pois a paciente apresenta sinais de gravidade.
e) evitar conversar sobre suicídio pelo risco de piorar o quadro.

Alternativa correta: d

A paciente apresenta ideação suicida, inclusive com planejamento, configurando-se uma emergência em saúde mental, visto que há risco de vida. Em situações em que há risco significativo, deve-se considerar abordagem intensiva no Centro de Atenção Psicossocial (Caps) ou emergência psiquiátrica. É essencial avaliar se a pessoa tem apoio familiar e/ou social adequado (e acioná-los). É importante sempre perguntar diretamente à pessoa com depressão se tem ideação ou plano suicida. O risco de suicídio é identificado de acordo com a frequência com que é questionado. Perguntar sobre suicídio não induz o paciente a pensar em suicídio. Lembrar que no início do tratamento com antidepressi-

---

Nota do editor: Os endereços eletrônicos indicados nas referências deste capítulo foram acessados em 10 maio 2021.

vos pode haver aumento de ideação suicida. Também é importante proporcionar maior apoio ao paciente com risco de suicídio, com consultas mais frequentes com sua equipe de Saúde da Família e encaminhamento para serviços de saúde mental.

Referências

1. Fleck MPA, Baeza FLC. Depressão. In: Duncan BB et al. Medicina ambulatorial: condutas de atenção primária baseadas em evidências. 4ª ed. Porto Alegre: Artmed; 2013. p. 1102-1113.
2. Poli Neto P, Freitas FL. Tristeza, sensação de depressão e perturbações depressivas. In: Gusso G et al. Tratado de medicina de família e comunidade: princípios, formação e prática. 2ª ed. Porto Alegre: Artmed; 2019. p. 2045-2053.
3. Secretaria Municipal de Saúde. Subsecretaria de Atenção Primária, Vigilância e Promoção da Saúde. Superintendência de Atenção Primária. Depressão: tratamento e acompanhamento de adultos. Rio de Janeiro: SMS; 2016. 36p. (Série F. Comunicação e Educação em Saúde) (Coleção Guia de Referência Rápida, n. 3).

2. [TEMFC 19 – Questão 40] Regina, 32 anos, revelou a Dr. Vinicius um grande desejo de morrer após a perda de seu filho, de 14 anos. Ela conta ainda que tem dor de cabeça desde a perda e que já pensou em utilizar uma faca para pôr fim à sua vida, pela falta que ele faz. Ao ser solicitada pelo médico a voltar no dia seguinte para nova consulta, responde: "amanhã não voltarei doutor". Qual conduta deve ser sugerida por Dr. Vinicius?

a) Iniciar com antidepressivo de ação rápida e consulta urgente com a psicologia.
b) Incluir a paciente em um grupo de pacientes de saúde mental com urgência.
c) Realizar uma interconsulta imediata com a psicologia e utilizar benzodiazepínico.
d) Solicitar imediatamente a internação da paciente.
e) Iniciar benzodiazepínico e investigar a possível causa da cefaleia.

Alternativa correta: d

A paciente apresenta ideação suicida. Ela verbaliza até mesmo como pensa em suicidar-se. Trata-se de uma emergência. Não há tempo de medicar a paciente e aguardar a resposta ao tratamento em contexto ambulatorial. A paciente, inclusive, recusa-se a voltar no dia seguinte. Pensa em suicidar-se em breve? Não tem energia suficiente para retornar? Em situações em que há risco significativo, deve-se considerar abordagem intensiva no Caps ou emergência psiquiátrica. Regina precisa de supervisão atenta neste momento. É fundamental avaliar se a pessoa tem apoio familiar e/ou social adequado (e acioná-los). É importante sempre perguntar diretamente à pessoa se tem ideação ou plano suicida quando existe suspeita. O risco de suicídio é identificado de acordo com a frequência com que é questionado. Perguntar sobre suicídio não induz o paciente a pensar em suicídio. Lembrar que no início do tratamento com antidepressivos pode haver aumento de ideação suicida.

Referências

1. Fleck MPA; Baeza FLC. Depressão. In: Duncan BB et al. Medicina ambulatorial: condutas de atenção primária baseadas em evidências. 4ª ed. Porto Alegre: Artmed; 2013. p. 1102-1113.
2. Poli Neto P, Freitas FL. Tristeza, sensação de depressão e perturbações depressivas. In: Gusso G et al. Tratado de medicina de família e comunidade: princípios, formação e prática. 2ª ed. Porto Alegre: Artmed; 2019. p. 2045-2053.
3. Secretaria Municipal de Saúde. Subsecretaria de Atenção Primária, Vigilância e Promoção da Saúde. Superintendência de Atenção Primária. Depressão: tratamento e acompanhamento de adultos. Rio de Janeiro: SMS; 2016. 36p. (Série F. Comunicação e Educação em Saúde) (Coleção Guia de Referência Rápida, n. 3).

Leia com atenção a nota de evolução clínica a seguir e responda às questões 3 e 4.

- Neusa, 62 anos, dona de casa.
- Lista de problemas:

HAS.
Lombalgia crônica.
Sobrepeso.
Preocupação exacerbada com a saúde.
Paciente hiperutilizadora e "ansiosa".

S – Neusa retorna pela terceira vez em menos de dois meses, solicitando "*check-up* completo" e uma "solução para o seu caso" [*sic*], mesmo tendo realizado exames laboratoriais e ECG de repouso há menos de seis meses, todos normais. Traz múltiplas demandas: cefaleia holocraniana inespecífica, rubor facial diferente dos fogachos que teve no climatério 10 anos atrás, tremor e sudorese nas mãos, náuseas, urgência miccional, falta de ar e taquicardia, normalmente, quando pega ônibus para as sessões de acupuntura para lombalgia mecânica crônica e ao buscar os dois netos na escola. Faz uso de paracetamol 500 mg, 1 cp três vezes ao dia, fixo, e losartana 25 mg, 1 cp, duas vezes ao dia para HAS. Já perdeu várias sessões de acupuntura, e já desceu três pontos de ônibus antes do local das sessões para seguir a pé. Muitas vezes pede para a vizinha buscar os netos em seu lugar, pois já teve esses sintomas ao sair de casa, está sentindo medo de utilizar o transporte público e, por isso, tem evitado sair de casa. Refere ficar bem dentro de casa. Nega tabagismo, uso de substâncias, exceto uso eventual de calmantes que contêm extrato de Passiflora para dormir e ficar mais calma [sic].

O – Bom estado geral, porém hidratada, taquilálica, verborreica, com uma certa irritabilidade, sobrepeso (IMC 27,6 kg/m^2), juízo crítico da realidade preservado.
Ausculta cardíaca: ritmo regular, 2 tempos, bulhas normofonéticas, sem sopros.
FC: 82 bpm. TA: 140 x 90 mmHg.
Ausculta pulmonar: sem alterações.
Abdome: globoso, indolor à palpação, RHA preservados, sem megalias.
Exame neurológico sem alterações.
A – ...
P – Psicoterapia de apoio – usuária concorda com todas as intervenções e é feito plano terapêutico em conjunto.
Inicia fluoxetina 20 mg, 1 cp pela manhã, e Clonazepam 2 mg, 1 cp à noite.
A psicologia para... e..., se necessário, 60 minutos antes de "evento estressor" (definido com a usuária).
Reavaliar em 15 dias.

3. [TEMFC 20 – Questão 39] Diante do exposto, assinale a alternativa que apresenta a melhor avaliação para o caso de Neusa.

a) Episódio depressivo recorrente.
b) Transtorno afetivo bipolar em crise depressiva atual.
c) Transtorno de conversão.
d) Ansiedade generalizada.
e) Fobia social.

Alternativa correta: e

Neusa apresenta um transtorno de ansiedade que se encaixa nos quadros fóbicos do ponto de vista de definição diagnóstica (agorafobia, fobia específica e transtorno de ansiedade social) de acordo com o DSM-5, a classificação americana para os transtornos mentais. Dentre os itens elencados, o que mais se adéqua ao caso é "fobia social", que se manifesta por evitação de situações sociais (prefere caminhar só a ficar dentro do ônibus, pede à vizinha que busque os netos e sente-se segura em casa) e sintomas somáticos como rubor, tremor das mãos, náuseas, desejo urgente de urinar e até mesmo ataque de pânico.

Referências

1. Silva FD. Ansiedade e estresse. In: Gusso G et al. Tratado de medicina de família e comunidade: princípios, formação e prática. 2ª ed. Porto Alegre: Artmed; 2019. p. 2054-2061.
2. Araujo AC; Lotufo Neto F. A nova classificação Americana para os transtornos mentais: o DSM-5. Rev. bras. ter. comport. cogn., São Paulo. Abr. 2014;16(1):67-82. Disponível em: <http://pepsic.bvsalud.org/scielo.php?script=sci_arttext&pid=S1517-55452014000100007&lng=pt&nrm=iso>.

4. [TEMFC 20 – Questão 40] Acerca do plano terapêutico do caso descrito, a provável intervenção a ser adotada pela psicologia e o medicamento sugerido antes de um potencial evento estressor, são, respectivamente,

a) intervenção breve e buspirona.
b) terapia cognitivo-comportamental e propranolol.
c) constelação familiar e clonazepam 0,5 mg sublingual.
d) psicanálise e clorpromazina.
e) abordagem sistêmica e verapamil.

Alternativa correta: b

Considerando-se fobia social e agorafobia, a terapia cognitivo-comportamental é considerada o melhor tratamento, sendo primeira linha nesses casos. Quando o paciente sabe que haverá exposição a algum estressor, o uso de propranolol 60 minutos antes do evento pode ser efetivo no controle dos sintomas. É possível fazer um teste terapêutico a fim de avaliar a resposta à medicação e o surgimento de possíveis efeitos adversos em "situações controladas", de forma que o paciente tenha maior segurança na utilização da medicação em situações que exijam desempenho.

Referências

1. Silva FD. Ansiedade e estresse. In: Gusso G et al. Tratado de medicina de família e comunidade: princípios, formação e prática. 2ª ed. Porto Alegre: Artmed; 2019. p. 2054-2061.
2. Salum Júnior GA; Manfro GG; Cordioli AV. Transtornos de ansiedade. In: Duncan BB et al. Medicina ambulatorial: condutas de atenção primária baseadas em evidências. 4ª ed. Porto Alegre: Artmed; 2013. p. 1082-1102.

5. [TEMFC 20 – Questão 61] Camila, 17 anos, é trazida por seus pais apresentando sudorese intensa, palpitações, tremores em membros superiores, sensação de sufocamento e medo intenso de morrer. Os sintomas iniciaram subitamente há poucos minutos, antes de Camila sair de casa para a escola. Já teve crises semelhantes a essa quatro vezes no último mês, todas com duração aproximada de 10 minutos. Ao exame físico, o médico percebe taquicardia, PA = 140 x 90 mmHg e tremores em extremidades. Não há alterações à ausculta cardiovascular e pulmonar. A medicação, com administração oral, mais adequada para o manejo deste quadro é

a) Clonazepam 0,5 mg.
b) Haloperidol 5 mg.

c) Amitriptilina 25 mg.
d) Propranolol 40 mg.
e) Prometazina 50 mg.

Alternativa correta: a

Estamos diante de uma paciente com ataque de pânico. A abordagem inicial foi adequada, visto que foi feita uma investigação sumária para excluir problema físico agudo. Identificado o quadro psiquiátrico, a medicação mais adequada para o manejo entre as opções dadas é o clonazepam 0,5 mg. Embora se saiba que a crise tem caráter passageiro, em caso de sintomas muito intensos ou prolongados pode-se lançar mão de benzodiazepínicos (preferencialmente de ação curta, que não é o caso do clonazepam).

Referências

1. Secretaria Municipal de Saúde. Subsecretaria de Atenção Primária, Vigilância e Promoção da Saúde. Superintendência de Atenção Primária. Ansiedade generalizada e transtorno de pânico em adultos. Rio de Janeiro: SMS; 2016. 34p. (Série F. Comunicação e Educação em Saúde) (Coleção Guia de Referência Rápida, n. 1).
2. Salum Júnior GA, Manfro GG, Cordioli AV. Transtornos de ansiedade. In: Duncan BB et al. Medicina ambulatorial: condutas de atenção primária baseadas em evidências. 4ª ed. Porto Alegre: Artmed; 2013. p. 1082-1102.

Assista ao vídeo 5, disponível neste QR code ou no *link* https://www.youtube.com/watch?v=c3ZzXc0TeuA, e, em seguida, responda às questões 6 e 7.

6. [TEMFC 22 – Questão 22] Em relação à abordagem dos sintomas da paciente, assinale a alternativa correta.

a) Considerar como transtorno hipocondríaco pela angústia persistente causada pela preocupação com crença ou sintomas, levando à busca de tratamento ou investigação médica.
b) Considerar como transtorno de somatização, pois apresenta sintomas que não podem ser explicados por transtornos físicos detectáveis.
c) Considerar terapia de resolução de problemas, que é recomendada como uma estratégia de intervenção de médicos de família e comunidade, em casos de transtorno de ansiedade.

d) Considerar encaminhamento para psicologia e cardiologia para investigação dos sintomas.

Alternativa correta: c

Laura apresenta sintomas ansiosos, como dificuldades no sono, tensão muscular (apertar de dentes durante a noite) e taquicardia. Tais sintomas devem estar relacionados às dificuldades presentes na vida da paciente, inclusive tendo relação temporal com elas (separação, doença da filha). Uma das estratégias de intervenção que o médico de família e comunidade pode utilizar é a terapia de resolução de problemas, abordagem possível em transtornos psiquiátricos leves a moderados. Tem como objetivo ajudar o paciente a identificar problemas ou conflitos como causa de sofrimento emocional, reconhecer os recursos que possui para resolver suas questões, aumentar sua sensação de controle em situações difíceis e desenvolver métodos para apoio na resolução de problemas futuros. Devem-se delinear junto com o paciente soluções factíveis e que dependam exclusivamente da ação do próprio paciente, e não de terceiros.

Referências

1. Secretaria Municipal de Saúde. Subsecretaria de Atenção Primária, Vigilância e Promoção da Saúde. Superintendência de Atenção Primária. Ansiedade generalizada e transtorno de pânico em adultos. Rio de Janeiro: SMS; 2016. 34p. (Série F. Comunicação e Educação em Saúde) (Coleção Guia de Referência Rápida, n. 1).
2. Gonçalves DA, Chazan LF, Almeida N, Fortes S. Intervenções psicossociais na atenção primária à saúde. In: Duncan BB et al. Medicina ambulatorial: condutas de atenção primária baseadas em evidências. 4ª ed. Porto Alegre: Artmed; 2013. p. 1189-1197.
3. Almeida D, Tófoli LF, Fortes S. Somatização e sintomas sem explicação médica. In: Gusso G et al. Tratado de medicina de família e comunidade: princípios, formação e prática. 2ª ed. Porto Alegre: Artmed; 2019. p. 2036-2044.

7. [TEMFC 22 – Questão 23] Em relação ao manejo de sintomas relacionados aos fatores estressantes no caso, a melhor abordagem inicial é focar na

a) percepção do paciente sobre a relação dos sintomas físicos com o contexto.
b) remissão imediata dos sintomas do paciente.
c) orientação de atividade física e em medicamento ansiolítico.
d) explicação de que os sintomas são emocionais.

Alternativa correta: a

A abordagem da pessoa de maneira integral é fundamental na situação apresentada. É imperativo identificar em Laura suas crenças, representações, sentimentos e dificuldades, de forma a construir com ela representações de seus sintomas de maneira que seja possível incorporar o sofrimento emocional às queixas físicas, recodificando-as. As queixas físicas representam uma barreira ao cuidado adequado ao sofrimento emocional, pois desviam o foco da consulta para exames e detecção de doenças físicas, impedindo assim que se trate a pessoa de maneira mais assertiva. Uma vez que a pessoa entende a conexão de suas queixas físicas com seu sofrimento psíquico, aquelas deixam de ser o principal foco, e o indivíduo se torna mais receptivo a uma abordagem mais holística, que priorize a elaboração de seu sofrimento mental.

Referência

1. Almeida D, Tófoli LF, Fortes S. Somatização e sintomas sem explicação médica. In: Gusso G et al. Tratado de medicina de família e comunidade: princípios, formação e prática. 2ª ed. Porto Alegre: Artmed; 2019. p. 2036-2044.

8. [TEMFC 22 - Questão 41] De acordo com as evidências, assinale a conduta que é considerada de primeira linha no tratamento dos transtornos de ansiedade na Atenção Primária à Saúde.

a) Uso de lítio por um período mínimo de 6 meses.
b) Uso de sertralina por um período mínimo de 6 meses.
c) Uso de quetiapina por um período mínimo de 6 meses.
d) Uso de clonazepam por um período mínimo de 6 meses.

Alternativa correta: b

No tratamento medicamentoso dos transtornos de ansiedade na Atenção Primária à Saúde (APS), considera-se primeira linha o uso de inibidores seletivos da recaptação de serotonina (ISRS), como a sertralina, sendo possível o uso de inibidores de recaptação de serotonina e norepinefrina (IRSN). São fármacos com baixo perfil de efeitos adversos, seguros em doses altas e com eficácia considerável. Alcançada a remissão completa dos sintomas, deve-se manter o tratamento por pelo menos 6 meses na dose que alcançou resposta terapêutica para evitar recorrência, sendo que muitas diretrizes recomendam um período mínimo maior, de 1 a 2 anos. Após isso o médico deve tentar reduzir a dose do antidepressivo de maneira gradual até sua retirada. Atentar para o fato de que o tratamento deve ser prolongado em situações específicas que extrapolam o escopo da questão.

Referências

1. Silva FD. Ansiedade e estresse. In: Gusso G et al. Tratado de medicina de família e comunidade: princípios, formação e prática. 2ª ed. Porto Alegre: Artmed; 2019. p. 2054-2061.
2. Salum Júnior GA, Manfro GG, Cordioli AV. Transtornos de ansiedade. In: Duncan BB et al. Medicina ambulatorial: condutas de atenção primária baseadas em evidências. 4ª ed. Porto Alegre: Artmed; 2013. p. 1082-1102.

9. [TEMFC 22 – Questão 78] Fernanda, 77 anos, está em acompanhamento de um câncer de mama em estágio avançado, com metástase pulmonar e hepática. Encontra-se restrita ao domicílio, mas ainda consegue caminhar pequenas distâncias. Apresenta um pouco de fadiga e anorexia. Há 3 semanas, vem apresentando apatia intensa, anedonia e desesperança em relação à sua vida. Jorge, seu médico de família e comunidade, faz uma entrevista detalhada e percebe que Fernanda está com ideação suicida. Assinale a alternativa que apresenta a melhor indicação farmacológica para depressão nesse caso.

a) Fluoxetina.
b) Clonazepam.
c) Amitriptilina.
d) Carbamazepina.

Alternativa correta: a

Para o tratamento da depressão, deve-se priorizar o uso dos inibidores seletivos da recaptação de serotonina (ISRS) como a fluoxetina, pois estão associados a menos efeitos adversos do que as outras classes de antidepressivos, são seguros em doses altas (o que é conveniente quando há ideação suicida) e têm eficácia considerável. Deve-se considerar que a fluoxetina tem maior propensão para interações medicamentosas quando comparada a outros ISRS, o que deve ser considerado quando de sua prescrição para pessoas com várias condições crônicas de saúde. Entretanto, além de sua disponibilidade na rede pública tornar seu uso mais acessível, a fluoxetina tem um possível discreto efeito dopaminérgico que aumenta a energia e a disposição física, muito conveniente no caso de Fernanda.

Referências

1. Fleck MA, Baeza FLC. Depressão. In: Duncan BB et al. Medicina ambulatorial: condutas de atenção primária baseadas em evidências. 4ª ed. Porto Alegre: Artmed; 2013. p. 1102-1113.
2. Poli Neto P, Freitas FL. Tristeza, sensação de depressão e perturbações depressivas. In: Gusso G et al. Tratado de medicina de família e comunidade: princípios, formação e prática. 2ª ed. Porto Alegre: Artmed; 2019. p. 2045-2053.

3. Mancini RL, Valiengo LCL. Psicofármacos. In: Gusso G et al. Tratado de medicina de família e comunidade: princípios, formação e prática. 2ª ed. Porto Alegre: Artmed; 2019. p. 2026-2035.
4. Secretaria Municipal de Saúde. Subsecretaria de Atenção Primária, Vigilância e Promoção da Saúde. Superintendência de Atenção Primária. Depressão: tratamento e acompanhamento de adultos. Rio de Janeiro: SMS; 2016. 36p. (Série F. Comunicação e Educação em Saúde) (Coleção Guia de Referência Rápida, n. 3).

10. [TEMFC 23 – Questão 50] Mulher, 30 anos, vem à consulta relatando que há 6 meses tem sentido desânimo, perda de prazer para fazer o que gostava, queda do rendimento no trabalho, não sente vontade de sair de casa e tem dificuldade de levantar pela manhã. Diz que o relacionamento conjugal com o marido é difícil. Ele é ausente como pai e ela assume todas as responsabilidades com os três filhos, uma menina de 2 anos e dois meninos, um de 4 anos e outro de 8 anos. Ultimamente, não tem conseguido auxiliá-los em suas necessidades e o pai tem ajudado um pouco mais, mas isso tem sido motivo de brigas entre o casal. Trabalha como vendedora, mas há uns 9 meses houve mudança da supervisora e não tem um bom relacionamento com ela. Sente-se muita pressionada com a exigência de atingir metas mínimas de venda, que não tem conseguido cumprir nesses últimos meses. Ela fica cobrando quando vai tomar um café, uma água ou mesmo ir ao banheiro. Anteriormente, já foi a melhor vendedora da loja por alguns meses. Tem receio de perder o emprego. Nega tratamentos ou quadros semelhantes prévios. Considerando a possibilidade de tratamento farmacológico, assinale a opção mais adequada neste caso.

a) Se houver ideação e pensamento suicidas, optar por nortriptilina pela maior eficácia nessa situação e menor risco com sobredose.
b) Se ela apresentar insônia, preferir um inibidor seletivo da recaptação de serotonina com efeito mais sedativo, como fluoxetina.
c) Se ela tiver constipação e diminuição da libido, utilizar citalopram, pois não piora o ritmo intestinal e causa menos disfunção sexual.
d) Se houver perda de apetite e de peso, considerar o uso de um antidepressivo tricíclico, como amitriptilina.

Alternativa correta: d

Levando em consideração que a diferença na efetividade entre as diferentes classes de antidepressivos é pequena, a escolha da medicação deve ser norteada pela necessidade da pessoa. Os antidepressivos variam em relação ao perfil de efeitos colaterais e potencial interação com outros medicamentos, o que deve ser levado em conta na escolha. Os tricíclicos, como a nortriptilina, apresentam maior risco com sobredose. A fluoxetina não tem efeito sedativo e pode causar insônia. O citalopram pode causar diarreia ou constipação, bem como diminuição do desejo sexual e anorgasmia. A amitriptilina pode causar aumento de apetite, desejo por carboidratos e ganho de peso.

Referências

1. Stahl SM. Stahl's essential psychopharmacology: Prescribe's guide. 6ª ed. San Diego, California: Cambridge University Press; 2017.
2. Fleck MPA, Baeza FLC. Depressão. In: Duncan BB et al. Medicina ambulatorial: condutas de atenção primária baseadas em evidências. 4ª ed. Porto Alegre: Artmed; 2013. p. 1102-1113.
3. Poli Neto P, Freitas FL. Tristeza, sensação de depressão e perturbações depressivas. In: Gusso G et al. Tratado de medicina de família e comunidade: princípios, formação e prática. 2ª ed. Porto Alegre: Artmed; 2019. p. 2045-2053.

Assista ao vídeo 5, disponível neste QR code ou no *link* https://www.youtube.com/watch?v=EmngiB06mds, e, em seguida, responda à questão 11.

11. [TEMFC 24 – Questão 22] Considerando que a médica excluiu outras comorbidades e/ou doenças orgânicas no caso, em relação ao diagnóstico e abordagem terapêutica para transtorno de ansiedade, assinale a alternativa correta.

a) O diagnóstico não está correto porque um dos critérios do DSM V é tempo de duração dos sintomas, ocorrendo na maioria dos dias, por, pelo menos, 6 meses.
b) O diagnóstico está correto porque a ansiedade generalizada ocorre de modo preferencial em uma situação determinada.
c) O tratamento está incorreto porque deve ser iniciado com terapia de resolução de problemas, que tem efetividade superior à terapia farmacológica.
d) O tratamento está correto porque os inibidores seletivos de recaptação da serotonina são a primeira linha no tratamento e seguros para uso no caso.

Alternativa correta: a

De acordo com o DSM V, para o diagnóstico de TAG os sintomas ansiosos devem estar presentes na maioria dos dias por pelo menos 6 meses e devem-se relacionar a inúmeros eventos ou atividades. No caso apresentado, a ansiedade relaciona-se apenas à situação de trabalho, mas não fica claro o tempo de surgimento do quadro. A terapia de resolução de problemas pode ser utilizada como ferramenta na abordagem do caso, mas ainda não foi extensivamente comparada com o tratamento farmacológico em estudos publicados. Visto que a paciente é gestante, o uso de inibidores seletivos de recaptação de serotonina (como a fluoxetina) não é isento de riscos.

Referências

1. Zuardi A. Características básicas do transtorno de ansiedade generalizada. Medicina (Ribeirão Preto). 4 fev. 2017;50(supl.10:51-55. Disponível em: http://www.revistas.usp.br/rmrp/article/view/127538.
2. Secretaria Municipal de Saúde. Subsecretaria de Atenção Primária, Vigilância e Promoção da Saúde. Superintendência de Atenção Primária. Ansiedade generalizada e transtorno de pânico em adultos. Rio de Janeiro: SMS; 2016. 34p. (Série F. Comunicação e Educação em Saúde) (Coleção Guia de Referência Rápida, n. 1).
3. Gonçalves DA, Chazan LF, Almeida N, Fortes S. Intervenções psicossociais na atenção primária à saúde. In: Duncan BB et al. Medicina ambulatorial: condutas de atenção primária baseadas em evidências. 4ª ed. Porto Alegre: Artmed; 2013. p. 1189-1197.
4. Stahl SM. Stahl's essential psychopharmacology: Prescribe's guide. 6ª ed. San Diego, California: Cambridge University Press; 2017.

12. [TEMFC 24 - Questão 56] Homem com 32 anos vai à consulta acompanhado de sua esposa. Queixa-se de tristeza, anedonia e sensação de fraqueza que iniciaram e vêm se agravando ao longo dos últimos 5 meses. Neste período, emagreceu 4 kg, associado à redução de ingesta alimentar. Há cerca de 1 mês também refere insônia, sensação de culpa e irritabilidade, agravada nos últimos três dias (não dormiu mais do que uma hora por dia). Refere ideação suicida, embora não tenha planos. Há 1 dia contou para a esposa o que estava sentindo – até então tentava esconder sentimentos, ainda que a esposa notasse que ele não estava bem. Não encontra razões para estar assim – nega problemas em casa ou no trabalho, embora seu rendimento tenha piorado muito a ponto de ter sido chamada a atenção por seu superior na empresa em que trabalha. Refere sempre ter sido mais "fechado", com poucos amigos – embora se sentisse bem e isso não fosse um problema antes. Esposa confirma que ele nunca "foi de sorrir". História fisiológica e social: trabalha como contador. Casado há 5 anos, mora com esposa. Sem filhos. Nega fumo, álcool ou outras drogas ilícitas. História mórbida pregressa: nega comorbidades prévias. História mórbida familiar: apresenta tia com transtorno afetivo bipolar tipo 1. Em relação ao quadro clínico, assinale a alternativa correta.

a) Transtorno afetivo bipolar é o diagnóstico mais provável, ainda que fase de mania franca não tenha ocorrido.
b) É preciso descartar doença orgânica com glicemia de jejum, TSH e hemograma e avaliar os resultados antes de iniciar qualquer terapia medicamentosa.

c) Independente do diagnóstico, a terapia medicamentosa inicial deve contar com um estabilizador de humor pela presença de irritabilidade importante.
d) Depressão grave é o diagnóstico mais provável, ainda que não haja plano de suicídio.

Alternativa correta: d

O paciente apresenta diversos sintomas que caracterizam critérios para depressão, presentes por um período maior que duas semanas (tristeza, anedonia, sensação de fraqueza, redução na ingesta alimentar com consequente perda de peso, insônia, sentimento de culpa, irritabilidade, ideação suicida). Tais sintomas têm impactado em sua qualidade de vida e causado comprometimento funcional. Trata-se de um episódio grave, dado que quase todos os sintomas diagnósticos estão presentes de acordo com a CID-10. A terapia medicamentosa inicial se baseia no uso de antidepressivos. Embora seja importante, nos quadros psiquiátricos, fazer diagnóstico diferencial com outras doenças orgânicas, a investigação é norteada por meio da anamnese, e o início da terapia medicamentosa não deve ser adiado para que se aguarde resultado de exames (quando esses são necessários). Deve-se investigar história prévia de episódios maníacos ou hipomaníacos.

Referências

1. Fleck MPA, Baeza FLC. Depressão. In: Duncan BB et al. Medicina ambulatorial: condutas de atenção primária baseadas em evidências. 4ª ed. Porto Alegre: Artmed; 2013. p. 1102-1113.
2. Poli Neto P, Freitas FL. Tristeza, sensação de depressão e perturbações depressivas. In: Gusso G et al. Tratado de medicina de família e comunidade: princípios, formação e prática. 2ª ed. Porto Alegre: Artmed; 2019. p. 2045-2053.
3. Secretaria Municipal de Saúde. Subsecretaria de Atenção Primária, Vigilância e Promoção da Saúde. Superintendência de Atenção Primária. Depressão: tratamento e acompanhamento de adultos. Rio de Janeiro: SMS; 2016. 36p. (Série F. Comunicação e Educação em Saúde) (Coleção Guia de Referência Rápida, n. 3).

21

ABORDAGEM A PROBLEMAS DO SISTEMA NERVOSO

Érica Broseghini Künsch

1. [TEMFC 18 – Questão 39] Lucas, 8 anos, vem à unidade de saúde encaminhado da escola por se tratar de uma criança com hiperatividade. A mãe, Lúcia, relata que desde os 5 anos a criança é bastante agitada. Não consegue concentrar-se e realizar as tarefas escolares. Durante a aula, permanece apenas alguns minutos sentado, gosta de conversar bastante, não espera ouvir a resposta das outras pessoas e entra em conversas alheias. Em casa, Lucas obedece aos pais e sua atividade preferida é a leitura de livros de histórias infantis no *tablet*. Nesse caso, o médico da família deve

a) compreender melhor o comportamento da criança na escola e diagnosticar hiperatividade, considerando a introdução do metilfenidato durante os dias da semana com atividades escolares.
b) encaminhar o caso para discussão conjunta com o psiquiatra do Núcleo de Apoio à Saúde da Família (Nasf) para avaliação do psicoestimulante com menor quantidade de efeitos colaterais graves e menor interferência no modo de ser da criança.
c) solicitar exames complementares para a investigação, a exemplo do eletroencefalograma e tomografia computadorizada de crânio, tranquilizando a família e a escola sobre a origem neurobiológica do quadro apresentado pela criança.
d) buscar mais informações do contexto familiar e escolar em que a criança está inserida com o objetivo de descartar outras causas do comportamento

---

Nota do editor: Os endereços eletrônicos indicados nas referências deste capítulo foram acessados em 10 maio 2021.

hiperativo, a exemplo de conflitos familiares, adaptação na escola e limites em casa.

e) encaminhar a criança para atendimento psicológico com foco na mudança dos comportamentos inadequados, modificando dessa forma seu processo de socialização.

Resposta correta: d

O modelo histórico-cultural de análise do desenvolvimento infantil realça a importância das relações interpessoais no comportamento, como pode ser verificado no caso descrito, em que Lucas consegue concentrar-se em casa para uma atividade que lhe interessa, além de obedecer aos pais, ao passo que isso não se verifica na escola. Explorar o contexto dessa família e o impacto disso no comportamento do paciente em outra situação, como na escola, é essencial para abordar essa questão, portanto. O Nasf e a psicologia podem ajudar nisso, caso seja necessário ampliar o atendimento. Psicoestimulantes, como o metilfenidato, podem ser utilizados em casos específicos em que há transtorno e prejuízo da qualidade de vida, prescritos por psiquiatra, mas não antes de conhecer a criança, a família, a escola e suas inter-relações. Afinal, tanto os critérios diagnósticos de TDAH são frágeis quanto a sua fisiopatologia e tratamento nebulosos. Não existe indicação de exames complementares, pois não há, atualmente, correlação anatômico-biológica para firmar esse diagnóstico.

Referência

1. Sucupira AC. Hiperatividade e déficit de atenção. In: Gusso G, Lopes JM, Dias LC. Tratado de medicina de família e comunidade: princípios, formação e prática. Porto Alegre: Artmed; 2019.

2. [TEMFC 18 – Questão 42] Antônio, de 32 anos de idade, faz uso de anticonvulsivantes desde os 10 anos de idade. Já usou vários medicamentos e, por fim, há alguns anos, começou a usar também um benzodiazepínico. Relata que os "desmaios" melhoraram muito desde que passou a fazer a associação do anticonvulsivante com o benzodiazepínico. Com relação a este caso, é correto afirmar que

a) o fato de haver melhora dos "desmaios" com o uso do benzodiazepínico significa que o diagnóstico correto é de síndrome conversiva e não de uma síndrome epiléptica.

b) as síndromes epilépticas idiopáticas frequentemente têm início na infância, mas não necessariamente associadas a episódios de convulsões febris.

c) Antônio deve ser encaminhado ao neurologista, pois esse especialista está habilitado a prescrever os medicamentos de controle para as síndromes epilépticas.
d) Antônio deve realizar estudo tomográfico do crânio a cada dois anos para o rastreamento da deterioração neurológica e identificação precoce de lesões do sistema nervoso central.
e) se Antônio for portador de uma síndrome epiléptica idiopática e apresentar eletroencefalograma normal, os anticonvulsivantes devem ser mantidos por muitos anos pelo alto índice de recaída das crises idiopáticas.

Resposta correta: b

O uso de benzodiazepínicos tem lugar no manejo da crise convulsiva aguda. A crise conversiva representa simbolicamente um conflito inconsciente com sintomas conversivos (motores voluntários, alteração de pares cranianos e de sensibilidade) ou dissociativos (afetam nível e conteúdo da consciência). Pacientes com crises convulsivas devem ser encaminhados à Neurologia para interpretação do EEG e indicação do tratamento no momento do diagnóstico. Já o acompanhamento pode ser feito fora de clínicas específicas, sem diferença de desfechos. Não há indicação de acompanhamento com TC de rotina. O tempo de tratamento com anticonvulsivantes deve levar em conta o tipo de epilepsia, anormalidades no EEG, outras comorbidades, dentre outros fatores. Crises idiopáticas e EEG normal apresentam menor risco de recaída, quando comparados a crises sintomáticas remotas e EEG alterado. Crises iniciadas depois dos 10 anos de idade são fator preditivo de recorrência. Em geral, aguardam-se dois anos para interromper o tratamento em crianças, enquanto em adultos não há evidências suficientes para determinar quanto tempo sem crises é necessário para suspender a medicação.

Referências

1. Savassi LC, Thomaz DP. Convulsões e epilepsia. In: Gusso G, Lopes JM, Dias LC. Tratado de medicina de família e comunidade: princípios, formação e prática. Porto Alegre: Artmed; 2019.
2. Almeida D, Tófoli LF, Fortes S. Somatização e sintomas sem explicação médica. In: Gusso G, Lopes JM, Dias LC. Tratado de medicina de família e comunidade: princípios, formação e prática. Porto Alegre: Artmed; 2019.

3. [TEMFC 19 – Questão 42] Joana, 43 anos, acorda e percebe que todo o lado direito da face está caído. Ela não consegue fechar o olho direito e perde saliva pelo canto da boca. Assustada, fica imaginando que possa estar tendo um derrame, mas acha estranho porque não fuma, não tem outros problemas de saúde e seus braços e pernas "funcionam bem". Em relação a esse caso, qual a alternativa correta?

a) O fato de a paciente não ter hipertensão nem diabetes fala a favor de ser uma paralisia periférica.
b) Conseguir fazer a definição entre paralisia central ou periférica não mudaria a conduta a ser adotada.
c) Por acometer toda a face, incluindo a região frontal, é possível o manejo na APS como paralisia facial.
d) Paralisia facial não provoca desvio da comissura labial, nesse caso o recomendado é encaminhar suspeitando de processo intracraniano expansivo.
e) O caso apresentado traz as características clássicas de um acidente vascular encefálico e deve ser encaminhado com urgência a um hospital de referência.

Resposta correta: c

A diferenciação entre paralisia facial central e periférica é essencial, dado que a primeira deve ser encaminhada para investigação, sendo, em alguns casos, parte de algum quadro de emergência, como um AVC ou um TCE. Diabetes é fator de risco para paralisia facial periférica e também para AVC, o qual cursaria com paralisia facial central, por sua vez. No AVC, também é possível observar outros sinais focais neurológicos, como perda de força, alteração da fala, diminuição do nível de consciência, dentre outros. O que define o diagnóstico, portanto, é a clínica. Dois terços dos casos de paralisia facial periférica acometem toda uma hemiface, enquanto o terço restante pode apresentar um padrão segmentar, porém sempre envolvendo o terço superior da face. A paralisia periférica provoca desvio de comissura labial para o lado não afetado.

Referência

1. Röpke MV, de Castilhos RM. Paralisia facial. In: Gusso G, Lopes JM, Dias LC. Tratado de medicina de família e comunidade: princípios, formação e prática. Porto Alegre: Artmed; 2019.

4. [TEMFC 20 – Questão 49] Marília, 54 anos, vem à Unidade de Saúde referindo que há 3 meses apresenta alguns episódios de vertigem rotatória, com duração de alguns minutos, associada a náuseas. Geralmente, aparece após mudança de decúbito. Seu médico de família e comunidade, Raul, ao exame físico, observa nistagmo horizontal, mais rápido para o lado esquerdo da paciente, e faz o diagnóstico de vertigem posicional paroxística benigna. Lembra-se que o tratamento pode ser feito por meio da manobra de reposicionamento otolítico, chamada manobra de Epley. Assinale a alternativa correta que traz os passos corretos desta manobra.

a) 1. pessoa sentada com membros inferiores dentro da maca; 2. rotação da cabeça para o lado afetado; 3. decúbito dorsal, com a cabeça para baixo ainda em rotação; 4. rotação para o lado oposto; 5. decúbito lateral desse lado; e 6. sentado com membros inferiores pendentes.
b) 1. pessoa sentada com membros inferiores pendentes na maca; 2. rotação da cabeça para o lado afetado; 3. movimento rápido do corpo encostando a face na maca; 4. movimento rápido do corpo para o lado oposto, com a face para cima; e 5. sentado com membros inferiores pendentes.
c) 1. pessoa sentada com membros inferiores pendentes; 2. movimento rápido do corpo para o lado afetado, encostando a orelha na maca; 3. movimento rápido do corpo para o lado oposto, encostando a outra orelha na maca; e 4. sentado com membros inferiores pendentes.
d) 1. pessoa sentada com membros inferiores dentro da maca; 2. rotação da cabeça para o lado não afetado; 3. decúbito dorsal, com a pessoa olhando para cima; 4. sentado com membros inferiores dentro da maca; 5. rotação da cabeça para o lado afetado; 6. decúbito dorsal, com a pessoa olhando para cima; e 7. sentado com membros inferiores dentro da maca.
e) 1. pessoa sentada no meio da maca com membros inferiores pendentes; 2. rotação da cabeça para o lado afetado; 3. movimento rápido do corpo para o lado oposto ao afetado, olhando para cima; 4. movimento rápido do corpo para o outro lado, colocando o rosto na maca; e 5. sentado com membros inferiores pendentes.

Resposta correta: a

A questão cobra puramente a descrição da manobra de Epley, utilizada como tratamento da VPPB. A ideia é reposicionar os otólitos que migraram para os canais semicirculares de volta em direção ao utrículo, resolvendo, então, os sintomas. Assim, a cabeça da pessoa deve ser inicialmente rodada para o lado acometido, de modo que a ação da gravidade, em resposta à mudança de posicionamento da pessoa, moverá os otólitos para dentro. É importante lembrar que pode haver recorrência dos sintomas em até 36% dos pacientes. Nesses casos, pode-se repetir o procedimento sem restrição. A imagem da anatomia do ouvido interno a seguir pode auxiliar a compreensão.

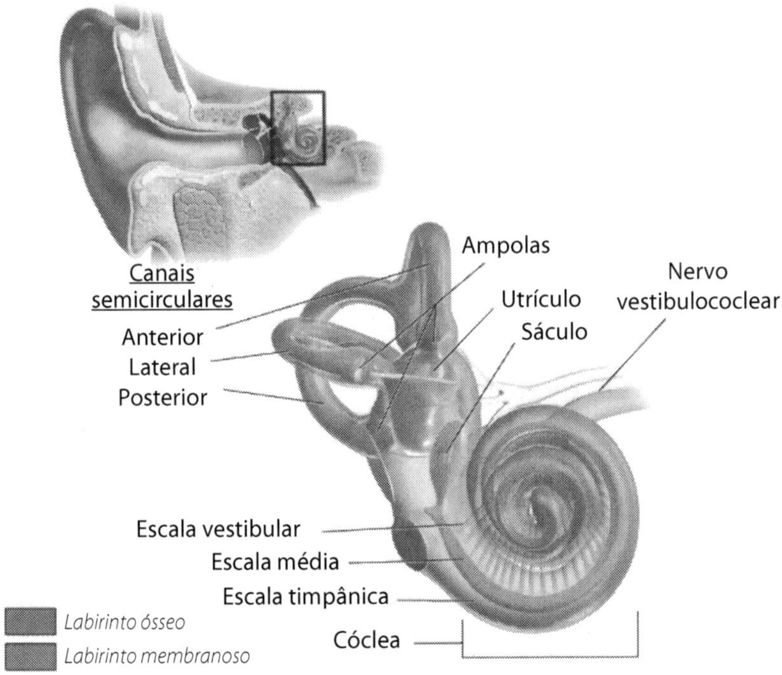

Figura 1 O ouvido interno
Fonte: elaborado pela autora.[2]

Referências

1. Jantsch AG, Ferreira LV, Izolani GV. Tontura e vertigem. In: Gusso G, Lopes JM, Dias LC. Tratado de medicina de família e comunidade: princípios, formação e prática. Porto Alegre: Artmed; 2019.
2. Imagem disponível em https://pt.m.wikipedia.org/wiki/Ficheiro:Anatomia_do_ouvido_interno.png.

5. [TEMFC 21 – Questão 42] Regina, 37 anos, procura a Unidade de Saúde referindo fraqueza intensa em todo o lado esquerdo da face há 1 dia, nega febre e trauma. Relata que sua face está deformada, e não consegue fechar o olho esquerdo. Ao exame físico, Pedro, seu médico de família, nota desvio da comissura labial para a direita, ausência de pregas na testa do lado esquerdo ao tentar franzi-la, assimetria no sorriso e otoscopia normal. Sem alterações na audição. Regina é hipertensa, faz uso regular de enalapril, apresentando bom controle pressórico nos últimos meses. O diagnóstico mais provável é

a) acidente vascular encefálico.
b) paralisia de Bell.
c) meningite bacteriana.
d) neurinoma do acústico.

Resposta correta: b

A paciente não apresenta nenhum fator que indique referenciamento para a emergência, como seria o caso do AVE ou da meningite bacteriana. Tampouco necessita de encaminhamento para investigação adicional, a princípio, pois apresenta história clínica e sinais ao exame físico típicos da paralisia de Bell. Isso é, apresenta paralisia completa de uma hemiface, de evolução rápida (1 dia) e sem perda auditiva ou outros sinais neurológicos ou infecciosos. Neurinoma do acústico, além de representar uma causa mais rara de paralisia facial, também cursa com zumbido, nistagmo e hipoacusia.

Referência

1. Röpke MV, de Castilhos RM. Paralisia facial. In: Gusso G, Lopes JM, Dias LC. Tratado de medicina de família e comunidade: princípios, formação e prática. Porto Alegre: Artmed; 2019.

6. [TEMFC 21 – Questão 61] Paciente esquizofrênico, jovem, é trazido pelo tio à Unidade de Saúde por comportamento agressivo, após percepção de alucinações visuais que o ameaçavam de morte, deixando-o paranoico e levando-o a quebrar objetos em casa. O médico de família e comunidade (MFC) percebe que o jovem está bastante agitado, sem condições de diálogo e oferecendo risco à equipe de saúde. Ele fica receoso, pois sua equipe não é bem treinada para manejar situações assim, mas lembra que o Centro de Atenção Psicossocial (Caps) fica a poucos metros do posto de saúde. A conduta a ser tomada pelo MFC deve ser

a) tentar imobilizar o paciente com a ajuda da equipe para aplicação de haloperidol e prometazina, por via intramuscular e, após isso, ligar para o Serviço de Atendimento Móvel de Urgência (Samu).
b) tentar imobilizar o paciente com a ajuda da equipe para, após isso, levá-lo ao Caps próximo à unidade de saúde para manejo do caso.
c) ligar para o Samu e, após isso, tentar imobilizar o paciente com a ajuda da equipe para aplicação de haloperidol e prometazina por via intramuscular.
d) ligar para a polícia para contenção do paciente e tentar proteger a equipe em uma sala trancada.

Resposta correta: d

Os primeiros passos na abordagem de casos graves de saúde mental na Atenção Primária à Saúde (APS) envolvem a coleta rápida da história e do exame mental para tentar estabelecer a causa do quadro e a tomada de medidas para proteção da pessoa e da equipe assistente. O manejo verbal deve ser tentado, mas em situações com risco de agressão ou potencialmente perigosas, como risco à vida do paciente, do médico ou de qualquer outro funcionário, deve-se realizar a contenção mecânica, se necessário, para a transferência a um serviço especializado como o Caps. Medidas farmacológicas cabíveis incluem haloperidol a cada 20 minutos até que a pessoa se acalme e diazepam nos casos de agitação secundária à abstinência de substâncias.

Referências

1. Albuquerque MA, Dias LC. Casos graves de saúde mental. In: Gusso G, Lopes JM, Dias LC. Tratado de medicina de família e comunidade: princípios, formação e prática. Porto Alegre: Artmed; 2019.

7. [TEMFC 21 – Questão 63] O Sr. Cláudio, 72 anos, há uma semana começou a sentir dificuldade em dormir. Conta ao seu médico de família que deita e não consegue pegar no sono no horário habitual e tem ficado muito sonolento no dia seguinte. Durante a consulta, o médico de família observa algumas situações: o Sr. Cláudio tem por hábito tomar uma xícara pequena de café às 20 horas, após sua janta; ouve o rádio que fica ao lado da cabeceira da sua cama, desde sua adolescência por um costume trazido de seu pai; faz uso de dipirona eventualmente por dores articulares leves, com boa resposta com o medicamento; seu filho mais velho internou recentemente com diagnóstico de câncer de pâncreas. Sr. Cláudio aposentou-se há cerca de 7 anos. Pode estar mais associado à insônia deste paciente o

a) uso de cafeína à noite.
b) estímulo auditivo ao dormir.
c) uso de dipirona.
d) adoecimento do filho

Resposta correta: d

Tanto o uso de cafeína à noite como o estímulo auditivo ao dormir podem ser abordados como parte da higiene do sono. No entanto, no caso apresentado, esses fatores estão presentes há muito tempo, são hábitos do paciente. Enquanto isso, o diagnóstico de doença do filho é recente, assim como a queixa do Sr. Cláudio. Principalmente, trata-se de uma doença grave e culturalmente revestida por medos e estigmas, o câncer. Dessa forma, faz parte do papel do MFC utilizar-se do Método Clínico Centrado na Pessoa (MCCP) e explorar a pessoa em todas as suas dimensões, levando em conta fatores relacionais, socioprofissionais, psicológicos e familiares para melhor abordagem do problema e restabelecimento do bem-estar da pessoa.

Referências

1. Carvalho F, Silva RG, Queiroz V. Perturbações do sono. In: Gusso G, Lopes JM, Dias LC. Tratado de medicina de família e comunidade: princípios, formação e prática. Porto Alegre: Artmed; 2019.

8. [TEMFC 22 – Questão 40] Um paciente recebe um diagnóstico psiquiátrico de código "P98 – psicose não especificada", pela Classificação Internacional em Atenção Primária (CIAP-2), e inicia tratamento com o medicamento ___________. Após o 7º dia de tratamento, o paciente começa a apresentar hipotensão ortostática, sonolência, rigidez muscular e tremor com sinal da roda denteada. Assinale o medicamento mais provável que preenche corretamente a lacuna.

a) risperidona
b) olanzapina
c) quetiapina
d) clorpromazina

Resposta correta: a

Os antipsicóticos podem ser divididos em típicos e atípicos. Os primeiros, mais antigos, bloqueiam receptores dopaminérgicos e adrenérgicos e têm ação anti-histamínica. Seus principais efeitos dependem do mecanismo de ação predominante. Os segundos possuem perfil farmacológico variado. Em geral, quanto mais potente a ação de bloqueio dopaminérgico, mais provável apresentar parkinsonismo decorrente. Dentre as opções apresentadas na questão, a clorpromazina é o único antipsicótico típico, mais comumente causadores dos sintomas descritos, porém exibe maior ação sedativa do que bloqueio dopaminérgico. O mesmo vale para os antipsicóticos atípicos quetiapina e olanzapina. Assim, resta-nos a risperidona, que, juntamente com o haloperidol, é um dos antipsicóticos mais utilizados na APS.

Referências

1. Mancini RL, Valiengo LC. Psicofármacos. In: Gusso G, Lopes JM, Dias LC. Tratado de medicina de família e comunidade: princípios, formação e prática. Porto Alegre: Artmed; 2019.
2. Epocrates. Disponível em: https://online.epocrates.com/drugs/119805/risperidone/Adverse-Reactions.

9. [TEMFC 23 - Questão 49] JAS, 42 anos, vem a consulta com seu filho de 9 anos. Ela se mudou para o bairro há 1 mês e meio. Veio para morar com os pais, porque sua mãe está doente e eles podem ajudar a cuidar de seu filho. Diz que ele gosta da casa dos avós. Quando está ali fica mais solto, tem um pátio grande, ele tem mais contato com os primos e consegue "gastar mais suas energias". Diz que seu filho tem diagnóstico de déficit de atenção e hiperatividade e faz uso de metilfenidato 10 mg, três vezes ao dia. Há 1 semana, o medicamento acabou. Ela questiona sobre a necessidade de manter o tratamento, visto que ainda está sem emprego e gastava quase 100 reais por mês com o medicamento. Questionada, diz que ano passado, no terceiro ano, ele mudou de escola e ela começou a receber reclamações de que ficava desatento nas aulas, não fazia as atividades propostas, ficava conversando, saindo do lugar e atrapalhando os colegas. Foi tirado de sala várias vezes e levado para a direção do colégio. Chegaram a suspendê-lo uma semana e falaram até em expulsá-lo. Em casa ele também mudou de comportamento. Não trazia os materiais e as tarefas, esquecia as coisas. Era sempre uma briga para fazê-lo estudar. Parece que não me escutava, não obedecia. As únicas coisas que faziam ele parar quieto era jogar videogame ou desenhar. A mãe disse que, às vezes, se cansava e mandava ele fazer desenhos para poder dar conta da casa. Ela tem mais dois filhos, um rapaz de 20 anos que está na faculdade e uma menina de 17 anos, que faz o terceiro ano do ensino médio e está se preparando para o vestibular. Diz que os outros nunca deram problema nos estudos. Perguntada, diz que os filhos não ajudam em casa e com o irmão, porque eles têm muitos compromissos com os estudos. Ela é separada desde o início do ano passado. Diz que foi melhor assim, pois ela e o marido viviam brigando. Os filhos mais velhos apoiaram o divórcio, mas o mais novo era muito ligado no pai. Ela trabalhava como vendedora o dia todo. Por causa da separação é que ela mudou o filho para um colégio mais próximo do seu trabalho e que tinha turno integral. O menino disse que não gostava do colégio. Tinha uns meninos que ficavam zombando dele, não o deixavam participar das brincadeiras. Ele preferia o outro colégio, onde já tinha seus amigos. Esse colégio novo também tinha provas e bem mais tarefas e não conseguia dar conta de tudo. Quando pedia ajuda para os professores, eles lhe ignoravam. Só reclamavam de seu comportamento. Ele diz que gosta muito de sua mãe e sente por dar tanto trabalho a ela. Depois que começou a tomar seu remédio, acha que ficou uma criança melhor. Ficou mais quieto em sala e tentou se esforçar para acompanhar as atividades. Os professores também passaram a lhe tratar melhor. Falou que ainda tinha vontade de conversar em aula, mexer com os colegas, mas não conseguia. Perguntado sobre efeitos adversos, relata que passou a ter dores de cabeça. A mãe diz que dá paracetamol e ele fica bem. Há 1 mês ele começou em um colégio novo perto da casa dos avós e, por enquanto, está gostando, mas ainda não fez muitas amizades. A mãe conversou na escola sobre o problema do filho. Diz que os professores lhe tratam bem por causa da sua doença e procuram lhe dar mais atenção. A conduta mais adequada para este caso é

a) renovar a prescrição de metilfenidato, conversar com a escola sobre o desempenho escolar dele e orientar os professores sobre o diagnóstico do menino e propor acompanhamento com a psicóloga do Nasf.
b) discutir sobre os efeitos adversos de metilfenidato, que há boas evidências nos estudos de que ele aumenta o risco de complicações cardiovasculares e o ideal seria parar o medicamento e fazer acompanhamento psicológico.
c) conversar sobre o diagnóstico, propor acompanhamento com a equipe e avaliação com a psicóloga do Nasf, conversar com a escola, orientar sobre os efeitos adversos de metilfenidato e sugerir suspender o medicamento.
d) descartar o diagnóstico, orientar sobre o problema da medicalização excessiva e a fragilidade dos critérios para definir essa doença e sugerir dosagem de TSH e tomografia do crânio para diagnóstico diferencial.

Resposta correta: c

O modelo histórico-cultural de análise do desenvolvimento infantil realça a importância das relações interpessoais no comportamento, como pode ser verificado no caso descrito, em que o paciente consegue concentrar-se em casa para atividades que lhe interessam, ao passo que isso não se verifica na escola. Em vez de rotular o paciente, conversar sobre o diagnóstico pode ajudar a explicitar fatores contribuintes para o comportamento observado dentro de um contexto. No caso, temos a mudança recente de escola, relacionamento difícil com colegas, mudança da dinâmica familiar, dentre outras questões. A psicoterapia pode auxiliar o paciente a elaborar isso. Não há lugar para o uso de metilfenidato no caso. Tampouco existe indicação de exames complementares, pois não há, atualmente, correlação anatômico-biológica para firmar o diagnóstico de transtorno do déficit de atenção com hiperatividade (TDAH).

Referência

1. Sucupira AC. Hiperatividade e déficit de atenção. In: Gusso G, Lopes JM, Dias LC. Tratado de medicina de família e comunidade: princípios, formação e prática. Porto Alegre: Artmed; 2019.

10. [TEMFC 23 - Questão 52] A mãe traz o filho adolescente, de 14 anos, para consulta no acolhimento, no início da manhã. Ela descreve que ele estava se arrumando para ir ao colégio e repentinamente ficou rígido, caiu no chão e começou a se tremer e babar e teve escape de urina. Isso nunca tinha acontecido antes. Ela está preocupada, pois um tio paterno tem epilepsia. Nega febre, trauma encefálico e uso de drogas ou outros medicamentos. Ele não lembra do que aconteceu. Gravidez e parto não tiveram intercorrências. Foi uma criança com crescimento e desenvolvimento normais. Ao exame, ele está um pouco sonolento e lentificado, mas o exame neurológico está normal. A conduta mais apropriada neste caso é

a) orientar que ele teve uma crise convulsiva, que pelo histórico familiar, deve ser epilepsia idiopática e iniciar tratamento com carbamazepina.
b) tranquilizar a mãe de que pode ser uma crise convulsiva isolada com grande chance de não se repetir e orientar retorno se tiver nova crise.
c) tranquilizar a mãe quanto à crise convulsiva e solicitar um eletroencefalograma para avaliar a necessidade de tratamento.
d) considerar epilepsia, iniciar ácido volproico, solicitar um eletroencefalograma e encaminhar para neurologia para acompanhamento conjunto.

Resposta correta: c

As características do evento descritas pela mãe do paciente levam a pensar na ocorrência de uma crise convulsiva, provavelmente do tipo generalizada tônico-clônica (rigidez, queda, tremor, amnésia e período pós-ictal). A investigação inicial de uma crise convulsiva não provocada, isto é, uma crise que não configura a resposta de um cérebro normal a eventos externos como febre, intoxicação ou distúrbios hidroeletrolíticos, é feita com o eletroencefalograma (EEG). Esse exame registra crises menores, ajuda a definir o diagnóstico e a identificar fatores precipitantes, de modo que tem impacto na decisão clínica e na instituição de um tratamento. A história familiar de epilepsia e a idade de início maior que 10 anos são fatores de risco para recorrência da crise convulsiva, mas não determinam o diagnóstico de epilepsia no paciente que teve a primeira crise. Segundo o Ministério da Saúde, o tratamento de primeira linha para crises generalizadas é feito com ácido valproico. O encaminhamento à Neurologia segundo faixa etária deve ser feito em todos os casos de crise convulsiva não provocada.

Referência

1. Savassi LC, Thomaz DP. Convulsões e epilepsia. In: Gusso G, Lopes JM, Dias LC. Tratado de medicina de família e comunidade: princípios, formação e prática. Porto Alegre: Artmed; 2019.

11. [TEMFC 24 – Questão 48] Paciente do sexo masculino, 70 anos, aposentado, recebe visita domiciliar da equipe de saúde da família. Paciente apresentando tremor de mãos em repouso e assimétrico; rigidez do tipo "roda dentada" de membro superior direito e bradicinesia. Início dos sintomas há dois meses. Nega uso de medicamentos. Assinale a alternativa que apresenta a conduta a ser realizada pelo médico de família.

a) Iniciar dose baixa de levodopa/carbidopa e avaliar resposta ao tratamento.
b) Solicitar tomografia computadorizada de crânio para diagnóstico.
c) Iniciar cinarizina em altas doses e avaliar resposta ao tratamento.
d) Iniciar propranolol e avaliar resposta ao tratamento

Resposta correta: a

O diagnóstico de síndrome parkinsoniana é feito na presença de bradicinesia, obrigatoriamente, acompanhada de pelo menos um dos seguintes critérios: rigidez muscular, tremor de repouso ou instabilidade postural. A doença de Parkinson, uma das causas dessa síndrome, necessita, além das características listadas, de pelo menos três critérios de suporte positivo, como início unilateral, evolução de 10 anos ou mais, doença de caráter progressivo, dentre outros. O paciente do caso apresenta uma síndrome parkinsoniana, a qual deve ser tratada com levodopa, após a exclusão de causa reversível, como o uso de alguns medicamentos. O diagnóstico é eminentemente clínico e a boa resposta à levodopa fortalece a suspeita clínica, pois é um dos critérios de suporte positivo.

Referência

1. Ben AJ, Agostinho MR. Tremor e síndromes parkinsonianas. In: Gusso G, Lopes JM, Dias LC. Tratado de medicina de família e comunidade: princípios, formação e prática. Porto Alegre: Artmed; 2019.

Assista ao vídeo 4, disponível neste QR code ou no *link* https://www.youtube.com/watch?v=gqRsBYKlnqY, e, em seguida, responda à questão 12.

Considere que a criança tem 6 meses e a mãe relatou que iniciou, pela primeira vez, os sintomas apresentados no vídeo, que duraram aproximadamente 7 minutos, sem histórico de doenças ou déficit neuropsicomotor e que os sintomas cessaram com os medicamentos prescritos pelo médico.

12. [TEMFC 24 – Questão 21] Considerando que o médico está irritado porque apresenta síndrome de *Burnout*, em relação a essa síndrome, pode-se afirmar que

a) sentir preocupação quanto ao tempo de consulta e irritabilidade na síndrome de *Burnout* são sinais de aviso para uma defesa contra o envolvimento pessoal com pacientes que tentam irritar o médico.
b) a explosão interna e o distanciamento emocional que ocorrem na despersonalização são importantes para que o profissional se sinta mais satisfeito no seu trabalho.
c) a diminuição da realização pessoal na síndrome de *Burnout* caracteriza-se pela frustração do médico, que se sente incompetente, fracassado, irritado e sem perspectivas para o futuro.
d) uma estratégia efetiva de enfrentamento e prevenção da síndrome de *burnout* é compartilhar os sentimentos e angústias vivenciados pelo médico durante experiências estressantes com colegas, nos intervalos de trabalho.

Resposta correta: c

A síndrome de *Burnout* consiste na tríade exaustão emocional, despersonalização e diminuição da realização pessoal. É o resultado da exposição aguda ou prolongada a agentes estressores no trabalho, seja com os membros da equipe de saúde ou consigo mesmo. A exaustão emocional manifesta-se com cansaço, falta de forças para enfrentar o trabalho e sensação de estar sendo exigido além dos próprios limites. Já a despersonalização expressa-se no distanciamento emocional e na frieza em relação ao trabalho ou às pessoas. Por fim, a diminuição da realização pessoal caracteriza-se pela frustração do profissional, que apresenta sentimentos de incompetência, fracasso, irritabilidade e ausência de perspectivas para o futuro. Uma maneira de lidar com situações adversas é o *coping*, conjunto de estratégias de comunicação interpessoal para compartilhar sentimentos estressantes. Os grupos Balint são uma forma de colocar esse conceito em prática.

Referência

1. Branco RF, Freitas FG, Bastos GC, Adorno PN. Grupos Balint. In: Gusso G, Lopes JM, Dias LC. Tratado de medicina de família e comunidade: princípios, formação e prática. Porto Alegre: Artmed; 2019.

22

CUIDADO DOMICILIAR

Laura Caputo

1. [TEMFC 19 – Questão 57] Francisco, titulado médico de família e comunidade (MFC) há dois anos, começou a trabalhar na unidade de Estratégia Saúde da Família (ESF) Alto da Cachoeira, região rururbana de Belo Horizonte. Em sua primeira semana de trabalho, Francisco foi procurado na unidade pela enfermeira da equipe do PAD (Programa de Atenção Domiciliar) de um hospital universitário para discutir o caso do seu Agenor, 58 anos, pedreiro, com hemiparesia à esquerda após um AVC isquêmico sofrido há um ano e meio. Internado por cinco dias nesse hospital universitário em virtude de uma pneumonia lobar direita e infecção de úlcera de estase em perna direita, seu Agenor teve alta hoje e foi trazido à unidade em ambulância de suporte básico. Conforme revisão em prontuário, na lista de problemas de Agenor constam DPOC, uso crônico de corticosteroides sistêmicos, hipertensão arterial e varizes. Na internação, dentre outras coisas, recebeu levofloxacino 500 mg EV ao dia por 4 dias e na prescrição de alta levofloxacino por via oral para conclusão do tratamento em domicílio por mais 3 dias, além de sugestão de curativo com AGE (ácidos graxos essenciais). Na avaliação conjunta de Francisco com a enfermeira do PAD, Agenor encontra-se com uma leve dispneia, hidratado, lúcido, orientado e consciente, PA 130 x 80 mmHg, com saturação de O2 95% em ar ambiente, ausculta pulmonar com sibilos discretos, mais audíveis à direita. Apresenta curativo úmido em perna direita, com odor fétido, e ao ser removido se verifica úlcera perimaleolar medial, extensa, superficial, com dermoesclerose perilesional, exsudato amarelado escasso e fétido e tecido vermelho vivo em todo o fundo da úlcera, além de pulso pedioso palpável com

Nota do editor: Os endereços eletrônicos indicados nas referências deste capítulo foram acessados em 10 maio 2021.

dificuldade e eritema em região sacral. Nessa avaliação estava presente a filha do seu Agenor, Daniela, que vem cuidando do pai e que refere algumas dúvidas sobre os cuidados gerais com ele.

Pensando em uma melhor coordenação do cuidado, qual a conduta deve ser adotada por Dr. Francisco?

a) Orientar retorno de seu Agenor ao hospital universitário para nova internação, pela persistência da infecção e pela prevenção de escara sacral.
b) Estabelecer plano de cuidados domiciliares com Daniela e com a equipe de SF, com o apoio da enfermeira do PAD, mantendo levofloxacino por via oral e o curativo com AGE.
c) Sugerir internação domiciliar, com o prolongamento do tempo de uso de levofloxacino para 10 dias e curativo diário com papaína a 6%.
d) Fazer contato telefônico com o médico da equipe do PAD antes de seguir com a terapêutica em domicílio, além de encaminhar à equipe Nasf (Núcleo de Apoio à Saúde da Família), referência nos cuidados com seu Agenor.
e) Sugerir internação domiciliar, com a suspensão do uso de levofloxacino e realizar curativo diário com papaína a 10%.

Alternativa correta: b

Seu Agenor é um paciente que apresenta diversas doenças crônicas que requerem atenção de forma integrada. A principal condição abordada na questão é a úlcera venosa crônica, que deve ser seguida a longo prazo. Por isso, a Atenção Primária à Saúde é o nível de atenção ideal, uma vez que a longitudinalidade é um de seus princípios e o cuidado domiciliar, um de seus recursos. O profissional protagonista no cuidado de feridas é o enfermeiro, trabalhando conjuntamente com o médico. Assim, a equipe Nasf não é necessariamente acionada. Além do próprio seu Agenor e da Equipe de Saúde da Família, os familiares e cuidadores têm atuação importantíssima no cuidado diário e na melhora da qualidade de vida da pessoa doente. A ferida do seu Agenor tem características de etiologia venosa (em maléolo medial, extensa e superficial) e de evolução crônica (dermatoesclerose perilesional). O odor fétido e exsudato amarelo podem ser sinais de infecção leve. O levofloxacino é um antibiótico da classe das quinolonas e tem ação sobre microrganismos causadores de infecção cutânea, apesar de não ser a primeira escolha. Como não há mais sinais de infecção sistêmica ou celulite/erisipela, esse tratamento pode ser mantido por via oral. Também é essencial o tratamento tópico, que, no caso de uma úlcera de fundo granulomatoso (vermelho vivo) e pouco exsudato, pode ser AGE ou papaína a 2%. A papaína em concentração de 6 a 10% é usada para úlceras necróticas e/ou com exsudato abundante.

Referência

1. Tramontini SJ, Peruzzo AB, Machado DO. Cuidados com feridas. In: Gusso G, Lopes JM, Dias LC. Tratado de medicina de família e comunidade: princípios, formação e prática. Porto Alegre: Artmed; 2019.

23

ABORDAGEM A PROBLEMAS CARDIOVASCULARES

Juliana Oliveira Soares

1. [TEMFC 18 – Questão 43] Dona Ivone não tem qualquer queixa e vem à consulta para pedir alguns exames de sangue para ver como as coisas estão. Ela tem 48 anos, é costureira autônoma, não faz atividade física regular e parou de fumar na primeira gestação aos 24 anos. É casada, tem dois filhos, vive com sua família nuclear e com sua mãe (70 anos), acamada por um AVC há 2 anos. Miguel, seu médico de família e comunidade (MFC), faz um exame físico adequado para a idade e necessidade da paciente, e encontra como único achado relevante uma PA de 140x100 mmHg (adequadamente medida). Em seguida pergunta se era a primeira vez que a pressão estava alta. Dona Ivone conta que já havia medido a PA anteriormente, mas não lembrava dos valores e já haviam falado para ela ficar atenta com a pressão. Frente ao caso descrito, assinale a alternativa que apresenta a melhor conduta.

a) Pedir que Dona Ivone faça aferição dos valores da sua pressão duas vezes por semana e solicitar os seguintes exames: ECG, exame qualitativo de urina, perfil lipídico, creatinina, glicemia e potássio e marcar retorno com os resultados dos exames para 1 mês.
b) Solicitar que Dona Ivone tenha a pressão arterial aferida em casa, seis vezes ao dia, durante cinco dias e traga os valores na próxima consulta.
c) Solicitar os seguintes exames: colesterol total, HDL e glicemia de jejum e iniciar o uso de hidroclorotiazida 25 mg por dia, agendando retorno em 15 dias.

Nota do editor: Os endereços eletrônicos indicados nas referências deste capítulo foram acessados em 10 maio 2021.

d) Pedir que inicie as mudanças de estilo de vida e solicitar retorno em 30 dias para verificar se a PA já ficou controlada.
e) Pedir que inicie as mudanças de estilo de vida, fazer a prescrição de captopril 25 mg três vezes ao dia, solicitar os seguintes exames: ECG, exame qualitativo de urina, perfil lipídico, creatinina, glicemia e potássio e marcar retorno em 30 dias para verificar se controlou a PA.

Alternativa correta: b

Trata-se de uma questão que avalia a capacidade do candidato de discernir sobre o diagnóstico de hipertensão arterial sistêmica (HAS) ou apenas uma alteração transitória de pressão arterial. E a questão traz uma situação muito comum no consultório: pressão alterada em um único encontro. Claramente, trata-se de um caso no qual não é possível ainda conferir diagnóstico de HAS e por isso não se pode tomar quaisquer conduta para controle pressórico, como indicado nas alternativas **a**, **c**, **d** e **e**.
A alternativa **b** traz, resumidamente, o método de medida residencial de pressão arterial (MRPA), considerado um dos padrões-ouro para diagnóstico de HAS. E, uma vez que se faz necessário primeiro um diagnóstico e classificação de HAS para assim indicar a melhor conduta (seja em relação à mudança de estilo de vida ou terapêutica medicamentosa, além de solicitação de exames para rastreamento de comorbidades e lesão de órgão-alvo), a alternativa correta como conduta ao caso é a **b**.

Referências

1. Gusso G, Lopes JMC, Dias LC, organizadores. Tratado de medicina de família e comunidade: princípios, formação e prática. Porto Alegre: Artmed; 2019. 2388p. Versão digital – Capítulo 161.
2. Duncan BB, Schmidt MI, Giugliani ERJ, Duncan MS, Giugliani C, organizadores. Medicina ambulatorial: condutas de atenção primária baseadas em evidências. 4ª ed. Porto Alegre: Artmed; 2013. Versão digital - Capítulo 65.
3. Brasil. Ministério da Saúde. Secretaria de Atenção à Saúde. Departamento de Atenção Básica. Estratégias para o cuidado da pessoa com doença crônica: hipertensão arterial sistêmica. Ministério da Saúde, Secretaria de Atenção à Saúde, Departamento de Atenção Básica. Brasília: Ministério da Saúde; 2013. Sessão 2. p. 31.

2. [TEMFC 18 – Questão 44] Na intenção de começar a praticar atividades físicas, Joana, de 25 anos de idade, procurou uma academia esportiva. Foi informada que para se matricular precisaria de um eletrocardiograma (ECG) e de laudo médico. Joana se adiantou e realizou o ECG. Assim, chega à sua consulta já trazendo o seguinte exame:

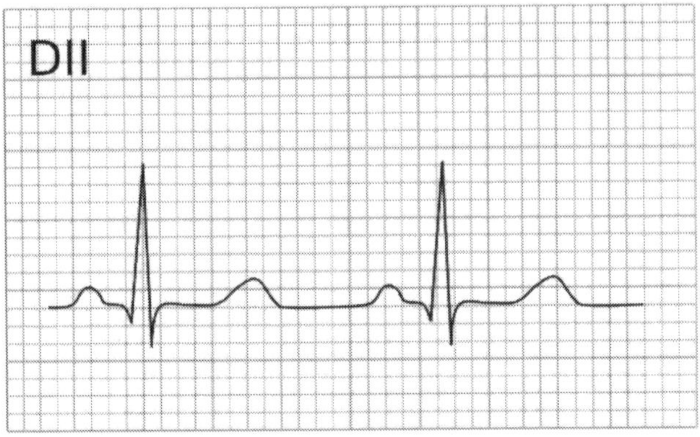

Diante do caso relatado, assinale a alternativa correta.

a) ECG normal e, caso o médico não identifique nenhuma outra condição de saúde que impeça Joana de praticar atividades físicas, cabe a ele fornecer um atestado dizendo que ela está apta.
b) É possível notar que há um bloqueio de ramo esquerdo, devendo ser solicitada uma cintilografia do miocárdio para descartar doença isquêmica.
c) Um teste ergométrico deverá ser solicitado, ainda que não sejam encontrados na avaliação clínica indícios de outras condições que impeçam Joana de praticar atividades físicas.
d) Caso seja identificada uma arritmia sinusal, é preciso solicitar um Holter para melhor elucidação diagnóstica.
e) Cabe ao médico de família e comunidade encaminhar Joana a um cardiologista, para interpretação e laudo do exame.

Alternativa correta: a

O comando da questão traz uma pessoa de 25 anos e hígida que traz ao consultório um ECG normal, que solicita um laudo médico com a finalidade de praticar atividade física. A princípio já é possível descartar as alternativas **b** e **d**, que sugerem que o ECG está alterado.

A questão também perpassa pelo conhecimento que o candidato deve ter para indicar de forma correta um teste ergométrico. Por isso, deve-se relembrar que a solicitação desse exame para a prática de atividade física é indicada apenas nos seguintes casos:

- Presença de fatores de risco (idade > 45 anos/homens e 55 anos/mulheres; história familiar de infarto do miocárdio ou morte súbita antes de 55 anos do pai ou familiar masculino e antes dos 65 anos da mãe ou familiar feminino; fumante atual; hipertensão; diabetes CT ≥ 200 mg/dL ou HDL < 35 mg/dL; estilo de vida sedentário).

- Presença de sinais ou sintomas de alerta (dor ou desconforto no tórax; respiração curta em repouso ou com exercício suave; vertigem ou desmaio; ortopneia ou dispneia noturna paroxística; edema de tornozelo; palpitação ou taquicardia; claudicação intermitente; murmúrio cardíaco; fadiga incomum ou encurtamento da respiração com atividades).
- Diagnóstico de diabetes e complicadores.

A alternativa **e** torna-se inválida ao indicar o encaminhamento ao cardiologista para interpretação do exame. Contudo, faz parte das atribuições do MFC a leitura e interpretação de ECG.
Assim, por se tratar de uma pessoa jovem e sem fatores impeditivos, a alternativa correta a questão é a **a**.

Referências

1. Gusso G, Lopes JMC, Dias LC, organizadores. Tratado de medicina de família e comunidade: princípios, formação e prática. Porto Alegre: Artmed; 2019. 2388p. Versão digital - Capítulo 77.
2. Duncan BB, Schmidt MI, Giugliani ERJ, Duncan MS, Giugliani C, organizadores. Medicina ambulatorial: condutas de atenção primária baseadas em evidências. 4ª ed. Porto Alegre: Artmed; 2013. Versão digital - Capítulo 194.

3. [TEMFC 18 – Questão 45] Ana, 45 anos, está em acompanhamento em razão de quadro de colelitíase assintomática. Já foi avaliada por cirurgião geral, que indicou tratamento cirúrgico. Ana é tabagista, hipertensa, faz uso de hidroclorotiazida 25 mg/dia e enalapril 20 mg, de 12 em 12h. Bom controle pressórico há 6 meses. Não apresenta nenhuma queixa no momento e faz caminhadas de 30 minutos três vezes por semana. O médico de família fez um levantamento dos preditores clínicos de complicação cardiovascular de Ana. Quanto a essa avaliação pré-operatória e as condutas decorrentes, é correto afirmar que:

a) Ana possui preditores clínicos intermediários, precisando realizar eletrocardiograma, glicemia, creatinina e radiografia de tórax. Se os exames não apresentarem alterações, pode ser liberada para cirurgia pelo médico de família.
b) Se trata de um procedimento com risco alto, o médico de família deve fazer a avaliação pré-operatória inicial e solicitar avaliação conjunta com cardiologista.
c) Ana apresenta preditores clínicos maiores. Pelo risco de o procedimento ser intermediário, necessita realizar um teste ergométrico antes da cirurgia e posteriormente pode ser liberada pelo médico de família para realizá-la.

d) É uma senhora com preditores clínicos intermediários, e como o procedimento a que será submetida é de risco baixo, pode ser liberada para cirurgia pelo médico de família sem necessidade de prova evocadora de isquemia.
e) A colecistectomia é considerada de risco cardíaco intermediário e a paciente apresenta preditores clínicos menores para complicações cardiovasculares, porém por causa da HAS, uso de diurético e tabaco, recomenda-se realizar os exames complementares direcionados.[1]

Alternativa correta: e

O comando da questão traz uma pessoa de 45 anos, com diagnóstico de HAS controlada há 6 meses, tabagista, sem sintomas no momento, que teve indicação de colecistectomia eletiva. A classificação mais comumente utilizada para uma estimativa geral preliminar do risco cirúrgico é a proposta pela American Society of Anesthesiologists, que, sendo aplicada ao caso, pode-se classificá-la com ASA2. Já em relação aos preditores clínicos para o risco cirúrgico, trata-se de um caso de baixo risco, e, pela "Classificação das cirurgias e taxas de complicações cardíacas perioperatória", a colecistectomia é enquadrada como moderado risco.[1] Em relação à solicitação ou não de exames, recomenda-se realizar os indicados para avaliação do controle da doença de base, sempre à luz da prevenção quaternária. E, no caso da nossa usuária, pela história de HAS, uso de diurético e tabagismo, ela teria indicação mínima de: ECG, raio x de tórax, eletrólitos e creatinina.[1] Com base nisso, a alternativa mais correta ao caso é a **e**.

Referências

1. Gusso G, Lopes JMC, Dias LC, organizadores. Tratado de medicina de família e comunidade: princípios, formação e prática. Porto Alegre: Artmed; 2019. 2388p. Versão digital – Capítulo 73.

4. [TEMFC 19 – Questão 43] Helena, 70 anos, é sua paciente há muitos anos. Há dois anos sofreu um infarto agudo do miocárdio (IAM) e como consequência apresentou uma insuficiência cardíaca congestiva (ICC). Estava com um bom controle dos sintomas, mas há um mês tem se queixado mais de dispneia aos moderados esforços (consegue caminhar no plano e arrumar a casa). Não

1 Fez-se necessária a modificação da alternativa para que se mantivesse correta.
Na versão anterior, a alternativa e apresentava o seguinte texto: "e) a cirurgia a ser realizada é considerada de risco cardíaco intermediário e a paciente apresenta preditores clínicos menores para complicações cardiovasculares, podendo ser liberada para a mesma pelo médico de família". Contudo, a literatura atual[1] traz a necessidade de adequada avaliação laboratorial diante de comorbidades.

se lembra de ter tido episódios de dor torácica nesse período. No momento usa enalapril 10 mg de 12/12h, hidroclorotiazida 25 mg/dia, AAS 200 mg/dia. Ao exame físico apresenta aumento de peso de 3 kg em 30 dias, bulhas cardíacas com sopro sistólico em foco mitral, frequência cardíaca de 88 bpm e a pressão arterial de 160/100 mmHg. Edema (+2/+4) em membros inferiores, ausculta pulmonar normal. Qual a conduta farmacológica mais adequada para esse caso?

a) Iniciar espironolactona na dose de 12,5 mg/dia.
b) Modificar o enalapril por um antagonista dos receptores de angiotensina II.
c) Associar hidralazina-isossorbida três vezes ao dia.
d) Introduzir carvedilol, na dose de 3,125 mg, duas vezes por dia.
e) Aumentar a dose de hidroclorotiazida para atingir o peso seco.

Alternativa correta: e

O enunciado traz o caso de uma pessoa com insuficiência cardíaca congestiva descompensada há 3 semanas, podendo ser classificada com classe funcional NYHA 2. Nesse caso, a conduta prioritária é reduzir os sintomas e sinais de congestão com o uso de diurético que no caso da ICC, a hidroclorotiazida pode ser utilizada de 25 a 100 mg ao dia. O objetivo será atingir o "peso seco" da pessoa, isto é, o peso em que não haja congestão clínica e laboratorial (ureia e creatinina aumentadas). O médico de família e comunidade deve estar atento a diurese excessiva, sinais de desidratação e sintomas de hipotensão postural.[1,2] Por isso a melhor conduta neste momento é o aumento da dose da hidroclorotiazida (alternativa **e**).

Referências

1. Gusso G, Lopes JMC, Dias LC, organizadores. Tratado de medicina de família e comunidade: princípios, formação e prática. Porto Alegre: Artmed; 2019. 2388p. Capítulo 73.
2. Duncan BB, Schmidt MMI, Giugliani ERJ, Duncan MS, Giugliani C, organizadores. Medicina ambulatorial: condutas de atenção primária baseadas em evidências. 4ª ed. Porto Alegre: Artmed; 2013. Capítulo 96.

5. [TEMFC 19 – Questão 44] Ricardo, de 56 anos, vem à consulta porque há 6 meses tem percebido inchaço nas pernas, especialmente nos tornozelos. O edema é percebido pela manhã, e piora ao longo do dia. Não lembra de nada que possa estar relacionado a esse inchaço. Usa medicação para hipertensão arterial: antes o enalapril, mas há algum tempo o anlodipino 10 mg/dia. Não tem outros sintomas. Ao exame não apresenta alterações além de um edema duro localizado nos tornozelos. A pressão arterial é de 130/85 mmHg. Qual a melhor abordagem para o caso?

a) Por tratar-se de insuficiência venosa o paciente deve ser encaminhado ao cirurgião vascular.
b) Recomendar a elevação dos pés da cama e o uso de meias elásticas pensando em varizes de membros inferiores.
c) Observando-se os sinais descritos pensar em doença arterial periférica e solicitar ultrassom com doppler de membros inferiores.
d) Associar um diurético tiazídico para baixar a pressão arterial do paciente e melhorar o edema.
e) Investigar a possibilidade de o edema dar-se em consequência do uso do bloqueador de canal de cálcio.

Alternativa correta: e

Trata-se de uma pessoa com edema maleolar bilateral simétrico recente sem quaisquer outros sinais e sintomas. Considera-se que um edema bilateral de membros inferiores pode estar associado a diversas causas, mas as principais seriam: insuficiência cardíaca, insuficiência venosa crônica, hipertensão arterial pulmonar sem disfunção ventricular esquerda ou reação adversa a fármacos.[2] As alternativas relacionadas à insuficiência venosa crônica podem ser descartadas, pois é necessária a presença de varizes de membros inferiores, que no enunciado não foi citada.[1,2] Isso pode ser dito em relação à doença arterial periférica, uma vez que o principal sintoma dessa enfermidade é dor com claudicação intermitente e não edema de MMII.[1] A alternativa **d** traz a sugestão de "associar um diurético tiazídico para baixar a pressão arterial do paciente e melhorar o edema". Sem a devida investigação da hipótese reação adversa medicamentosa, essa conduta poderia aventar uma cascata iatrogênica e seria mais deletério do que benéfico à pessoa.[3] Dessa forma, conclui-se que o caso pode estar relacionado a uso de bloqueadores de canais de cálcio (anlodipino, por exemplo) por ser um efeito adverso dose-dependente bastante frequente dessa classe de fármacos.[1,2]

Referências

1. Gusso G, Lopes JMC, Dias LC, organizadores. Tratado de medicina de família e comunidade: princípios, formação e prática. Porto Alegre: Artmed; 2019. 2388 p. Capítulos 161, 162 e 163.
2. Duncan BB, Schmidt MMI, Giugliani ERJ, Duncan MS, Giugliani C, organizadores. Medicina ambulatorial: condutas de atenção primária baseadas em evidências. 4ª ed. Porto Alegre: Artmed; 2013. Capítulos 65, 86.
3. Calvino et al. Efecto cascada en el anciano como consecuencia de la polifarmacia Cascade effect in the elderly as a consequence of polypharmacy. Medisan. 2017;21(3):279.

6. [TEMFC 19 – Questão 45] Julio, 40 anos, sente-se bem, mas gostaria de saber se há alguma orientação ou exame preventivo que lhe seja recomendado, o que o motiva a procurar a unidade de saúde. Caminha por 40 minutos duas vezes por semana, joga futebol aos sábados, fuma e costuma tomar algumas cervejas nos finais de semana. Tem trabalhado muito, é dono de uma empresa de contabilidade, por isso não se alimenta como gostaria e ganhou peso nos últimos 10 anos. Ao exame: peso 98 kg, estatura 1,80 m, PA 120x80 mmHg em ambos os braços, ausculta cardíaca normal. Traz um exame em que apresenta uma glicemia de jejum de 85 mg/dL, colesterol total de 180 mg/dL, HDL-colesterol de 40 mg/dL e triglicerídeos de 135 mg/dL. Qual a melhor conduta?

a) Indicar a Julio um teste ergométrico, pois toda pessoa que faz atividade física regularmente tem indicação de fazer o exame.
b) Orientar Julio que realize, a cada 5 anos, os exames para prevenção de doenças cardiovasculares: eletrocardiograma, hemograma, perfil lipídico e glicemia de jejum.
c) Estimar o risco cardiovascular de Júlio pelo escore de Framingham, para determinar a intensidade das intervenções preventivas a serem sugeridas a ele.
d) Indicar a Julio o uso de estatinas como estratégia preventiva para prevenção secundária de eventos cardiovasculares.
e) Encaminhar Julio a um cardiologista para investigação mais aprofundada com novos exames, pois tem alto risco de um evento cardiovascular fatal nos próximos 10 anos.

Alternativa correta: c

Trata-se de um caso de pessoa com obesidade (IMC: 30,24) e 40 anos. A avaliação oportuna de risco cardiovascular deve ser feita por meio da história clínica e de exames laboratoriais, considerando: tabagismo, hipertensão arterial sistêmica, diabetes, obesidade, idade ≥ 40 anos, adultos com qualquer idade e história de doença cardiovascular em parente de primeiro grau (homens < 50 anos ou mulheres < 60 anos), dislipidemia familiar.[2] Já no Caderno de Atenção Básica n. 37 também se recomenda a estratificação de risco para casos com mais de um fator de risco (tabagismo, hipertensão, obesidade, sedentarismo, sexo masculino, história familiar de evento cardiovascular prematuro e idade > 65 anos). Contudo, questiona-se atualmente a necessidade da aplicação de escores de risco cardiovascular, uma vez que a maioria das calculadoras de risco foram desenvolvidas com base em um perfil populacional diferente do brasileiro.[1]
Mas, analisando as alternativas, fica claro que Julio não tem critérios para indicação de um teste ergométrico, não há evidências que indiquem periodicidade de exames ou uso de estatinas. Além disso, não apresenta nenhum problema que se possa classificar como alto risco cardiovascular. Por isso, a conduta mais adequada dentre as alternativas apresentadas é a alternativa **c**.

Referências

1. Gusso G, Lopes JMC, Dias LC, organizadores. Tratado de medicina de família e comunidade: princípios, formação e prática. Porto Alegre: Artmed; 2019. 2388p. Capítulo 157
2. Duncan BB, Schmidt MMI, Giugliani ERJ, Duncan MS, Giugliani C, organizadores. Medicina ambulatorial: condutas de atenção primária baseadas em evidências. 4ª ed. Porto Alegre: Artmed; 2013. Capítulo 64
3. Brasil. Ministério da Saúde. Secretaria de Atenção à Saúde. Departamento de Atenção Básica. Estratégias para o cuidado da pessoa com doença crônica: hipertensão arterial sistêmica. Brasília: Ministério da Saúde; 2013. Sessão 2. p. 39.

7. [TEMFC 20 – Questão 43] José, 60 anos, sempre foi muito ativo e teve muita disposição no seu ofício de pedreiro. Nos últimos meses, porém, sua disposição está abalada porque tem sentido dores no peito em aperto em algumas situações, como, por exemplo, quando vai subir escadas carregando massa. A dor tem ocorrido apenas nessas situações e melhora quando ele para um pouco "para respirar". José tem hipertensão arterial, mas faz questão de usar seus medicamentos religiosamente. Lamenta, apenas, ainda não ter conseguido largar o hábito do cigarro. Diante dessa situação, assinale a afirmativa correta.

a) O uso de betabloqueadores é contraindicado, pois poderia diminuir o débito cardíaco e prejudicar José em seu trabalho.
b) O teste ergométrico é o exame mais indicado para a investigação da dor de José, independentemente do resultado do ECG de repouso.
c) O uso de betabloqueadores é uma opção inviável para o controle dos sintomas apresentados por José, uma vez que ele é um paciente fisicamente ativo.
d) Caso José, no teste ergométrico, apresente alterações eletrocardiográficas típicas de isquemia e dor induzida pelo esforço, a cintilografia do miocárdio deverá ser realizada em seguida, sob a justificativa de um possível resultado falso positivo no teste ergométrico.
e) Devem ser consideradas, no diagnóstico diferencial de José, as hipóteses de esofagite, síndrome do pânico, espasmo do esôfago, síndrome de Tietze e transtornos psicossomáticos

Alternativa correta: e

Trata-se de um caso de dor torácica que deve ser investigada antes de ser tomada qualquer conduta. Apesar de o enunciado apresentar um caso de uma pessoa com dor torácica com características de dor isquêmica (dor que piora ou se inicia com algum esforço e melhora com repouso ou uso de nitroglicerina), sempre se devem aventar diagnósticos diferenciais à doença arterial coronariana, o que faz com que a alternativa **e** esteja correta.[1,2] Mas, analisando as demais alternativas, destaca-se o fato de não ser indicado, a este caso, o teste ergométrico por ser um caso com alta probabilidade de DAC, uma vez que, em pacientes com probabilidade pré-teste alta, não se pode excluir DAC após um TE normal (possibilidade de falso negativo). Já o uso de betabloqueador tem grau de recomendação 1B como agentes de primeira escolha em angina estável, o que invalida as alternativas **a** e **c**.[1]

Referências

1. Gusso G, Lopes JMC, Dias LC, organizadores. Tratado de medicina de família e comunidade: princípios, formação e prática. Porto Alegre: Artmed; 2019. 2388p. Capítulo 158.
2. Duncan BB, Schmidt MMI, Giugliani ERJ, Duncan MS, Giugliani C, organizadores. Medicina ambulatorial: condutas de atenção primária baseadas em evidências. 4ª ed. Porto Alegre: Artmed; 2013. Capítulos 79 e 95.

8. [TEMFC 20 – Questão 44] Maria Aparecida, 40 anos, é obesa e nos últimos dois anos vem desenvolvendo hipertensão arterial. Inicialmente, lhe foi prescrito hidroclorotiazida 25 mg/dia, que não foi suficiente para se conseguir um bom controle dos níveis pressóricos. Assim, em seguida, acrescentou-se atenolol 50 mg/dia à prescrição, obtendo-se um bom controle da pressão arterial. Além disso, Maria Aparecida também faz uso de fluoxetina 20 mg/dia, sinvastatina 40 mg/dia e omeprazol 20 mg/dia. Recentemente realizou exames laboratoriais, cujos resultados são os seguintes:

- Creatinina: 0,75 mg/dL (VR: 0,6 a 1,1 mg/dL).
- Colesterol total: 197 mg/dL (VR: ótimo < 200; limítrofe: 200-239; alto > 240 mg/dL).
- HDL: 42 mg/dL (VR: baixo < 40; alto > 60 mg/dL).
- LDL: 130 mg/dL (VR: ótimo < 100; aceitável: 100-129; limítrofe: 130-159; alto: 160-189; muito alto ≥ 190 mg/dL).
- Triglicérides: 125 mg/dL (VR: ótimo < 150; limítrofe: 150-199; alto: 200-499; muito alto > 500 mg/dL).
- Glicemia de jejum: 115 mg/dL (VR: 60 a 100 mg/dL).

Diante disso, assinale a afirmativa correta.

a) Considerando que os níveis pressóricos estão adequados, o uso de metformina para controle da hiperglicemia é preferível em relação à reavaliação da associação de anti-hipertensivos da paciente.
b) Independentemente dos valores de creatinina sérica, o uso de hidroclorotiazida está bem indicado como terapia inicial da hipertensão arterial.

c) O prejuízo à ação hipolipemiante da sinvastatina causado pelas outras medicações utilizadas pela paciente é inexistente, uma vez que os seus níveis lipídicos estão aceitáveis.
d) Convém que a associação do diurético com o betabloqueador seja reavaliada, pois tem potencial para levar a alterações glicêmicas, especialmente em indivíduos obesos.
e) Apesar da hiperglicemia, a reavaliação do uso da estatina é desnecessária, uma vez que o controle dos níveis de colesterol está adequado, de acordo com o risco cardiovascular da paciente.

Alternativa correta: **d**

O enunciado traz a situação de uma pessoa com obesidade, alteração glicêmica e níveis lipídicos em sua maioria ótimos (LDL limítrofe). Primeiramente o candidato deve observar que a pessoa em questão tem alteração glicêmica e deve correlacionar aos hábitos e também com o uso de medicamentos, que neste caso destaca-se a presença de um tiazídico em associação com betabloqueador, ambos associados a aumento glicêmico. Assim, a revisão dos medicamentos para possível substituição ou suspensão é preferível à introdução de outro medicamento, pois isso caracterizaria uma cascata iatrogênica. E, como possível suspensão, pode-se citar o uso de estatinas diante do bom controle lipêmico e baixo risco cardiovascular. Diante disso, a alternativa correta é a letra **d**.

Referências

1. Gusso G, Lopes JMC, Dias LC, organizadores. Tratado de medicina de família e comunidade: princípios, formação e prática. Porto Alegre: Artmed; 2019. 2388p. Capítulo 161.
2. Duncan BB, Schmidt MMI, Giugliani ERJ, Duncan MS, Giugliani C, organizadores. Medicina ambulatorial: condutas de atenção primária baseadas em evidências. 4ª ed. Porto Alegre: Artmed; 2013. Capítulo 65

9. [TEMFC 21 – Questão 43] Mulher de 52 anos, com IMC = 23, PA = 128x80 mmHg, cintura abdominal = 77cm, Hb glicada = 5 %, colesterol total = 200 mg/dL, HDL = 75 mg/dL, TGL = 150 mg/dL, tem pais e irmãos saudáveis. Pratica tênis, natação e não fuma. O risco cardiovascular desta paciente é

a) baixo.
b) médio.
c) alto.
d) muito alto.

Alternativa correta: **a**

Diante de um caso em que a pessoa apresentada é uma mulher de 52 anos, com IMC = 23 (normal), PA = 128x80 mmHg, cintura abdominal = 77 cm, Hb glicada = 5%, colesterol total = 200 mg/dL, HDL = 75 mg/dL, TGL = 150 mg/dL, tem pais e irmãos saudáveis, pratica tênis, natação e não fuma, ou seja, não há nenhum fator de risco cardiovascular modificável, pode-se classificar essa pessoa como baixo risco para evento cardiovascular (alternativa **a**).

Referências

1. Gusso G, Lopes JMC, Dias LC, organizadores. Tratado de medicina de família e comunidade: princípios, formação e prática. Porto Alegre: Artmed; 2019. 2388 p. Capítulo 157.
2. Duncan BB, Schmidt MMI, Giugliani ERJ, Duncan MS, Giugliani C, organizadores. Medicina ambulatorial: condutas de atenção primária baseadas em evidências. 4ª ed. Porto Alegre: Artmed; 2013. Capítulo 64.
3. Brasil. Ministério da Saúde. Secretaria de Atenção à Saúde. Departamento de Atenção Básica. Estratégias para o cuidado da pessoa com doença crônica: hipertensão arterial sistêmica. Brasília: Ministério da Saúde; 2013. Sessão 2. p. 39.

10. [TEMFC 21 – Questão 44] Mulher, 43 anos, negra, com história de transtorno de humor bipolar, veio à consulta de demanda espontânea por queixa de fadiga. Relata que vinha em acompanhamento com psiquiatra, em uso de carbonato de lítio, há cerca de 2 anos. História prévia de HAS e enxaqueca, em uso de hidroclorotiazida 25 mg/dia, anlodipino 5 mg/dia, propranolol 80 mg/dia e uso ocasional de dipirona 500 mg. Ao exame físico, apresentava discreto edema de membros inferiores, sem cacifo. A ausculta cardíaca evidenciou bulhas hipofonéticas, com uma frequência cardíaca de 46 bpm. A paciente traz o eletrocardiograma como o a seguir.

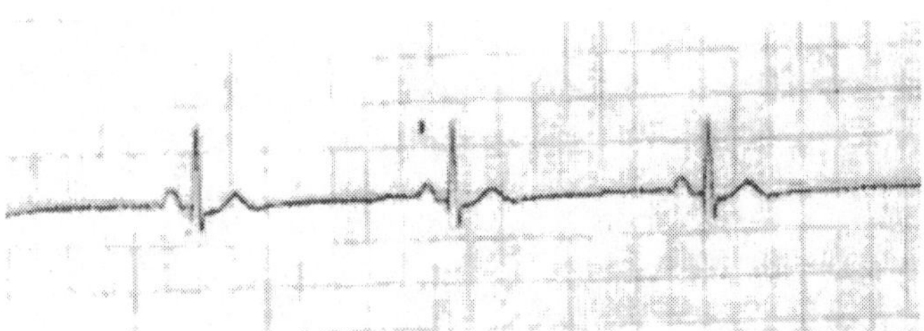

Sobre o diagnóstico mais provável e o medicamento que está agravando o quadro clínico da paciente, assinale a alternativa correta.

a) Síndrome nefrótica induzida por lítio e dipirona.
b) Bloqueio atrioventricular de 3º grau induzido por lítio e anlodipino.

c) Hipotireoidismo primário induzido por lítio e propranolol.
d) Diabetes insípido induzido por lítio e hidroclorotiazida.

Alternativa correta: c

Nesta questão, o enunciado apresenta uma pessoa em uso de diversas medicações, cujas principais reações adversas a medicamento (RAM) são:

- Lítio: náuseas, diarreia, ganho de peso, aumento da sede, interações com AINEs, redução da secreção de hormônio da tireoide.
- Propranolol: bradicardia sinusal, broncospasmo, distúrbios da condução atrioventricular, vasoconstrição periférica, insônia, pesadelos, depressão psíquica, astenia e disfunção sexual.
- Dipirona: reações raras, mas podem ocorrer aplasia de medula e granulocitopenia.
- Diuréticos (incluindo hidroclorotiazida): hipopotassemia, hiperuricemia, intolerância à glicose, aumento do risco de aparecimento de DM, além de promover aumento de triglicérides em geral, dependendo da dose.
- Anlodipino: cefaleia, tontura, rubor facial – mais frequente com diidropiridínicos de curta duração – e edema de extremidades, sobretudo maleolar.

As alternativas trazem as possíveis interseções de RAM dos medicamentos utilizados que deveriam ser relacionados ao quadro clínico apresentado (edema não depressível, cansaço e bradicardia sinusal), que sugere um possível quadro de hipotireoidismo. Por isso, a alternativa correta é a letra **c**.

Referências

1. Gusso G, Lopes JMC, Dias LC, organizadores. Tratado de medicina de família e comunidade: princípios, formação e prática. Porto Alegre: Artmed; 2019. 2388p. Capítulo 161, 236, 224.
2. Duncan BB, Schmidt MMI, Giugliani ERJ, Duncan MS, Giugliani C, organizadores. Medicina ambulatorial: condutas de atenção primária baseadas em evidências. 4ª ed. Porto Alegre: Artmed; 2013. Capítulo 105, 65.

11. [TEMFC 21 – Questão 45] Francisco, 63 anos, negro, vem à unidade de saúde após ter sido encaminhado pelo pronto atendimento (PA), onde procurou atendimento ontem. Relata palpitações e cansaço de início há um mês, com piora progressiva. Tem diagnóstico prévio de HAS e fibrilação atrial permanente, em uso de varfarina 2,5 mg ao dia e atenolol 25 mg ao dia. Ao exame físico, apresenta ritmo irregular à ausculta cardíaca, TA 160x90 mmHg e edema de membros inferiores cacifo +, +/4+. ECG realizado no PA mostra ausência de onda P, intervalo R-R irregular e frequência cardíaca de 114 bpm, e exame de RNI = 1,5. A melhor conduta nesse caso é:

a) encaminhar para cardioversão elétrica, imediata e ajustar da dose do atenolol.
b) encaminhar para cardioversão química, imediata e ajustar da dose de varfarina.
c) ajustar a dose do atenolol e da varfarina.
d) ajustar a dose da varfarina.

Alternativa correta: c

Diante de um caso de palpitações e cansaço de início há um mês, com piora progressiva, com fibrilação atrial permanente, em uso de varfarina 2,5 mg ao dia e atenolol 25 mg ao dia e que o ECG mostre ausência de onda P, intervalo R-R irregular (esperado em um quadro de FA), mas com frequência cardíaca de 114 bpm, e exame de RNI = 1,5 (alvo 2 a 3), deve-se ajustar dose do betabloqueador e do anticoagulante. Com o ajuste do atenolol espera-se que haja melhora na função hemodinâmica, diminuição da resposta ventricular, melhora do preenchimento diastólico ventricular, redução da demanda de oxigênio do miocárdio e melhora da perfusão coronariana e função mecânica.[1] Além disso, o ajuste da dose da varfarina faz-se necessário uma vez que estudos mostram que um INR abaixo de 1,5 não apresenta efetividade na prevenção de eventos tromboembólicos e aumenta o risco de sangramentos. Ressalta-se que o tratamento profilático com anticoagulantes, com INR no alvo, reduz em até dois terços o risco de AVC e reduz em 26% o risco de mortalidade geral.[1] Assim, a alternativa correta é a letra **C**.

Referências

1. Gusso G, Lopes JMC, Dias LC, organizadores. Tratado de medicina de família e comunidade: princípios, formação e prática. Porto Alegre: Artmed; 2019. 2388p. Capítulo 159.
2. Duncan BB, Schmidt MMI, Giugliani ERJ, Duncan MS, Giugliani C, organizadores. Medicina ambulatorial: condutas de atenção primária baseadas em evidências. 4ª ed. Porto Alegre: Artmed; 2013. Capítulo 97 e 100.

12. [TEMFC 21 – Questão 64] Paciente feminino, 54 anos, hipertensa há nove anos, visita o MFC no posto de saúde relatando queixas vagas de cefaleia, a qual refere ter relação com o aumento da pressão (valores de 150x100 mmHg, medidos em tensiômetro automático em casa), que já vem mal controlada há mais de um ano, desde que perdeu um filho e parou de fazer uso regular dos seus medicamentos anti-hipertensivos. A paciente nega outras queixas. Exame físico e fundo de olho estão normais. PA = 150x100 mmHg. Além de abordar a questão da perda familiar da paciente e de reforçar as medidas não farmacológicas para o bom controle pressórico, o MFC deve prescrever para a paciente:

a) analgésico para dor de cabeça e ansiolítico, solicitando à paciente a regularização do uso de seus medicamentos anti-hipertensivos.
b) nifedipino, via oral, manter a paciente em observação no posto de saúde, até controle da PA e melhora da dor de cabeça. Reforçar a importância de retomar os medicamentos para evitar complicações crônicas.
c) analgésicos para dor de cabeça, solicitando à paciente a regularização do uso de seus medicamentos anti-hipertensivos.
d) captopril, via oral, e manter a paciente em observação no posto de saúde, até controle da PA e melhora da dor de cabeça. Reforçar a importância de retomar os medicamentos para evitar complicações crônicas.

Alternativa correta: c

Trata-se de uma pessoa com queixas vagas de cefaleia, com antecedente de HAS (em uso irregular de medicação) e relato de perda de um filho há 1 ano. A pessoa nega outros sintomas, o que já direciona o candidato ao raciocínio de que não se trata de um quadro de luto patológico ou de cefaleia do tipo enxaqueca. Além disso, pelo valor pressórico apresentado, ausência de sintomas e fundo de olho normal, não se trata de um quadro de urgência ou emergência hipertensiva, que exigiria intervenção imediata. Lembrando, contudo, que o uso de nifedipina não é mais recomendado diante dessas situações. E considera-se um equívoco o uso de medicação anti-hipertensiva para tratar sintomas psicossomáticos. Por isso, neste caso a melhor conduta é a prescrição de analgésicos para dor de cabeça, solicitando à paciente a regularização do uso de seus medicamentos anti-hipertensivos (alternativa **c**).

Referências

1. Gusso G, Lopes JMC, Dias LC, organizadores. Tratado de medicina de família e comunidade: princípios, formação e prática. Porto Alegre: Artmed; 2019. 2388p. Capítulo 161e 224.
2. Duncan BB, Schmidt MMI, Giugliani ERJ, Duncan MS, Giugliani C, organizadores. Medicina ambulatorial: condutas de atenção primária baseadas em evidências. 4ª ed. Porto Alegre: Artmed; 2013. Capítulo 75.

13. [TEMFC 23 – Questão 34] Paciente masculino de 50 anos começa a usar um fármaco prescrito pelo seu MFC, com o objetivo de diminuir seu risco cardiovascular. Duas semanas depois, em sua consulta de retorno, o paciente queixa-se de estar apresentando fortes dores musculares, que o impediram até de trabalhar. Assinale a alternativa que apresenta a condição clínica que deve ter sido evidenciada, no início do acompanhamento, pelo MFC.

a) Obesidade.

b) Dislipidemia.
c) Diabetes *mellitus*.
d) Hipertensão arterial sistêmica

Alternativa correta: b

Geralmente, as medicações utilizadas para redução do risco cardiovascular que podem causar dores musculares e até rabdomiólise são as estatinas, utilizadas para redução e controle de dislipidemia. Por isso a alternativa correta é a letra **b**. Recomenda-se, caso haja indicação de uso de estatinas, que o médico prescritor monitore os níveis de bilirrubina direta, creatinofosfocinase (CPK) e transaminases. Especial cuidado deve-se ter com pessoas com aumento dos níveis desses exames e aparecimento de dores musculares, devendo suspender a medicação se houver aumento progressivo da CK, aumento da CK acima de dez vezes da normalidade ou persistência de dores musculares.[1]

Referências

1. Gusso G, Lopes JMC, Dias LC, organizadores. Tratado de medicina de família e comunidade: princípios, formação e prática. Porto Alegre: Artmed; 2019. 2388p. Capítulo 177.
2. Duncan BB, Schmidt MMI, Giugliani ERJ, Duncan MS, Giugliani C, organizadores. Medicina ambulatorial: condutas de atenção primária baseadas em evidências. 4ª ed. Porto Alegre: Artmed; 2013. Capítulo 64.

14. [TEMFC 23 – Questão 53] Mulher, branca, 61 anos. Veio previamente em consulta para realizar exames de rotina e estava com a PA 160x100 mmHg. É sedentária, mas não é tabagista e não tem história familiar de infarto ou acidente vascular cerebral. Pai tem hipertensão, com 86 anos. Retorna em consulta com os exames: colesterol total 205, HDL 56, triglicerídeos 170, glicose 89. Controle de pressão: 150x100, 160x100, 140x100, hoje com 160x90 mmHg. Peso 66 kg, altura 170 cm. A estimativa de risco cardiovascular em dez anos pelo Qrisk é de 8,4%. Além de orientar atividade física e dieta saudável, a conduta mais adequada neste caso é:

a) solicitar creatinina, potássio, exame qualitativo de urina, eletrocardiograma e iniciar atenolol 50 mg, pela manhã.
b) orientar que tem baixo risco cardiovascular e a manter controle da pressão arterial para avaliar necessidade de tratamento para hipertensão.
c) solicitar exames, como creatinina, potássio, exame qualitativo de urina, teste de esforço e iniciar tratamento com enalapril 10 mg, pela manhã.
d) solicitar creatinina, potássio, exame qualitativo de urina e eletrocardiograma e iniciar hidroclorotiazida 25 mg, pela manhã.

Alternativa correta: d

Por se tratar de um caso de diagnóstico de hipertensão arterial sistêmica, já podendo ser classificada como HAS estágio 2, a introdução de terapia medicamentosa é mandatória para redução do risco cardiovascular. E no caso de pessoas com diagnóstico de HAS, deve-se, para avaliação inicial, solicitar os seguintes exames: glicemia de jejum, colesterol total e frações, triglicérides, creatinina sedimento urinário e microalbuminúria, potássio e ECG em repouso. No caso, a melhor opção para introdução medicamentosa seria a hidroclorotiazida, com mudanças de hábitos de vida a fim de redução de peso e controle da dislipidemia, uma vez que já existem evidências de que o uso de betabloqueadores mostrou piores desfechos em comparação com outras classes.

Referências

1. Gusso G, Lopes JMC, Dias LC, organizadores. Tratado de medicina de família e comunidade: princípios, formação e prática. Porto Alegre: Artmed; 2019. Capítulo 161.
2. Duncan BB, Schmidt MMI, Giugliani ERJ, Duncan MS, Giugliani C, organizadores. Medicina ambulatorial: condutas de atenção primária baseadas em evidências. 4ª ed. Porto Alegre: Artmed; 2013. Capítulo 65.

15. [TEMFC 23 – Questão 54] Homem de 40 anos, traz exames realizados em uma consulta de rotina em outro serviço de saúde. Não tem queixas, doenças, nem faz uso de medicamentos. Realiza academia três vezes na semana. Tabagista de 20 cigarros por dia há uns 15 anos. A mãe tem diabetes e hipertensão. Nega outros problemas de saúde na família. Peso 80 kg, altura 178 cm, PA 120x80 mmHg. Exame físico normal. Exames: colesterol 188, HDL 50, triglicerídeos 120, glicose 80, hemograma normal, exame qualitativo de urina normal, creatinina 0,7 e eletrocardiograma, conforme imagem a seguir.

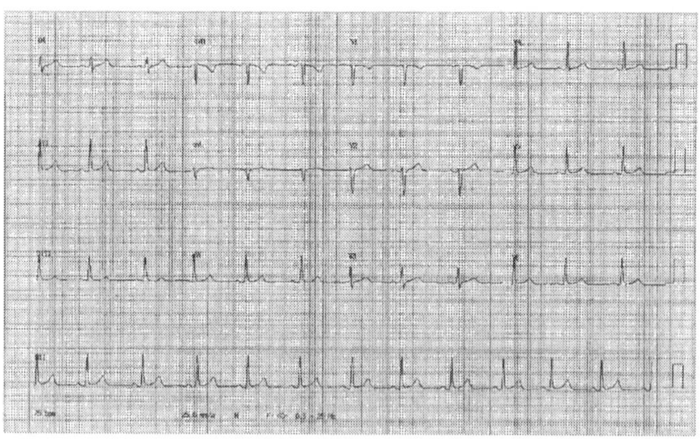

A conduta mais apropriada no caso é que:

a) os exames de laboratório estão normais, mas ele tem um desvio do eixo cardíaco para esquerda, devendo-se solicitar um ecocardiograma para avaliação.
b) todos os exames, incluindo o eletrocardiograma, estão normais e deve-se orientar que ele não precisa realizar eletrocardiograma de rotina.
c) apesar dos exames de sangue e urina estarem normais, o eletrocardiograma mostra um padrão *strain* e por ele ser tabagista deve-se pedir um teste ergométrico.
d) o eletrocardiograma mostrou a presença de onda delta e deve-se encaminhá-lo para cardiologia e orientar a não praticar exercícios até a avaliação.

Alternativa: b

Analisando o caso, o enunciado apresenta uma pessoa com exames laboratoriais e ECG normais. O enfoque da questão é, especificamente, avaliar a capacidade do candidato de interpretar o traçado do ECG, que claramente tem ritmo sinusal. Um traçado com desvio do eixo cardíaco para esquerda apresentaria DI positivo e AVf negativo, característico da sobrecarga ventricular esquerda. Um padrão *strain* seria demonstrado por infradesnivelamento do ST com onda T negativa e assimétrica, padrão que pode estar presente na sobrecarga ventricular esquerda. A onda delta ocorre na pré-excitação ventricular, que acontece na síndrome de Wolff-Parkinson-White, caracterizado eletrocardiograficamente por intervalo PR < 120 ms, QRS > 120 ms, alterações secundárias do segmento ST, ondas T e delta. Logo, a alternativa correta é a letra **b**.

Referências

1. Gusso G, Lopes JMC, Dias LC, organizadores. Tratado de medicina de família e comunidade: princípios, formação e prática. Porto Alegre: Artmed; 2019. Capítulo 160.
2. Pastore CA et al. Diretrizes da Sociedade Brasileira de Cardiologia sobre Análise e Emissão de Laudos Eletrocardiográficos. Arq. Bras. Cardiol. [online]. 2009;93(3) suppl.2:1-19. Disponível em: <http://www.scielo.br/scielo.php?script=sci_arttext&pid=S0066782X2009001800001&lng=en&nrm=iso>. ISSN 0066-782X. http://dx.doi.org/10.1590/S0066-782X2009001800001.

16. [TEMFC 23 – Questão 55] Homem, de 35 anos, retorna com termo de consentimento para realização de vasectomia, registrado no cartório há 70 dias, para pegar encaminhamento para cirurgia e realizar exames pré-operatórios. Ele nega problemas de saúde e uso de medicamentos. Nega sangramentos em excesso, após algum procedimento ou sem trauma aparente. Costuma jogar tênis duas vezes por semana. Pai tem hipertensão e um irmão tem um problema sanguíneo e já teve que receber transfusão. Nega outros problemas de saúde na família. Peso 70 kg, estatura 1,75 cm, PA 120x80 mmHg, ausculta cardíaca e pulmonar normais. Além de fazer o encaminhamento, a conduta mais adequada é

a) solicitar hemograma e creatinina.
b) solicitar tempo de sangramento, TAP e TTPA.
c) solicitar coagulograma, creatinina, hemograma e glicemia.
d) orientar que não necessita de exames pré-operatórios.

Alternativa correta: b

A questão aborda o assunto "cuidados pré-operatórios", e, por tratar-se de uma pessoa jovem, sem doenças prévias, que será submetido a uma cirurgia classificada como "baixo risco", não teria indicação de realização de quaisquer exames; contudo, pela história familiar de coagulopatia, ele tem indicação de realização de tempo de sangramento, TAP e TTP. Relembrando que faz parte dos cuidados pré-operatórios a classificação do risco cirúrgico do usuário, que é baseada inicialmente pela classificação da American Society of Anesthesiologists (que sendo aplicada ao caso, pode-se classificá-lo com ASA1), preditores clínicos para o risco cirúrgico. Trata-se de um caso de baixo risco, e, pela "classificação das cirurgias e taxas de complicações cardíacas perioperatória", a vasectomia é enquadrada como baixo risco. Baseado nisso, a alternativa correta é a letra **b**.

Referência

1. Gusso G, Lopes JMC, Dias LC, organizadores. Tratado de medicina de família e comunidade: princípios, formação e prática. Porto Alegre: Artmed; 2019. Capítulo 74.

17. [TEMFC 24 – Questão 49] Paciente do sexo masculino, 60 anos, acompanhado pela equipe de saúde em virtude de insuficiência cardíaca congestiva há seis anos. Durante a anamnese o médico realizou avaliação da capacidade funcional por meio das seguintes questões:

- Você consegue, sem ter de parar por cansaço ou falta de ar, subir um lance de oito degraus carregando peso (10 kg) ou caminhar rápido no plano?
- Você consegue, sem ter de parar por cansaço ou falta de ar, caminhar devagar em terreno plano ou arrumar a casa?
- Você tem cansaço ou falta de ar quando está comendo ou sentado?

As repostas foram respectivamente "não, não e não".

Assinale a alternativa que apresenta a classificação funcional deste paciente.

a) Classe 1.
b) Classe II.
c) Classe III.
d) Classe IV.

Alternativa correta: c

A questão versa sobre a classificação funcional da New York Heart Association, que categoriza pessoas com dispneia da seguinte forma:

- Sem limitações; a atividade física rotineira não causa fadiga exagerada, dispneia, palpitações ou angina – Classe funcional 1.
- Pequena limitação na atividade física; esses pacientes permanecem confortáveis em repouso; a atividade física rotineira resulta em fadiga, palpitações, dispneia ou angina – Classe funcional 2.
- Limitação importante na atividade física; atividades menores do que as rotineiras produzem sintomas; pacientes permanecem confortáveis em repouso – Classe funcional 3.
- Incapacidade de desempenhar qualquer atividade física sem desconforto; sintomas de insuficiência cardíaca ou angina presentes mesmo em repouso; agravamento do desconforto com qualquer atividade física – Classe funcional 4.

Segundo a avaliação clínica do caso apresentado, a pessoa refere cansaço aos mínimos esforços, mas não tem cansaço em repouso. Por isso, a alternativa correta é a letra **c**.

Referências

1. Gusso G, Lopes JMC, Dias LC, organizadores. Tratado de medicina de família e comunidade: princípios, formação e prática. Porto Alegre: Artmed; 2019. 2388 p. Capítulo 164.
2. Duncan BB, Schmidt MMI, Giugliani ERJ, Duncan MS, Giugliani C, organizadores. Medicina ambulatorial: condutas de atenção primária baseadas em evidências. 4ª ed. Porto Alegre: Artmed; 2013. Capítulo 96.

18. [TEMFC 24 – Questão 59] Paciente do sexo masculino, 70 anos, tabagista há 20 anos, com carga tabágica de 40 cigarros/dia, hipertenso há 30 anos, queixa-se de dor em panturrilha direita, constritiva, desencadeada por caminhada de 400 metros, piora na subida e melhora com 15 minutos de repouso. Ao exame físico apresenta extremidades de membros inferiores frias, pálidas e acianóticas. A palpação dos pulsos inferiores evidenciou diminuição bilateral. Assinale a alternativa que apresenta a conduta mais adequada que deve ser realizada pelo médico de família e comunidade.

a) Orientar a evitar caminhadas.
b) Prescrever cilostazol 100 mg a cada 12 horas.
c) Avaliar futuramente o estágio motivacional para interrupção do tabagismo.
d) Pedir ultrassonografia com doppler arterial dos membros inferiores.

Alternativa correta: b

O enunciado traz um caso típico de DAOP (doença arterial obstrutiva periférica) que necessita de intervenção imediata medicamentosa e abordagem motivacional objetivando a interrupção de um dos principais fatores de risco relacionado à doença, o tabagismo, a fim de prevenção das possíveis complicações (ulcerações e amputações). A DAOP é um marcador de aterosclerose sistêmica e, clinicamente, tem como principal sintoma a dor em membros inferiores com claudicação intermitente, e possui os seguintes fatores de risco: tabagismo, diabetes, dislipidemia, hipertensão e hiper-homocisteinemia. O uso do cilostazol é indicado para alívio dos sintomas nos casos de claudicação intermitente limitante, e deve ser usado como incremento a indicação de exercícios supervisionados, que consiste em um treinamento de 30 a 45 minutos por seção, três vezes por semana, por 12 semanas. Por isso, a alternativa correta é a letra **b**.

Referências

1. Gusso G, Lopes JMC, Dias LC, organizadores. Tratado de medicina de família e comunidade: princípios, formação e prática. Porto Alegre: Artmed; 2019. 2388p. Capítulo 162.
2. Duncan BB, Schmidt MMI, Giugliani ERJ, Duncan MS, Giugliani C, organizadores. Medicina ambulatorial: condutas de atenção primária baseadas em evidências. 4ª ed. Porto Alegre: Artmed; 2013. Capítulo 98.

24

ABORDAGEM A PROBLEMAS DERMATOLÓGICOS

Juliana Oliveira Soares

1. [TEMFC 18 – Questão 46] Dona Alice, 68 anos, veio à unidade de saúde por causa de coceira intensa em determinadas regiões do corpo que iniciaram há 1 semana. Assinale a alternativa que mostra a situação clínica mais coerente com o quadro clínico descrito.

a) Durante o exame físico foram constatadas lesões arredondadas, com descamação leve e bordos ativos, sem sinais flogísticos, um no braço direito e dois na face posterior da coxa esquerda. Ausência de sinais ou sintomas sistêmicos. O tratamento deverá ser com creme de corticoide e antibiótico sobre as lesões.
b) Durante o exame físico foram constatadas lesões numulares em toda região dorsal torácica, dispostas em cacho, hipercrômicas avermelhadas. Ausência de sinais ou sintomas sistêmicos. O tratamento deverá ser com antibioticoterapia sistêmica, inclusive para contactantes, pela alta taxa de contagiosidade desse problema.
c) A mesma pessoa tem história de rinite alérgica. O tratamento deverá incluir medidas comportamentais (compressas quentes no local, substituir sabonete comum por sabão de coco para banho), além de pomada de corticoide, antifúngico e antibiótico. Caso a rinite não esteja controlada, esta deverá ser tratada.
d) Durante o exame físico foi constatada pele seca, levemente descamativa, sem lesões específicas em nenhuma região. Ausência de sinais ou sintomas sistêmicos. O tratamento deverá incluir medidas comportamentais (banhos mais frios, uso de sabonete de enxofre) e uso tópico contínuo de creme de corticoide e anti-histamínico sistêmico.

Nota do editor: Os endereços eletrônicos indicados nas referências deste capítulo foram acessados em 10 maio 2021.

e) Durante o exame físico foi constatada lesão circular acastanhada em região de virilha bilateral, com bordos ativos e leve descamação. O tratamento de escolha deverá ser com antifúngico tópico e medidas de higiene local (manter o local sempre seco).

Alternativa correta: e

A questão, que versa sobre um quadro de prurido local e abre leque para diversos diagnósticos diferenciais, avalia a capacidade do candidato em realizar o raciocínio clínico do diagnóstico ao tratamento. Assim, apresenta na alternativa **a** quadro de micose superficial, cujo tratamento deveria ser dado com antifúngico tópico. Já na alternativa **b**, traz um quadro sugestivo de ptiríase rósea e geralmente a conduta é expectante, pelo fato de a história natural da doença ser de remissão espontânea. A alternativa **c** sugere um quadro de dermatite atópica, que geralmente é tratada com medidas comportamentais (banho mais frio e não frequente, uso de hidratantes) e uso de corticoide tópico. A letra **d** traz apenas um quadro de pele seca, que exigiria apenas o uso de hidratantes (sabonetes e cremes), banhos mais frios, mas não há indicação do uso de enxofre, que, pelo contrário, pode deixar a pele mais seca. Por último, a alternativa **e** traz um quadro de micose superficial adequadamente tratada, sendo essa a alternativa correta.

Referências

1. Gusso G, Lopes JMC, Dias LC, organizadores. Tratado de medicina de família e comunidade: princípios, formação e prática. Porto Alegre: Artmed; 2019. 2388p. Capítulo 194.
2. Duncan BB, Schmidt MI, Giugliani ERJ, Duncan MS, Giugliani C, organizadores. Medicina ambulatorial: condutas de atenção primária baseadas em evidências. 4ª ed. Porto Alegre: Artmed; 2013. Capítulos 169 e 177.

2. [TEMFC 18 – Questão 47] Mariana, 4 anos, veio com a mãe, Lucíola, 30 anos, gestante (30 semanas) que reclama que a filha está com muita coceira no corpo. "Acho que ela pegou do cachorro, porque só vive agarrada com aquele bicho. Pior que acho que eu e o pai dela pegamos também!". Durante o exame físico foram visualizadas lesões de coçadura em tronco, face anterior de antebraços, além de abdome e virilha, com presença de pequenas pápulas e túneis elevados e avermelhados em toda a extensão citada. Em relação à conduta que deverá ser feita para essa família, assinale a alternativa correta.

a) Tratar pai e filha com: permetrina 5% loção, aplicar na pele e retirar após 6 a 12 horas (*overnight treatment*). Repetir após 1 semana. A mãe pode ser tratada com enxofre a 5% por 3 noites consecutivas e repetir após 1 semana. Orientar medidas de higiene e descontaminação de fômites.

b) Tratar mãe e filha com: permetrina 5% loção, aplicar no corpo e deixar agir por 10 minutos e enxaguar. Repetir por 3 dias seguidos. O pai precisa ser consultado para que por meio de exame físico constate-se a infecção e institua-se o tratamento adequado. Assim, pode-se evitar intervenção médica desnecessária caso ele não tenha sido contaminado.
c) Tratar toda a família no mesmo dia com: permetrina 1% loção, aplicar no couro cabeludo e corpo, retirar no dia seguinte com banho habitual. Repetir após 1 semana. Tratar o cachorro com medicação apropriada, pois provavelmente é a fonte de infecção.
d) O tratamento de escolha por comodidade posológica é com ivermectina 200 mcg/kg em dose única. Repetir após 10 a 14 dias. Tratar toda a família. Orientar medidas de higiene, descontaminação de fômites e tratamento adequado do cão.
e) A família toda pode ser tratada com: permetrina loção, lindano, enxofre precipitado ou monossulfiram por serem agentes tópicos e indicados para crianças abaixo de 5 anos e gestantes. Também se deve orientar medidas de higiene e descontaminação de fômites.

Alternativa correta: **a**

O enunciado traz uma família com quadro típico de escabiose e avalia o conhecimento do candidato em diagnosticar e tratar da forma correta a família. O tratamento mais adequado foi apresentado na alternativa **a**, que apresenta a forma correta do uso da permetrina para o tratamento da escabiose (uso tópico, *overnight treatment* por 6 a 12 horas, com repetição após 1 semana). Destaca-se que, para maior efetividade no tratamento, toda a família deve ser tratada, mesmo os assintomáticos, para evitar a reinfestação.[1] Outra observação relevante é que a transmissão do *Sarcoptes scabiei var. hominis* é feita de pessoa a pessoa e não há evidências de que humanos são infectados por animais domésticos e vice-versa.[3] Por isso não se tem indicação do tratamento dos animais domésticos. Relembrando que, no caso de gestantes, mesmo agentes tópicos podem apresentar risco ao feto, por isso os únicos fármacos utilizados para tratar escabiose seguros durante a gestação são a permetrina (Risco B) e o enxofre.[4] Apesar de uma das referências bibliográficas da prova contraindicar o uso de permetrina na gestação,[2] consideramos a indicação do tratamento pela referência bibliográfica mais atual.[1] Já a ivermectina não tem segurança para uso no período gestacional (Risco C).[2,4]

Referências

1. Gusso G, Lopes JMC, Dias LC, organizadores. Tratado de medicina de família e comunidade: princípios, formação e prática. Porto Alegre: Artmed; 2019. 2388p. Capítulo 201.

2. Duncan BB, Schmidt MI, Giugliani ERJ, Duncan MS, Giugliani C, organizadores. Medicina ambulatorial: condutas de atenção primária baseadas em evidências. 4ª ed. Porto Alegre: Artmed; 2013. Capítulo 178.
3. Belda JW. Tratado de dermatologia, 3ª ed. Rio de Janeiro: Atheneu; 2018. Capítulo 73. p. 1727-31.
4. César A, Azevedo F, Mota AG. Aleitamento e fármacos em dermatologia. Revista SPDV. 2017;75(1).

3. [TEMFC 19 – Questão 46] Paulo, de 39 anos, tem uma micose na unha do dedão do pé esquerdo há aproximadamente 20 anos. Não o incomoda, a não ser quando precisa cortar a unha. Já tentou tratar algumas vezes mas nunca completou o tratamento porque não gosta de usar medicamentos e não quer abrir mão da bebida. Comparece à consulta porque sua esposa lhe disse que isso pode ser perigoso e que deveria tratar. Ao exame vê-se que a unha está descolada na parte distal, a lâmina espessada e friável. Qual a conduta?

a) Sugerir um exame micológico direto e se positivo discutir as vantagens e desvantagens dos tratamentos disponíveis.
b) Como Paulo já realizou diversos tratamentos sem sucesso, encaminhar ao dermatologista para avaliação.
c) Reforçar a necessidade de tratar e definir junto com o paciente a quantidade permitida de bebidas alcóolicas em associação com os imidazóis sistêmicos.
d) Recomendar a retirada da unha porque há boas evidências de que isso auxilia no tratamento.
e) Não recomendar nenhum tipo de tratamento tendo em vista que Paulo não parece predisposto a aderir a longas terapias.

Alternativa correta: a

Como se trata de uma lesão suspeita de micose de unha com vários tratamentos anteriores descontinuados, devemos considerar primeiro a confirmação diagnóstica antes de propor um novo tratamento. E o padrão-ouro para o diagnóstico é o micológico direto, que deve ser solicitado sempre que disponível. O tratamento de escolha para onicomicose é o tratamento sistêmico; para adultos a melhor opção seria a terbinafina. Os imidazólicos, de fato, possuem interação medicamentosa do tipo "droga-álcool", importantes quando usados concomitantemente e por isso devem ser evitados, nos casos que o consumo não for cessado durante o tratamento. Sobre tratamentos pouco usuais, há fracas evidências sobre a retirada da unha acometida em associação com antimicóticos tópicos ter bons resultados no tratamento da onicomicose. Por fim, não há indicação de encaminhamento ao dermatologista, uma vez que nem todas as ações que o médico de família e comunidade poderia fazer foram tentadas. E, pensando em ferramentas que ultrapassam o conhecimento clínico do médico de família e comunidade, deve-se sempre discutir com a pessoa sobre as opções de tratamento, compreender hábitos e crenças, além de considerar qual a sua experiência de doença, antes de recomendar (ou não) qualquer tratamento.

Referências

1. Gusso G, Lopes JMC, Dias LC, organizadores. Tratado de medicina de família e comunidade: princípios, formação e prática. Porto Alegre: Artmed; 2019. 2388p. Capítulo 204.
2. Duncan BB, Schmidt MI, Giugliani ERJ, Duncan MS, Giugliani C, organizadores. Medicina ambulatorial: condutas de atenção primária baseadas em evidências. 4ª ed. Porto Alegre: Artmed; 2013. Capítulo 177.

4. [TEMFC 19 – Questão 47] Catarina, de 4 anos, é trazida pelo pai, João, porque iniciou há 5 dias com umas bolinhas que parecem bolhas no tórax e nos braços e mãos. Não parecem coçar ou incomodar. Não teve febre, nem qualquer outro sintoma. Ao exame trata-se de lesões papulares, semiesféricas, consistentes, da cor da pele ou um pouco mais claras, com uma umbilicação central que medem entre 1 mm e 1 cm. João se preocupa porque acha que pode ser varicela. Qual a principal suspeita diagnóstica e a respectiva conduta?

a) Varicela, devendo-se prescrever sintomáticos.
b) Molusco contagioso, sendo adequado discutir as vantagens e desvantagens de realizar a curetagem das lesões.
c) Impetigo bolhoso; orientar a limpeza e remoção das crostas e tratamento com antibiótico tópico.
d) Manter como diagnóstico sindrômico de lesões papulares e solicitar uma biópsia das lesões.
e) Imunodepressão; investigar com exames laboratoriais as possíveis causas, especialmente HIV.

Alternativa correta: b

O quadro clínico descrito no enunciado é bastante sugestivo de molusco contagioso, que acomete principalmente crianças e é causado pelo vírus da família *Poxvirus*. Geralmente tem um quadro autolimitado e por isso pode-se optar por uma conduta expectante, apesar de ser uma doença contagiosa.[1-3] A varicela é também uma dermatovirose, caracterizada por apresentar pródromos de febre, cefaleia, mal-estar e dor abdominal, e evolui com aparecimento de maculopápulas eritematosas que se transformam em lesões em diferentes graus de evolução (vesículas, ulceras e crostas) distribuídas em todo o corpo.[3] Já o impetigo bolhoso é uma doença bacteriana aguda caracterizada por vesículas que confluem e formam bolhas que se rompem espontaneamente, formando um colarete com leve descamação na periferia e úlcera central que logo apresenta crostas lisas.[1,3] A história apresentada está bem clara e não há indicação de biópsia ou exames laboratoriais para apoio diagnóstico (a menos que houvesse uma apresentação atípica, disseminação do quadro, presença de lesões em face de adulto ou molusco gigante).[3]

Referências

1. Gusso G, Lopes JMC, Dias LC, organizadores. Tratado de medicina de família e comunidade: princípios, formação e prática. Porto Alegre: Artmed; 2019. 2388p. Capítulos 203, 263.
2. Duncan BB, Schmidt MI, Giugliani ERJ, Duncan MS, Giugliani C, organizadores. Medicina ambulatorial: condutas de atenção primária baseadas em evidências. 4ª ed. Porto Alegre: Artmed; 2013. Capítulo 169.
3. Belda JW. Tratado de dermatologia. 3ª ed. Rio de Janeiro: Atheneu; 2018. Capítulo 54, p. 1401-2; Capítulo 56, p. 1419-21.

5. [TEMFC 20 – Questão 46] Sandra, 28 anos, procura o acolhimento da sua Estratégia Saúde da Família (ESF) com a queixa de mãos queimando, coçando e descamando. Ao exame os dedos das mãos apresentam-se edemaciados e as mãos hiperemiadas simetricamente. Ela refere que trabalha em uma cozinha industrial há 3 anos e que os sintomas apareceram há cerca de 2 dias desde que usou um novo produto detergente. A conduta mais adequada para esse caso são compressas

a) com soro fisiológico, uso de creme de corticosteroide de baixa potência e lavar as mãos abundantemente ao menos de 2 em 2 horas.
b) de água fria, corticosteroide oral de baixa dosagem e mistura de calêndula em forma de pomada.
c) de água fria, evitar o contato com as substâncias irritantes com uso de luvas e lavar as mãos abundantemente ao menos de 2 em 2 horas.
d) com água morna, evitar o contato com as substâncias irritantes com uso de luvas e uso de cremes de corticosteroide.
e) com soro fisiológico, uso de cremes de corticosteroide, evitar o contato com irritantes com uso de luvas e considerar o uso de anti-histamínicos orais.

Alternativa correta: e

O quadro clínico apresentado no enunciado traz uma pessoa com quadro de dermatite alérgica de contato agudo, uma vez que o quadro clínico possui nexo causal temporal com um agente irritante. Em se tratando de um quadro agudo, medidas de alívio dos sintomas e remissão do quadro (farmacológicos e não farmacológicos) devem ser orientados, tais como:

- Afastar o agente desencadeante.
- Evitar calor (compressas quente, por exemplo), para que não haja piora do quadro inflamatório. Por isso, recomendam-se compressas frias (com soro fisiológico, água boricada, por exemplo) neste caso.[1-3]
- O uso de corticosteroides tópicos está descrito na literatura como terapia de manutenção[2] e para o uso em quadros agudos, como é o caso do enunciado, sendo as opções de baixa-média potência as melhores escolhas, por curto período de tempo.[1,3]
- O uso de anti-histamínicos sistêmicos, sobretudo os sedativos, é indicado para reduzir o prurido e pode ser prescrito por um período de 5 a 7 dias.[1,2]

Referências

1. Gusso G, Lopes JMC, Dias LC, organizadores. Tratado de medicina de família e comunidade: princípios, formação e prática. Porto Alegre: Artmed; 2019. 2388p. Capítulo 194.
2. Duncan BB, Schmidt MI, Giugliani ERJ, Duncan MS, Giugliani C, organizadores. Medicina ambulatorial: condutas de atenção primária baseadas em evidências. 4ª ed. Porto Alegre: Artmed; 2013. Capítulo 168.
3. Belda JW. Tratado de dermatologia 3ª ed. Rio de Janeiro: Atheneu; 2018. Capítulo 11. p. 224.

6. [TEMFC 20 - Questão 47] Maria, esposa de Manoel, negro, 76 anos, fala para o médico, durante a consulta, que o marido apresenta uma "mancha escura e estranha". Imediatamente, é explicado para Maria a importância de examinar Manoel com brevidade. Pensando na hipótese de melanoma lentiginoso acral, as características que aumentam a possibilidade desse diagnóstico são

a) lesões hipercrômicas em dorso e em pernas, que se formam a partir de um nevo preexistente.
b) nodulação com crescimento rápido, enegrecida, com algumas áreas hiperemiadas, ulceradas e sangrantes.
c) grande mancha pigmentar, irregular, em geral circundando uma nodulação ulcerada, na região plantar.
d) lesões localizadas na região plantar, planas e hipercrômicas, semelhantes a nevos benignos e angiomas.
e) múltiplas lesões plantares de crescimento rápido e que se encontram por vezes ulceradas.

Alternativa correta: c

O enunciado exige do candidato conhecimento sobre o aspecto clínico e evolução do melanoma lentiginoso acral. Lembrando que um tipo de melanoma de crescimento mais lento (2 a 3 anos), comum na raça negra e amarela, caracterizado por ser uma mácula melanocítica (hipercrômica, de marrom a negro) com bordos irregulares e coloração variada e em geral circundando uma nodulação ulcerada. Sendo uma lesão denominada "acral", a localização deve ser encontrada em mãos ou pés, podendo estar na região plantar, palmar, interdigital ou subungueal. Logo, a alternativa correta é a **c**.

Referências

1. Gusso G, Lopes JMC, Dias LC, organizadores. Tratado de medicina de família e comunidade: princípios, formação e prática. Porto Alegre: Artmed; 2019. 2388p. Capítulo 202.
2. Duncan BB, Schmidt MI, Giugliani ERJ, Duncan MS, Giugliani C, organizadores. Medicina ambulatorial: condutas de atenção primária baseadas em evidências. 4ª ed. Porto Alegre: Artmed; 2013. Capítulo 174.
3. Belda JW. Tratado de dermatologia 3ª ed. Rio de Janeiro: Atheneu; 2018. Capítulo 110. p. 2332.

7. [TEMFC 21 – Questão 47] Adolescente masculino, 14 anos, vem com sua mãe para consulta com o médico de família. Há um ano percebeu a pele mais oleosa e o surgimento de espinhas na face e no dorso. Nega uso recente de medicamentos. Ao examiná-lo, o médico observou comedões e lesões inflamatórias na pele da face e do dorso, incluindo pápulas e algumas pústulas. O tratamento adequado para ele, é iniciar com:

a) eritromicina mais peróxido de benzoíla ou retinoides tópicos e reavaliar em 6 a 8 semanas.
b) tetraciclina via oral, isoladamente e, reavaliar em 4 a 6 semanas para verificar necessidade de adicionar peróxido de benzoíla.
c) retinoides tópicos, isoladamente e, reavaliar em 6 a 8 semanas para verificar necessidade de adicionar tetraciclina.
d) isotretinoína oral isoladamente e reavaliar em 4 a 6 semanas para verificar necessidade de adicionar peróxido de benzoíla

Alternativa correta: a

Trata-se de um quadro de acne inflamatória papulopustulosa ou tipo II. Primeiramente, deve-se relembrar quais os objetivos do tratamento da acne:[3]

- Corrigir a hiperqueratinização folicular.
- Reduzir a atividade glandular sebácea.
- Diminuir a população de *Propionebacterium acnes*.
- Reduzir o quadro inflamatório local.

Para que esses objetivos sejam alcançados, deve-se indicar o tratamento mais adequado, considerando o tipo clínico classificado e seu grau de acometimento. Logo, em se tratando de acne inflamatória papulopustulosa, deve-se indicar o uso de antibióticos associado a peróxido de benzoíla ou retinoides tópicos. Evidências mostram que o uso isolado de qualquer um desses agentes isoladamente não é superior ao seu uso concomitante, diante de casos de acne moderada, além do que, o uso associado de peróxido de benzoíla a antibioticoterapia reduz as chances de resistência bacteriana, que pode ocorrer com o uso de antibiótico isolado.[1-3] Por isso a alternativa correta é a **a**, pois é a única que apresenta fármacos que em associação podem alcançar os objetivos do tratamento da acne.

Referências

1. Gusso G, Lopes JMC, Dias LC, organizadores. Tratado de medicina de família e comunidade: princípios, formação e prática. Porto Alegre: Artmed; 2019. 2388p. Capítulo 200.
2. Duncan BB, Schmidt MI, Giugliani ERJ, Duncan MS, Giugliani C, organizadores. Medicina ambulatorial: condutas de atenção primária baseadas em evidências. 4ª ed. Porto Alegre: Artmed; 2013. Capítulo 169.
3. Belda JW. Tratado de dermatologia 3ª ed. Rio de Janeiro: Atheneu; 2018. Capítulo 29. p. 655-6.

8. [TEMFC 21 – Questão 65] Criança do sexo feminino, 4 anos, é levada pela mãe à consulta com seu médico de família apresentando, no pé esquerdo, lesão pruriginosa, com menos de 2 cm, apresentada na imagem a seguir. A criança vive com a mãe e sete irmãos em região da periferia de grande centro urbano. A comunidade onde a família vive é uma região de ocupação de duna, sem saneamento básico ou pavimentação. Ela e os irmãos passam as tardes brincando na areia.

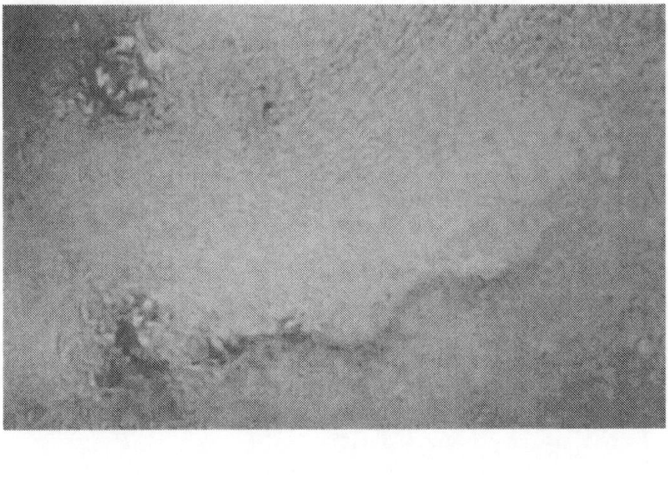

O diagnóstico mais provável e tratamento adequado para a paciente é

a) tungíase\extração da pulga grávida com agulha esterilizada.
b) dermatobiose\aplicação de éter iodoformado, cobertura da lesão e extração cirúrgica.
c) escabiose\ivermectina via oral em dose única.
d) larva migrans\tiabendazol tópico a 10%, durante 10 a 15 dias.

Alternativa correta: d

Quadro clássico (história clínica e apresentação dermatológica) de larva *migrans* cutânea ou popularmente conhecido como "bicho geográfico", que é causada pelo helminto *Ancylostoma braziliense ou Ancylostoma caninum.* O tratamento pode ser tópico ou sistêmico a depender da extensão da lesão. Lesões pequenas podem ser tratadas com tiabendazol pomada 10-15%, e lesões mais extensas recomenda-se o uso de albendazol 400 mg ao dia por 3 dias ou ivermectina 200 mcg/kg dose única. A tungíase, também conhecida como "bicho-de-pé" e causada pela pulga, da espécie *Tunga penetrans*, tem como apresentação clínica pápulas arredondadas amareladas, apresentando um ponto preto central, acometendo de forma preferencial os pés e bastante pruriginosa. A escabiose ou sarna humana é causada por um ácaro, o *Sarcoptes scabiei* variedade *hominis* e tem como apresentação clínica prurido cutâneo intenso e pequenas pápulas lineares ou em forma de S (túnel escabiótico), em axilas, região lombar posterior, face anterior dos punhos, nos interdígitos e/ou na face ulnar das mãos, região peniana de adultos e nas regiões plantares das crianças. Já a dermatobiose ou miíase furunculoide é um processo causado por larvas de uma mosca, a *Dermatobia hominis*, que penetram o tegumento e produzem nódulos inflamatórios dolorosos, com fistulização.

Referências

1. Gusso G, Lopes JMC, Dias LC, organizadores. Tratado de medicina de família e comunidade: princípios, formação e prática. Porto Alegre: Artmed; 2019. 2388p. Capítulo 201.
2. Duncan BB, Schmidt MI, Giugliani ERJ, Duncan MS, Giugliani C, organizadores. Medicina ambulatorial: condutas de atenção primária baseadas em evidências. 4ª ed. Porto Alegre: Artmed; 2013. Capítulo 178.

9. [TEMFC 22 – Questão 52] Um jovem de 27 anos percebe uma rarefação em uma área do couro cabeludo, em curso há aproximadamente 2 meses. Ele não tem outros sintomas, fora o fato de estar preocupado com a possibilidade de estar apresentando a mesma característica de seu pai, que tem alopecia de padrão masculino. O rapaz resolveu consultar seu médico de família, que observou o seguinte:

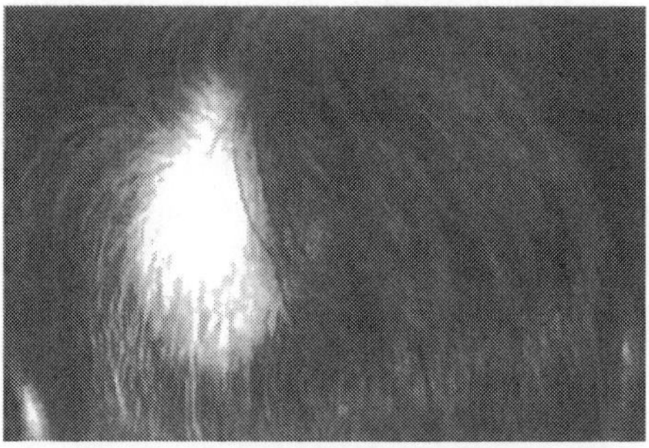

O paciente contou ainda outra preocupação: o fato de ser recém-formado e o medo de que o problema lhe impeça de conseguir emprego. Além de abordar os sentimentos e ideias do paciente sobre seu problema, a conduta farmacológica que poderia ser sugerida pelo médico de família e comunidade (MFC) é

a) corticoides tópicos potentes.
b) griseofulvina, via oral.
c) minoxidil tópico 2%.
d) finasterida, via oral.

Alternativa correta: a

A foto mostra uma área de alopecia areata, doença inflamatória não cicatricial bastante comum, associada à queda de cabelo. Ao exame físico apresenta-se como uma área de total ausência de pelos, bastante definida e associada a estresse psicológico, transtornos de humor e ansiedade. Pode ter uma apresentação localizada ou extensa e até mesmo universal. Geralmente é assintomático, mas pode vir antecedido à queda do cabelo, por prurido, sensação de queimação ou dor local.[1] O tratamento pode ser longo e desafiador. Em áreas pequenas geralmente é feito com corticoides tópicos de alta potência (propionato de clobetazol 0,05% creme, aplicação intradérmica de triancinolona acetonido), antralina e minoxidil tópico (estes dois últimos em crianças).[1,2]

Referências

1. Gusso G, Lopes JMC, Dias LC, organizadores. Tratado de medicina de família e comunidade: princípios, formação e prática. Porto Alegre: Artmed; 2019. 2388p. Capítulo 193.
2. Belda JW. Tratado de dermatologia 3ª ed. Rio de Janeiro: Atheneu; 2018. Capítulo 51. p. 1193-4.

10. [TEMFC 23 – Questão 56] Homem, 33 anos, refere surgimento de lesões de pele pruriginosas, inicialmente na região abdominal, que depois se alastraram também para os membros. O quadro iniciou há uns 10 dias, primeiro com a lesão maior, depois foram surgindo as demais. Nega outras queixas, outros problemas de saúde e contato com pessoas com sintomas semelhantes. Ele trabalha como professor de natação. Está de férias, mas vai retornar ao trabalho em 2 semanas e está preocupado de que possa ser algo contagioso ou do que as pessoas vão achar de vê-lo assim. Ao exame (imagem abaixo) identifica-se lesão maior com 4 cm e outras menores disseminadas nos troncos e membros, papuloescamosas e eritematosas. Peso: 65 kg.

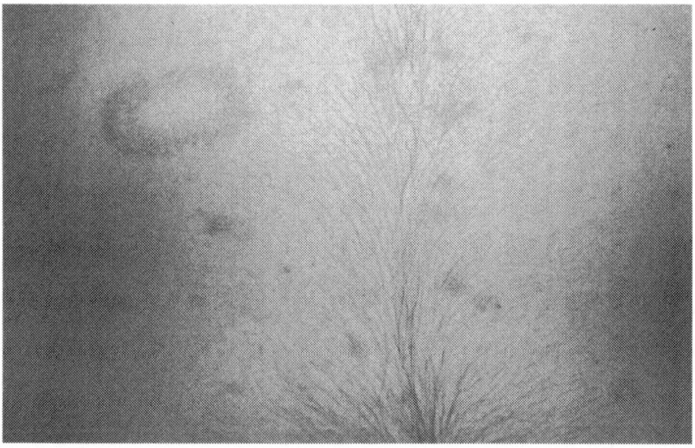

O diagnóstico mais provável e o tratamento indicado são:

a) psoríase e tratar com dexametasona creme 0,1%, três vezes ao dia.
b) escabiose e tratar com ivermectina 6 mg, 2 comprimidos, em dose única.
c) pitiríase rósea e tratar com eritromicina 250 mg, de 6 em 6 horas, via oral, por 14 dias.
d) micose superficial e tratar com fluconazol 150 mg, a cada 7 dias, por 4 semanas.

Alternativa correta: c

O quadro apresentado é característico de pitiríase rósea de Gilbert, que é uma afecção de pele com etiologia pouco definida e geralmente autolimitada com remissão espontânea em 4 a 8 semanas (curso máximo descrito como 4 meses). Logo, o tratamento medicamentoso não é necessário, podendo apenas ser tratado o prurido, se houver. Contudo, existem evidências (**c**) de que o uso da eritromicina por 2 semanas é possível pelo seu efeito anti-inflamatório e imunomodulador. Mesmo assim, deve-se avaliar o custo-benefício de optar por esse tratamento, diante de um problema benigno e autolimitado. As demais alternativas fogem ao quadro clínico apresentado no enunciado, uma vez que:

a) A psoríase apresenta-se geralmente com placas eritemato-escamosas, com descamação em placas branco-acinzentadas que quando removidas apresentam o sinal da vela e orvalho sangrante.

b) A escabiose tem como apresentação clínica prurido cutâneo intenso e pequenas pápulas lineares ou em forma de S (túnel escabiótico).

d) As micoses superficiais podem ter diversas apresentações, que podem ser desde manchas brancas com descamação furfurácea e sinal de Zilery positivo (ptiríase *versicolor*), manchas escuras também com leve descamação (Ptiríase *nigra*), placas numulares com leve descamação e bordos hiperemiados e ativos intensamente pruriginosas (*Tinea corporis*).

Referências

1. Gusso G, Lopes JMC, Dias LC, organizadores. Tratado de medicina de família e comunidade: princípios, formação e prática. Porto Alegre: Artmed; 2019. 2388p. Capítulos 194, 201, 204 e 206.
2. Duncan BB, Schmidt MI, Giugliani ERJ, Duncan MS, Giugliani C, organizadores. Medicina ambulatorial: condutas de atenção primária baseadas em evidências. 4ª ed. Porto Alegre: Artmed; 2013. Capítulo 167, 177 e 178.
3. Belda JW. Tratado de dermatologia 3ª ed. Rio de Janeiro: Atheneu; 2018. Capítulo 9. p. 182-3.

11. [TEMFC 23 – Questão 57] Mãe traz o filho, de 1 ano e 9 meses, com lesões pruriginosas disseminadas pelo corpo há cerca de 15 dias. Ao exame apresenta micropápulas mais presentes na região ao redor do umbigo, axilas, região inguinal bilateral, fossa antecubital e entre os dedos da mão. A mãe diz que os outros dois filhos, um menino de 8 anos e uma adolescente de 12 anos estão com lesões semelhantes. Ela e o marido também começaram a apresentar lesões, mas em menor quantidade. Eles não vieram juntos, porque os outros filhos tinham prova no colégio e o marido recentemente iniciou em um novo emprego e não pode faltar. Ela diz que não veio antes, pois também tem dificuldade de sair do trabalho, menstruou há 10 dias e usa DIU. Com a hipótese diagnóstica de escabiose, a conduta mais adequada neste caso é a

a) prescrição de permetrina 5%, para toda a família, e orientação dos cuidados com a roupa de cama, de banho e de uso pessoal.
b) solicitação de que o marido venha com os outros dois filhos para verificar se é o mesmo diagnóstico, antes de iniciar o tratamento.
c) prescrição de ivermectina 6 mg, para toda a família, conforme o peso, e orientação dos cuidados com a roupa de cama, de banho e de uso pessoal.

d) indicação de ivermectina 6 mg, para mãe, permetrina 1%, para o filho, orientação dos cuidados com as roupas e pedir que os familiares venham para avaliação.

Alternativa correta: a

O enunciado traz uma família com quadro típico de escabiose e avalia o conhecimento do candidato em tratar da forma correta o problema. O tratamento mais adequado foi apresentado na alternativa **a**, que indica o uso de permetrina para toda a família e cuidado com os fômites. Destaca-se que, para maior efetividade no tratamento, toda a família deve ser tratada, ao mesmo tempo, mesmo os assintomáticos, para evitar reinfestações.[1,2]

Referências

1. Gusso G, Lopes JMC, Dias LC, organizadores. Tratado de medicina de família e comunidade: princípios, formação e prática. Porto Alegre: Artmed; 2019. 2388p. Capítulo 201.
2. Duncan BB, Schmidt MI, Giugliani ERJ, Duncan MS, Giugliani C, organizadores. Medicina ambulatorial: condutas de atenção primária baseadas em evidências. 4ª ed. Porto Alegre: Artmed; 2013. Capítulo 178.

12. [TEMFC 23 – Questão 63] João, 33 anos, vem à consulta referindo três manchas no membro superior esquerdo há 6 meses. Ficou preocupado porque notou que no local das manchas não nasceram mais pelos, e não tem muita sensibilidade quando toca nelas. Nega fraqueza e parestesias nos membros. Ao exame físico, o médico de família constatou que as manchas eram hipocrômicas, com algumas áreas de hiperemia. Havia diminuição da sensibilidade térmica, tátil e dolorosa nas manchas e espessamento à palpação do nervo ulnar esquerdo. Não foram observadas alterações de sensibilidade em outras partes do membro superior esquerdo e nos demais membros. Força muscular preservada, reflexos normais. O médico de família, que trabalha em uma região endêmica para hanseníase, suspeita da doença e pede baciloscopias para Hansen. Na segunda consulta, João traz o resultado das baciloscopias, as quais vêm negativas. Assinale a alternativa que apresenta a conduta mais adequada para este caso.

a) Considerar que João tem hanseníase na forma paucibacilar e iniciar o tratamento.
b) Solicitar biópsia de uma das lesões e do nervo ulnar para confirmar o diagnóstico de hanseníase.
c) Encaminhar para o serviço de referência em hanseníase para confirmação diagnóstica.

d) Solicitar função hepática e renal e iniciar tratamento de hanseníase multibacilar após os resultados.

Alternativa correta: a

O enunciado traz uma pessoa com quadro clássico de hanseníase, que pelo número de lesões pode ser classificada como paucibacilar. O tratamento poderia ser iniciado mesmo sem a coleta e resultado da baciloscopia, uma vez que o caso tem critérios clínico e epidemiológicos positivos para hanseníase e trata-se de uma doença cujo diagnóstico é eminentemente clínico. E a questão avalia se o candidato é capaz apenas de tomar a decisão diante do diagnóstico claro que o enunciado traz.[1,2] Lembrando que a hanseníase é uma doença crônica, infectocontagiosa, cujo agente etiológico é o *Mycobacterium leprae*, que pode ser transmitida por vias aéreas, mas os bacilos já foram encontrados e por isso podem ser eliminados através das mucosas, hansenomas ulcerado, leite materno, urina e fezes e a transmissão é dada de indivíduos multibacilares não tratados para indivíduos suscetíveis.[2,3] Por isso, uma ação importante para tentar eliminar a cadeia de transmissão do indivíduo do caso seria investigar os contactantes domiciliares, ação essa que sempre deve ser lembrada pelo médico de família e comunidade (independentemente de a classificação ser multi ou paucibacilar).[2]

Referências

1. Gusso G, Lopes JMC, Dias LC, organizadores. Tratado de medicina de família e comunidade: princípios, formação e prática. Porto Alegre: Artmed; 2019. 2388p. Capítulo 205.
2. Brasil. Ministério da Saúde. Secretaria de Vigilância em Saúde. Departamento de Vigilância das Doenças Transmissíveis. Guia prático sobre a hanseníase [recurso eletrônico]. Brasília: Ministério da Saúde; 2017. p. 55-6.
3. Belda JW. Tratado de dermatologia. 3ª ed. Rio de Janeiro: Atheneu; 2018. Capítulo 58. p. 1509.

13. [TEMFC 24 – Questão 57] Paciente do sexo masculino, 80 anos, procura seu médico de família e comunidade com queixa de *rash* pruriginoso, composto por pápulas, vesículas e crostas no trajeto do ramo mandibular do nervo trigêmeo. Queixa dor intensa em queimação. Em relação ao caso citado, assinale a alternativa correta.

a) A idade do paciente aumenta o risco da complicação mais comum do caso.
b) O médico deve prescrever corticoides tópicos de alta potência.
c) O diagnóstico será definido após exames laboratoriais.
d) A prescrição de aciclovir é contraindicada em idade superior a 70 anos.

Alternativa correta: a

O enunciado traz um homem idoso de 80 anos com quadro clínico sugestivo de herpes-zóster, que acomete o nervo trigêmeo e merece atenção imediata do médico de família e comunidade, uma vez que idosos têm maior chance de complicações, principalmente neuralgia pós-herpética. A medicação de escolha é o aciclovir em altas doses (800 mg VO 5x/dia por 7 dias), mas deve-se prescrever sintomáticos como adjuvantes ao controle da dor. Não há indicação de exames laboratoriais, uma vez que o diagnóstico é eminentemente clínico e não se pode retardar o início do tratamento para prevenção de cronificação da dor neuropática. Assim, pode-se concluir que a alternativa correta é a letra **a**.

Referência

1. Duncan BB, Schmidt MI, Giugliani ERJ, Duncan MS, Giugliani C, organizadores. Medicina ambulatorial: condutas de atenção primária baseadas em evidências. 4ª ed. Porto Alegre: Artmed; 2013. Capítulo 176.

14. [TEMFC 24 – Questão 58] Adolescente, 16 anos, procura seu médico de família com queixa de lesões eczematosas, pruriginosas em fossas cubitais e tornozelos. Refere recorrência das lesões e associa à ingestão de certos alimentos e à exposição prolongada ao sol. Refere possuir essas lesões desde bebê, porém, quando criança, predominavam na face. Apresentava também pápulas hiperceratóticas foliculares na face extensora dos membros superiores.
Assinale a alternativa que apresenta a conduta mais adequada que deve ser realizada pelo médico de família e comunidade.

a) Indicar fototerapia como tratamento definitivo.
b) Indicar hidratantes tópicos durante os períodos de exacerbação, sendo suspenso nos períodos de remissão.
c) Prescrever anti-histamínicos sistêmicos para controle do prurido.
d) Prescrever corticoides tópicos de alta potência como terapia de manutenção por duas semanas.

Alternativa correta: c

Diante de uma jovem com quadro de dermatite atópica, tal como apresentado na questão, o médico de família e comunidade deve orientar algumas medidas protetivas à barreira cutânea, tais como:

- Identificar fatores desencadeantes.
- Evitar banhos quentes e prolongados ou uso de abrasivos (buchas e esponjas ou esfoliantes).
- Usar hidratante diariamente, mesmo em períodos de remissão dos sintomas.

- O uso de corticoides de baixa potência é a melhor opção para os períodos de manutenção e os de alta potência para os períodos de exacerbação, estes últimos indicados para uso por tempo limitado.[1]
- A fototerapia é utilizada como adjuvante (2ª ou 3ª linha) ao tratamento da dermatite atópica recorrente em grandes áreas e resistentes ao tratamento com agentes tópicos e medidas comportamentais e tem indicação para pessoas mais velhas.[2,3] Mas não é um tratamento tão potente quanto o realizado com imunossupressores (azatioprina, metotrexato, por exemplo).[3]
- Já o uso de anti-histamínicos pode ser útil para o controle do prurido.

Referências

1. Gusso G, Lopes JMC, Dias LC, organizadores. Tratado de medicina de família e comunidade: princípios, formação e prática. Porto Alegre: Artmed; 2019. 2388p. Capítulo 194.
2. Duncan BB, Schmidt MI, Giugliani ERJ, Duncan MS, Giugliani C, organizadores. Medicina ambulatorial: condutas de atenção primária baseadas em evidências. 4ª ed. Porto Alegre: Artmed; 2013. Capítulo 168.
3. Belda JW. Tratado de dermatologia 3ª ed. Rio de Janeiro: Atheneu; 2018. Capítulo 12, p. 261.

25

ABORDAGEM A PROBLEMAS HEMATOLÓGICOS

Juliana Oliveira Soares
Fernanda Lazzari Freitas

1. [TEMFC 18 – Questão 48] Rita trouxe sua filha Fabiana, 7 meses de idade, para consulta de puericultura. Está muito preocupada com a filha e quer "fazer exame para ver se ela tem anemia". Apresenta todas as vacinas em dia, aleitamento materno exclusivo até 6 meses, crescimento e desenvolvimento adequados para a idade. Em relação à situação citada, assinale a alternativa correta, de acordo com as recomendações do Ministério da Saúde.

a) Deve ser realizada a profilaxia com sulfato ferroso em xarope, na dose semanal de 25 mg de ferro elementar.
b) A palidez palmar e conjuntival são sensíveis para o diagnóstico de anemia em estágios iniciais da doença.
c) Se Fabiana apresentar sinais e sintomas de anemia ao exame físico e a doença for confirmada laboratorialmente, o tratamento deve ser instituído até a correção dos valores de hemoglobina.
d) O rastreamento para anemia por meio da dosagem de hemoglobina deve ser realizado quando Fabiana completar um ano de idade.
e) Está indicado dose profilática diária por meio do sulfato ferroso na dose de 1 mg/kg/dia de ferro elementar.

Alternativa correta: e

O enunciado traz uma criança de 7 meses que não se enquadra em situação de risco para anemia ferropriva, uma vez que foi aleitada exclusivamente ao peito até o 6º mês.

Nota do editor: Os endereços eletrônicos indicados nas referências deste capítulo foram acessados em 10 maio 2021.

Nesse caso, o Programa de Suplementação de Ferro do Ministério da Saúde recomenda a profilaxia diária com 1 mg/kg/dia de ferro elementar do 6º ou 18º mês (ou a partir dos 4 meses, quando houver desmame precoce, ou antes, no caso de pré-termos ou crianças com baixo peso ao nascer).[1,3] Vale ressaltar que os sinais e sintomas ditos como da anemia ferropriva são inespecíficos e pouco sensíveis para o real diagnóstico da doença. Logo, a confirmação diagnóstica deve ser feita somente pela análise dos níveis de hemoglobina e hematócrito.[2] Mas só se recomendaria, diante de uma criança como Fabiana, a solicitação de hemograma caso ela não faça profilaxia com sulfato ferroso a partir de 6 meses.[3] Daí sim, mediante um diagnóstico de anemia ferropriva, a recomendação é manter a reposição de ferro por no mínimo 2 meses após a correção da hemoglobina ou até a correção da ferritina.[1]

Referências

1. Gusso G, Lopes JMC, Dias LC, organizadores. Tratado de medicina de família e comunidade: princípios, formação e prática. Porto Alegre: Artmed; 2019. 2388p. Capítulo 100 e 104.
2. Duncan BB, Schmidt MI, Giugliani ERJ, Duncan MS, Giugliani C, organizadores. Medicina ambulatorial: condutas de atenção primária baseadas em evidências. 4ª ed. Porto Alegre: Artmed; 2013. Capítulo 21.
3. Brasil. Ministério da Saúde. Secretaria de Atenção à Saúde. Departamento de Atenção Básica. Caderno de Atenção Básica 33: Saúde da criança crescimento e desenvolvimento. Brasília: Ministério da Saúde; 2012. p. 80 e 81 e 145.

2. [TEMFC 19 – Questão 48] Márcia, de 65 anos, é acompanhada por sua médica de família em razão da seguinte lista de problemas crônicos:

Problemas	Data de início
1 – Hipertensão arterial sistêmica	13/03/1990
2 – Diabete *mellitus*	05/12/1992
3 – Tabagismo	22/02/1965

Na consulta atual, ela veio mostrar o resultado de um hemograma solicitado na consulta anterior. O resultado foi:

- Hemácias: 5.000.000/mm^3
- Hemoglobina: 10,6 g/dL
- Hemócrito: 35,3%
- V.C.M: 88 fL
- H.C.M: 27 pg
- C.H.C.M: 33 g/dL

- R.D.W: 14.2%
- H.D.W: 2.6 g/dL

Diante dos dados apresentados, qual a principal hipótese diagnóstica a ser considerada neste caso?

a) Anemia hemolítica autoimune.
b) Anemia por deficiência de ferro.
c) Anemia por insuficiência renal crônica.
d) Anemia megaloblástica.
e) Anemia aplásica.

Alternativa correta: c

O caso clínico apresenta uma mulher idosa com história de HAS, tabagismo e diabetes *mellitus* e com anemia normocítica normocrômica.
As alternativas apresentadas trazem:
a) Anemia hemolítica autoimune: geralmente é um tipo de anemia normocítica, cujo RDW pode estar normal ou aumentado.
b) Anemia por deficiência de ferro: geralmente é um tipo de anemia microcítica e hipocrômica (VCM diminuído, HCM diminuído, RDW aumentado).
c) Anemia por insuficiência renal crônica: geralmente é um tipo de anemia normocítica, cujo RDW apresenta-se normal. Além disso, a pessoa possui três fatores de risco para doença renal crônica.
d) Anemia megaloblástica: geralmente apresenta VCM e RDW aumentados.
e) Anemia aplásica: geralmente apresenta RDW normal, mas VCM aumentado.
Sendo, assim, a alternativa considerada correta foi a letra **c**.

Referências

1. Gusso G, Lopes JMC, Dias LC, organizadores. Tratado de medicina de família e comunidade: princípios, formação e prática. Porto Alegre: Artmed; 2019. 2388p. Capítulos 100 e 104.
2. Duncan BB, Schmidt MI, Giugliani ERJ, Duncan MS, Giugliani C, organizadores. Medicina ambulatorial: condutas de atenção primária baseadas em evidências. 4ª ed. Porto Alegre: Artmed; 2013. Capítulo 91.

3. [TEMFC 20 – Questão 48] Um médico assumiu uma equipe de Estratégia Saúde da Família (ESF) de uma população quilombola, em área urbana de uma grande cidade, com pessoas em sua maioria absoluta afrodescendentes. O médico que estava antes, afirmando para a equipe que a incidência de anemia falciforme é maior na população negra, fazia rastreio universal e indiscriminado para esse tipo de anemia, além de suplementar ferro em nível populacional e referenciar muitas pessoas ao hematologista, sobrecarregando a regulação para essa especialidade médica, segundo relato de profissionais da sua equipe. Para organizar e coordenar o cuidado dessas pessoas, o novo médico começa a revisar os resultados dos exames solicitados pelo outro médico para avaliar quem de fato tem anemia falciforme e por sua vez suspender a reposição indiscriminada de ferro e os encaminhamentos desnecessários. Assim sendo, assinale a alternativa correta que apresenta os achados laboratoriais que o novo médico esperaria verificar se a teoria do médico anterior estivesse correta e houvesse muitos casos de anemia falciforme entre os seus pacientes.

a) Anemia normocítica normocrômica, sem sinais de hemólise e drepanócitos em esfregaço de sangue periférico.
b) Anemia normocítica normocrômica, com sinais de hemólise e coilócitos em esfregaço de sangue periférico.
c) Anemia microcítica hipocrômica, com sinais de hemólise e drepanócitos em esfregaço de sangue periférico.
d) Anemia microcítica hipocrômica, sem sinais de hemólise e coilócitos em esfregaço de sangue periférico.
e) Anemia normocítica normocrômica, com sinais de hemólise e drepanócitos em esfregaço de sangue periférico.

Alternativa correta: e

Trata-se de uma questão que avalia o conhecimento do candidato em relação ao diagnóstico de anemia falciforme. Anemia falciforme é um tipo de anemia hemolítica causada por uma hemoglobinopatia congênita, que tem como característica a drepanocitose (hemácias em foice), que pode ser desencadeada diante de fatores estressores (infecções, por exemplo). O hemograma geralmente se apresenta com VCM normal e RDW normal ou aumentado.[1,2] Por isso a resposta **e** é a correta.

Referências

1. Gusso G, Lopes JMC, Dias LC, organizadores. Tratado de medicina de família e comunidade: princípios, formação e prática. Porto Alegre: Artmed; 2019. 2388p. Capítulos 100 e 104.
2. Duncan BB, Schmidt MI, Giugliani ERJ, Duncan MS, Giugliani C, organizadores. Medicina ambulatorial: condutas de atenção primária baseadas em evidências. 4ª ed. Porto Alegre: Artmed; 2013. Capítulo 91.

4. [TEMFC 24 – Questão 69] Jorge, 57 anos, vai a uma consulta de retorno na unidade de saúde levando resultado de exames que lhe foram pedidos previamente por queixa de fraqueza, sem outras queixas. Ele tem diabetes e faz tratamento com metformina 850 mg duas vezes ao dia. Negou tabagismo e etilismo. PA 120x80 mmHg, estatura 1,78 m, peso 70 kg. Exames: TSH 2,3 mUI/L, creatinina 0,8 mg/dL, glicemia 135 mg/dL, hemoglobina glicosilada 6,9%, hemácias 3,4 milhões/mm^3, hematócrito 34,5%, hemoglobina 11,5 g/dL, VCM 110 fL, HCM 31,4 pg, CHCM 33,5 g/dL, RDW 13%, leucograma sem alterações, plaquetas 200.000. Diante desses resultados, o médico solicita novos exames. Jorge retorna, após 30 dias, com os resultados: reticulócitos 1,5%, TGO 54 U/L, TGP 26 U/L, gama-GT 120 U/L, vitamina B12 300 pg/mL (180-914 pg/mL), ácido fólico 12 ng/mL (> 2,3 ng/mL). Diante desses resultados, assinale a alternativa que apresenta a hipótese diagnóstica mais provável.

a) Anemia hemolítica.
b) Abuso de álcool.
c) Síndrome mielodisplásica.
d) Toxicidade por metformina.

Alternativa correta: b

Trata-se de um paciente diabético com sintomas de fraqueza. O estudo analítico evidenciou: anemia macrocítica com valor RDW normal e elevação da gamaglutamiltransferase (gama-gt) e da aspartato aminotransferase (TGO). A anemia macrocítica pode ser causada por doença hepática, hipotireoidismo, vírus HIV, hemólise com reticulose marcada e secundária a uso de alguns medicamentos. Os fármacos mais frequentemente envolvidos na etiologia da macrocitose são: alopurinol, fenitoína, hidroxiureia, metrotrexato e zidovudina.[1] Quando o aumento de gama-gt é associado à elevação da TGO e TGP, a relação TGO:TGP está maior que 2:1 e ambas não superam 300 U/L, deve ser fortemente considerada a possibilidade de doença hepática alcoólica.[2]

Referências

1. Duncan BB, Schmidt MI, Giugliani ERJ, Duncan MS, Giugliani C, organizadores. Medicina ambulatorial: condutas de atenção primária baseadas em evidências. 4ª ed. Porto Alegre: Artmed; 2013. Capítulo 84: Icterícia, Alteração de transaminases e outras manifestações de problemas hepáticos comuns. p. 830-842.
2. Gusso G, Lopes JMC, Dias LC, organizadores. Tratado de medicina de família e comunidade: princípios, formação e prática. Porto Alegre: Artmed; 2019. 2388p. Capítulo 100: Interpretação de hemograma na atenção primária à saúde. p. 2588-2611(versão digital).
3. Kaferle J, Strzoda CE. Evaluation of macrocytosis. Am Fam Physician. 2009 Feb 1;79(3):203-208.

26

ABORDAGEM A PROBLEMAS METABÓLICOS

Laura Caputo
Gabriela Mendes Aguiar
Liliana Alice da Silva Campos

1. [TEMFC 18 – Questão 50] Sra. Vera, de 58 anos de idade, procura seu médico de família e comunidade solicitando um encaminhamento ao endocrinologista. Ela acredita ter um problema de tireoide, uma vez que ganhou peso nos últimos meses, se sente edemaciada e nota um aumento de volume na região anterior do pescoço, ao que ela atribui o nome de "papada". Sobre o caso da Sra. Vera e as doenças da tireoide, assinale a alternativa correta.

a) Sra. Vera deve ser encaminhada a um endocrinologista já que os sintomas são muito específicos e é possível notar que ela se encontra em franco hipotireoidismo.
b) Na propedêutica inicial, diante de uma suspeita de hipotireoidismo, é fundamental que, além da dosagem do TSH, também sejam dosados o T4 livre e o T3.
c) Diante do quadro clínico apresentado pela Sra. Vera, se ao exame físico for identificado um nódulo tireoideano nitidamente palpável, o mesmo pode ser um adenoma tóxico.
d) Caso se confirme o diagnóstico de hipotireoidismo, compete ao médico de família e comunidade iniciar o tratamento necessário e realizar o acompanhamento.
e) Mesmo que se constate que a Sra. Vera não apresenta hipotireoidismo, o uso de levotiroxina é recomendado para auxiliar no tratamento da obesidade e do edema.

Nota do editor: Os endereços eletrônicos indicados nas referências deste capítulo foram acessados em 10 maio 2021.

Alternativa correta: d

A questão ilustra a epidemiologia de um provável caso de transtornos na tireoide: mulher, entre 40 e 60 anos de idade, com sintomas inespecíficos. O aumento do volume na região anterior do pescoço poderia corresponder ao bócio, o qual pode ou não estar presente no hipotireoidismo primário, ou a um nódulo nitidamente palpável, que tende a se relacionar com etiologias de hipertireoidismo (por exemplo, o adenoma tóxico). O médico de família e comunidade é apto a realizar diagnóstico e tratamento da maioria das afecções mais recorrentes relacionadas à tireoide, sendo necessário o encaminhamento apenas em condições específicas (gestantes, doença central e casos refratários a despeito da adesão ao tratamento). A investigação inicial direcionada na suspeita de alterações na tireoide deve incluir apenas TSH e T4 livre e somente em casos confirmados de hipotireoidismo (hipotireoidismo declarado), ou em algumas situações específicas de hipotireoidismo subclínico, é que se prescreve a levotiroxina. O uso dessa medicação em outras condições clínicas ou para "tratar" sinais e sintomas coincidentes ao hipotireoidismo, como obesidade e edema, tende a ser uma intervenção iatrogênica, já que pode causar tireotoxicose exógena.

Referências

1. Silva AS, Maciel LMZ, Magalhães PKR. Problemas de tireoide. In: Gusso G, Lopes JM, Dias LC. Tratado de medicina de família e comunidade: princípios, formação e prática. Porto Alegre: Artmed; 2019.
2. Dora JM, Scheffel RS, Maia AL. Doenças da tireoide. In: Duncan B, Schmidt MI, Giugliani E, Duncan M, Giugliani C. Medicina ambulatorial: condutas de atenção primária baseada em evidências. Porto Alegre: Artmed; 2013.

2. [TEMFC 18 – Questão 51] Joana, de 62 anos, é sua paciente há mais de dez anos. Nos últimos dois anos, o controle da glicemia vem piorando e suas últimas medidas de hemoglobina glicosilada (HbA1C) têm variado entre 9 e 9,5%. Ela já faz uso de uma biguanida (metformina, 2.550 mg/dia) e de uma sulfonilureia (glibenclamida 20 mg/dia). Não houve grandes mudanças em seu peso (68 kg em 165 cm de estatura) nem no padrão alimentar. Costuma caminhar 1h por dia na ida e na volta do trabalho. Nessa consulta, Joana está propensa a aceitar o uso da insulina. A conduta mais adequada é

a) retirar os hipoglicemiantes orais e iniciar com insulina NPH de manhã e à noite (20 e 10 UI) e com a insulina regular antes do jantar (10 UI).
b) tentar retardar ao máximo o uso da insulina e insistir nas mudanças de hábito de vida.

c) manter os hipoglicemiantes orais e iniciar com dose única de insulina NPH ao deitar (10 UI) e avaliar meta com glicemia de jejum e HbA1C.
d) associar acarbose antes das refeições e considerar a troca da metformina pela pioglitazona.
e) retirar a biguanida (metformina) antes de associar qualquer insulina e iniciar com a regular antes do jantar (10 UI).

Alternativa correta: c

A senhora Joana, apesar de já realizar mudanças de estilo de vida (dieta e atividade física) e utilizar duas classes de medicamentos anti-hiperglicemiantes orais, apresenta DM2 não controlada, já que a meta de HbA1C é de 7,5 a 8,5% no caso de idosos. A etapa seguinte de tratamento, sugerida pela Sociedade Brasileira de Diabetes, é manter as medicações orais e associar insulina NPH 10 UI antes de deitar. O seguimento é feito com medidas de glicemia de jejum e HbA1C.

Referência

1. Chazan ACS, Teixeira RJ, Rocha CRM, Winck K. Diabetes melito tipos 1 e 2. In: Gusso G, Lopes JM, Dias LC. Tratado de medicina de família e comunidade: princípios, formação e prática. Porto Alegre: Artmed; 2019.

3. [TEMFC 18 – Questão 52] Com relação ao monitoramento da pessoa com diabetes tipo 2, assinale a alternativa correta.

a) Deve-se solicitar anualmente: glicemia de jejum, hemoglobina glicada, perfil lipídico, creatinina, TSH, ECG e exame qualitativo de urina.
b) A frutosamina também pode ser utilizada para avaliar o controle glicêmico, em substituição ao monitoramento da glicemia de jejum.
c) O paciente em uso exclusivo de hipoglicemiante via oral e bem controlado deve realizar monitoramento da glicemia capilar regularmente/rotineiramente.
d) Em pacientes com diabetes tipo 2 em uso de antidiabéticos orais, a monitorização da glicemia capilar não é recomendada rotineiramente.
e) A hemoglobina glicada é utilizada para avaliar o controle glicêmico a longo prazo, refletindo as glicemias dos últimos 3 a 4 meses.

Alternativas corretas: **d e e.** (A questão foi anulada.)

A questão trata sobre o tema de monitoramento do diabetes tipo 2. A glicemia de jejum e a hemoglobina glicada devem ser solicitadas de duas a quatro vezes ao ano, a depender do controle glicêmico. A hemoglobina glicada é usada para avaliar o controle a longo prazo, sendo eficiente para avaliar o nível glicêmico nos 2 a 4 meses pregressos. Perfil lipídico e função renal devem ser realizados anualmente. Não há indicação para realização de função tireoidiana e de ECG. O automonitoramento glicêmico não é feito rotineiramente em pacientes em uso de antidiabéticos orais. A frutosamina não é capaz de substituir a glicemia de jejum no monitoramento do diabetes. Dessa forma, as alternativas **d** e **e** contemplam respostas corretas, e, assim, a questão foi anulada.

Referência

1. Chazan ACS, Teixeira RJ, Rocha CRM, Winck K. Diabetes melito tipos 1 e 2. In: Gusso G, Lopes JM, Dias LC. Tratado de medicina de família e comunidade: princípios, formação e prática. Porto Alegre: Artmed; 2019.

4. [TEMFC 19 – Questão 50] Rita, 58 anos, vem à consulta para mostrar exames solicitados em um outro serviço de saúde. Apesar de estar assintomática, ela havia dito ao médico que gostaria de fazer "exames da tireoide", pois tem irmãs com doenças tireoidianas.
Os resultados foram os seguintes:

TSH 7,05 mUI/L (valor de referência: 0,50 a 5,00 mUI/L);
T4 livre 1,10 ng/dL (valor de referência: 0,60 a 1,50 ng/dL);
Anticorpo antitireoperoxidase positivo (valor de referência: negativo).

Diante do caso, qual a alternativa correta?

a) A paciente apresenta um quadro de hipotireoidismo central subclínico, devendo ser iniciado o uso de levotiroxina.
b) A presença de anticorpos antitireoperoxidase indica que deve ser iniciado o uso de levotiroxina.
c) É impossível excluir hipotireoidismo nessa paciente somente com esses exames, devendo ser solicitada a dosagem de T3 sérico.
d) É necessário solicitar hemograma, perfil lipídico, creatinofosfoquinase e prolactina em virtude da associação de aumento de TSH com alterações nesses exames.
e) A paciente apresenta hipotireoidismo subclínico e não há necessidade de utilização de levotiroxina no momento.

Alternativa correta: e

A paciente em questão apresenta todos os critérios do hipotireoidismo subclínico: aumento no valor de TSH, níveis normais de T4 livre e está assintomática. A presença do anticorpo antitireoperoxidase e valores muito elevados de TSH (acima de 10 mUI/L) indicam maior risco de progressão para hipotireoidismo clínico, mas não exigem tratamento imediato. Exigem acompanhamento longitudinal dos níveis hormonais a cada três a seis meses e observação do surgimento de sintomas. Vale lembrar que a dosagem de triiodotironina (T3) não está indicada no diagnóstico do hipotireoidismo. Outras alterações laboratoriais, como anemia normocítica e normocrômica, hiperprolactinemia, aumento de colesterol e de creatinofosfoquinase, poderiam estar associadas ao hipotireoidismo e, muitas vezes, devem servir de dica e alerta nos pacientes com sintomas muito inespecíficos da doença.

Referências

1. Silva AS, Maciel LMZ, Magalhães PKR. Problemas de tireoide. In: Gusso G, Lopes JM, Dias LC. Tratado de medicina de família e comunidade: princípios, formação e prática. Porto Alegre: Artmed; 2019.
2. Dora JM, Scheffel RS, Maia AL. Doenças da tireoide. In: Duncan B, Schmidt MI, Giugliani E, Duncan M, Giugliani C. Medicina ambulatorial: condutas de atenção primária baseada em evidências. Porto Alegre: Artmed; 2013.

5. [TEMFC 19 – Questão 51] Sr. Aurélio, de 63 anos de idade, tem diabetes há cerca de 20 anos e há 8 anos aproximadamente utiliza insulinoterapia. Atualmente faz uso de insulina NPH humana, aplicando 28 U por volta das 8 horas e 20 U por volta das 22 horas. Ele faz automonitoramento com a dosagem de glicemia capilar duas vezes por dia, sempre antes de utilizar a insulina. Tem notado que a glicemia capilar da noite tem ficado em torno de 130 mg/dL, mas a glicemia capilar da manhã quase sempre está acima de 250 mg/dL. Além disso, frequentemente ele tem acordado durante a madrugada com tremores, sudorese e sensação de fome.
Qual a melhor conduta para este paciente?

a) A dose da insulina da noite pode ser aumentada em 4 U, uma vez que a glicemia capilar da manhã está acima do desejável.
b) A dose de insulina da noite pode ser reduzida, uma vez que é provável que esteja havendo hipoglicemia durante a madrugada com hiperglicemia reacional em seguida.
c) A insulina deve ser retirada gradualmente e o paciente deverá fazer uso somente de hipoglicemiantes orais visando a evitar os picos de hipoglicemia.
d) Orientar o paciente a manter a dose de insulina e colocar o despertador para as 2 horas da madrugada para se alimentar visando a evitar os picos de hipoglicemia.

e) Visando a evitar a hipoglicemia de rebote, deve ser iniciada uma dose de insulina regular de 0,1 U/kg antes do jantar.

Alternativa correta: b

No caso, o Sr. Aurélio tem apresentado hipoglicemias sintomáticas na madrugada e hiperglicemias matinais. Isso caracteriza o efeito Somogyi, que é uma hipoglicemia severa seguida de hiperglicemia rebote. O tratamento é reduzir a insulina NPH da noite para evitar a queda importante da glicemia no pico de ação da insulina. Outra opção é introduzir uma ceia que contenha carboidratos, lipídeos e proteínas.

Referência

1. Weinert LS, Leitão CB, Schmidt MI, Schaan B. Diabetes melito: diagnóstico e tratamento. In: Duncan B, Schmidt MI, Giugliani E, Duncan M, Giugliani C. Medicina ambulatorial: condutas de atenção primária baseada em evidências. Porto Alegre: Artmed; 2013.

6. [TEMFC 19 – Questão 52] Após vários meses sem procurar a unidade de saúde, Lucy, de 59 anos de idade, vem à consulta dizendo que gostaria de fazer exames para verificar como está o controle do diabetes. Ela é portadora de diabetes tipo 2 e vinha mantendo bom controle glicêmico utilizando metformina em duas doses diárias. Qual a conduta correta?

a) O médico deve solicitar dosagem de microalbuminúria, pois essa deve ser realizada semestralmente a partir do momento de diagnóstico do diabetes.
b) O médico deve solicitar dosagem de hemoglobina glicada, tendo em vista que pode ser realizada duas a quatro vezes por ano, dependendo do controle glicêmico.
c) O médico deve solicitar a dosagem semestral dos níveis de insulina basal, pois eles têm grande importância para determinar o momento apropriado para a insulinização.
d) O médico deve solicitar hemoglobina glicada de rotina e glicemia pós-prandial, a fim de verificar a hiperglicemia pós-prandial.
e) O médico deve encaminhar para fundoscopia que deve ser realizada a cada três anos a fim de detectar e tratar precocemente a retinopatia.

Alternativa correta: b

Na questão, dona Lucy vem ao serviço para avaliação do controle da diabetes. Faz uso de antidiabético oral com bom controle nos últimos anos. A realização da hemoglobina glicada é indicada, pois consegue revelar a média de glicemias dos últimos dois a quatro meses. Pode ser solicitada de duas a quatro vezes ao ano, a depender do controle glicêmico. A função renal pode ser avaliada com microalbuminúria anualmente. Não há indicação para a realização de dosagem de insulina basal. A glicemia pós-prandial não faz parte dos exames para o monitoramento do diabetes tipo 2 quando a terapia farmacológica consiste apenas em medicações por via oral. A fundoscopia, no diabetes tipo 2, deve ser realizada ao diagnóstico e anualmente no seguimento da doença.

Referência

1. Chazan ACS, Teixeira RJ, Rocha CRM, Winck K. Diabetes melito tipos 1 e 2. In: Gusso G, Lopes JM, Dias LC. Tratado de medicina de família e comunidade: princípios, formação e prática. Porto Alegre: Artmed; 2019.

7. [TEMFC 20 – Questão 50] Fernanda, 30 anos, traz alguns resultados de exames que foram solicitados para investigação de um quadro de fadiga e desânimo. Os exames são os seguintes:

Hemoglobina: 13,0 g/dL (VR: 12 a 16 g/dL).
Hematócrito: 45,3% (VR: 35 a 45%).
Global de leucócitos: 5.640/µL (VR: 4,5 a $11x10^3$ cél/µL).
Plaquetas: 256.000/µL (VR: 150 a $450x10^3$ /µL).
Glicemia de jejum: 76 mg/dl (VR: 60 a 100 mg/dL).
TSH: 8,055 mUI/L (VR: 0,4 a 4,2 mUI/L).

Diante do caso clínico apresentado, a conduta a ser sugerida pelo médico de família e comunidade (MFC) é que:

a) a dosagem de anticorpos antirreceptor de tireoglobulina deve ser solicitada para descartar hipotireoidismo secundário.
b) deve ser prescrito levotiroxina 75 mcg/dia, em jejum, uma vez que Fernanda apresenta hipotireoidismo franco.
c) é necessário seguir a investigação de hipotireoidismo, devendo ser repetida a dosagem de TSH e solicitada a dosagem de T4 livre.
d) considerando que Fernanda apresenta sintomas compatíveis com uma disfunção tireoideana, a dosagem do T3 total deve ser realizada.
e) a realização de ultrassonografia da tireoide e região cervical deve ser solicitada, pois o exame clínico tem baixa sensibilidade para detecção de nódulos tireoideanos.

Alternativa correta: c

Os sintomas do hipotireoidismo são, na maioria das vezes, inespecíficos e comuns a diversas patologias. Para a confirmação de um hipotireoidismo franco é necessário, além de TSH elevado, a dosagem de T4 livre abaixo dos valores de referência. Antes dessa confirmação, não são indicados, a princípio, terapia medicamentosa ou outros exames direcionados a descobrir etiologia do hipotireoidismo, como a dosagem de antirreceptor de tireoglobulina. Vale ressaltar que, em casos de hipotireoidismo primário (quando a glândula não produz hormônio em quantidade adequada), não há indicação de exames de imagem, seja para diagnóstico ou para acompanhamento.

Referências

1. Silva AS, Maciel LMZ, Magalhães PKR. Problemas de tireoide. In: Gusso G, Lopes JM, Dias LC. Tratado de medicina de família e comunidade: princípios, formação e prática. Porto Alegre: Artmed; 2019.
2. Dora JM, Scheffel RS, Maia AL. Doenças da tireoide. In: Duncan B, Schmidt MI, Giugliani E, Duncan M, Giugliani C. Medicina ambulatorial: condutas de atenção primária baseada em evidências. Porto Alegre: Artmed; 2013.

8. [TEMFC 20 – Questão 51] Gabriela, 30 anos, portadora de diabetes *mellitus* tipo 1. Atualmente, pesando 50 kg, faz uso de insulina NPH humana, sendo 20 UI no café da manhã e 10 UI no jantar. No automonitoramento glicêmico que realiza três vezes por dia (pela manhã em jejum, antes do almoço e antes do jantar), tem notado hipoglicemias no jejum e hiperglicemias antes do almoço. Para melhorar o controle glicêmico, deve-se

a) substituir a dose de insulina NPH da noite por uma dose diária de insulina detemir.
b) manter as doses de insulina NPH e acrescentar uma dose de insulina regular no horário do almoço.
c) reduzir a dose de insulina NPH do final do dia e acrescentar uma dose de insulina regular no café da manhã.
d) manter as doses de insulina NPH e prescrever vildagliptina 50 mg à noite.
e) manter as doses de insulina NPH e prescrever metformina 850 mg no almoço.

Alternativa correta: c

A glicemia de jejum é determinada, entre outros fatores, pela dose de insulina basal da noite anterior. As hipoglicemias que Gabriela está apresentando no jejum coincidem com o pico de ação da insulina NPH da noite (de 4 a 10 horas), assim sua dose deve ser reduzida. A hiperglicemia pré-almoço deve ser corrigida com introdução de insulina rápida antes do café, já que seu pico de ação ocorre entre 2 e 3 horas. Os anti-hiperglicemiantes orais (como metformina e vildagliptina) não têm papel estabelecido no tratamento de DM1. A insulina detemir tem ação prolongada (por 14 a 24 horas, sem pico de ação). Portanto, caso seja optado por usá-la, deve ser em substituição à dose total diária de insulina NPH, e não apenas à dose noturna.

Referências

1. Chazan ACS, Teixeira RJ, Rocha CRM, Winck K. Diabetes melito tipos 1 e 2. In: Gusso G, Lopes JM, Dias LC. Tratado de medicina de família e comunidade: princípios, formação e prática. Porto Alegre: Artmed; 2019.
2. American Diabetes Association. Pharmacologic Approaches to Glycemic Treatment: *Standards* of Medical Care in Diabetes – 2020. Diabetes Care Jan 2020. 43 (Supplement 1):S98-S110. DOI: 10.2337/dc20-S009

9. [TEMFC 20 – Questão 52] Manoel, 62 anos, portador de diabetes *mellitus* tipo 2, desde os 50 anos de idade, aproximadamente. Atualmente, faz uso de metformina apenas e, na última consulta, anteontem, como não havia um controle glicêmico adequado, optou-se por aumentar a dose da medicação de 850 mg/dia para 1.700 mg/dia. Diante disso, assinale a afirmativa correta sobre os exames complementares que deverão ser realizados a partir de então.

a) A dosagem de glicemia de jejum deve ser realizada semanalmente durante o primeiro mês, após o ajuste da dose.
b) A dosagem da hemoglobina glicosilada deve ser realizada em cerca de 90 dias.
c) A dosagem de insulina basal deve ser realizada, mensalmente, nos primeiros meses.
d) A dosagem da hemoglobina glicosilada deve ser realizada em 30 dias.
e) A glicemia pós-prandial deve ser realizada em cerca de 30 dias.

Alternativa correta: b

Na questão, Sr. Manoel vem em consulta para monitoramento do diabetes tipo 2. No momento, optou-se pelo aumento na dose da medicação. Portanto, para avaliar a resposta glicêmica ao aumento da terapia medicamentosa, deve-se solicitar hemoglobina glicada em cerca de 90 dias, já que tal exame revela a glicemia média pregressa dos últimos dois a quatro meses.

Referência

1. Chazan ACS, Teixeira RJ, Rocha CRM, Winck K. Diabetes melito tipos 1 e 2. In: Gusso G, Lopes JM, Dias LC. Tratado de medicina de família e comunidade: princípios, formação e prática. Porto Alegre: Artmed; 2019.

10. [TEMFC 20 – Questão 53] Dona Maria, 67 anos, hipertensa, diabética e em uso de hidroclorotiazida 25 mg, enalapril 20 mg e espironolactona 25 mg, todos pela manhã. Além disso, ela é medicada com metformina 850 mg, três vezes por dia e sinvastatina 40 mg à noite. No cálculo da taxa de filtração glomerular pelo MDRD, o médico de família encontrou o valor de 40 mL/min, percebendo então a necessidade de rever todas as medicações que Dona Maria usa. A medicação que deve ter sua dose reduzida é

a) Hidroclorotiazida.
b) Metformina.
c) Enalapril.
d) Sinvastatina.
e) Espironolactona.

Alternativa correta: c

Dona Maria apresenta uma taxa de filtração glomerular de 40 mL/min, compatível com lesão renal crônica estágio 3b. Os agentes inibidores da enzima conversora de angiotensina (IECA), apesar de serem usados como medicações nefroprotetoras, podem causar aumento da creatinina sérica em até 30% em pessoas com função renal reduzida, o que pode acelerar o processo de avanço da lesão renal. Sendo assim, a medicação a ser reduzida é o enalapril.

Referência

1. Chazan ACS, Teixeira RJ, Rocha CRM, Winck K. Diabetes melito tipos 1 e 2. In: Gusso G, Lopes JM, Dias LC. Tratado de medicina de família e comunidade: princípios, formação e prática. Porto Alegre: Artmed; 2019.

11. [TEMFC 21 – Questão 51] Sandoval, 55 anos, em acompanhamento por diabetes *mellitus* tipo 2, no centro de saúde, retorna para avaliação com a sua médica. O paciente iniciou há poucos meses o uso de insulina noturna, antes de deitar, associada à antidiabéticos orais. Quando do início do tratamento, ajustou a dose de insulina NPH humana até atingir a meta, conforme a média de três glicemias capilares de jejum consecutivas. Traz exame de HbA1C com resultado de 8%. Nesse caso, após afastar a influência de intercorrências clínicas e/ou psicossociais, seria recomendável que

a) a dose única seja passada para manhã, ao acordar, pois assim aumenta a eficácia do tratamento e reduz o risco de hipoglicemias.
b) seja retirada a insulinoterapia do paciente, pois ele provavelmente tem um quadro de resistência à insulina.
c) a dose de insulina NPH humana deve ser reajustada em 10 U, a cada dia, até atingir a meta de HbA1C abaixo de 6%.
d) seja feita uma reavaliação da adesão ao plano alimentar e à atividade física, bem como da técnica de aplicação da insulina.

Alternativa correta: d

O esquema preferencial de insulinização do paciente diabético tipo 2 é o uso da insulina NPH noturna (*bed time*) 10 UI, associado aos antidiabéticos orais. Em caso de falha do controle da diabetes com esse esquema, é necessário verificar a adesão às medicações via oral e subcutânea, à técnica de aplicação de insulina, ao plano alimentar e à prática de atividade física. Afastados esses fatores, será necessário aumentar a dose de insulina de acordo com os valores encontrados no automonitoramento da glicemia capilar. A insulina NPH deve então ser aumentada em 2 a 4 UI conforme a média de três glicemias capilares de jejum, até que seja atingida a meta de 70 a 130 mg/dL.

Referência

1. Chazan ACS, Teixeira RJ, Rocha CRM, Winck K. Diabetes melito tipos 1 e 2. In: Gusso G, Lopes JM, Dias LC. Tratado de medicina de família e comunidade: princípios, formação e prática. Porto Alegre: Artmed; 2019.

12. [TEMFC 21 – Questão 53] Em um de seus atendimentos bimensais em uma localidade distante, uma médica de família e comunidade atende uma paciente diabética de 65 anos em uso de metformina 2.000 mg/dia.
Ela tem 54 kg e apresenta exame de creatinina de 1,6 mg/dL e de hemoglobina glicada de 8,0%. Além do reforço de uma alimentação adequada, a conduta sugerida pela MFC, em relação à metformina, deve ser

a) aumentar a dose para 2.500 mg/dia.
b) reduzir a dose para 1.500 mg/dia.

c) reduzir a dose para 1.000 mg/dia.
d) suspender o uso do medicamento.

Alternativa correta: d

O uso da metformina é absolutamente contraindicado na insuficiência renal grave, ou seja, taxa de filtração glomerular (TFG) menor que 30 mL/min. Na insuficiência renal moderada (TFG entre 30 e 45 mL/min), a metformina deve ter a sua dose reduzida em 50%. Então, para responder a essa questão, devemos saber a TFG da paciente. Temos todos os dados necessários para calcular por meio da equação de Cockcroft-Gault, apesar de não ser a forma mais acurada de calcular a TFG: [(140 – idade) × peso/(72 × creatinina) × 0,85 (se mulher)].
No caso, [(140 – 65) × 54/(72 × 1,6) × 0,85] = 29,88.
Portanto, deve-se suspender o uso da metformina.

Referências

1. Chazan ACS, Teixeira RJ, Rocha CRM, Winck K. Diabetes melito tipos 1 e 2. In: Gusso G, Lopes JM, Dias LC. Tratado de medicina de família e comunidade: princípios, formação e prática. Porto Alegre: Artmed; 2019.
2. Sociedade Brasileira de Diabetes. Diretrizes da Sociedade Brasileira de Diabetes 2019-2020. São Paulo: Clannad Editora Científica; 2019.

13. [TEMFC 21 – Questão 54] O Sr. Durval, 48 anos, vem para acompanhamento de diabete *mellitus* (DM) tipo 2 e sua médica de família e comunidade iniciou medicamento para ele há dois meses. Na lista de problemas consta que tem histórico de gota, mas está sem crises nos últimos meses. A médica conhece bem Durval e sabe que é uma pessoa ativa, trabalha como operador de retroescavadeira e faz bicos como motorista de táxi, cobrindo o genro nos fins de semana. Nessa consulta refere ter tido um pouco de dor abdominal e alguns episódios de diarreia, sua DM está bem controlada, desde o início do medicamento. Pela história contada e, tendo em vista que a médica conhece bem o mecanismo de ação e os efeitos adversos dos fármacos utilizados no tratamento da DM, o medicamento que a médica deveria ter prescrito para Durval, na consulta anterior, e a orientação que deveria ter dado seria

a) Glibenclamida/não há restrição para dirigir ou operar máquinas.
b) Glibenclamida/deve ser ingerida antes de dormir para evitar efeitos gastrintestinais.
c) Metformina/pacientes com história de gota devem interromper esse medicamento, quando iniciar a crise.

d) Metformina/pode ocorrer desconforto abdominal e diarreia, que tendem a reduzir com o tempo.

Alternativa correta: d

A glibenclamida, por ser da classe das sulfonilureias, tem como mecanismo de ação o aumento da secreção de insulina. Assim, o principal efeito colateral é a hipoglicemia, que se for grave, pode levar à perda de consciência e consequente risco ao dirigir ou operar máquinas.
A metformina, por ser da classe das biguanidas, tem como principal mecanismo de ação a redução da produção hepática de glicose. Seus principais efeitos colaterais são desconforto gastrintestinal, náusea e diarreia. Eles diminuem com o tempo de uso e podem ser evitados com introdução e aumento gradual da dose.

Referências

1. Chazan ACS, Teixeira RJ, Rocha CRM, Winck K. Diabetes melito tipos 1 e 2. In: Gusso G, Lopes JM, Dias LC. Tratado de medicina de família e comunidade: princípios, formação e prática. Porto Alegre: Artmed; 2019.
2. Sociedade Brasileira de Diabetes. Diretrizes da Sociedade Brasileira de Diabetes 2019-2020. São Paulo: Clannad Editora Científica; 2019.

14. [TEMFC 22 - Questão 39] Mulher, 45 anos, com diagnóstico de diabetes tipo 2, em uso de metformina 850 mg, duas vezes ao dia, vem à consulta em unidade de saúde, após consulta no último mês com oftalmologista. Relata que fez "avaliação completa" dos olhos e que o oftalmologista informou que na visão "não tem nada". Não usa lentes corretivas e nega queixas visuais.
Levando em conta a prevenção de retinopatia diabética, essa paciente deve passar por nova avaliação de fundo de olho em até

a) 3 meses, se a hemoglobina glicosilada estiver acima de 6,5%.
b) 6 meses, independente do valor da hemoglobina glicosilada.
c) 3 anos, independente do valor da hemoglobina glicosilada.
d) 1 ano, se a hemoglobina glicosilada estiver acima de 6,5%.

Alternativa correta: c

A retinopatia diabética é uma das principais causas de perda visual irreversível no mundo. Em pacientes com diabetes tipo 2, a avaliação oftalmológica deve ser realizada imediatamente após o diagnóstico e o intervalo entre exames de fundoscopia deve ser anual, independentemente de valores de hemoglobina glicada, podendo ser menor, dependendo do grau de retinopatia ou maculopatia encontrado.

Referências

1. Chazan ACS, Teixeira RJ, Rocha CRM, Winck K. Diabetes melito tipos 1 e 2. In: Gusso G, Lopes JM, Dias LC. Tratado de medicina de família e comunidade: princípios, formação e prática. Porto Alegre: Artmed; 2019.
2. Sociedade Brasileira de Diabetes. Diretrizes da Sociedade Brasileira de Diabetes 2019-2020. São Paulo: Clannad Editora Científica; 2019.

15. [TEMFC 22 – Questão 53] Uma paciente recém-diagnosticada com diabetes tipo 2 chega ao seu médico de família e comunidade chorosa, queixando-se para ele:

"Dr. Pablo esse negócio de diabetes é muito ruim! Eu não tô conseguindo me controlar nos doces e simplesmente não consigo regular a minha glicemia! O pior é que eu tenho noção do que causa o meu problema e sei também das possíveis consequências caso eu não me cuide. Sofro pelo medo de ficar cega, de ter que fazer hemodiálise, sabe, doutor, pois a minha mãe tem diabetes e faz diálise e eu vejo como é. O que tenho tentado é evitar os encontros sociais, pois fica muito mais difícil de se controlar na comida. Estou com medo, doutor".

A fim de conseguir abordar todas as dimensões da experiência com a doença dessa paciente, a pergunta que o MFC deveria fazer a ela, é:

a) Como está a relação com sua mãe e sua família?
b) Quais as suas expectativas com o tratamento?
c) Você está realizando atividades físicas?
d) Como está o seu trabalho?

Alternativa correta: b

A experiência de doença (*illness*) é a experiência pessoal e subjetiva que o indivíduo tem de uma determinada situação (sinais, sintomas) que está vivendo. Inclui quatro dimensões a serem avaliadas, usualmente resumidas no acrônimo SIFE: sentimentos, ideias, funcionamento, expectativas. Na fala da paciente da questão, podemos identificar três dessas dimensões. Ela demonstra os medos diante das possíveis complicações do diabetes ("sofro pelo medo de ficar cega, de ter que fazer hemodiálise"). Expressa as ideias sobre o que está errado quando diz "tenho noção do que causa o meu problema e sei também das possíveis consequências". E mostra os efeitos da doença sobre o funcionamento da vida "tenho tentado é evitar os encontros sociais". Caberia ao MFC abordar as expectativas dessa paciente com relação ao médico ou ao tratamento, pois foi a única dimensão não mencionada pela paciente. Portanto, a alternativa **b** é a que traz a pergunta adequada: "quais as suas expectativas com o tratamento?".

Referência

1. Lopes JMC, Dias LC. Consulta e abordagem centrada na pessoa. In: Gusso G, Lopes JM, Dias LC. Tratado de medicina de família e comunidade: princípios, formação e prática. Porto Alegre: Artmed; 2019.

16. [TEMFC 22 - Questão 54] Um paciente, de 45 anos, vai ao médico de família por conta de um "caroço" que está apresentando na região anterior do pescoço. Ao exame físico, o MFC percebe um nódulo de aproximadamente 2 cm no lobo esquerdo da tireoide. Assinale a alternativa que apresenta a conduta a ser sugerida pelo MFC.

a) Solicitar dosagem de TSH e T4 livre agora e em 1 a 3 meses.
b) Solicitar ultrassonografia de tireoide e dosagem de TSH.
c) Solicitar anticorpos antitireoperoxidase (anti-TPO).
d) Solicitar cintilografia de tireoide.

Alternativa correta: b

Apesar de a grande maioria dos nódulos de tireoide ser benigna, cerca de 5 a 10% é maligna. Nesse sentido, diante de tal queixa, deve-se descartar a possibilidade de um carcinoma de tireoide. Não caberia, no caso da questão, apenas avaliar a função da glândula; até porque a maioria dos indivíduos com carcinoma de tireoide é eutireoidea. A partir da detecção de um nódulo tireoidiano palpável no exame físico, deve-se solicitar, inicialmente, dosagem de TSH e ultrassonografia de tireoide. Esse exame de imagem é extremamente sensível na detecção de nódulos tireoidianos e permite definição de suas características, pesquisa por achados sugestivos de malignidade e avaliação de linfonodos cervicais. Além disso, pode guiar uma eventual PAAF (punção aspirativa por agulha fina) ou até mesmo uma conduta terapêutica. No que diz respeito ao TSH, qualquer alteração indicaria maior investigação. Valores elevados associam-se a um risco maior de neoplasia, níveis reduzidos indicariam um hipertireoidismo e exigiriam cintilografia da glândula.

Referências

1. Silva AS, Maciel LMZ, Magalhães PKR. Problemas de tireoide. In: Gusso G, Lopes JM, Dias LC. Tratado de medicina de família e comunidade: princípios, formação e prática. Porto Alegre: Artmed; 2019.
2. Dora JM, Scheffel RS, Maia AL. Doenças da tireoide. In: Duncan B, Schmidt MI, Giugliani E, Duncan M, Giugliani C. Medicina ambulatorial: condutas de atenção primária baseada em evidências. Porto Alegre: Artmed; 2013.

Assista ao vídeo 6, disponível neste QR code ou no *link* https://www.youtube.com/watch?v=RRSxyClA__g, e, em seguida, responda à questão 17.

17. [TEMFC 23 – Questão 29] Considere que o paciente retratado no vídeo faz tratamento para diabetes tipo 2 com metformina 850 mg, três vezes ao dia, junto com as refeições e com insulina NPH 10 UI, antes do jantar. Ele não tem aplicado regularmente a insulina há dois meses, desde que ficou desempregado. Nesse período, vem apresentando palpitações, mas continua se cuidando, sem comer doces e açúcar, porém tem se alimentado muito pouco. Seu peso anterior era de 77 kg e, nesta consulta, ele está com 74 kg. Sua altura é 1,75 m. Assinale a alternativa que apresenta a conduta mais adequada.

a) Checar a adesão ao uso de metformina, suspender insulina e solicitar uma nova hemoglobina glicosilada e glicemia de jejum, em três meses.
b) Solicitar um retorno breve com controle de glicemia capilar para avaliar possível redução na dose de insulina e orientar sobre risco e manejo de hipoglicemia.
c) Reforçar a necessidade do uso regular de insulina e de metformina, renovar a prescrição e agendar retorno, em três meses.
d) Orientar controle de glicemia capilar antes do jantar para verificar necessidade de ajuste na dose de insulina e agendar retorno, em uma semana.

Alternativa correta: b

No caso apresentado, o controle do diabetes está adequado, uma vez que a hemoglobina glicada é menor que 7% e a glicemia de jejum estava menor que 130 mg/dL. Esse controle deve ter sido atingido com uso regular da metformina, dieta balanceada e perda de peso, apesar do uso irregular da insulina. Portanto, a dose prescrita de insulina pode não ser necessária. Para que isso seja confirmado, é necessário avaliar um controle de glicemia capilar do jejum por alguns dias, pois a insulina NPH tem pico de ação de 4 a 10 horas. Todos os pacientes que fazem uso de insulina devem ser orientados quanto ao risco de hipoglicemia, seus sintomas e tratamento. No caso apresentado, é importante reforçar esses aspectos, pois há a suspeita de uso de dose de insulina maior que a necessária.

Referência

1. Chazan ACS, Teixeira RJ, Rocha CRM, Winck K. Diabetes melito tipos 1 e 2. In: Gusso G, Lopes JM, Dias LC. Tratado de medicina de família e comunidade: princípios, formação e prática. Porto Alegre: Artmed; 2019.

18. [TEMFC 23 – Questão 32] Paciente chega para mostrar resultado de lipidograma.
Triglicerídeos 880 mg/dL, HDL 80 mg/dL e LDL 90 mg/dL.
Assinale a alternativa que apresenta qual conduta farmacológica o médico deveria sugerir frente a este caso.

a) Ciprofibrato.
b) Ciprofibrato + ezetimiba.
c) Ciprofibrato + sinvastatina.
d) Ciprofibrato + ácido nicotínico.

Alternativa correta: a

De modo geral, alterações em exames que avaliam o perfil lipídico, por si sós, não geram sintomas. Níveis de triglicérides muito elevados (> 500 mg/dL) de forma isolada, como na questão, indicam a intervenção farmacológica com fibratos (primeira escolha), associada ao manejo de possíveis causas secundárias, dieta específica e exercício físico. Tudo isso a fim de reduzir risco de pancreatite aguda. Essa classe medicamentosa requer maior atenção nos pacientes com redução da função renal, em terapia oral anticoagulante e portadores de doença biliar.

Referências

1. Silva AS, Maciel LMZ, Magalhães PKR. Problemas de tireoide. In: Gusso G, Lopes JM, Dias LC. Tratado de medicina de família e comunidade: princípios, formação e prática. Porto Alegre: Artmed; 2019.
2. Dora JM, Scheffel RS, Maia AL. Doenças da tireoide. In: Duncan B, Schmidt MI, Giugliani E, Duncan M, Giugliani C. Medicina ambulatorial: condutas de atenção primária baseada em evidências. Porto Alegre: Artmed; 2013.

19. [TEMFC 23 – Questão 33] Uma mulher de 52 anos que tem diabetes tipo 2 e está em uso de insulina NPH e de insulina regular comparece para consulta de retorno. Ela traz hemoglobina glicada de 7,8% e glicemia de jejum de 128 mg/dL. Seu esquema de insulina NPH é 20 UI, pela manhã, e 8 UI, à noite, e de insulina regular é de três doses de 4 UI, antes das principais refeições. Sua dieta é baseada em carboidratos processados, frituras e carne vermelha. Sua PA estava 120x80 mmHg e IMC 22 kg/m^2. Não consome frutas nem verduras, não usa adoçante, nem nenhum tipo de suplemento alimentar e é sedentária. Traz controle de glicemia capilar da última semana, conforme a tabela.

Controle de glicemia capilar da última semana		
Antes do café	Antes do almoço	Antes do jantar
137	285	161
62	180	264
185	177	202
226	71	157
128	283	312
215	194	66

Assinale a alternativa que apresenta a medida que deve ser adotada inicialmente.

a) Aumentar insulina NPH.
b) Associar metformina.
c) Orientar alimentação.
d) Aumentar insulina regular.

Alternativa correta: c

Podemos concluir que o controle de diabetes está fora da meta, tanto pela hemoglobina glicada maior que 7% como pela maioria das medidas do automonitoramento glicêmico de jejum e pré-prandial acima de 130 mg/dL. A principal intervenção a ser feita no caso é relativa às mudanças de estilo de vida, que são a primeira escolha de tratamento de diabetes. Atividade física e dieta balanceada devem ser realizadas independentemente do tratamento farmacológico, pois obesidade e sedentarismo pioram a resistência insulínica. É possível associar metformina e/ou aumentar a dose das insulinas, mas antes é necessário melhorar o tratamento não farmacológico.

Referência

1. Chazan ACS, Teixeira RJ, Rocha CRM, Winck K. Diabetes melito tipos 1 e 2. In: Gusso G, Lopes JM, Dias LC. Tratado de medicina de família e comunidade: princípios, formação e prática. Porto Alegre: Artmed; 2019.

20. [TEMFC 24 – Questão 70] Senhor Juca, 52 anos, vai a uma consulta levar exames solicitados pelo reumatologista. Ele tem espondilite ancilosante e estava em tratamento com metotrexato 20 mg/dia, sulfassalazina 3 g/dia e prednisona 5 mg/dia. Recentemente realizou exames de imagem, que mostraram sacroileíte e tenossinovite no joelho direito. Evoluiu há duas semanas com dor, edema e calor nesse joelho, sem melhora com anti-inflamatório não esteroide (ibuprofeno 600 mg de 8 em 8 horas). Por isso, o reumatologista aumentou a dose de prednisona para 40 mg ao dia há dez dias e encaminhou processo para substituir os medicamentos em uso por adalimumabe, seguindo o Protocolo Clínico e Diretriz Terapêutica do Ministério da Saúde. Hoje ele permanece com dor e edema no joelho, mas em menor intensidade e não tem mais calor local. Questionado, refere polidipsia e poliúria, mas que não tem prejudicado sua rotina diária. Não sabe especificar com clareza quando esses sintomas iniciaram. Nega polifagia, hálito cetônico, perda de peso, outros sintomas e história familiar de diabetes. Estatura 1,78 m, peso 79 kg. Exames: VHS 50 mm, proteína C reativa 12 mg/L, exame qualitativo de urina com glicosúria, TGO 37 U/L, TGP 41 U/L, creatinina 1,0 mg/dL e hemograma normal. A última refeição dele foi o café da manhã há quase 3 horas. O médico de família e comunidade realiza a glicemia capilar, que resulta 247 mg/dL. Revisando o prontuário, ele tinha uma glicemia de 105 no ano anterior. Assinale a alternativa que apresenta a conduta mais adequada nesse caso.

a) Considerar a possibilidade de diabetes induzido por fármacos, orientar dieta e atividade física e solicitar hemoglobina glicosilada.
b) Considerar a possibilidade de diabetes e solicitar nova glicemia e hemoglobina glicosilada para confirmar o diagnóstico.
c) Considerar o diagnóstico de diabetes tipo 2, orientar atividade física e dieta, iniciar metformina e pedir hemoglobina glicosilada.
d) Considerar o diagnóstico de diabetes tipo 1, orientar dieta e atividade física e solicitar glicosímetro para iniciar insulina em dose plena.

Alternativa correta: a

No caso apresentado na questão, Sr. Juca apresenta "polis" (polidipsia e poliúria) e valor de glicemia capilar ao acaso superior a 200 mg/dL. Dessa maneira, fecha critérios para o diagnóstico de diabetes. Entretanto, está em uso de dose elevada de glicocorticoide, medicação que pode diminuir a ação da insulina e ocasionar o aumento da glicemia. Como há registro de glicemia de jejum próxima ao normal há um ano e o uso de glicocorticoide como fator confundidor, deve-se considerar hipótese de diabetes induzida por fármacos e solicitar hemoglobina glicada, pois o exame permitirá avaliar a glicemia nos últimos dois a quatro meses pregressos e, caso venha dentro da faixa de normalidade, corrobora com a hipótese de diabetes induzido por fármaco. Não há necessidade de outros exames quando se pensa em diagnóstico de diabetes tipo 2. Não se deve iniciar medicação e pedir a hemoglobina glicada no mesmo momento, pois o exame revela perfil glicêmico anterior ao início da terapia farmacológica. A hipótese de diabetes tipo 1 é inadequada, pois o quadro é mais comum em população jovem e cursa com outros sinais e sintomas além da polidipsia e poliúria.

Referências

1. Chazan ACS, Teixeira RJ, Rocha CRM, Winck K. Diabetes melito tipos 1 e 2. In: Gusso G, Lopes JM, Dias LC. Tratado de medicina de família e comunidade: princípios, formação e prática. Porto Alegre: Artmed; 2019.
2. Sociedade Brasileira de Diabetes. Diretrizes da Sociedade Brasileira de Diabetes 2019-2020. São Paulo: Clannad Editora Científica; 2019.

21. [TEMFC 24 – Questão 71] Joana, de 65 anos, levou exames para o MFC. Tem hipertensão controlada em tratamento com hidroclorotiazida 25 mg pela manhã. Queixa-se de cansaço e sonolência durante o dia, apesar de dormir bem, há pouco mais de seis meses. Ela diz que acorda às 7 horas e toma um comprimido de levotiroxina 100 mcg para hipotireoidismo já há uns dez anos. Depois de uns 20 minutos toma um comprimido de carbonato de cálcio 500 mg + colecalciferol 200 UI, pois lhe disseram que também seria interessante tomar com estômago vazio. Depois toma outro comprimido deste às 19 horas. Entrou na menopausa com 48 anos e deram-lhe esse medicamento para prevenir a osteoporose há cerca de um ano. Sua mãe tinha problema nos ossos, dizia que era artrose e faleceu com 73 anos de infarto agudo de miocárdio. Seu pai tinha hipertensão arterial e também morreu de infarto aos 58 anos. Joana mora com a filha e o genro, que têm uma menina de 4 anos. Não fuma, não bebe e nunca teve fratura. Tem dieta saudável, com consumo de leite e derivados, folhas verdes, carne e peixe. Caminha duas vezes por semana. PA: 120x80 mmHg, 1,60 m, 62 kg. Exames: TSH: 11 µU/mL (valor de referência 0,4-4,2 µU/mL), T4 livre: 0,7 ng/dL (valor de referência 0,7-1,8 ng/dL); densitometria óssea com T-Score colo fêmur -1,5. Risco em 10 anos segundo o FRAX de 3,3% para qualquer fratura por osteoporose e de 0,6% para fratura de quadril. Além de reforçar cuidados na dieta e a prática regular de exercícios físicos, assinale a alternativa que apresenta a conduta mais adequada para o caso.

a) Aumentar a dose de levotiroxina para 125 mcg em jejum, manter a suplementação de cálcio e vitamina D e pedir TSH de controle.
b) Aumentar a dose de levotiroxina para 125 mcg em jejum, suspender a suplementação de cálcio e vitamina D e pedir TSH de controle.
c) Manter a dose de levotiroxina de 100 mcg em jejum, suspender a suplementação de cálcio e vitamina D e pedir TSH de controle.
d) Aumentar a dose de levotiroxina para 112,5 mcg em jejum, manter a suplementação de cálcio e vitamina D e pedir TSH de controle.

Alternativa correta: c

A prescrição da levotiroxina requer alguns cuidados para que a absorção e o consequente efeito sejam adequados. A medicação deve ser tomada em jejum, com bastante líquido, esperando-se cerca de 30 minutos para o consumo de alimentos. Além disso, algumas substâncias, dentre elas o carbonato de cálcio, reduzem sua absorção gastrintestinal e não devem ser consumidas em períodos próximos ao da levotiroxina. Sendo assim, antes de aumentar a dose da levotiroxina, é importante afastar os fatores que possam influenciar em sua absorção e consequentemente impedir o controle adequado do TSH. Seria adequada a suspensão do carbonato de cálcio, no caso apresentado, visto que não há evidências que justifiquem suplementação de cálcio e vitamina D na prevenção ou tratamento de osteoporose, apesar de haver aceleração da perda óssea progressiva no período pós-menopausa.

Referências

1. Silva AS, Maciel LMZ, Magalhães PKR. Problemas de tireoide. In: Gusso G, Lopes JM, Dias LC. Tratado de medicina de família e comunidade: princípios, formação e prática. Porto Alegre: Artmed; 2019.
2. Dora JM, Scheffel RS, Maia AL Doenças da tireoide. In: Duncan B, Schmidt MI, Giugliani E, Duncan M, Giugliani C. Medicina ambulatorial: condutas de atenção primária baseada em evidências. Porto Alegre: Artmed; 2013.

27

ABORDAGEM A PROBLEMAS MUSCULOESQUELÉTICOS

Vanessa Maria Aguiar Pessoa

1. [TEMFC 18 – Questão 54] Mulher jovem, saudável de 35 anos, faxineira, vem à consulta queixando-se de dor no ombro direito há três meses toda vez que precisa pendurar roupa no varal e lavar as janelas. Conta ainda que já não consegue mais pentear o cabelo e que a dor tem piorado progressivamente. Nega traumas, fraturas ou problemas prévios relacionados ao aparelho osteomuscular. À inspeção não apresenta deformidades aparentes no braço ou ombro, e ao exame físico não foi verificada redução de força. O diagnóstico mais provável para o caso é

a) Luxação da articulação acromioclavicular.
b) Tendinopatia do manguito rotador.
c) Osteoartrite da articulação glenoumeral.
d) Compressão de raiz nervosa cervical.
e) Capsulite adesiva

Alternativa correta: b

Mulher jovem, trabalha com faxina, atividade que requer movimentos repetitivos. Queixa-se de dor à elevação dos braços acima da linha dos ombros (pendurar roupa e lavar janelas), movimento que exige contração dos músculos do manguito rotador, principalmente músculo supraespinhal. Sem história de trauma afasta hipótese de luxação; sem parestesia ou redução de força afasta hipótese de compressão radicular; e sem redução

Nota do editor: Os endereços eletrônicos indicados nas referências deste capítulo foram acessados em 10 maio 2021.

da mobilidade articular afasta hipótese de capsulite adesiva, que pode ser uma complicação da tendinopatia do manguito rotador.

Referências

1. Augusto DK. Dor no ombro. In: Gusso G et al. Tratado de medicina de família e comunidade: princípios, formação e prática. 2ª ed. Porto Alegre: Artmed; 2019. Cap. 215. p. 1827-1834.
2. Músculo supraespinal. In: Simons DG, Travell JG, Simons LS. Dor e disfunção miofascial: manual dos pontos-gatilhos. 2. ed. Porto Alegre: Artmed; 2005. Cap. 21. p. 429-439.

2. [TEMFC 18 – Questão 55] Senhora de 74 anos com dor crônica (mais de dez anos) nos joelhos, mais intensa no esquerdo. Está com IMC = 26, anda com muita dificuldade mesmo com auxílio de muleta e apresenta significativa redução da amplitude de movimento. Apresenta joelho esquerdo em genovaro com ângulo Q maior do que o normal. Diz que as dores pioram quando fica muito tempo parada e melhoram depois que começa a se movimentar. Sua dor tem piorado progressivamente e hoje em dia tem grande dificuldade de se locomover, mesmo que sejam curtas distâncias (como ir ao banheiro, por exemplo). Está preocupada com a possibilidade de ficar acamada por causa da dor. Em uso de paracetamol regular na dose de 4 g/dia e eventualmente associado com um anti-inflamatório não hormonal. Sua radiografia do joelho esquerdo apresenta redução do espaço articular no compartimento medial, esclerose subcondral, osteofitose no polo inferior da patela e na incidência lateral da radiografia evidencia osteofitose posterior do joelho. A conduta mais indicada para esse caso é

a) prescrever extratos não saponificáveis de soja e abacate.
b) iniciar reposição de cálcio e prescrever alendronato.
c) prescrever condroitina e glicosamina.
d) discutir possibilidade cirúrgica (prótese de joelho).
e) considerar a introdução de hidroxicloroquina, com supervisão de um reumatologista.

Alternativa correta: d

Na osteoartrose de joelhos o principal componente do tratamento consiste em analgesia e exercícios com objetivo de fortalecimento dos grupos musculares de apoio à articulação envolvida e condicionamento físico global, de preferência assistidos por fisioterapeuta ou educador físico. A substituição articular deve ser considerada diante da progressão da doença com quadro de dor, rigidez, redução importante da mobilidade com prejuízo da qualidade de vida, devendo então ser referenciado ao especialista para avaliação e seguimento conjunto.

Referências

1. Sarti TD, Duque RH, Dalla MDB, Moura JCG. Osteoartrite e artrite reumatoide. In: Gusso G. Tratado de medicina de família e comunidade: princípios, formação e prática. 2ª ed. Porto Alegre: Artmed; 2019. Cap. 219. p. 1867-1882.
2. Núcleo de Telessaúde Rio Grande do Sul. Qual o tratamento eficaz para osteoartrose de joelho? 2010. Disponível em: http://conitec.gov.br/images/Protocolos/Normas_ProteseJoelho_QuadrilHibrida.pdf.

3. [TEMFC 19 – Questão 54] Marcelo estava com sobrepeso após três anos de inatividade física. Adorava jogar futebol, e, após sua esposa muitas vezes falar que ele deveria perder peso, resolveu aceitar o convite de bater uma bola com os amigos. No entanto, em uma dividida mais dura, sofre uma lesão no joelho direito, sendo retirado de campo pelos amigos. No hospital, o médico observou o seguinte:

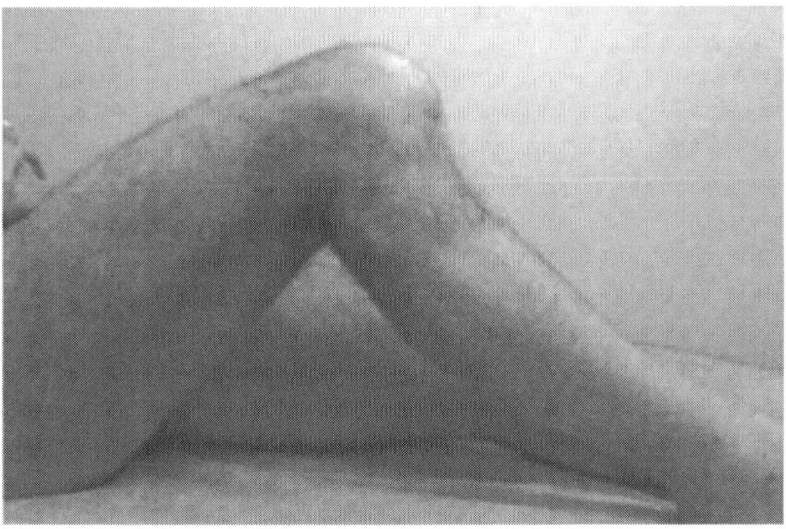

De acordo com a figura acima, qual parte do joelho de Marcelo foi lesionada?

a) Ligamento cruzado anterior.
b) Ligamento cruzado posterior.
c) Ligamento colateral medial.
d) Ligamento cruzado lateral.
e) Canto posterolateral.

Alternativa correta: b

Ligamento cruzado posterior promove a estabilidade contra o movimento posterior da tíbia em relação ao joelho. Quando danificado, positiva o teste da gaveta posterior, que consiste no deslocamento posterior da tíbia em relação ao joelho quando paciente deitado e perna fletida com calcanhar apoiado na maca conforme mostra a imagem da questão.

Referência

1. Fortes A, Neto NM. Dor no joelho. In: Gusso G et al. Tratado de medicina de família e comunidade: princípios, formação e prática. 2ª ed. Porto Alegre: Artmed; 2019. Cap. 217. p. 1846-1854.

4. **[TEMFC 19 – Questão 55]** Cinthia, praticante de corrida cinco vezes na semana, tem 33 anos e está com uma dor na planta do pé esquerdo há cerca de três meses. Não parou de correr por conta da dor, mas pelo fato de esta vir aumentando, ela decide procurar sua médica de família e comunidade (MFC). Cinthia diz que a dor é mais forte pela manhã, ao levantar da cama, mas que depois vai melhorando ao longo do dia. Qual o manejo mais adequado para o provável diagnóstico de Cinthia?

a) Prescrever analgésicos de ação central e AINES, alongamentos do tendão calcâneo, além de recomendar repouso relativo da corrida.
b) Prescrever AINES, palmilhas macias, alongamentos do tendão calcâneo em domicílio, além de recomendar a suspensão temporária da corrida.
c) Prescrever calçados com salto, analgésicos comuns, fisioterapia em clínica especializada, além de recomendar suspensão temporária da corrida.
d) Solicitar radiografia para descartar esporão de calcâneo, prescrever analgésicos comuns, repouso relativo da corrida e uso de palmilhas macias.
e) Indicar imobilização do membro por seis semanas e prescrever analgésicos de ação central e AINES.

Alternativa correta: b

Na fascite plantar a dor matinal decorre de a posição do pé durante o repouso por musculatura flexora ser mais forte que a extensora, aos primeiros passos provoca extensão do tríceps sural que está ligado a fáscia plantar. O tratamento consiste em analgesia, repouso relativo, palmilhas com apoio pré-capital e alongamento do tendão calcâneo.

Referência

1. Oliveira RSR, Casanova F. Dor no pé e no tornozelo. In: Gusso G et al. Tratado de medicina de família e comunidade: princípios, formação e prática. 2ª ed. Porto Alegre: Artmed; 2019. Cap. 217. p. 1855-1866.

5. [TEMFC 20 – Questão 54] Analise a figura a seguir.

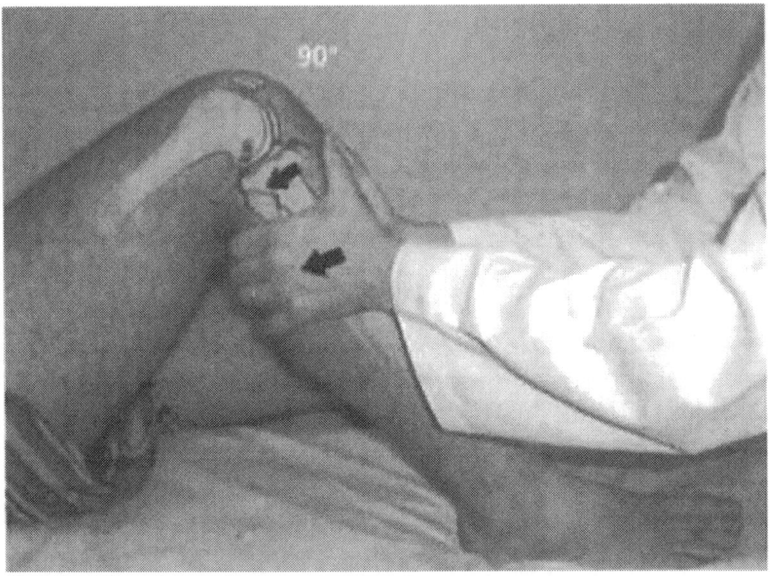

O teste apresentado na figura é utilizado para detectar lesão na estrutura do joelho. Em caso de teste positivo, seria indicativo de lesão no

a) ligamento colateral medial.
b) ligamento cruzado lateral.
c) ligamento cruzado anterior.
d) ligamento cruzado posterior.
e) canto posterolateral.

Alternativa correta: d

O teste mostrado na imagem é o teste da gaveta posterior, que é positivo quando há deslocamento posterior da tíbia em relação ao joelho, sinal de lesão do ligamento cruzado posterior.

Referência

1. Fortes A, Neto NM. Dor no joelho. In: Gusso G et al. Tratado de medicina de família e comunidade: princípios, formação e prática. 2ª ed. Porto Alegre: Artmed; 2019. Cap. 217. p. 1846-1854.

6. [TEMFC 20 – Questão 55] Laura, 52 anos, costureira, vai ao MFC por conta de dor na face radial do punho esquerdo há seis meses. Ao exame, o médico observa dor e limitação na movimentação da musculatura do polegar da mão esquerda. Esses achados são sugestivos de

a) síndrome do túnel do carpo.
b) dedo em gatilho.
c) artrite reumatoide.
d) cisto sinovial.
e) tenossinovite de De Quervain.

Alternativa correta: e

Dor na face radial do punho, de caráter insidioso, sem relação com trauma, é consistente com o quadro de tenossinovite de De Quervain, que pode apresentar-se também com dor e dificuldade ao movimento de pinça. Ao exame físico pode-se encontrar edema próximo ao processo estiloide, dor à movimentação contra resistência do polegar e teste de Finkelstein positivo.

Referências

1. Rodrigues MS, Zanatta FN. Dor no punho e nas mãos. In: Gusso G et al. Tratado de medicina de família e comunidade: princípios, formação e prática. 2ª ed. Porto Alegre: Artmed; 2019. Cap. 213. p. 1805-1812.
2. Rohit A, David R. Quervain's tenosynovitis [Internet]. Waltham: UpToDate; 2020. Disponível em: http://www.uptodate.com/contents/de-quervains-tenosynovitis?source =search_result&search=8.%09Anderson+BC%2C+Sheon+RP.+de+Quervain%E2%80%99s+teno synovitis&selectedTitle=2%7E150.

7. [TEMFC 21 – Questão 55] Mulher de 54 anos chega com queixas de lombalgia há três semanas, sem sinais de alerta. Além da demora permitida para o caso, a orientação postural que poderia ser dada, pela MFC que a atendeu, seria:

(A)

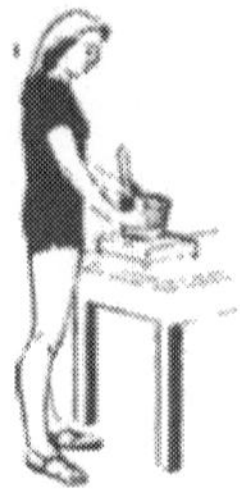

(B)

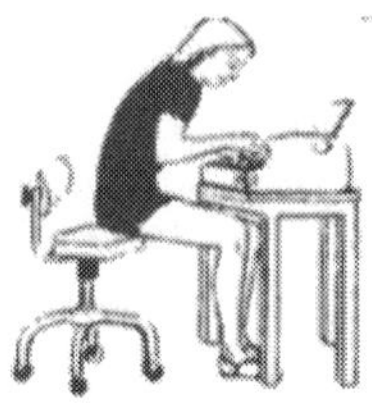

(C)

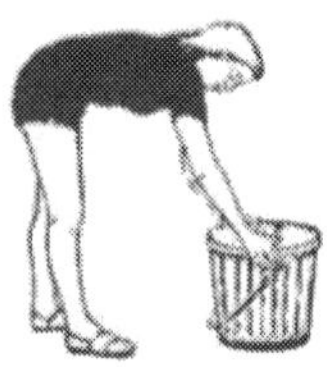

(D)

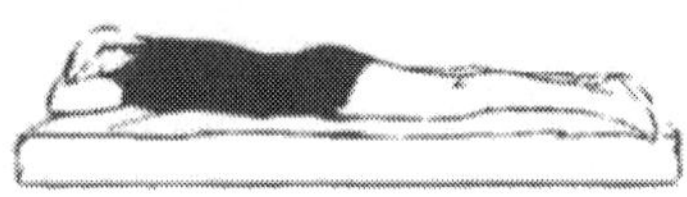

Alternativa correta: a

Cuidar da ergonomia no dia a dia é fator importante no manejo das lombalgias, principalmente as de origem mecânica. Para manter a ergonomia, deve-se realizar os movimentos ou a postura de maneira otimizada sem sobrecarga da musculatura envolvida na atividade.

Referências

1. Gusso G. Lombalgia. In: Gusso G et al. Tratado de medicina de família e comunidade: princípios, formação e prática. 2ª ed. Porto Alegre: Artmed; 2019. Cap. 212. p. 1794-1804.
2. Soibelman M et al. Dor lombar. In: Ducan BB et al. Medicina ambulatorial: condutas de atenção primária baseadas em evidências. 4ª ed. Porto Alegre: Artmed; 2013. Cap. 123. p. 1252-1256.

8. [TEMFC 22 – Questão 56] Uma paciente de 29 anos apresenta dor na planta do pé esquerdo, na região do calcanhar, o que a motiva a procurar sua médica de família e comunidade. Ela é praticante de corrida e diz estar apresentando essa dor há aproximadamente dois meses, "na parte interna" do pé, que vem piorando. "A dor é pior quando eu acordo de manhã e piso no chão", diz a paciente, "e vai melhorando ao longo do dia", completa. Ao exame físico, a médica observa pronação de ambos os pés e dor na região do calcâneo esquerdo à deambulação, o que levou a paciente a apoiar-se na parte lateral do pé acometido. Ela apresentou também dor na planta do pé quando a médica realizou a dorsiflexão passiva dos dedos. Além da recomendação de repouso da prática de corridas. Assinale a alternativa que apresenta conduta que deve ser sugerida pela médica de família.

a) Prescrever palmilhas macias com suporte na região do arco plantar medial, calçados de salto baixo, sintomáticos para dor, fisioterapia em casa com alongamento e solicitar radiografia simples para descartar esporão de calcâneo.
b) Prescrever calçados com salto de 3,0 cm para estabilização do calcâneo, sintomáticos para dor, fisioterapia em casa com alongamento e solicitar radiografia simples para descartar fratura.
c) Prescrever palmilhas macias com suporte na região do arco plantar medial, calçados de salto baixo, sintomáticos para dor e fisioterapia em casa com alongamento.
d) Prescrever calçados com salto de 3,0 cm para estabilização do calcâneo, palmilhas macias para calçados com suporte na região do arco plantar medial, sintomáticos para dor e fisioterapia em casa com alongamento.

Alternativa correta: c

Na fascite plantar a dor matinal decorre de a posição do pé durante o repouso por musculatura flexora ser mais forte que a extensora; aos primeiros passos provoca extensão do tríceps sural que está ligado à fáscia plantar. O tratamento consiste em analgesia, repouso relativo, palmilhas com apoio pré-capital e alongamento do tendão calcâneo.

Referências

1. Oliveira RSR, Casanova F. Dor no pé e no tornozelo. In: Gusso G et al. Tratado de medicina de família e comunidade: princípios, formação e prática. 2ª ed. Porto Alegre: Artmed; 2019. Cap. 217. p. 1855-1866.
2. Palma HM et al. Dor no quadril, joelho e pé. In: Ducan BB et al. Medicina ambulatorial: condutas de atenção primária baseadas em evidências. 4ª ed. Porto Alegre: Artmed; 2013. Cap. 125. p. 1279-1294.

9. [TEMFC 23 – Questão 74] Rafael, 37 anos, pratica natação de forma amadora, mas mesmo assim tem aumentado a frequência e o volume dos seus treinos, pois participa de campeonatos que acontecem pela cidade praticamente todos os finais de semana. Rafael não é acompanhado por educador físico e seus treinos são baseados em vídeos que ele assiste no YouTube e textos de *digital influencers* postados em redes sociais. "Doutor, vim aqui no posto para o senhor me dizer o que tá acontecendo com meu ombro. Acho que exagerei nos treinos de natação e meu ombro direito tá doendo há uma semana. Eu até tomei um anti-inflamatório por conta própria, mas não resolveu". A condição não atrapalha as atividades diárias nem mesmo atrapalha em seu trabalho como motoboy, mas limita a conclusão dos treinos de natação diários. O MFC já tem percebido esse fenômeno há um tempo: "atletas de finais de semana" que procuram seu atendimento em virtude de queixas osteomusculares por excesso de treinamento esportivo ou prática inadequada de exercícios físicos. Diante da situação apresentada por Rafael, "dor no ombro" em uma fase aguda, e sabendo da sua intenção em manter sua participação em campeonatos amadores de natação, assinale a alternativa que apresenta a conduta inicial mais indicada.

a) Solicitar ultrassonografia do ombro direito e esquerdo, pois além de permitir critério na comparação articular, os achados ultrassonográficos é que vão respaldar uma conduta terapêutica.
b) Uma vez que o uso do anti-inflamatório não gerou inibição da dor durante os treinos de natação, a conduta mais adequada neste momento é o aumento da dose do fármaco até cessação do quadro álgico.
c) Na história apresentada não há sinal de gravidade. Sendo assim, a orientação sobre evitar exercícios que causem dor no ombro e o ajuste na prescrição de analgésicos são as atitudes iniciais mais indicadas.
d) O encaminhamento ao ortopedista é mandatório, pois é consenso que em lesões osteomusculares, mesmo não relacionadas ao trauma, a intervenção do especialista muda o prognóstico.

Alternativa correta: c

Exames de imagem não são necessários para manejo de casos de dor em ombro sem relação com trauma ou suspeita de fratura. O que orienta a conduta terapêutica é o diagnóstico; feito na maioria das vezes por história clínica e exame físico minuciosos, sem necessidade de exame complementar, uma vez que estes têm grande percentual de falsos positivos. O caso de Rafael não apresenta sinais de gravidade (limitação do movimento ou prejuízo nas atividades práticas cotidianas), portanto deve-se otimizar analgesia e orientar a prática do exercício, de preferência supervisionado por profissional para auxílio à execução do movimento correto.

Referências

1. Augusto DK. Dor no ombro. In: Gusso G et al. Tratado de medicina de família e comunidade: princípios, formação e prática. 2ª ed. Porto Alegre: Artmed; 2019. Cap. 215. p. 1827-1834.
2. Cohen M, Abdalla RJ, Ejnisman B, Schubert S, Lopes AD, Mano KS. Incidência de dor no ombro em nadadores brasileiros de elite. Rev Bras Ortop. 1998;33(12).

10. [TEMFC 24 – Questão 31] Uma mulher de 52 anos chega ao posto de saúde para consulta. Ela relata que está com dor na região da frente do ombro direito há duas semanas, que piora quando carrega objetos com os cotovelos fletidos ou quando vai erguer alguma coisa em casa. A paciente é destra e trabalha como doméstica em casa de família há 12 anos, e desde que está sentindo a dor está em casa, de repouso e fazendo compressa com gelo no local, aproximadamente três vezes ao dia, mas como teve pouca melhora, resolveu procurar uma consulta. Ela diz que não teve nenhum trauma no ombro. Ao exame físico, o médico de família constata a dor na região anterior do ombro, ocasionada quando ele pede para a paciente fletir o cotovelo contra sua mão. Ela não apresenta dor com a abdução do ombro, não tem rigidez articular ou diminuição significativa da amplitude de movimento do ombro e não apresenta deformidades nessa região. Assinale a alternativa que apresenta o diagnóstico mais provável nesse caso.

a) Luxação da articulação acromioclavicular.
b) Tendinite da cabeça longa do bíceps.
c) Tendinopatia do manguito rotador.
d) Capsulite adesiva.

Alternativa correta: b

Dor em ombro à flexão do cotovelo condiz com lesão da cabeça longa do bíceps, que passa entre as tuberosidades maior e menor do úmero e tem sua inserção no tubérculo supraglenoidal da escápula. Ausência de história de trauma ou deformidade, afasta hipótese de luxação, ausência de dor à elevação do membro acima da altura do ombro (abdução encontra-se preservada) afasta a hipótese de tendinopatia do manguito rotador e ausência de redução da mobilidade articular afasta hipótese de capsulite adesiva, que pode ser uma complicação da tendinopatia do manguito rotador.

Referências

1. Augusto DK. Dor no ombro. In: Gusso G *et al.* Tratado de medicina de família e comunidade: princípios, formação e prática. 2ª ed. Porto Alegre: Artmed; 2019. Cap. 215. p. 1827-1834.
2. Simons SM, Dixon JB. Biceps tendinopathy and tendon rupture [Internet]. Waltham: UpToDate; 2020. Disponível em: https://www.uptodate.com/contents/biceps-tendinopathy-and-tendon-rupture?search=biceps%20tendonitis&source=search_result&selectedTitle=1~23&usage_type=default&display_rank=1.

28

ABORDAGEM A PROBLEMAS RELACIONADOS AOS OLHOS E VISÃO

Diogo Luis Scalco

1. [TEMFC 18 – Questão 38] Sobre o rastreamento de problemas oculares em crianças, é correto afirmar que

a) as evidências atuais apontam contra a indicação de rastreamento de problemas oculares em crianças.
b) o rastreamento de retinoblastoma deve ter início quando da alfabetização da criança, utilizando-se o teste de Snellen.
c) em relação à acuidade visual, deve-se realizar o teste após os 5 anos de idade, usando-se tabela de figuras ou tabela do E.
d) em relação ao estrabismo e ambliopia, um dos testes recomendados é o de cobertura alternada.
e) o teste do olhinho é obrigatório em todo o país com o objetivo de detectar problemas de retina e o exame deve ser realizado pelo oftalmologista nas primeiras 48 horas de vida.

Alternativa correta: d

Apesar de as evidências não estarem claras em relação aos testes mais adequados e à periodicidade deles, o rastreamento de dificuldades visuais é recomendado em crianças menores de 5 anos. A avaliação da acuidade visual usando tabela de figuras ou tabela do E deve ser realizada a partir dos 3 anos de idade e não após os 5 anos. O teste de cobertura alternada é um dos testes recomendados para avaliação de estrabismo e ambliopia. Outro também utilizado com esse fim é o teste de Hirschberg. O teste do reflexo verme-

Nota do editor: Os endereços eletrônicos indicados nas referências deste capítulo foram acessados em 10 maio 2021.

lho, também conhecido como teste do olhinho, é obrigatório em todas as maternidades do país, no entanto não necessita ser executado por oftalmologista. Tem como objetivo a detecção precoce de problemas da retina como retinoblastoma, mas também de outras afecções oculares, como glaucoma congênito e catarata congênita.

Referências

1. Blank D. Acompanhamento de saúde da criança. In: Duncan BB, Schmidt MI, Giugliani ERJ, Duncan MS, Giugliani C. Medicina ambulatorial: condutas de atenção primária baseadas em evidências. 4ª ed. Porto Alegre: Artmed; 2013.
2. Brasil. Ministério da Saúde. Secretaria de Atenção à Saúde. Departamento de Atenção Básica. Rastreamento. Brasília: Ministério da Saúde; 2010.

2. [TEMFC 19 – Questão 38] Utilizando-se o teste de Snellen, visto a seguir, que foi fixado em uma parede de sua unidade de saúde, você avaliou a acuidade visual de Jonas, de 12 anos.
TABELA DE SNELLEN

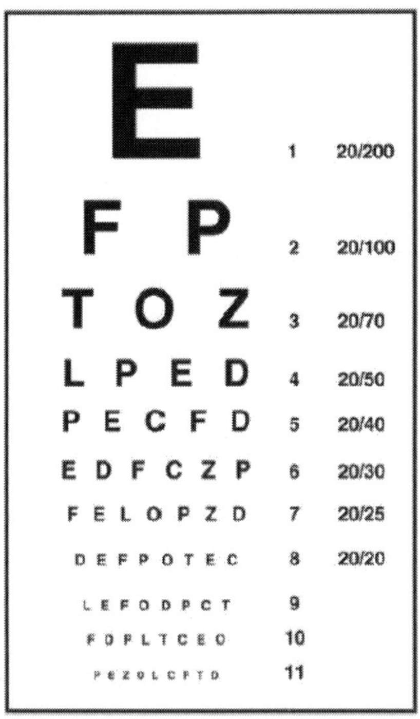

Jonas, que não faz uso de lentes corretivas, foi capaz de ler todos os optótipos da linha 5 com ambos os olhos, porém leu apenas dois optótipos da linha 6 com o olho direito e apenas um optótipo com o olho esquerdo. Diante disso, assinale a afirmativa correta.

a) Jonas tem uma acuidade visual adequada sem necessidade de utilizar lentes corretivas no momento.
b) A avaliação da acuidade visual utilizando a escala de Snellen é imprecisa e insuficiente para descartar ametropias no caso de Jonas.
c) Jonas tem baixa acuidade visual e poderá ser encaminhado à atenção secundária para maior elucidação do diagnóstico.
d) Nessa avaliação, podemos afirmar que Jonas alcançou acuidade visual 20/30 em ambos os olhos.
e) Pela complexidade envolvida qualquer avaliação da acuidade visual deve ser realizada em serviços de referência com a presença de um oftalmologista.

Alternativa correta: c

Jonas alcançou acuidade visual 20/40 em ambos os olhos. Embora não seja possível estabelecer um ponto de corte de normalidade para acuidade visual com base na tabela de Snellen, recomenda-se o encaminhamento para avaliação por oftalmologista de crianças maiores de 12 anos com acuidade inferior a 20/40 ou diferença de duas linhas entre os olhos, o que torna o distrator **c** correto e os distratores **a**, **b** e **d** incorretos. O distrator **e** está incorreto, pois não há qualquer impeditivo para avaliação de acuidade visual em ambiente de atenção primária à saúde, sendo o uso da tabela de Snellen inclusive indicado para tal fim.

Referências

1. Cardoso AV, Dalla MDB. Perda da acuidade visual. In: Gusso G, Lopes JM, Dias LC. Tratado de medicina de família e comunidade: princípios, formação e prática. 2ª ed. Porto Alegre: Artmed; 2019.
2. Esteves J, Telichevesky N, Scalco DL. Alteração da visão. In: Duncan BB, Schmidt MI, Giugliani ERJ, Duncan MS, Giugliani C. Medicina ambulatorial: condutas de atenção primária baseadas em evidências. 4ª ed. Porto Alegre: Artmed; 2013.
3. Blank D. Acompanhamento de saúde da criança. In: Duncan BB, Schmidt MI, Giugliani ERJ, Duncan MS, Giugliani C. Medicina ambulatorial: condutas de atenção primária baseadas em evidências. 4ª ed. Porto Alegre: Artmed; 2013.

3. [TEMFC 20 – Questão 38] Na coordenação do cuidado de situações oftalmológicas na APS, assinale a alternativa correta sobre o que o médico de família e comunidade (MFC) deve referenciar a pessoa ao oftalmologista, após o primeiro atendimento e medidas iniciais.

a) Isadora, 23 anos, babá, com hiperemia conjuntival, fotofobia e lacrimejamento importantes há 4 dias, compatíveis com conjuntivite viral.
b) Antônio, 27 anos, indígena, com artrite assimétrica subaguda, uretrite não gonocócica e conjuntivite reativa compatíveis com síndrome de Reiter.
c) Patrícia, 15 anos, estudante, com hiperemia conjuntival e secreção mucopurulenta importantes há 3 dias, além de visão turva, compatíveis com conjuntivite bacteriana.
d) José, 52 anos, marceneiro, com corpos estranhos (duas pequenas farpas de madeira) na córnea, desvio da pupila e redução da acuidade visual.
e) Marina, 53 anos, negra, com hemorragia conjuntival em limbo temporal direito, após pico hipertensivo sistêmico.

Alternativa correta: **d**

A presença de desvio de pupila e redução de acuidade visual, acompanhados de corpo estranho, são indicativos da necessidade de encaminhamento para avaliação urgente por oftalmologista. A presença de conjuntivite reativa, sem sinais de dor ocular, redução da acuidade visual ou outros sinais de gravidade para olho vermelho, em contexto de síndrome de Reiter (artrite reativa), não é indicativa de encaminhamento imediato para oftalmologista. Distratores **a** e **c** tratam de situações de olho vermelho sem sinais de alerta (diminuição de acuidade visual, dor ocular profunda, reflexo pupilar ausente ou diminuído, história de trauma, hipópio ou hifema), compatíveis com conjuntivites viral e bacteriana, sem necessidade encaminhamento para oftalmologista. A presença de hemorragia conjuntival (distrator **e**) também é condição usualmente benigna, podendo estar associada à hipertensão, sem indicar necessidade de avaliação por oftalmologista.

Referências

1. Cardoso AV, Dalla MDB. Olho vermelho. In: Gusso G, Lopes JM, Dias LC. Tratado de medicina de família e comunidade: princípios, formação e prática. 2ª ed. Porto Alegre: Artmed; 2019.
2. Esteves J, Telichevesky N, Scalco DL. Olho vermelho. In: Duncan BB, Schmidt MI, Giugliani ERJ, Duncan MS, Giugliani C. Medicina ambulatorial: condutas de atenção primária baseadas em evidências. 4ª ed. Porto Alegre: Artmed; 2013.

4. [TEMFC 21 – Questão 38] Gustavo, 37 anos, acordou hoje com seu olho esquerdo vermelho e grudado com secreção. Também sentiu coceira. Ao chegar para consultar na unidade de saúde, a médica de família avaliou que havia uma hiperemia intensa na região bulbar, próximo a pálpebra inferior do olho esquerdo. A médica perguntou se a visão de Gustavo estava boa e ele respondeu que sim. Além disso, a médica verificou se as pupilas estavam fotorreagentes e o resultado foi normal. Sobre este caso, é correto afirmar que

a) os dados clínicos acima são suficientes para afirmar que se trata de uma conjuntivite bacteriana e a primeira opção seria o tratamento com tobramicina.
b) verificar se as pupilas estão fotorreagentes é um exame de pouca utilidade em pacientes com os sintomas como o de Gustavo.
c) provavelmente trata-se de uma conjuntivite e mesmo sem tratamento algum a maior parte dos casos tem resolução espontânea em um semana.
d) o uso de corticosteroide tópico é sempre recomendável nos casos como o de Gustavo.

Alternativa correta: c

A presença de hiperemia ocular em região bulbar inferior de olho esquerdo associada a secreção, "olho grudado" e prurido torna o quadro clínico de Gustavo sugestivo de conjuntivite. As conjuntivites, sejam elas virais, bacterianas ou alérgicas, costumam ser autolimitadas na maior parte das vezes, com resolução espontânea em até uma semana. A queixa de amanhecer com o "olho grudado", isoladamente, não pode ser utilizada para diferenciar a conjuntivite entre bacteriana, viral ou alérgica. A clínica de Gustavo não é suficiente para afirmar que se trata de uma conjuntivite bacteriana. A verificação de presença de reflexo pupilar é importante na investigação de olho vermelho, pois sua presença indica sinal de alerta, com necessidade de encaminhamento para avaliação por oftalmologista. O uso de esteroides tópicos deve ser evitado por não oftalmologistas, pela dificuldade de afastar conjuntivite herpética não diagnosticada, glaucoma e catarata, que podem ser agravados com esse uso.

Referências

1. Cardoso AV, Dalla MDB. Olho vermelho. In: Gusso G, Lopes JM, Dias LC. Tratado de medicina de família e comunidade: princípios, formação e prática. 2ª ed. Porto Alegre: Artmed; 2019.
2. Esteves J, Telichevesky N, Scalco DL. Olho vermelho. In: Duncan BB, Schmidt MI, Giugliani ERJ, Duncan MS, Giugliani C. Medicina ambulatorial: condutas de atenção primária baseadas em evidências. 4ª ed. Porto Alegre: Artmed; 2013.

5. [TEMFC 22 – Questão 60] Um paciente de 63 anos, pescador, apresenta uma lesão no olho há muitos anos, que "às vezes inflama" *[sic]*. No entanto, as inflamações têm ocorrido com mais frequência ultimamente, o que o motivou a ir ao MFC, que no exame físico observou a lesão abaixo, avermelhada, de 9 mm de comprimento.

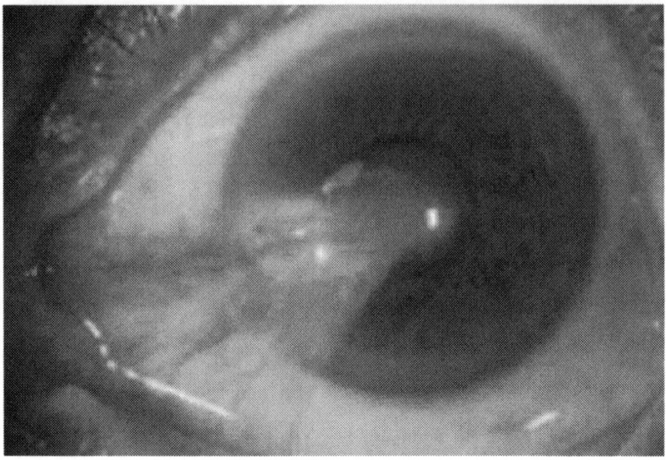

Assinale a alternativa que apresenta a conduta para este caso.

a) Prescrever lubrificantes oculares para alívio de sensação de corpo estranho, indicar óculos de sol para uso diário, prescrever esteroides tópicos e indicar cirurgia.
b) Prescrever esteroides tópicos e compressas geladas de soro fisiológico a 0,9%.
c) Proceder com retirada de corpo estranho conjuntival, prescrever lubrificantes oculares para alívio de sensação de corpo estranho, esteroides tópicos e indicar óculos de sol para uso diário.
d) Prescrever limpeza ocular com soro fisiológico a 0,9%, esteroides tópicos e colírio de tobramicina, por 7 dias.

Alternativa correta: a

Tanto o quadro clínico como a imagem nos levam ao diagnóstico de pterígeo. A conduta mais adequada inclui a prescrição de lubrificantes oculares para alívio de sensação de corpo estranho e óculos de sol para uso diário. A prescrição de esteroides tópicos está indicada na vigência de inflamação, atentando para seus possíveis efeitos adversos como o surgimento de catarata e o aumento da pressão intraocular. A cirurgia está indicada uma vez que a lesão é maior que 4 mm e cobre a pupila.

Referências

1. Cardoso AV, Dalla MDB. Pterígeo, pinguécula e ptose. In: Gusso G, Lopes JM, Dias LC. Tratado de medicina de família e comunidade: princípios, formação e prática. 2ª ed. Porto Alegre: Artmed; 2019.

2. Procianoy F. Outras patologias oculares. In: Duncan BB, Schmidt MI, Giugliani ERJ, Duncan MS, Giugliani C. Medicina ambulatorial: condutas de atenção primária baseadas em evidências. 4ª ed. Porto Alegre: Artmed; 2013.

6. [TEMFC 23 – Questão 66] Luana, 39 anos, iniciou o trabalho como técnica administrativa em uma unidade de saúde há dois meses, no setor de marcação de exames. Desde que iniciou o trabalho, vem apresentando ardência ocular, hiperemia conjuntival, lacrimejamento e borramento visual quando pisca os olhos, sem secreção, história de trauma ocular ou alteração da córnea e com pupilas fotorreagentes. Assinale a alternativa que apresenta o tipo de medicamento que o médico de família de Luana deve prescrever.

a) Anestésico tópico.
b) Colírio lubrificante.
c) Colírio de atropina.
d) Colírio com solução vasoconstritora.

Alternativa correta: b

O quadro clínico de ardência ocular, hiperemia conjuntival, lacrimejamento e borramento visual com variação ao piscar é característico de olho seco. Também atividades que exijam atenção visual (leitura e uso de computador, por exemplo – caso de Luana) costumam intensificar os sintomas por serem situações nas quais a frequência do piscar é reduzida. No que diz respeito ao manejo farmacológico, o uso de colírios lubrificantes está indicado por estar associado à melhora dos sintomas e de parâmetros objetivos de proteção do epitélio da superfície ocular.

Referências

1. Procianoy F. Outras patologias oculares. In: Duncan BB, Schmidt MI, Giugliani ERJ, Duncan MS, Giugliani C. Medicina ambulatorial: condutas de atenção primária baseadas em evidências. 4a ed. Porto Alegre: Artmed; 2013.
2. Cardoso AV, Dalla MDB. Olho vermelho. In: Gusso G, Lopes JM, Dias LC. Tratado de medicina de família e comunidade: princípios, formação e prática. 2. ed. Porto Alegre: Artmed; 2019.

7. [TEMFC 24 – Questão 55] Homem com 37 anos de idade vem ao centro de saúde com queixa de "olho vermelho" e "sensação de acordar com olho grudado pela manhã" há dois dias. Questionado, refere lacrimejamento, obstrução nasal, secreção nasal com coriza hialina, tosse seca (rara) também há dois dias. Nega febre, prurido ocular, fotofobia, redução de acuidade visual ou outras queixas. Nega conhecer contatos com os mesmos sintomas. Não apresenta outras comorbidades. Ao exame físico: olhos com conjuntiva hiperemiada bilateralmente e presença de secreção aquosa. Presença de adenopatia pré-auricular bilateral. Oroscopia: hiperemia discreta em parede posterior de orofaringe, sem placas em amígdalas. Dado o quadro clínico, assinale a alternativa que apresenta o diagnóstico provável e a conduta apropriada.

a) Conjuntivite alérgica → Compressa fria local + lavagem dos olhos com soro fisiológico 0,9% + anti-histamínico oral (discutir com paciente o quanto necessita, uma vez que sintomático).
b) Conjuntivite viral → Compressa fria local + lavagem ocular com soro fisiológico 0,9% + cuidado do paciente e contatos com higiene das mãos, soluções oftálmicas e toalhas.
c) Conjuntivite bacteriana → Antibiótico tópico ocular por 7 dias + lavagem dos olhos com soro fisiológico 0,9% + cuidado do paciente e contatos com higiene das mãos, soluções oftálmicas e toalhas.
d) Conjuntivite associada a quadro de rinite alérgica → Anti-histamínico via oral + corticoide tópico nasal + lavagem dos olhos com soro fisiológico 0,9% + observar e evitar possíveis fatores desencadeantes.

Alternativa correta: **b**

Ainda que nem sempre seja possível fazer a diferenciação clínica de quadros de conjuntivite aguda, é possível inferir que a ausência de ardência e prurido ocular, bem como a ausência de exposição a possível fator desencadeante, tornam o diagnóstico de conjuntivite alérgica improvável. Conjuntivite bacteriana costuma apresentar secreção ocular purulenta e ausência de adenopatia pré-auricular. Também não há história de atopia prévia, presença de fator desencadeante para os sintomas, nem presença de prurido nasal, ocular ou espirros – tornando improvável diagnóstico de conjuntivite associado a quadro de rinite alérgica. A presença de hiperemia conjuntival difusa, secreção ocular aquosa, adenopatia pré-auricular, sintomas de infecções de vias aéreas superiores e a ausência de outros sinais ou sintomas que possam indicar claramente outra etiologia confirmam o diagnóstico clínico de conjuntivite viral. O tratamento costuma ser sintomático, como indicado no distrator **b**.

Referências

1. Cardoso AV, Dalla MDB. Olho vermelho. In: Gusso G, Lopes JM, Dias LC. Tratado de medicina de família e comunidade: princípios, formação e prática. 2ª ed. Porto Alegre: Artmed; 2019.
2. Esteves J, Telichevesky N, Scalco DL. Olho vermelho. In: Duncan BB, Schmidt MI, Giugliani ERJ, Duncan MS, Giugliani C. Medicina ambulatorial: condutas de atenção primária baseadas em evidências. 4ª ed. Porto Alegre: Artmed; 2013.

29

ABORDAGEM A PROBLEMAS RELACIONADOS A OUVIDOS, NARIZ E GARGANTA

Diogo Luis Scalco

1. [TEMFC 18 – Questão 49] Fábio, 48 anos, procura unidade de saúde queixando-se de rouquidão há 90 dias, progressiva, sem outros sintomas associados. Trabalha como caixa de supermercado, nega tabagismo e relata beber duas latas de cerveja no fim de semana. Relata quadro respiratório agudo, há cinco meses, com melhora espontânea. Exame físico sem alterações. A conduta mais adequada que deve ser realizada pelo médico da família é

a) orientar hidratação e repouso de voz.
b) prescrever prednisona 20 mg diários, por cinco dias e reavaliar.
c) solicitar ultrassonografia da região cervical e, se necessário, tomografia computadorizada da região cervical para afastar massas cervicais.
d) encaminhar para sessões de fonoterapia.
e) encaminhar para avaliação do otorrinolaringologista se não houver disponibilidade para realizar a laringoscopia indireta.

Alternativa correta: e

Disfonia progressiva com duração acima de 15 dias em paciente tabagista e/ou etilista ou com duração superior a três meses em qualquer situação é indicação para encaminhamento para avaliação por otorrinolaringologista se não houver disponibilidade para realização de laringoscopia indireta. Hidratação e repouso de voz podem ser indicados nos casos de disfonia sem sinais de alerta com duração menor que 15 dias. O uso de corticoide sistêmico costuma ser reservado para algumas situações específicas como

Nota do editor: Os endereços eletrônicos indicados nas referências deste capítulo foram acessados em 10 maio 2021.

laringite alérgica, laringite viral em crianças e doenças autoimunes envolvendo a laringe como lúpus eritematoso sistêmico, sarcoidose e granulomatose de Wegener – geralmente com diagnóstico bem estabelecido. Ultrassonografia ou tomografia computadorizada da região cervical costumam ser reservadas para situações específicas posteriores à realização da laringoscopia, como investigação da causa de paralisia de prega vocal ou de etiologia de massa em região laríngea ou cervical. Fonoterapia costuma ser bastante usada em casos de doença laríngea benigna, após estabelecido diagnóstico preciso.

Referência

1. Scweiger C, Wolff-Lavinsky M. Disfonia. In: Gusso G, Lopes JM, Dias LC. Tratado de medicina de família e comunidade: princípios, formação e prática. 2ª ed. Porto Alegre: Artmed; 2019.

2. [TEMFC 19 – Questão 49] Você atende um senhor de 76 anos de idade, com queixa de hipoacusia há três meses. Durante a realização da otoscopia, você observa o seguinte:

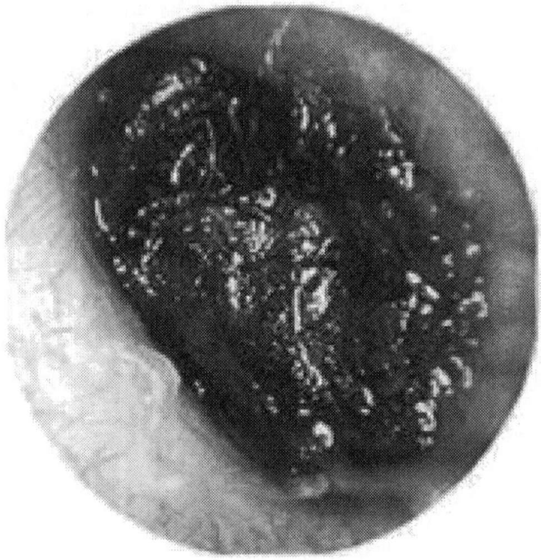

Qual a conduta para esse caso?

a) Prescrever isoconazol tópico durante 15 dias.
b) Indicar miringotomia, com inserção de tubo de ventilação.
c) Prescrever ciprofloxacino 0,2% e hidrocortisona 1%, tópicos durante dez dias.
d) Aplicar emoliente, aguardar 15 minutos e realizar lavagem otológica.
e) Retirar corpo estranho, com pinça mosquito.

Alternativa correta: d

Hipoacusia há três meses somado à otoscopia (*vide* imagem) levam ao diagnóstico de tampão de cerúmen. A lavagem otológica é o tratamento de escolha e está contraindicada nos casos de história ou suspeição de perfuração timpânica. Pode ser precedida pelo uso de ceruminolítico por um período de cinco a sete dias (cinco gotas, três vezes ao dia), embora também possa ser realizada diretamente ou com uso de ceruminolítico/emoliente minutos antes do procedimento. Pode ser realizada da seguinte forma: com uma seringa de 20 mL, ou maior, conectada a uma sonda urinária de alívio cortada para ficar com cerca de 3 cm de comprimento, irriga-se o conduto auditivo, direcionando o jato para cima, para que a água crie um efeito de turbilhonamento. A água que sai do conduto auditivo e o tampão devem ser coletados com uma cuba-rim colocada junto ao pescoço do paciente, logo abaixo da linha mandibular.

Referências

1. Umpierre R, Conzatti M. Procedimentos em atenção primária à saúde: anestesia locorregional, suturas, inserção de DIU, cantoplastia, lavagem otológica e drenagem de abscesso. In: Gusso G, Lopes JM, Dias LC. Tratado de medicina de família e comunidade: princípios, formação e prática. 2ª ed. Porto Alegre: Artmed; 2019.
2. Lavinsky-Wolff M, Lavinsky J, Schweiger C, Lavinsky L. Perda auditiva. In: Gusso G, Lopes JM, Dias LC. Tratado de medicina de família e comunidade: princípios, formação e prática. 2ª ed. Porto Alegre: Artmed; 2019.
3. Umpierre R. Pequenos procedimentos em atenção primária. In: Duncan BB, Schmidt MI, Giugliani ERJ, Duncan MS, Giugliani C. Medicina ambulatorial: condutas de atenção primária baseadas em evidências. 4ª ed. Porto Alegre: Artmed; 2013.

3. [TEMFC 23 - Questão 71] Joana comparece ao acolhimento da unidade básica Santo Expedito, solicitando consulta para seu filho de 5 anos de idade. Refere que a criança realizou tratamento para infecção no ouvido esquerdo há pouco mais de três meses, mas acha que ele "não está escutando direito". Tem aumentado o volume da televisão e sentado mais perto da tela. Quando ela fala com ele, principalmente do lado esquerdo, muitas vezes ele não responde e precisa falar mais alto e chamá-lo de novo. Nega febre, otalgia ou outras queixas. No prontuário há registro prévio com diagnóstico de otite média aguda, tratada com amoxicilina. Na otoscopia há pouca quantidade de cerume, com membrana timpânica direita translúcida e à esquerda visualiza-se presença de efusão na orelha média. Assinale a alternativa que apresenta a conduta para esse caso.

a) Prescrever novo tratamento com antibiótico e analgésico.
b) Encaminhar imediatamente para emergência pediátrica.

c) Tranquilizar a mãe, pois essa intercorrência é frequente.
d) Encaminhar a criança para atendimento especializado.

Alternativa correta: d

A presença de hipoacusia posterior a um episódio de otite média aguda, sem outros sintomas associados, na presença de efusão no ouvido médio, é compatível com diagnóstico de otite média com efusão (OME). No caso de crianças é possível manter conduta expectante por um período de até três meses, desde que não seja observado atraso da linguagem oral, problemas de aprendizagem ou, ainda, suspeita de perda auditiva moderada, grave ou profunda. No caso de Joana, a persistência dos sintomas por três meses torna a conduta de encaminhar para atendimento especializado a mais adequada. Uso de antibiótico não está indicado de rotina para casos de OME.

Referências

1. Lavinsky-Wolff M, Lavinsky J, Schweiger C, Lavinsky L. Perda auditiva. In: Gusso G, Lopes JM, Dias LC. Tratado de medicina de família e comunidade: princípios, formação e prática. 2ª ed. Porto Alegre: Artmed; 2019.
2. Santos BA, Ramos BD. Otite média. In: Duncan BB, Schmidt MI, Giugliani ERJ, Duncan MS, Giugliani C. Medicina ambulatorial: condutas de atenção primária baseadas em evidências. 4ª ed. Porto Alegre: Artmed; 2013.

4. [TEMFC 23 – Questão 76] A perda auditiva condutiva de Dona Ivana, 44 anos, pode ter como uma das causas a presença acumulada de cerume, um produto de glândulas sebáceas e ceruminosas. Diante dessa situação, pode ocorrer redução de até 40 dB em seu poder auditivo, algo que tem gerado estresse no ambiente familiar: enquanto Dona Ivana aumenta o volume da televisão, Raquel, sua filha e estudante universitária, perde a paciência e diz que a mãe está ficando surda e não a deixa estudar em paz. O médico de família e comunidade (MFC) considera realizar a remoção do cerume. Diante desta intenção, assinale a alternativa correta sobre o procedimento.

a) Considerando a atuação no âmbito da Atenção Primária à Saúde, a prescrição de um ceruminolítico pode ser capaz de resolver o problema.
b) Em pessoas acima dos 50 anos, é indicado avaliação através de otoscopia a cada três anos. Dessa forma, pode-se indicar a remoção profilática do cerume visualizado.
c) Se a paciente estiver com otite (bacteriana) externa e cerume, a conduta inicial é a irrigação com soro fisiológico 0,9%, pois esta atitude acelera a melhora do quadro.

d) Com a decisão de realizar irrigação auricular em jato, a seringa é direcionada para cima e a avaliação otoscópica deve ser feita apenas quando a paciente citar tontura.

Alternativa correta: a

O tratamento para tampão de cerume pode envolver tanto a aplicação de ceruminolíticos quanto a lavagem auricular. Nesse caso, o procedimento é realizado com a seringa direcionada para a parte superior do conduto auditivo, sendo a otoscopia indicada após cada jato para avaliar o sucesso do procedimento. O procedimento de lavagem deve ser evitado na suspeita de perfuração timpânica e otite externa. Não há indicação de otoscopia periódica para rastreamento e remoção profilática de cerume. Esta não deve ser realizada em pessoas sem queixas de hipoacusia ou desconforto, já que, nesses casos, a eliminação do cerume costuma acontecer espontaneamente.

Referências

1. Umpierre R, Conzatti M. Procedimentos em atenção primária à saúde: anestesia locorregional, suturas, inserção de DIU, cantoplastia, lavagem otológica e drenagem de abscesso. In: Gusso G, Lopes JM, Dias LC. Tratado de medicina de família e comunidade: princípios, formação e prática. 2ª ed. Porto Alegre: Artmed; 2019.
2. Lavinsky-Wolff M, Lavinsky J, Schweiger C, Lavinsky L. Perda auditiva. In: Gusso G, Lopes JM, Dias LC. Tratado de medicina de família e comunidade: princípios, formação e prática. 2ª ed. Porto Alegre: Artmed; 2019.
3. Umpierre R. Pequenos procedimentos em atenção primária. In: Duncan BB, Schmidt MI, Giugliani ERJ, Duncan MS, Giugliani C. Medicina ambulatorial: condutas de atenção primária baseadas em evidências. 4ª ed. Porto Alegre: Artmed; 2013.

5. [TEMFC 24 – Questão 54] Homem, 26 anos, vem à consulta com queixa de ter iniciado com obstrução nasal, coriza hialina e tosse seca esporádica há cerca de nove dias. No quarto dia, a tosse intensificou e passou a ser produtiva com expectoração purulenta. Há três dias cursa com cefaleia frontal de leve intensidade quando baixa a cabeça, que alivia com paracetamol 750 mg. Veio pelo tempo de evolução, não está tão incomodado com os sintomas. Nega febre ou outras queixas. Nega comorbidades. Refere história de asma na adolescência – última crise há cerca de dez anos. Ao exame: PA: 110x60 mmHg, FC: 80 bpm. Ausculta cardíaca e pulmonar sem alterações. Nasoscopia com hiperemia bilateral. Oroscopia: hiperemia em parede posterior de orofaringe, com presença de gotejamento pós-nasal com aspecto purulento. Otoscopia: discreta hiperemia em porção anterossuperior de membrana timpânica de ouvido esquerdo, sem sinais de abaulamento ou opacidade. Sobre o quadro clínico, pode-se afirmar que

a) se trata de um quadro de rinofaringite viral complicada com otite média aguda. Sugere-se uso de antibiótico (amoxicilina 1,0 g de 12 em 12 horas por sete dias), além de sintomáticos (lavagem nasal com solução fisiológica, hidratação e analgesia conforme necessidade).
b) o uso de antibioticoterapia (levofloxacino 500 mg 1 comprimido a cada 24 horas por cinco dias) é mandatório neste caso dado o tempo de evolução e risco de complicação como pneumonia.
c) se trata de um quadro de sinusite aguda. Caso o paciente esteja de acordo, é possível fazer o uso de sintomáticos (lavagem nasal com solução salina, hidratação e analgesia conforme necessidade) e orientar sobre tempo médio de evolução do quadro, recomendando retorno caso necessário.
d) caso disponível, a realização de radiografia de seios da face está indicada visando a fazer o diagnóstico diferencial de sinusite aguda com rinofaringite aguda.

Alternativa correta: c

A ausência de otalgia (sintoma mais frequente), ausência de abaulamento ou opacidade de membrana timpânica tornam o diagnóstico de OMA menos provável. Além disso, hiperemia, embora bastante sensível para OMA, apresenta baixa especificidade. A presença de obstrução nasal, coriza, gotejamento pós-nasal, cefaleia frontal e tosse, associada ao agravamento do quadro após o quinto dia (tosse passou a ser produtiva e aparecimento de cefaleia frontal) e ao tempo de evolução (maior que dez dias), são sugestivos de diagnóstico de sinusite aguda. Em casos agudos a radiografia simples é dispensável para o diagnóstico. Em pacientes previamente hígidos, com quadros agudos leves, não há necessidade de antibióticos e a prescrição de sintomáticos, somada às orientações de gravidade, é a conduta mais adequada. Mesmo nos casos de sinusite aguda em que se considera o uso de antibioticoterapia, levofloxacino não é considerado fármaco de primeira linha para pacientes sem uso recente de antibiótico.

Referências

1. Lodi VV, Dalla MDB. Rinossinusites. In: Gusso G, Lopes JM, Dias LC. Tratado de medicina de família e comunidade: princípios, formação e prática. 2ª ed. Porto Alegre: Artmed; 2019.
2. Araújo, E. Rinossinusite. In: Duncan BB, Schmidt MI, Giugliani ERJ, Duncan MS, Giugliani C. Medicina ambulatorial: condutas de atenção primária baseadas em evidências. 4ª ed. Porto Alegre: Artmed; 2013.

30

RASTREAMENTO

Diogo Luis Scalco

1. [TEMFC 18 - Questão 59] Um dos princípios que deve nortear um gestor em saúde ao implementar um programa ou política de rastreamento populacional é

a) se a doença tiver uma evolução rápida e alta taxa de mortalidade, o programa deve ser instituído pela magnitude do problema, independente de outros fatores.
b) a história natural da doença ou do problema clínico deve ser bem conhecida.
c) o teste utilizado deve ser capaz de alterar a história natural da doença por meio da redução de morbidade e melhora da qualidade de vida.
d) os programas de rastreamento, em geral, têm o potencial de trazer mais benefícios que danos às populações submetidas aos testes.
e) o teste de rastreamento deve detectar alteração na fase clínica da doença.

Resposta correta: b

Para a implementação de programas ou políticas de rastreamento populacional, há a necessidade de conhecer bem a história natural da doença ou do problema clínico alvo. Magnitude é um dos quesitos analisados para a criação de um programa de rastreamento. Uma doença com alta prevalência e mortalidade, por exemplo, cujo tratamento no período assintomático não resulta em melhores desfechos não é candidata para implementação de programa de rastreamento (distrator **a** incorreto). Os programas de rastreamento deveriam trazer mais benefício que danos às populações, o que nem sempre ocorre. De acordo com Duncan (ver como referenciar), "são poucos os programas vi-

Nota do editor: Os endereços eletrônicos indicados nas referências deste capítulo foram acessados em 10 maio 2021.

gentes que mostram benefícios claros, e muitos podem causar mais dano que benefício" (distrator **d** incorreto). Também devem ser capazes de alterar a história natural da doença por meio da redução da morbidade e melhora da qualidade de vida, mas principalmente reduzindo a mortalidade total do grupo de indivíduos rastreados (distrator **c** incorreto). Os testes de rastreamento devem identificar alteração na fase pré-clínica da doença; ou seja, quando o paciente ainda não apresenta sintomas (distrator **e** incorreto).

Referências

1. Norman AH, Tesser CD. Rastreamento de doenças. In: Tratado de medicina de família e comunidade: princípios, formação e prática. 2ª ed. Porto Alegre: Artmed; 2019.
2. Stein AT, Zelmanowick AM, Flavigna M. Rastreamento de adultos para tratamento preventivo. In: Duncan BB, Schmidt MI, Giugliani ERJ, Duncan MS, Giugliani C. Medicina ambulatorial: condutas de atenção primária baseadas em evidências. 4ª ed. Porto Alegre: Artmed; 2013.
3. Brasil. Ministério da Saúde. Secretaria de Atenção à Saúde. Departamento de Atenção Básica. Rastreamento. Cadernos de Atenção Básica. Brasília: Ministério da Saúde; 2009.

2. [TEMFC 18 – Questão 60] Sr. Dalton, 60 anos, após ler a última revista semanal sobre o "Novembro Azul", ficou muito preocupado, pois um amigo seu teve câncer de próstata e faleceu por causa da doença recentemente. Dalton procura sua médica de família, Dra. Márcia, para saber qual a melhor decisão para ele. A melhor conduta que Dra. Márcia pode ter é

a) indicar o rastreamento pois o paciente tem uma informação correta quanto à prevenção do câncer de próstata e está com medo.
b) compartilhar a decisão com o paciente fornecendo de forma clara as melhores informações disponíveis.
c) convencer o paciente a não realizar o rastreamento pois o risco envolvido é maior que o benefício que pode advir no processo.
d) não realizar o rastreamento, pois o paciente está fora da faixa etária na qual o exame é recomendável.
e) não realizar o rastreamento pois o receio do paciente está fundamentado em fontes não científicas.

Resposta correta: b

De acordo com USPSTF, o rastreamento do câncer de próstata com PSA é contraindicado para homens acima de 70 anos e deve ser individualizado para homens entre 55 e 69 anos. Na mesma linha, o *Caderno de Atenção Básica 29* do Ministério da Saúde explana que, "em consonância com as evidências científicas disponíveis e as recomendações da OMS, a organização de ações de rastreamento para o câncer da próstata não é recomendada". No entanto "homens que demandem espontaneamente a realização do exame de rastreamento devem ser informados por seus médicos sobre os riscos e benefícios associados a essa prática e posteriormente definirem em conjunto com a equipe de saúde pela realização ou não do rastreamento".

Referências

1. Norman AH, Tesser CD. Rastreamento de doenças. In: Tratado de medicina de família e comunidade: princípios, formação e prática. 2ª ed. Porto Alegre: Artmed; 2019.
2. Stein AT, Zelmanowick AM, Flavigna M. Rastreamento de adultos para tratamento preventivo. In: Duncan BB, Schmidt MI, Giugliani ERJ, Duncan MS, Giugliani C. Medicina ambulatorial: condutas de atenção primária baseadas em evidências. 4ª ed. Porto Alegre: Artmed; 2013.
3. U.S. Preventive Services Task Force – USPSTF. Disponível em: https://uspreventiveservicestaskforce.org/uspstf/topic_search_results?topic_status=P.
4. Brasil. Ministério da Saúde. Secretaria de Atenção à Saúde. Departamento de Atenção Básica. Rastreamento. Cadernos de Atenção Básica. Brasília: Ministério da Saúde; 2009.

3. [TEMFC 19 – Questão 58] Em qual das seguintes situações você realiza rastreamento de forma organizada e não oportunística?

a) Ao aderir ao Outubro Rosa e sugerir densitometria óssea para mulheres a partir dos 50 anos, já que existem outros riscos para as mulheres além do câncer de mama.
b) Ao solicitar repetição do exame de papanicolau em seis meses em mulher que trouxe resultado da última coleta com atipias em células escamosas de baixo grau.
c) Ao incluir eletroforese de hemoglobina em gestante descendente de alemães em zona rural no interior de Santa Catarina.
d) Ao solicitar perfil lipídico para um homem assintomático de 31 anos, com sobrepeso (IMC 28,5), que veio à consulta para exame admissional em empresa multinacional.
e) Ao solicitar exame de ferritina em criança de 2 anos de idade com pica ou alotriofagia, tendo em vista a necessidade de investigação detalhada.

Resposta correta: b

Rastreamento oportunístico "ocorre quando a pessoa procura o serviço de saúde por algum outro motivo e o profissional de saúde aproveita o momento para rastrear alguma doença ou fator de risco. A desvantagem desse rastreamento é que, além de ser menos efetivo no impacto sobre a morbidade e a mortalidade atribuídas à condição rastreada, também é mais oneroso para o sistema de saúde como um todo". São formas de rastreamento presentes nos distratores **a**, **c** e **d**, embora com indicações discutíveis.

"Os programas de rastreamento organizados são aqueles nos quais se detém maior controle das ações e informações no tocante ao rastreamento. São sistematizados e voltados para a detecção precoce de uma determinada doença, condição ou risco, oferecidos à população assintomática em geral e realizados por instituições de saúde de abrangência populacional (usualmente Sistemas Nacionais de Saúde)". É o caso do rastreamento para câncer de colo de útero exemplificado no distrator **b**. O distrator **e** trata de uma situação em que paciente tem sintomas; a solicitação de exames neste caso não se trata de rastreamento, mas sim de investigação diagnóstica.

Referências

1. Norman AH, Tesser CD. Rastreamento de doenças. In: Tratado de medicina de família e comunidade: princípios, formação e prática. 2ª ed. Porto Alegre: Artmed; 2019.
2. Stein AT, Zelmanowick AM, Flavigna M. Rastreamento de adultos para tratamento preventivo. In: Duncan BB, Schmidt MI, Giugliani ERJ, Duncan MS, Giugliani C. Medicina ambulatorial: condutas de atenção primária baseadas em evidências. 4ª ed. Porto Alegre: Artmed; 2013.
3. Brasil. Ministério da Saúde. Secretaria de Atenção à Saúde. Departamento de Atenção Básica. Rastreamento. Cadernos de Atenção Básica. Brasília: Ministério da Saúde; 2009.

4. [TEMFC 19 – Questão 59] Marcos, estudante de graduação em Medicina, fica responsável por preparar um seminário sobre as evidências científicas sobre o rastreamento do câncer de próstata. Em sua pesquisa, ele encontra o seguinte pictograma:

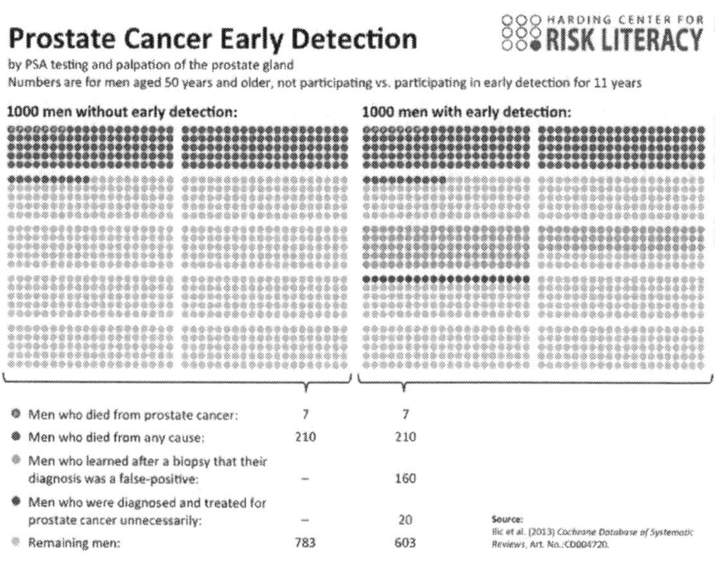

O que Marcos pode inferir desse pictograma?

a) Como o número necessário para rastrear câncer de próstata é de 143, e aproximadamente 1 em cada 6 homens recebeu diagnóstico falso positivo, os riscos superam os benefícios para rastrear.
b) Nessa amostra não tem como inferir o exato número necessário para rastrear, porém como aproximadamente um em cada seis homens recebeu diagnóstico falso positivo, os benefícios superam os riscos para rastrear.
c) Nessa amostra não há como inferir o exato número necessário para rastrear, porém como o número de sobrediagnósticos é de aproximadamente 1 em cada 50 homens, os riscos superam os benefícios para rastrear.
d) Como o número necessário para rastrear câncer de próstata é de 143, e aproximadamente um em cada seis homens recebeu diagnóstico falso positivo, os benefícios superam os riscos para rastrear.
e) Nessa amostra não tem como inferir o exato número para rastrear, porém como o número de sobretratamentos é aproximadamente um em cada cinco homens, os riscos superam os benefícios para rastrear.

Resposta correta: c

O número necessário para rastrear (NNR) "representa o número de pessoas que deve participar de um programa de rastreamento durante um determinado tempo para se evitar uma morte ou desfecho substituto pela doença em questão". "NNR é calculado pelo inverso da redução do risco absoluto (NNR = 1/RRA). "Como a mortalidade é igual entre o grupo submetido a rastreamento (*with early detection*) e o grupo não submetido a rastreamento (*without early detection*), o RRA é igual a zero e não é possível inferir o NNR. Resultados falsos positivos atingiram 16% (160/1.000) dos rastreados, o que equivale a cerca de um caso falso positivo para cada 6,25 rastreados. Sobrediagnóstico refere-se ao diagnóstico realizado em uma pessoa assintomática que nunca evoluiria para uma fase clínica ou afetaria a qualidade e a expectativa de vida do indivíduo. É possível afirmar que 2% (20/1.000 ou 1/50) dos homens rastreados foram sobrediagnosticados. Baseado nos dados desse pictograma, os riscos do grupo submetido ao rastreamento claramente superaram os benefícios – por sinal inexistentes.

Referências

1. Norman AH, Tesser CD. Rastreamento de doenças. In: Tratado de medicina de família e comunidade: princípios, formação e prática. 2ª ed. Porto Alegre: Artmed; 2019.
2. Stein AT, Zelmanowick AM, Flavigna M. Rastreamento de adultos para tratamento preventivo. In: Duncan BB, Schmidt MI, Giugliani ERJ, Duncan MS, Giugliani C. Medicina ambulatorial: condutas de atenção primária baseadas em evidências. 4ª ed. Porto Alegre: Artmed; 2013.
3. Brasil. Ministério da Saúde. Secretaria de Atenção à Saúde. Departamento de Atenção Básica. Rastreamento. Cadernos de Atenção Básica. Brasília: Ministério da Saúde; 2009. 112p.

5. [TEMFC 19 – Questão 60] Você foi convidado para dar uma entrevista em uma rádio local por ocasião do Novembro Azul. Você lê a recomendação da American Cancer Society (ACS) acerca do rastreamento de câncer de próstata, que na ocasião era oferecer anualmente exame de PSA e toque retal a partir dos 50 anos, principalmente em homens com história de câncer de próstata em familiar em primeiro grau e naqueles que deixam a decisão do rastreio para o médico. Qual das informações seria a mais adequada para você falar durante a entrevista?

a) Corroborar com a recomendação da American Cancer Society, já que o Novembro Azul é baseado em consenso de diversos especialistas internacionais e recomendado pelo Ministério da Saúde do Brasil, pelo Instituto Nacional do Câncer (Inca) e pela Sociedade Brasileira de Medicina de Família e Comunidade (SBMFC).
b) Desaconselhar o rastreamento do PSA, já que a diretriz da USPSTF fala em 20% de homens rastreados submetidos à biópsia desnecessária por um PSA falsamente positivo. Nesse caso, recomendar fortemente o toque retal para o rastreamento, eticamente aceitável conforme o conceito de prevenção quaternária, após decisão compartilhada entre o médico e a pessoa.
c) Manter a recomendação da American Cancer Society de realizar toque retal e exame de PSA conforme divulgada pela mídia, mas sugerir o início do rastreamento a partir dos 45 anos, conforme recomendação do seu serviço de urologia de referência, já que estudos mostram que nessa faixa etária em torno de 40% tem fator de risco para a doença.
d) Com base no conhecimento do conceito de prevenção quaternária, não recomendar o rastreamento para câncer de próstata, mas como a principal causa de mortalidade em homens são os eventos cardiovasculares, recomendar a avaliação do perfil lipídico com o médico a partir dos 18 anos.
e) Repensar as recomendações em populações selecionadas com ressalvas, levar em conta riscos individuais e após isso assegurar que as pessoas compreendam o balanço entre riscos e benefícios das recomendações por meio de evidências com alto grau de recomendação e de tomada de decisão compartilhada entre médico e pessoa.

Resposta correta: e

Tanto Inca e SBMFC quanto Ministério da Saúde não recomendam a adoção de programa de rastreamento para câncer de próstata em homens. De acordo com USPSTF, o rastreamento do câncer de próstata com PSA é contraindicado para homens acima de 70 anos e deve ser individualizado para homens entre 55 e 69 anos. Por outro lado, CTFPHC contraindica rastreio do câncer de próstata com PSA em todas as faixas etárias. O toque retal também não é indicado como exame para rastreamento, seja realizado só ou como adjuvante ao PSA. Por outro lado, o rastreamento para identificação de dislipidemia e cálculo de risco de evento cardiovascular de dez anos é recomendado a cada cinco anos a partir dos 40 anos de idade para pessoas sem fator de risco cardiovascular prévio. Por fim, o distrator **e** traz a alternativa correta por enfatizar a necessidade de avaliar os riscos e benefícios do rastreamento com as melhores evidências disponíveis na tomada de decisão compartilhada entre médico e pessoa.

Referências

1. Norman AH, Tesser CD. Rastreamento de doenças. In: Tratado de medicina de família e comunidade: princípios, formação e prática. 2ª ed. Porto Alegre: Artmed; 2019.
2. Stein AT, Zelmanowick AM, Flavigna M. Rastreamento de adultos para tratamento preventivo. In: Duncan BB, Schmidt MI, Giugliani ERJ, Duncan MS, Giugliani C. Medicina ambulatorial: condutas de atenção primária baseadas em evidências. 4ª ed. Porto Alegre: Artmed; 2013.
3. U.S. Preventive Services Task Force – USPSTF. Disponível em: https://uspreventiveservicestaskforce.org/uspstf/topic_search_results?topic_status=P.
4. Canadian Task Force on Preventive Health Care – CTFPHC, Disponível em: https://canadiantaskforce.ca/guidelines/published-guidelines/prostate-cancer/.
5. Sociedade Brasileira de Medicina de Família e Comunidade – SBMFC. Disponível em: https://www.sbmfc.org.br/wp-content/uploads/media/Novembro%20Azul.pdf.
6. Instituto Nacional do Câncer – Inca. Disponível em: https://www.inca.gov.br/sites/ufu.sti.inca.local/files//media/document//nota-tecnica-saude-do-homem-ms.pdf.

6. [TEMFC 20 – Questão 58] O rastreamento de doenças é uma medida de prevenção secundária, ou seja, consiste na investigação de pessoas assintomáticas em busca de condições clínicas, cujo diagnóstico na fase assintomática promove benefícios em relação à fase sintomática. Os rastreamentos normalmente são direcionados a grupos populacionais específicos, mas algumas condições podem ser rastreadas na população em geral.
Sobre indicações de rastreamento, assinale a alternativa correta.

a) A mamografia anual está indicada como rotina para todas as mulheres, a partir dos 40 anos de idade, como medida de rastreamento do câncer de mama.
b) O rastreamento do câncer de colo uterino é feito por meio do exame citopatológico de colo uterino, que deve ser realizado em todas as mulheres, a partir do início da vida sexual.
c) A dosagem do PSA anual como medida de rastreamento do câncer de próstata em homens, a partir dos 50 anos de idade, tem comprovada efetividade na redução de mortalidade nesse grupo populacional.

d) O rastreamento do diabetes tipo 2 na população em geral pode ser realizado, a partir da glicemia de jejum, e deve ser solicitada anualmente para as pessoas acima dos 30 anos de idade.
e) As melhores evidências atuais não recomendam o rastreamento de DPOC (doença pulmonar obstrutiva crônica) com espirometria para tabagistas assintomáticos.

Resposta correta: e

Ministério da Saúde e USPSTF não recomendam o rastreamento para câncer de mama em mulheres com menos de 50 anos de idade. O rastreamento do câncer do colo uterino por meio do exame citopatológico é recomendado para mulheres entre 25 e 64 anos com vida sexual ativa – os dois primeiros exames devem ser realizados com intervalo anual e, se ambos os resultados forem negativos, os próximos devem ser realizados a cada três anos. O rastreamento do PSA anual como medida de rastreamento para câncer de próstata a partir dos 50 anos de idade não tem comprovação quanto à redução de mortalidade. O rastreamento para diabetes *mellitus* tipo 2 na população geral é recomendado como parte da avaliação do risco cardiovascular para adultos entre 40 e 70 anos que têm sobrepeso ou obesidade (USPSTF). Não é recomendado rastreamento universal para adultos sem consideração de fatores de risco. Rastreamento de DPOC é contraindicado para pacientes assintomáticos (USPSTF).

Referências

1. Norman AH, Tesser CD. Rastreamento de doenças. In: Tratado de medicina de família e comunidade: princípios, formação e prática. 2ª ed. Porto Alegre: Artmed; 2019.
2. Stein AT, Zelmanowick AM, Flavigna M. Rastreamento de adultos para tratamento preventivo. In: Duncan BB, Schmidt MI, Giugliani ERJ, Duncan MS, Giugliani C. Medicina ambulatorial: condutas de atenção primária baseadas em evidências. 4ª ed. Porto Alegre: Artmed; 2013.
3. U.S. Preventive Services Task Force – USPSTF. Disponível em: https://uspreventiveservicestaskforce.org/uspstf/topic_search_results?topic_status=P.
4. Chest Journal. Disponível em: https://journal.chestnet.org/article/S0012-3692(19)31251-6/fulltext.
5. Diretrizes brasileiras para o rastreamento do câncer do colo do útero. Instituto Nacional de Câncer José Alencar Gomes da Silva. Coordenação de Prevenção e Vigilância. Divisão de Detecção Precoce e Apoio à Organização de Rede. 2ª ed. rev. atual. Rio de Janeiro: Inca; 2016.
6. Diretrizes para a detecção precoce do câncer de mama no Brasil. Instituto Nacional de Câncer José Alencar Gomes da Silva. Rio de Janeiro: Inca; 2015.

7. [TEMFC 20 – Questão 60] A American Urological Association (AUA) posiciona-se contrária ao rastreamento do câncer de próstata em homens menores de 55 anos e maiores de 69 anos de idade, mas defende a decisão compartilhada entre médico e paciente na faixa etária entre 55-69 anos. No entanto, o documento de posicionamento da entidade fornece as seguintes informações sobre o rastreamento com PSA (antígeno específico da próstata):

- Não há redução da mortalidade geral associada ao rastreamento.
- A redução de mortalidade específica por câncer de próstata só é demonstrada em alguns estudos e uma metanálise das evidências disponíveis sugere que essa redução não existe.
- O estudo que mostra redução de mortalidade específica por câncer de próstata (ERSPC) aponta que é necessário convidar 1.037 homens para o rastreamento e identificar 37 alterações para evitar uma morte.
- O percentual de falsos positivos atingiu 76%.
- O sobrediagnóstico variou em média entre 23 e 42%, chegando a 66% em um dos estudos.

Com base nas informações apresentadas, assinale a alternativa correta.

a) A ausência de redução de mortalidade geral não pode ser considerada, ao analisar programas de rastreamento, devendo ser substituída pela redução de mortalidade específica pela doença.
b) Mesmo com ausência de redução de mortalidade por câncer de próstata demonstrada em metanálise, a evidência obtida por meio de alguns ensaios clínicos randomizados justifica o rastreamento em homens com idade entre 55 e 69 anos de idade.
c) Ao apontar que é necessário encontrar 37 rastreamentos alterados para evitar uma morte por câncer de próstata, o estudo sugere que em cada 37 casos de PSA aumentado, 36 não receberão qualquer benefício relacionado à mortalidade por câncer de próstata.
d) Considera-se falso positivo nesse rastreamento uma dosagem de PSA aumentada que não teve alteração estrutural da próstata verificada posteriormente.
e) O sobrediagnóstico induzido pelo programa de rastreamento acaba por ser benéfico, pois aumenta a detecção da doença, permitindo o tratamento oportuno.

Resposta correta: c

A redução de mortalidade geral é mais importante que a redução de mortalidade específica. Por exemplo, se o rastreamento reduz a mortalidade por câncer de próstata, mas por algum motivo, induz aumento de mortalidade geral por outras causa, o rastreio não deve ser indicado. A metanálise é uma metodologia na qual os resultados de estudos independentes que abordam a mesma questão e empregam métodos similares são combinados para aumentar a força estatística. Teoricamente deve englobar os estudos dos ensaios clínicos randomizados em questão, tendo mais poder para inferir que o rastreamento não reduziu a mortalidade específica. São considerados falsos positivos os casos em que houve dosagem de PSA aumentada, mas que não fecharam diagnóstico de câncer de próstata. Sobrediagnóstico, por definição, não é benéfico. Trata de situações em que pessoas são diagnosticadas com uma doença que não causaria nenhum dano caso não fosse identificada. O distrator **c** está correto. Observar que se refere à mortalidade específica, não havendo qualquer benefício quanto à redução de mortalidade geral.

Referências

1. Norman AH, Tesser CD. Rastreamento de doenças. In: Tratado de medicina de família e comunidade: princípios, formação e prática. 2ª ed. Porto Alegre: Artmed; 2019.
2. Stein AT, Zelmanowick AM, Flavigna M. Rastreamento de adultos para tratamento preventivo. In: Duncan BB, Schmidt MI, Giugliani ERJ, Duncan MS, Giugliani C. Medicina ambulatorial: condutas de atenção primária baseadas em evidências. 4ª ed. Porto Alegre: Artmed; 2013.
3. Moynihan R. Prevenção do sobrediagnóstico: como parar de causar danos às pessoas saudáveis. In: Tratado de medicina de família e comunidade: princípios, formação e prática. 2ª ed. Porto Alegre: Artmed; 2019.
4. U.S. Preventive Services Task Force – USPSTF. Disponível em: https://uspreventiveservicestaskforce.org/uspstf/topic_search_results?topic_status=P.
5. Brasil. Ministério da Saúde. Secretaria de Atenção à Saúde. Departamento de Atenção Básica. Rastreamento. Cadernos de Atenção Básica. Brasília: Ministério da Saúde; 2009. 112p.

Assista ao vídeo 5, disponível neste QR code ou no *link* https://www.youtube.com/watch?v=EDF25tet5yg, e, em seguida, responda à questão 8.

8. [TEMFC 21 – Questão 29] Sobre o caso, levando em consideração a periodicidade correta dos exames de rastreamento, pode-se afirmar que o médico deveria ter

a) solicitado os exames recomendados para o rastreamento, considerando o sexo e a faixa etária do paciente.
b) solicitado só o perfil lipídico e explorado melhor os demais riscos para, se necessário, solicitar outros exames.
c) solicitado todos os exames citados, com exceção do PSA que não tem evidência que deva ser feito de rotina.

d) solicitado, além dos exames descritos de rotina, um teste de esforço, já que o paciente pratica atividades físicas regularmente.

Resposta correta: b

O paciente em questão tem 63 anos, assintomático, sem problemas de saúde crônicos prévios. O diagnóstico de hipertensão arterial sistêmica não pode ser estabelecido com uma única medida de 120x90 mmHg. No exame físico, também foi identificado um "sopro na aorta", sem descrição mais detalhada. No que diz respeito aos exames de rastreamento para o paciente em questão é possível afirmar que há indicação de solicitação de perfil lipídico (colesterol total, HDL e triglicerídeos) para avaliação de risco cardiovascular. A recomendação da solicitação de perfil lipídico é válida para adultos assintomático entre 40 e 75 anos de idade com intervalos de cinco anos (USPSTF). Não há indicação para a população geral adulta assintomática de rastreamento com exame de parcial de urina, creatinina, ureia, TSH e PSA. Rastreamento para população adulta assintomática com uso de eletrocardiograma de repouso ou teste de esforço é contraindicado (USPSTF).

Referências

1. Norman AH, Tesser CD. Tratado de medicina de família e comunidade: princípios, formação e prática. 2ª ed. Porto Alegre: Artmed; 2019.
2. Stein AT, Zelmanowick AM, Flavigna M. Rastreamento de adultos para tratamento preventivo. In: Duncan BB, Schmidt MI, Giugliani ERJ, Duncan MS, Giugliani C. Medicina ambulatorial: condutas de atenção primária baseadas em evidências. 4ª ed. Porto Alegre: Artmed; 2013.
3. U.S. Preventive Services Task Force – USPSTF. Disponível em: https://uspreventiveservicestaskforce.org/uspstf/topic_search_results?topic_status=P.

9. [TEMFC 21 – Questão 60] O secretário de saúde do município pede ajuda a um médico recém-chegado para trabalhar como médico de família no interior para decidir sobre o custo-benefício em rastrear três doenças (A, B e C) presentes na comunidade local. A tabela a seguir contém a mortalidade das três doenças no grupo controle e no grupo que participou do rastreamento, calculada, com base em estudo prévio realizado na comunidade em questão.

Doença	Mortalidade	
	Grupo Controle (%)	Grupo que participou do teste de rastreamento (%)
A	5	4
B	0,5	0,4
C	0,05	0,04

A orientação, em relação ao rastreamento, que o médico daria ao secretário de saúde, seria que

a) as doenças A e C devem ser rastreadas, uma vez que apresentam a mesma redução de risco relativo.
b) a doença A tem o maior custo-benefício de ser rastreada, já que a redução de risco absoluto é a maior entre as três doenças.
c) a doença B tem o maior custo-benefício de ser rastreada, já que tem maior redução de risco relativo em relação às doenças A e C.
d) a doença C tem o maior custo-benefício de ser rastreada, já que o número necessário para rastrear é o menor, entre as três doenças.

Resposta correta: b

Risco relativo (RR) de redução de mortalidade pelo rastreamento é calculado pelo risco de mortalidade no grupo de rastreamento dividido pelo risco de mortalidade no grupo de rastreamento. Redução absoluta de risco (RAR) de mortalidade pelo rastreamento é calculada pelo risco de mortalidade no grupo controle menos o risco de mortalidade no grupo de rastreamento. Número necessário para rastrear (NNR) é igual ao inverso da RAR. NNT = 1 / RAR. *Vide* a seguir tabela com RR e RAR para cada doença construída com base na tabela do enunciado.

	Cálculo RR	RR	Cálculo RAR	RAR	NNR
Doença A	0,05 / 0,04	0,8	0,05 - 0,04	0,01	100
Doença B	0,005 / 0,004	0,8	0,005 - 0,004	0,001	1.000
Doença C	0,0005 / 0,0004	0,8	0,0005 - 0,0004	0,0001	10.000

Embora o grupo de rastreamento tenha obtido o mesmo RR para todas as doenças (20% de redução de doença), a RAR foi maior na doença A, dado que sua mortalidade era maior no grupo controle. Consequentemente, o NNR da doença A é menor, sendo a doença com melhor custo-benefício para ter o rastreamento implementado.

Referências

1. Norman AH, Tesser CD. Tratado de medicina de família e comunidade: princípios, formação e prática. 2ª ed. Porto Alegre: Artmed; 2019.
2. Stein AT, Zelmanowick AM, Flavigna M. Rastreamento de adultos para tratamento preventivo. In: Duncan BB, Schmidt MI, Giugliani ERJ, Duncan MS, Giugliani C. Medicina ambulatorial: condutas de atenção primária baseadas em evidências. 4ª ed. Porto Alegre: Artmed; 2013.

3. Schmidt MI, Duncan BB. Aplicando evidências em decisões clínicas: conceitos básicos de epidemiologia clínica. In: Duncan BB, Schmidt MI, Giugliani ERJ, Duncan MS, Giugliani C. Medicina ambulatorial: condutas de atenção primária baseadas em evidências. 4ª ed. Porto Alegre: Artmed; 2013.

10. [TEMFC 21 – Questão 80] Uma mulher de 54 anos, com baixo risco cardiovascular, IMC = 24, com PA sustentada em 136x86 mmHg, vai ao médico de família pedir um *check-up*. Baseado no Ministério da Saúde, o MFC indica a mamografia. O exame de rastreamento que o MFC esqueceu de solicitar, é (a)o

a) perfil lipídico.
b) glicemia de jejum.
c) TSH.
d) densitometria óssea.

Resposta correta: b

De acordo com o *Caderno de Atenção Primária 29* (Rastreamento) do Ministério da Saúde, é possível afirmar:

- O rastreamento de dislipidemia com a solicitação do perfil lipídico (colesterol total, HDL e triglicerídeos) é recomendado para mulheres com 45 anos ou mais quando se enquadrarem como grupos de alto risco para doença coronariana, que não é o caso.
- O rastreamento para diabetes *mellitus* é recomendado para adultos assintomáticos com pressão arterial sustentada maior que 135x80 mmHg.
- O rastreamento com TSH não é recomendado para pessoas adultas assintomáticas.
- O rastreamento da osteoporose por meio da solicitação de densitometria óssea é controverso. USPSTF recomenda o uso da densitometria óssea para mulheres com 65 anos ou mais, naquelas pós-menopausa mais novas que 65 anos que têm risco aumentado para osteoporose (história de fratura de colo de fêmur entre os pais, tabagismo, consumo de álcool excessivo e baixo índice de massa corpórea). O Ministério da Saúde entende que, até que se tenham estudos mais fundamentados sobre a mortalidade e os riscos associados à intervenção medicamentosa de longo prazo, não está indicado o rastreamento universal da osteoporose em mulheres de qualquer idade.

Referências

1. Norman AH, Tesser CD. Tratado de medicina de família e comunidade: princípios, formação e prática. 2ª ed. Porto Alegre: Artmed; 2019.
2. Stein AT, Zelmanowick AM, Flavigna M. Rastreamento de adultos para tratamento preventivo. In: Duncan BB, Schmidt MI, Giugliani ERJ, Duncan MS, Giugliani C. Medicina ambulatorial: condutas de atenção primária baseadas em evidências. 4ª ed. Porto Alegre: Artmed; 2013.

3. Brasil. Ministério da Saúde. Secretaria de Atenção à Saúde. Departamento de Atenção Básica. Rastreamento. Cadernos de atenção básica. Brasília: Ministério da Saúde; 2009.
4. U.S. Preventive Services Task Force – USPSTF. Disponível em: https://uspreventiveservicestaskforce.org/uspstf/topic_search_results?topic_status=P.

Assista ao vídeo 2, disponível neste QR code ou no *link* https://www.youtube.com/watch?v=5xdvZPEka1s, e, em seguida, responda à questão 11.

11. [TEMFC 23 – Questão 9] Segundo a recomendação do Inca, assinale a alternativa que apresenta a correta indicação para este paciente, que tem mais de 25 anos.

a) Realizar colposcopia em até três meses.
b) Encaminhar à unidade de referência para conização a frio.
c) Repetir citologia em 12 meses.
d) Repetir citologia em seis meses.

Resposta correta: d

Na presença de resultado citopatológico com lesão intraepitelial escamosa de baixo grau (LSIL) em pacientes com idade superior a 25 anos, está recomendada a repetição do exame, sem necessidade de encaminhamento para atenção secundária, em seis meses. Processos infecciosos ou atrofia genital identificados devem ser tratados antes da nova coleta. No caso de citologias negativas em dois exames consecutivos, volta-se à rotina de rastreamento com exames a cada três anos. No caso de uma das citologias subsequentes no período de um ano ser positiva, deve-se encaminhar para realização de colposcopia.

Referências

1. Norman AH, Tesser CD. Tratado de medicina de família e comunidade: princípios, formação e prática. 2ª ed. Porto Alegre: Artmed; 2019.
2. Stein AT, Zelmanowick AM, Flavigna M. Rastreamento de adultos para tratamento preventivo. In: Duncan BB, Schmidt MI, Giugliani ERJ, Duncan MS, Giugliani C. Medicina ambulatorial: condutas de atenção primária baseadas em evidências. 4ª ed. Porto Alegre: Artmed; 2013.
3. Diretrizes brasileiras para o rastreamento do câncer do colo do útero. Instituto Nacional de Câncer José Alencar Gomes da Silva. Coordenação de Prevenção e Vigilância. Divisão de Detecção Precoce e Apoio à Organização de Rede. 2ª ed. rev. atual. Rio de Janeiro: Inca; 2016

Assista ao vídeo 5, disponível neste QR code ou no *link* https://www.youtube.com/watch?v=edgs2UElfl0, e, em seguida, responda à questão 12.

12. [TEMFC 23 – Questão 25] Na primeira parte da consulta a conduta que a médica esqueceu foi

a) orientar que o paciente não necessita de nenhum exame ou procedimento de rastreamento.
b) realizar a mensuração da PA do paciente.
c) solicitar um teste de esforço, tendo em vista as queixas do paciente.
d) solicitar colesterol total, hemograma e parcial de urina.

Resposta correta: b

A mensuração da pressão arterial (PA) está indicada anualmente a partir dos 18 anos para todos os pacientes com método de rastreamento para identificação de hipertensão arterial sistêmica e por isso deveria ter sido realizada no exame físico. Uma vez que na primeira parte da consulta nenhuma queixa ou alteração no exame físico foi detectada, não haveria a necessidade de solicitação de nenhum exame visando ao rastreamento de alguma doença. Teste de esteira ou eletrocardiograma de repouso estão contraindicados para rastreamento de pacientes adultos assintomáticos com baixo risco de evento cardiovascular (USPSTF). Colesterol total faz parte do rastreamento de dislipidemia, junto com HDL e triglicerídeos, só estando indicado a cada cinco anos dos 40 aos 75 anos de idade para adultos assintomáticos (USPSTF).

Referências

1. Norman AH, Tesser CD. Tratado de medicina de família e comunidade: princípios, formação e prática. 2ª ed. Porto Alegre: Artmed; 2019.
2. Stein AT, Zelmanowick AM, Flavigna M. Rastreamento de adultos para tratamento preventivo. In: Duncan BB, Schmidt MI, Giugliani ERJ, Duncan MS, Giugliani C. Medicina ambulatorial: condutas de atenção primária baseadas em evidências. 4ª ed. Porto Alegre: Artmed; 2013.
3. U.S. Preventive Services Task Force – USPSTF. Disponível em: https://uspreventiveservicestaskforce.org/uspstf/topic_search_results?topic_status=P.

13. [TEMFC 23 – Questão 67] Roberto, médico de família e comunidade de um pequeno município no interior de Goiás, foi chamado pelo secretário de saúde para avaliarem a implantação de um programa de rastreamento para uma determinada doença cardíaca. Roberto revisa a literatura e descobre que, de cada 1.000 pessoas com essa doença que não fazem o rastreamento, 500 morrem, enquanto que, com o rastreamento, o número de mortes é de 300. Assinale a alternativa que apresenta o número necessário para rastrear (NNR) desse teste.

a) 5.
b) 10.
c) 20.
d) 40.

Resposta correta: a

O risco de morrer (em determinado período) no grupo rastreado é de 0,3 (300 mortos/1.000 rastreados), enquanto no grupo não rastreado é de 0,5 (500 mortos/1.000 não rastreados). A redução absoluta de risco (RAR) é calculada por meio do risco de morrer no grupo não rastreado menos o risco de morrer no grupo rastreado, que seria igual a 0,2 ou 20% (0,5 – 0,3). O NNR é o inverso da RAR (1/RAR), que seria igual a 5 (1 / 0,2).

Referências

1. Norman AH, Tesser CD. Tratado de medicina de família e comunidade: princípios, formação e prática. 2ª ed. Porto Alegre: Artmed; 2019.
2. Stein AT, Zelmanowick AM, Flavigna M. Rastreamento de adultos para tratamento preventivo. In: Duncan BB, Schmidt MI, Giugliani ERJ, Duncan MS, Giugliani C. Medicina ambulatorial: condutas de atenção primária baseadas em evidências. 4ª ed. Porto Alegre: Artmed; 2013.

14. [TEMFC 24 – Questão 51] Flávia, 28 anos, comparece para ver o resultado do preventivo, que ela nunca havia coletado antes. Nega qualquer sintoma desde a coleta. Relata ter parceiro sexual único, usa preservativo em todas as relações. Afirma, ainda, que todas as relações são consentidas, sem dor ou sangramento. Faz uso de anticoncepcional trimestral injetável. Não tem história pessoal e nem familiar de qualquer tipo de câncer. Sobre os possíveis resultados e seguimentos compatíveis no caso de Flávia, assinale a alternativa correta.

a) No caso de a amostra não ser adequada, ainda que venha como resultado ASC-H, deve-se repetir o preventivo em um intervalo de seis meses.
b) No caso de amostra adequada com resultado mostrando ASC-US, como a paciente tem menos que 30 anos pode-se repetir o preventivo em 12 meses.

c) No caso de amostra adequada com resultado evidenciando lesão intraepitelial de baixo grau, deve-se encaminhar paciente para colposcopia imediata.
d) No caso de amostra adequada com resultado de células glandulares atípicas de significado indeterminado, a conduta deve ser repetir preventivo em seis meses com citologia de canal.

Resposta correta: b

Sempre quando a amostra for inadequada ("insatisfatória para avaliação") está recomendada a repetição do citopatológico com correção, quando possível, do problema que resultou o resultado insatisfatório. No caso de lesão intraepitelial de baixo grau em pacientes com mais de 25 anos, recomenda-se novo citopatológico em um intervalo de seis meses. Pacientes com diagnóstico citológico de células glandulares atípicas de significado indeterminado devem ser encaminhadas à colposcopia. Na colposcopia deve ser realizada nova coleta de material para citologia, com especial atenção para o canal cervical. Distrato **b** correto. ASC-US, no caso de mulher com 30 anos ou mais, teria indicação de novo citopatológico em um intervalo de seis meses.

Referências

1. Norman AH, Tesser CD. Tratado de medicina de família e comunidade: princípios, formação e prática. 2ª ed. Porto Alegre: Artmed; 2019.
2. Stein AT, Zelmanowick AM, Flavigna M. Rastreamento de adultos para tratamento preventivo. In: Duncan BB, Schmidt MI, Giugliani ERJ, Duncan MS, Giugliani C. Medicina ambulatorial: condutas de atenção primária baseadas em evidências. 4ª ed. Porto Alegre: Artmed; 2013.
3. Diretrizes brasileiras para o rastreamento do câncer do colo do útero. Instituto Nacional de Câncer José Alencar Gomes da Silva. Coordenação de Prevenção e Vigilância. Divisão de Detecção Precoce e Apoio à Organização de Rede. 2ª ed. rev. atual. Rio de Janeiro: Inca; 2016.

15. [TEMFC 24 – Questão 62] Paciente feminina, de 52 anos, assintomática, comparece à unidade de saúde para *check-up*. É comerciante, mora com marido e dois filhos adolescentes, não fuma e consome álcool ocasionalmente e em pouca quantidade. Sedentária e sem tempo para iniciar prática de atividade física no momento. Nega doenças de base, medicamento em uso contínuo, alergias e internações ou cirurgias prévias. Sem histórico familiar de doenças significantes. Demonstrou expectativa/preocupação em dosar colesterol, glicemia, fazer "todos os testes" de sangue como hemograma e "tireoide", além de exames de urina e fezes, já que sempre ouviu que "prevenir é melhor que remediar", mas parece aberta a conversar mais sobre o assunto. Sem outras demandas. Revisando os registros da paciente, o médico nota que ela coletou o exame de papanicolau há dois anos (normal, sempre teve exames normais, sendo os dois primeiros aos 25 e 26 anos) e não identifica outros exames recentes realizados. Ao exame físico: IMC: 32, sem outras alterações significativas. PA: 110x65 mmHg. Assinale a alternativa que apresenta a melhor condução desse caso, baseado em uma abordagem centrada na pessoa e nas melhores evidências disponíveis sobre rastreamento.

a) Solicitar os exames demandados pela paciente, já que ela está preocupada, com o objetivo de tranquilizá-la e aumentar o vínculo, além de mamografia e de exame de papanicolau.
b) Não solicitar os exames demandados pela paciente porque não há indicação clínica. Explicar sobre rastreamento e medicina baseada em evidências. Oferecer apenas mamografia, pois é o único exame de rastreamento indicado nesse momento.
c) Explorar os medos, preocupações e ideias relacionados à demanda por exames, trazendo informações baseadas em evidências sobre rastreamento. Solicitar exames para avaliação do risco cardiovascular, mamografia e explicar que não precisa coletar novo papanicolau esse eno.
d) Explorar os medos, preocupações e ideias relacionados à demanda por exames. Conversar sobre rastreamento e medicina baseada em evidências. Deixar claro que não há indicação de fazer qualquer exame complementar nesse momento.

Resposta correta: c

Trata-se de mulher assintomática, com 52 anos, obesa (IMC = 32) e sedentária. Tem indicação de rastrear câncer de mama com mamografia, seguindo orientação do Ministério da Saúde (mamografia a cada dois anos dos 50 aos 69 anos em mulheres sem fatores de risco para câncer de mama). De acordo com o *Caderno de Atenção Primária 29* (CAB 29) recomenda-se solicitação de perfil lipídico dada a presença de dois fatores de risco cardiovascular (baixo/intermediário): obesidade e sedentarismo. Ainda de acordo com o CAB 29, o rastreamento para diabetes *mellitus* está recomendado para adultos assintomáticos com pressão arterial sustentada maior que 135x80 mmHg, que não seria o caso. Conforme o USPSTF, o rastreamento com glicose de jejum estaria indicado como parte da avaliação do risco cardiovascular para pessoas entre 40 e 70 anos com sobrepeso ou obesidade. Não há recomendação de rastreamento com TSH, "exame de urina e fezes" e hemograma para pessoas adultas assintomáticas. O exame de papanicolau pode ser solicitado dentro de um ano, uma vez que a recomendação é de que seja feito a cada três anos após dois exames normais consecutivos no intervalo de um ano, em mulheres entre 25 e 64 anos.

Referências

1. Norman AH, Tesser CD. Tratado de medicina de família e comunidade: princípios, formação e prática. 2ª ed. Porto Alegre: Artmed; 2019.
2. Stein AT, Zelmanowick AM, Flavigna M. Rastreamento de adultos para tratamento preventivo. In: Duncan BB, Schmidt MI, Giugliani ERJ, Duncan MS, Giugliani C. Medicina ambulatorial: condutas de atenção primária baseadas em evidências. 4ª ed. Porto Alegre: Artmed; 2013.
3. Brasil. Ministério da Saúde. Secretaria de Atenção à Saúde. Departamento de Atenção Básica. Rastreamento. Cadernos de Atenção Básica. Brasília: Ministério da Saúde; 2009.
4. U.S. Preventive Services Task Force – USPSTF. Disponível em: https://uspreventiveservicestaskforce.org/uspstf/topic_search_results?topic_status=P.

16. [TEMFC 24 – Questão 76] O residente de Medicina de Família e Comunidade vai até o MFC discutir um caso que está atendendo. Trata-se de um senhor de 56 anos, hígido, sem queixas, que foi solicitar uma colonoscopia para rastreamento de câncer de cólon. Ele não possui história familiar de câncer de cólon, mas está preocupado, porque recentemente um amigo teve esse diagnóstico. O residente comenta que pesquisou no site do U.S. Preventive Services Task Force, que recomenda o rastreamento com colonoscopia com nível de evidência A. De acordo com as recomendações do Ministério da Saúde, a conduta correta nesse caso é o médico

a) parabenizar a iniciativa de pesquisa do residente, concordar com a solicitação da colonoscopia e recomendar repetir o exame a cada cinco anos.
b) ponderar que, pela dificuldade de acesso à colonoscopia no Brasil, deve-se primeiro solicitar a pesquisa de sangue oculto nas fezes.
c) propor um toque retal e, se não mostrar nenhuma alteração, desaconselhar o rastreamento para câncer de cólon.
d) não recomendar o rastreio, porque o paciente não tem história familiar de câncer de cólon, e orientar sobre os sintomas da doença.

Resposta correta: d

Como apontado no enunciado, o USPSTF recomenda o rastreio para câncer de cólon para adultos entre 50 e 75 anos com grau A de recomendação. Aponta a colonoscopia como um dos exames a serem indicados como método de rastreamento, a ser realizado a cada dez anos. O *Caderno de Atenção Básica 29*, embora corrobore as recomendações do USPSTF, reconhece que levando em conta custo-efetividade, não seja recomendada, no Brasil, a implementação de programas populacionais de rastreamento para câncer colorretal. O Ministério da Saúde recomenda que sejam priorizadas ações de diagnóstico precoce e abordagem personalizadas para grupo de alto risco. Recomenda a implementação de estratégias de diagnóstico precoce como divulgação ampla dos sinais de alerta para a população e profissionais de saúde, acesso imediato aos procedimentos de diagnósticos de casos suspeitos e acesso ao tratamento adequado e oportuno.

Referências

1. Norman AH, Tesser CD. Tratado de medicina de família e comunidade: princípios, formação e prática. 2ª ed. Porto Alegre: Artmed; 2019.
2. Stein AT, Zelmanowick AM, Flavigna M. Rastreamento de adultos para tratamento preventivo. In: Duncan BB, Schmidt MI, Giugliani ERJ, Duncan MS, Giugliani C. Medicina ambulatorial: condutas de atenção primária baseadas em evidências. 4ª ed. Porto Alegre: Artmed; 2013.
3. U.S. Preventive Services Task Force – USPSTF. Disponível em: https://uspreventiveservicestaskforce.org/uspstf/topic_search_results?topic_status=P.
4. Instituto Nacional de Câncer – Inca. Disponível em: https://www.inca.gov.br/tipos-de-cancer/cancer-de-intestino/profissional-de-saude.

31

URGÊNCIAS E EMERGÊNCIAS

Jardel Corrêa de Oliveira

1. [TEMFC 18 – Questão 61] Pedro, 50 anos, alcoolista desde os 21 anos, fez uso de um litro de cachaça ao dia nos últimos dois dias. Bebeu pela última vez ontem à noite. Hoje apresenta tremor, sudorese e ansiedade. Está consciente, orientado, marcha normal, ausência de nistagmo. Está disposto a parar de beber. De acordo com o manejo da síndrome de abstinência alcoólica de Pedro, assinale a alternativa correta.

a) A presença de síndrome de Wernicke indica acompanhamento ambulatorial.
b) Esclarecer ao paciente que se trata de uma síndrome de abstinência alcoólica e encaminhá-lo para internação hospitalar.
c) Prestar esclarecimentos ao paciente e seus familiares e prescrever hidratação adequada, tiamina e diazepam, com retornos frequentes por três a quatro semanas.
d) A desintoxicação é suficiente para o manejo terapêutico da abstinência de álcool, sendo poucos os pacientes que necessitam de acompanhamento longitudinal.
e) Explicar os sintomas da síndrome de abstinência alcoólica para o paciente, iniciar hidratação adequada, evitar o uso de tiamina e administrar glicose.

Alternativa correta: c

Pedro não apresenta sinais e sintomas da síndrome de Wernicke, como nistagmo e alteração do estado mental, do equilíbrio e da marcha, que, se presentes, indicariam tra-

Nota do editor: Os endereços eletrônicos indicados nas referências deste capítulo foram acessados em 10 maio 2021.

tamento hospitalar. Os sintomas de tremor, sudorese e ansiedade são compatíveis com a síndrome de abstinência alcoólica, que pode ser manejada ambulatorialmente. Seu tratamento inclui, além da abordagem do paciente e da família, a hidratação e o uso de tiamina e de benzodiazepínicos, como diazepam. A pessoa deve ser acompanhada com retornos frequentes nas primeiras semanas, mas também é necessário um seguimento longitudinal para diminuir o risco de recaídas.

Referências

1. Silva ES, Magalhães GSG, Barreto VHL, Bourbon C. Problemas relacionados ao consumo de álcool. In: Gusso G, Lopes JM, Dias LC. Tratado de medicina de família e comunidade: princípios, formação e prática. Porto Alegre: Artmed; 2019.
2. Soibelman M, Rocha TBM, von Diemen L. Problemas relacionados ao consumo de álcool. In: Duncan BB et al. Medicina ambulatorial: condutas de atenção primária baseadas em evidências. 4ª ed. Porto Alegre: Artmed; 2013.
3. Kim HK, Connors NJ. Abstinência alcoólica. BMJ Best Practice. Disponível em: https://bestpractice.bmj.com/topics/pt-br/549.

2. [TEMFC 18 – Questão 62] Você acabou de chegar em sua unidade básica de saúde e recebe um jovem de 24 anos, inconsciente, que estava num festival de música eletrônica que ocorre próximo à unidade. Ele foi encontrado caído no chão, sem documentos e sozinho. Suas pupilas estão dilatadas e apresenta palidez cutaneomucosa, pele fria e úmida, sem responder aos estímulos verbais ou dolorosos, FC igual a 145 bpm, PA de 190x140 mmHg, glicemia capilar 84 mg/dL e saturação de O2 variando entre 60 e 95% (com respiração oscilando entre bradi e taquipneia). A conduta mais adequada como próximo passo é

a) diazepam.
b) reposição volêmica com soro fisiológico 0,9%.
c) monitoramento dos sinais vitais.
d) naloxona.
e) abertura das vias aéreas.

Alternativa correta: e

Trata-se de um caso suspeito de intoxicação aguda. Os primeiros passos envolvem a verificação dos sinais vitais, do nível e estado de consciência, das pupilas (diâmetro e reatividade à luz), da temperatura e umidade da pele, da oximetria de pulso e da glicose. O próximo passo (resposta correta **e**) seria manter as vias aéreas abertas, com manutenção de ventilação adequada, e em seguida obter acesso venoso calibroso, com a administração de solução fisiológica. Não está indicada a administração rotineira de naloxona por ser rara a intoxicação aguda por opioides no Brasil, que causaria miose, diferente do jovem, que está com as pupilas dilatadas. A literatura não traz o uso de benzodiazepínicos no manejo inicial. O uso de diazepam poderia estar indicado se houvesse convulsões, o que não é o caso.

Referências

1. Silva CAM, Rodrigues RD. Intoxicações agudas. In: Gusso G, Lopes JM, Dias LC. Tratado de medicina de família e comunidade: princípios, formação e prática. Porto Alegre: Artmed; 2019.
2. Torres JB, Pedroso JAR, Razera JC. Envenenamentos agudos. In: Duncan BB et al. Medicina ambulatorial: condutas de atenção primária baseadas em evidências. 4ª ed. Porto Alegre: Artmed; 2013.
3. São Paulo (Cidade). Secretaria Municipal da Saúde. Coordenadoria de Vigilância em Saúde. Divisão de Vigilância Epidemiológica. Núcleo de Prevenção e Controle das Intoxicações. In: Hernandez EMM, Rodrigues RMR, Torres TM, organizadores. Manual de toxicologia clínica: orientações para assistência e vigilância das intoxicações agudas. São Paulo: Secretaria Municipal da Saúde; 2017. 465 p.

3. [TEMFC 19 – Questão 61] Júlio tem 29 anos e estava com a sua irmã aguardando consulta médica na sala de espera quando apresentou subitamente quadro de agitação psicomotora, jogando-se no chão e se masturbando, aparentando perda da consciência e sem atender a comandos verbais. Foi rapidamente contido pela equipe, que chamou você para avaliação imediata. Qual a conduta farmacológica para esse paciente?

a) Administrar diazepam por via endovenosa.
b) Administrar haloperidol associado à prometazina por via intramuscular.
c) Administrar diazepam por via intramuscular.
d) Administrar clorpromazina por via intramuscular.
e) Administrar ácido valproico por via intramuscular.

Alternativa correta: b

Trata-se de um quadro de agitação psicomotora com comportamento hipersexualizado. Dentre as opções farmacológicas citadas, deve-se utilizar, se necessário, haloperidol associado com prometazina por via intramuscular. Clorpromazina por via intramuscular não é recomendada e pode provocar lesão e hipotensão. Diazepam não deve ser usado pelo risco de depressão respiratória e, se administrado por via intramuscular, tem absorção errática. Ácido valproico não é utilizado para agitação psicomotora.

Referências

1. Silva FD. Emergência psiquiátrica. In: Gusso G, Lopes JM, Dias LC. Tratado de medicina de família e comunidade: princípios, formação e prática. Porto Alegre: Artmed; 2019.

2. Schwalm FD, Almeida RA, Gyrão NB. Papel da atenção primária à saúde em urgências e emergências. In: Duncan BB et al. Medicina ambulatorial: condutas de atenção primária baseadas em evidências. 4ª ed. Porto Alegre: Artmed; 2013.
3. Ostinelli EG, Brooke-Powney MJ, Li X, Adams CE. Haloperidol for psychosis-induced aggression or agitation (rapid tranquillisation). Cochrane Database of Systematic Reviews, 31 jul. 2017.
4. Huf G, Alexander J, Gandhi P, Allen MH. Haloperidol plus promethazine for psychosis-induced aggression. Cochrane Database of Systematic Reviews, 25 nov. 2016.

4. [TEMFC 19 – Questão 62] Embora não seja comum a presença de pacientes em situação crítica na APS, todos os profissionais devem estar habilitados para executar as medidas de suporte básico de vida. Pessoas não responsivas, sem respirar ou com respiração anormal (*gasping*) devem ser rapidamente abordadas para que seja seguida uma sequência de ações. Com respeito a esse tema, qual a alternativa correta?

a) As manobras de ressuscitação cardiopulmonar devem ser realizadas apenas após as tentativas de desfibrilação.
b) A primeira ação a ser realizada junto ao paciente é checar o pulso.
c) Antes de se acionar o serviço de emergência deve-se iniciar as manobras de ressuscitação cardiopulmonar.
d) A primeira ação a ser realizada junto ao paciente é checar o reflexo pupilar.
e) Verificar o nível de consciência é a primeira ação a ser realizada junto ao paciente.

Alternativa correta: e

Na abordagem de pessoas não responsivas, sem respiração ou com respiração anormal (apenas com *gasping*), a primeira coisa a ser feita é checar o nível de consciência. Se ausente, deve-se acionar o serviço de emergência e logo em seguida verificar o pulso e iniciar as manobras de ressuscitação cardiopulmonar. Enquanto isso, se disponível, alguém deve pegar e preparar o desfibrilador. Em caso de parada cardiorrespiratória não presenciada ou com retardo no atendimento superior a 4 minutos, pode-se proceder a 2 minutos de compressões torácicas antes de se utilizar o desfibrilador.

Referências

1. Júnior IFS, Gomes CAM, Júnior AC. Parada cardiorrespiratória. In: Gusso G, Lopes JM, Dias, LC. Tratado de medicina de família e comunidade: princípios, formação e prática. Porto Alegre: Artmed; 2019.

2. Timerman A, Feldman A. Ressuscitação cardiopulmonar. In: Duncan BB et al. Medicina ambulatorial: condutas de atenção primária baseadas em evidências. 4ª ed. Porto Alegre: Artmed; 2013.
3. Wink J, Lang E. Parada cardíaca. BMJ Best Practice. Disponível em: https://bestpractice.bmj.com/topics/pt-br/283.

5. [TEMFC 19 – Questão 64] Bernardo, 32 anos, praticante de triatlo, é trazido às pressas para a unidade de saúde por conta de uma dor muito intensa no braço, ocorrida após queda de bicicleta. Foi levado ao hospital primeiramente, mas não havia médico. Por sorte, a enfermeira que estava de plantão nesse hospital realizou uma radiografia do local afetado, que evidenciou a seguinte imagem:

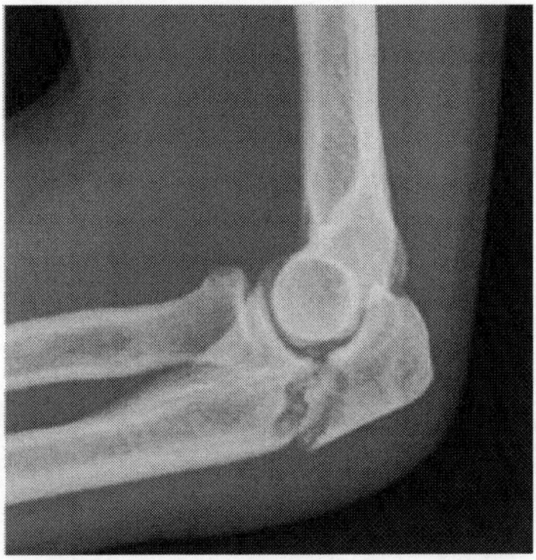

Você palpou os pulsos do braço, que estavam normais. Tampouco havia sangramentos no local. Qual tratamento provisório desse problema pode ser realizado na unidade de saúde, antes da remoção para outro hospital de trauma?

a) Imobilização com tração cutânea.
b) Imobilização antebraquiodigital.
c) Imobilização com tipoia.
d) Imobilização antebraquiopalmar.
e) Imobilização axilopalmar.

Alternativa correta: e

Nas fraturas de cotovelo e antebraço, como apresentado na imagem, a imobilização indicada é axilopalmar. A tração é usada nas fraturas de quadril e coxa e a tipoia nas de ombro e braço. A imobilização antebraquiodigital é usada em fraturas da mão e a antebraquiopalmar, nas do punho.

Referências

1. Ortiz RT, Netto CC, Pontin PA. Fraturas. In: Gusso G, Lopes JM, Dias, LC. Tratado de medicina de família e comunidade: princípios, formação e prática. Porto Alegre: Artmed; 2019.
2. Henning C, Palma HM. Traumatismo musculoesquelético. In: Duncan BB et al. Medicina ambulatorial: condutas de atenção primária baseadas em evidências. 4ª ed. Porto Alegre: Artmed; 2013.
3. Silverio L. Olecranon fracture: emergency management. Dynamed. Disponível em: https://www.dynamed.com/management/olecranon-fracture-emergency-management.

6. [TEMFC 20 – Questão 62] Seu João, 73 anos, chega à unidade de saúde referindo dor torácica há 2 horas, de forte intensidade. Passa, inicialmente, por uma avaliação pela enfermeira Lúcia e nesse momento apresenta uma síncope, ficando inconsciente. Lúcia pede para chamar o médico de família, Luís, e ambos iniciam as manobras de suporte básico de vida. O desfibrilador externo automático (DEA) está disponível nessa sala de atendimento e toda a equipe é bem treinada. Assinale a alternativa correta que traz a conduta e a sequência correta do suporte básico de vida para esse caso.

a) Contatar o serviço de emergência e iniciar as compressões torácicas na frequência de 100 compressões por minuto até o DEA ser posicionado.
b) Acionar o serviço de emergência, checar pulso e iniciar 30 compressões intercalando com 2 ventilações, enquanto outras pessoas da equipe trazem o DEA.
c) Chamar o serviço de emergência, checar pulso e colocar o DEA depois de 2 minutos de 100 compressões torácicas por minuto.
d) Acionar o serviço de emergência, realizar a abertura das vias aéreas, checar pulso e iniciar as compressões torácicas, até a colocação do DEA.
e) Acionar o serviço de emergência, posicionar o DEA e, se o ritmo detectado for assistolia ou atividade elétrica sem pulso, administrar 1 mg de adrenalina por acesso periférico.

Alternativa correta: b

A sequência depois de João ter ficado inconsciente é acionar a emergência, checar o pulso e iniciar ressuscitação cardiopulmonar (RCP) com 30 compressões torácicas, intercalando com 2 ventilações. Enquanto isso, a equipe deve trazer e instalar o DEA. Nas manobras de ressuscitação, prioriza-se primeiro a circulação por meio das compressões torácicas, antes das vias aéreas. Se houver assistolia, deve-se realizar cinco ciclos de RCP (2 minutos). Somente depois disso, se o ritmo não chocável sem pulso se mantiver é que estaria indicada a administração de adrenalina. Quando a parada cardíaca é presenciada, como no caso de João, deve-se colocar o desfibrilador elétrico o quanto antes e não depois de 2 minutos de RCP.

Referências

1. Júnior IFS, Gomes CAM, Júnior AC. Parada cardiorrespiratória. In: Gusso G, Lopes JM, Dias LC. Tratado de medicina de família e comunidade: princípios, formação e prática. Porto Alegre: Artmed; 2019.
2. Timerman A, Feldman A. Ressuscitação cardiopulmonar. In: Duncan BB et al. Medicina ambulatorial: condutas de atenção primária baseadas em evidências. 4ª ed. Porto Alegre: Artmed; 2013.
3. Wink J, Lang E. Parada cardíaca. BMJ Best Practice. Disponível em: https://bestpractice.bmj.com/topics/pt-br/283.

7. [TEMFC 21 – Questão 62] Paciente do sexo masculino, 68 anos, é trazido inconsciente por familiar à unidade de saúde. Após perceber que o paciente estava não responsivo, o MFC suspeitou de parada cardiorrespiratória (PCR), ligou para o serviço de urgência, iniciou a ressuscitação cardiopulmonar e pediu à equipe de saúde para acoplar o desfibrilador ao paciente. Este mostrou o seguinte traçado.

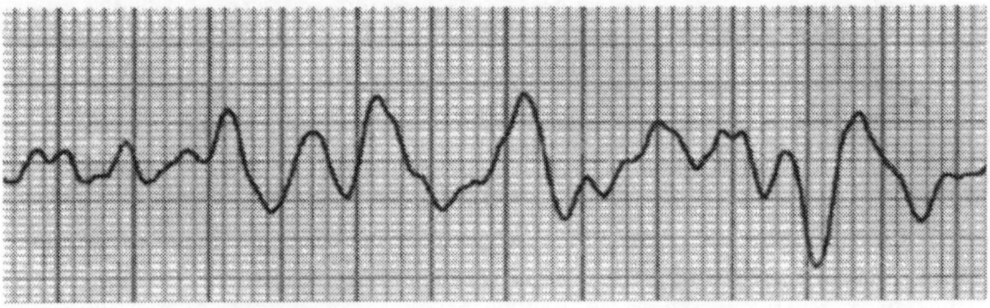

O tratamento para este caso seria

a) realizar ciclos de compressão torácica de 2 minutos cada.
b) identificar a causa da PCR e manejá-la adequadamente.
c) aplicar adrenalina 1 mg a cada 3 a 5 minutos.
d) seguir com desfibrilação do paciente.

Alternativa correta: d

No caso de parada cardíaca com ritmo de fibrilação ventricular (como no traçado do eletrocardiograma apresentado) ou taquicardia ventricular sem pulso, deve-se realizar a desfibrilação e se não houver sucesso seguir com as manobras de ressuscitação. Na assistolia ou na atividade elétrica sem pulso é que se tem de manter as compressões, identificar a causa da parada cardiorrespiratória e manejá-la adequadamente. No caso de ritmo chocável, como esse de fibrilação ventricular, a administração de adrenalina só estaria indicada depois, caso houvesse falha na desfibrilação e na ressuscitação cardiopulmonar.

Referências

1. Júnior IFS, Gomes CAM, Júnior AC. Parada cardiorrespiratória. In: Gusso G, Lopes JM, Dias LC. Tratado de medicina de família e comunidade: princípios, formação e prática. Porto Alegre: Artmed; 2019.
2. Timerman A, Feldman A. Ressuscitação cardiopulmonar. In: Duncan BB et al. Medicina ambulatorial: condutas de atenção primária baseadas em evidências. 4ª ed. Porto Alegre: Artmed; 2013.
3. Wink J, Lang E. Parada cardíaca. BMJ Best Practice. Disponível em: https://bestpractice.bmj.com/topics/pt-br/283.

8. [TEMFC 22 – Questão 61] Joaquim, 39 anos, chega na unidade relatando que foi picado no tornozelo por uma cobra há uns 20 minutos. Ele conseguiu matá-la e a trouxe junto. Observa-se que a cobra não tem fosseta loreal. Apresenta dor e edema leve no local da picada, sem outros sinais e sintomas.

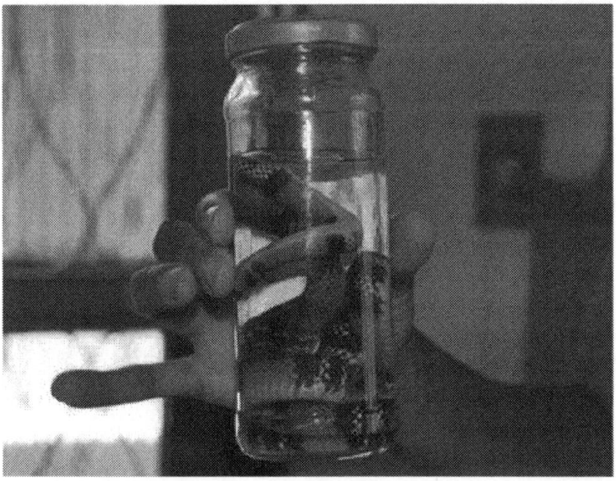

Assinale a alternativa que apresenta a conduta correta para esse caso.

a) Pelas características da cobra, trata-se de uma coral falsa. Deve-se tranquilizá-lo e prescrever sintomáticos.
b) A cobra trazida é uma coral verdadeira, sendo necessário encaminhar com urgência para administração de soro antielapídico.

c) Como não existem dados suficientes para definir a espécie da cobra, na dúvida deve ser administrado soro antielapídico para evitar a evolução do quadro.
d) Pelas características clínicas, pode-se dizer que a picada foi por uma cobra coral falsa. Deve-se tranquilizá-lo e prescrever sintomáticos.

Alternativa correta: a

Para se diferenciar uma coral verdadeira (peçonhenta) de uma coral falsa (não peçonhenta), deve-se prestar atenção no aspecto da cobra. Na verdadeira, as cores devem ser como anéis, ou seja, devem contornar o corpo todo (tríades de anéis completos). As cobras corais, mesmo as verdadeiras, não possuem fosseta loreal. Como o acidente foi há 20 minutos, ainda não é possível distinguir o tipo da cobra pelas características clínicas. Os sinais e sintomas da ação do veneno da coral verdadeira costumam surgir entre 30 e 60 minutos depois da picada. Pela ausência de anéis completos (imagem), pode-se dizer que é uma coral falsa, tranquilizar o paciente e prescrever sintomáticos. O soro antielapídico só estaria indicado no acidente confirmado ou suspeito por coral verdadeira.

Referências

1. Souza TCJ. Picadas de cobras, aranhas e escorpiões. In: Gusso G, Lopes JM, Dias LC. Tratado de medicina de família e comunidade: princípios, formação e prática. Porto Alegre: Artmed; 2019.
2. Pedroso JAR, Torres JB, Boff GJ. Acidentes por animais peçonhentos. In: Duncan BB et al. Medicina ambulatorial: condutas de atenção primária baseadas em evidências. 4ª ed. Porto Alegre: Artmed; 2013.
3. Lang E. Snakebite. Dynamed. Disponível em: https://www.dynamed.com/condition/snakebite.

9. [TEMFC 22 – Questão 62] Roger, 60 anos, com diagnóstico de hipertensão, diabetes, tabagista e com obesidade moderada, iniciou em casa há cerca de 15 minutos com dor precordial, tontura, palpitações e sudorese. A esposa o trouxe para a unidade de saúde, mas ele perdeu a consciência no caminho. Ao chegar, a equipe verificou que ele não está responsivo e a respiração está anormal (*gasping*). Assinale a alternativa que apresenta a conduta mais adequada neste caso.

a) Chamar o serviço de emergência e iniciar a ressuscitação cardiopulmonar, priorizando as compressões torácicas para manter uma frequência cardíaca de 100, intercalando sequências de 30 compressões com duas ventilações de 1 segundo.
b) Checar as vias aéreas, iniciar a ventilação e depois as compressões torácicas, intercalando sequências de 15 compressões com duas ventilações de 1 segundo.

c) Chamar o serviço de emergência e iniciar a ressuscitação cardiopulmonar, priorizando as compressões torácicas para manter uma frequência cardíaca de 100, intercalando sequências de 15 compressões com duas ventilações de 1 segundo.
d) Iniciar imediatamente a ressuscitação cardiopulmonar, priorizando as compressões torácicas para manter uma frequência cardíaca de 100, intercalando sequências de 30 compressões com duas ventilações de 1 segundo, e após 2 minutos chamar o serviço de emergência.

Alternativa correta: a

Primeiro, recomenda-se acionar a emergência, antes mesmo de iniciar a ressuscitação cardiopulmonar (RCP). Depois, deve-se priorizar a circulação e depois as vias aéreas, começando com 30 compressões torácicas, intercaladas com duas ventilações. Não se recomendam mais 15 compressões para duas ventilações.

Referências

1. Júnior IFS, Gomes CAM, Júnior AC. Parada cardiorrespiratória. In: Gusso G, Lopes JM, Dias LC. Tratado de medicina de família e comunidade: princípios, formação e prática. Porto Alegre: Artmed; 2019.
2. Timerman A, Feldman A. Ressuscitação cardiopulmonar. In: Duncan BB et al. Medicina ambulatorial: condutas de atenção primária baseadas em evidências. 4ª ed. Porto Alegre: Artmed; 2013.
3. Wink J, Lang E. Parada cardíaca. BMJ Best Practice. Disponível em: https://bestpractice.bmj.com/topics/pt-br/283.

10. [TEMFC 23 – Questão 75] Era um turno de trabalho como outro qualquer e tudo estava tranquilo dentro da unidade de atenção primária à saúde, mas, de forma repentina, Amanda, enfermeira, solicita que o MFC de sua equipe vá até a sala de procedimentos, pois Rodrigo, 22 anos, acabou de iniciar mais uma crise convulsiva. Considerando que de fato era um episódio convulsivo, assinale a alternativa que apresenta a conduta para este caso.

a) A conduta prioritária é a preparação de material para intubação orotraqueal, pois se a crise avançar por mais de 5 minutos tudo já deve estar pronto para iniciar o procedimento.
b) Além do posicionamento de Rodrigo e afrouxamento de suas roupas, é importante que a equipe garanta que haja permeabilidade das vias aéreas e oferta de oxigênio através de cateter nasal.

c) Diante de um eventual quadro de desnutrição e uso de bebidas alcoólicas por parte de Rodrigo, é prudente ofertar hidratação com soro fisiológico a 0,9% e restringir uso de glicose a 50%.
d) Além das medidas iniciais para garantir a permeabilidade das vias aéreas, o acesso venoso deve ser buscado e a consequente administração de fenobarbital é a prescrição farmacológica primária.

Alternativa correta: b

Diante de uma pessoa com crise convulsiva, deve-se realizar esta sequência no atendimento: posicionamento, afrouxamento das roupas, manter permeabilidade de vias aéreas e administrar oxigênio por cateter nasal. O medicamento só está indicado se a crise durar mais de 5 minutos ou se houver mais de uma crise sem recuperação entre elas. Utiliza-se por via intravenosa diazepam, em geral como primeiro medicamento a ser administrado, ou fenitoína fenobarbital é um fármaco de terceira escolha, pois causa sedação prolongada, com maior risco de hipoventilação e hipotensão. Não é indicado intubação orotraqueal como medida inicial. Na presença de sinais de abuso de álcool, desnutrição ou hipoglicemia, pode ser necessário administrar glicose e tiamina intravenosa.

Referências

1. Júnior IFS, Gomes CAM, Júnior AC. Parada cardiorrespiratória. In: Gusso G, Lopes JM, Dias LC. Tratado de medicina de família e comunidade: princípios, formação e prática. Porto Alegre: Artmed; 2019.
2. Monte TL, Bragatti JA, Francisconi CLM, Kliemann FAD. Epilepsia. In: Duncan BB et al. Medicina ambulatorial: condutas de atenção primária baseadas em evidências. 4ª ed. Porto Alegre: Artmed; 2013.
3. Wink J, Lang E. Parada cardíaca. BMJ Best Practice. Disponível em: https://bestpractice.bmj.com/topics/pt-br/283.

11. [TEMFC 23 – Questão 77] Médico de família atende em unidade central que faz entrega de medicamentos de controle especial com equipe especializada em saúde mental. Um homem, de 76 anos, chega trazido a essa unidade pelo filho, que relata que o pai passou a noite acordado querendo sair de casa, agitado e gritando que estava vendo aranhas subindo em sua rede. Antes do evento, o idoso encontrava-se mais isolado e emagrecendo bastante desde a morte da esposa, há três meses. Nunca apresentou agitação semelhante. Nega doenças crônicas e nega uso de medicamentos, álcool e drogas. Antes do exame físico, o idoso se levantou, ficou andando de um lado para outro do consultório, gritou várias vezes que queria ir embora para casa e começou a bater agressivamente no filho.

Assinale a alternativa que apresenta a medida mais adequada a ser adotada pelo médico de família.

a) Pedir para o filho se retirar do consultório.
b) Encaminhar o idoso à emergência psiquiátrica.
c) Fazer antipsicótico intramuscular na unidade.
d) Convocar equipe para fazer contenção mecânica.

Alternativa correta: d

O enunciado traz um idoso apresentando *delirium* com agitação psicomotora e alucinações. O tratamento deve ser voltado para causa subjacente, que muitas vezes depende da realização de exames laboratoriais. Se for necessário encaminhar para investigação na emergência, seria para clínica e não para emergência psiquiátrica. Como o idoso está agitado e agressivo, deve-se avaliar com a equipe a contenção mecânica. Pode-se realizar antipsicótico para manejo dos sintomas, mas, se utilizada a via intramuscular, a opção seria haloperidol associado com prometazina, dado o quadro de agitação psicomotora. Não se deve realizar o antipsicótico de forma isolada, pois tende a acarretar mais efeitos adversos extrapiramidais.

Referências

1. Silva FD. Emergência psiquiátrica. In: Gusso G, Lopes JM, Dias LC. Tratado de medicina de família e comunidade: princípios, formação e prática. Porto Alegre: Artmed; 2019.
2. Schwalm FD, Almeida RA, Gyrão NB. Papel da atenção primária à saúde em urgências e emergências. In: Duncan BB et al. Medicina ambulatorial: condutas de atenção primária baseadas em evidências. 4ª ed. Porto Alegre: Artmed; 2013.
3. Lichtenfels P, Santos MHS, Fernandes EO. O cuidado do paciente idoso. In: Duncan BB et al. Medicina ambulatorial: condutas de atenção primária baseadas em evidências. 4ª ed. Porto Alegre: Artmed; 2013.
4. Ostinelli EG, Brooke-Powney MJ, Li X, Adams CE. Haloperidol for psychosis-induced aggression or agitation (rapid tranquillisation). Cochrane Database of Systematic Reviews, 31 jul. 2017.
5. Huf G, Alexander J, Gandhi P, Allen MH. Haloperidol plus promethazine for psychosis-induced aggression. Cochrane Database of Systematic Reviews, 25 nov. 2016.

12. [TEMFC 24 – Questão 32] Um menino de 12 anos, em férias na fazenda, foi brincar com alguns pneus velhos que se encontravam no quintal da casa. De súbito, o menino sentiu uma dor muito forte na mão e foi, aos prantos, chamar sua mãe. Esta então foi ao local do incidente e observou uma aranha alojada no pneu que o filho estava brincando. Ela capturou o animal para mostrar ao médico de família da unidade de saúde rural em que levou o filho para atendimento.

O médico observou uma lesão avermelhada na mão do menino, que apresentava muita dor no local, mas sem manifestações sistêmicas. A mãe mostrou ao médico uma aranha coberta de pelos escuros, com patas grandes de quase 20 cm de comprimento. Considerando o tratamento para acidentes com aracnídeos, assinale a alternativa que apresenta conduta para esse caso.

a) Prescrever corticoides tópicos e analgésicos orais.
b) Prescrever soro antiloxocélico e anti-histamínicos orais.
c) Prescrever compressas mornas no local da picada e soro antilatrodético.
d) Prescrever soro antiaracnídico e realizar infiltração local com lidocaína a 2%.

Alternativa correta: a

Trata-se de um acidente com aranha-caranguejeira, pois é a única que pode chegar a esse tamanho (20 cm). Esses acidentes são de pouco interesse toxicológico e o tratamento pode ser feito com corticoide tópico, analgésicos e anti-histamínicos por via oral, conforme o quadro clínico. O soro antiloxocélico está indicado para acidentes com aranhas marrons, o antilatrodélico para viúvas-negras e o antiaracnídico para aranhas armadeiras.

Referências

1. Souza TCJ. Picadas de cobras, aranhas e escorpiões. In: Gusso G, Lopes JM, Dias LC. Tratado de medicina de família e comunidade: princípios, formação e prática. Porto Alegre: Artmed; 2019.
2. Pedroso JAR, Torres JB, Boff GJ. Acidentes por animais peçonhentos. In: Duncan BB et al. Medicina ambulatorial: condutas de atenção primária baseadas em evidências. 4ª ed. Porto Alegre: Artmed; 2013.
3. Lin M. Spider bites. Dynamed. Disponível em: https://www.dynamed.com/condition/spider-bite.

13. [TEMFC 24 – Questão 72] Júlio, 32 anos, chega à unidade de saúde no início da tarde. Pouco antes do meio-dia ele começou com dor no flanco esquerdo de forte intensidade, tipo cólica, com irradiação para região inguinal do mesmo lado, associada a náuseas e um episódio de hematúria. Nega febre, perda de apetite, disúria e outras queixas urinárias ou gastrintestinais. Nega episódio semelhante prévio. Ao exame, não apresenta dor ou qualquer outra alteração à palpação abdominal. Tem dor a punho-percussão lombar esquerda. Diante da suspeita clínica, caso Júlio preferisse não ir para o hospital, além de orientá-lo a retornar caso surgisse algum sinal ou sintoma de alerta, assinale a alternativa que apresenta a conduta adequada para manejo do episódio agudo de cólica renal.

a) Prescrever diclofenaco 75 mg por via intramuscular e, havendo alívio da dor, deixar para casa um anti-inflamatório não esteroide de uso oral e doxazosina, orientando retorno caso não expulse a pedra espontaneamente em duas a três semanas.

b) Prescrever escopolamina 20 mg por via intravenosa e, havendo alívio da dor, deixar para casa dipirona e escopolamina para uso oral, solicitar uma ultrassonografia do aparelho urinário e encaminhar para urologia.
c) Prescrever diclofenaco 75 mg por via intramuscular e, havendo alívio da dor, deixar para casa um anti-inflamatório não esteroide de uso oral, orientar ingesta hídrica abundante e solicitar uma ultrassonografia do aparelho urinário.
d) Prescrever dipirona 1 g por via intravenosa e, havendo alívio da dor, deixar para casa dipirona para uso oral, orientar ingesta hídrica abundante e retorno caso não expulse a pedra espontaneamente em duas a três semanas.

Alternativa correta: a

O *Medicina Ambulatorial* cita o uso de dipirona e escopolamina associados por via intravenosa para cólica renal na indisponibilidade de um anti-inflamatório intravenoso. Não há menção quanto ao uso isolado de escopolamina. Já o *Tratado* coloca que escopolamina não é eficaz para o tratamento da cólica renal. Diclofenaco é o anti-inflamatório mais estudado para essa indicação. A hidratação não tem eficácia. Nos casos de ureterolitíase, recomenda-se a redução da ingesta hídrica na fase aguda, pois a hiper-hidratação tenderia a aumentar a intensidade da dor por incrementar a pressão intrarrenal. A maioria dos cálculos urinários é expelida espontaneamente, sem a necessidade de intervenção médica. A Medicina Ambulatorial coloca que o encaminhamento para urologia em casos de ureterolitíase está indicado quando a dor é de difícil controle ou o cálculo tiver mais de 10 mm ou se for de 4 a 10 mm e não for eliminado espontaneamente com tratamento conservador em até seis semanas. Já o *Tratado* coloca que não está claro quanto tempo se pode esperar para que o cálculo seja expelido e pondera que como a maioria dos estudos de conduta expectante e de terapia expulsiva tem duração de quatro a seis semanas, esse parece ser um prazo seguro. Cita ainda um estudo em que pessoas com cólica renal há menos de 30 dias tiveram 2,3 vezes mais chance de expulsar os cálculos espontaneamente em um seguimento de seis semanas do que aquelas com cólica há mais de 30 dias. Com relação a exames de imagem, o *Tratado* coloca que em pessoas sem indicação de encaminhamento para o pronto-socorro (dor que não cede, anúria, febre, rim único, sinais de doença sistêmica etc.) pode-se postergar a realização de exames de imagem em duas a três semanas, o que parece não aumentar a morbidade. A indicação de encaminhamento para urologia para remoção do cálculo estaria indicada na falha da conduta expectante ou da terapia expulsiva. Quanto à terapia expulsiva, pode-se utilizar bloqueadores alfa-adrenérgicos, que aumentam em cerca de 50% a possibilidade de eliminar o cálculo.

Referências

1. Fontenelle LF. Cólica renal. In: Gusso G, Lopes JM, Dias LC. Tratado de medicina de família e comunidade: princípios, formação e prática. Porto Alegre: Artmed; 2019.
2. Koff WJ. Doenças comuns em urologia. In: Duncan BB et al. Medicina ambulatorial: condutas de atenção primária baseadas em evidências. 4ª ed. Porto Alegre: Artmed; 2013.
3. Loinughlin KR. Nephrolithiasis in adults. Dynamed. Disponível em: https://www.dynamed.com/condition/nephrolithiasis-in-adults.

14. [TEMFC 24 - Questão 77] O médico de família e comunidade acabou de chegar, às 8 horas da manhã, e está no consultório se preparando para começar os atendimentos em uma unidade de saúde do interior, em uma comunidade rural. A enfermeira entra na sala relatando que neste final de semana teve festa na comunidade e um jovem de 17 anos se envolveu numa briga nesta madrugada, por volta das 5:30h da manhã, e teve a extremidade distal do segundo dedo da mão esquerda amputada com uma arma branca. A família do jovem veio junto com ele e um policial, que quer levá-lo para delegacia para depoimento. Eles colocaram a extremidade do dedo em um recipiente com gelo. O jovem não tem nenhum problema de saúde e no prontuário consta registro de dose de reforço contra o tétano aos 14 anos. Assinale a alternativa que apresenta a conduta mais adequada no momento.

a) Manter o dedo no recipiente com gelo, colocá-lo em uma caixa térmica, recomendar dose de reforço da vacina contra o tétano, realizar analgesia e curativo oclusivo estéril e encaminhá-lo para um serviço de emergência especializado que fique no máximo a umas 4 horas da unidade.
b) Retirar o dedo e colocá-lo em um recipiente com soro fisiológico 0,9% e este dentro de uma caixa térmica com gelo, recomendar reforço da antitetânica, realizar analgesia e curativo oclusivo estéril e encaminhá-lo para um serviço de emergência especializado que fique no máximo a umas 4 horas da unidade.
c) Retirar o dedo e colocá-lo em um recipiente com soro fisiológico 0,9% e este dentro de uma caixa térmica com gelo, realizar analgesia e curativo oclusivo estéril e encaminhá-lo para um serviço de emergência especializado que fique no máximo a umas 3 horas da unidade.
d) Manter o dedo no recipiente com gelo, colocá-lo em uma caixa térmica, realizar analgesia e curativo oclusivo estéril, encaminhá-lo para um serviço de emergência especializado que fique no máximo a umas 3 horas da unidade e sugerir que o policial colete o depoimento depois.

Alternativa correta: c

Sobre traumas com amputação, nos casos de lesões arteriais que necessitem de reparo para promover a irrigação da porção distal isquêmica, orienta-se a rápida transferência para o centro especializado para que a avaliação e condução do caso sejam feitas em até 6 horas, permitindo a possibilidade de procedimentos de revascularização. Os cuidados nas amputações dos membros superiores, principalmente naquelas distais ao cotovelo, em que existe a possibilidade de reimplante do coto, este deve ser colocado em um recipiente com solução isotônica (soro fisiológico 0,9%) e, em seguida, resfriado com gelo (idealmente a 4°C) em um ambiente com isolamento térmico. Nunca se deve colocar o coto diretamente em contato com o gelo, já que pode agravar ainda mais a lesão isquêmica. A vacina contra o tétano não está recomendada, pois o último reforço foi realizado há três anos.

Referências

1. Ortiz RT, Netto CC, Pontin PA. Fraturas. In: Gusso G, Lopes JM, Dias LC. Tratado de medicina de família e comunidade: princípios, formação e prática. Porto Alegre: Artmed; 2019.
2. Morimoto A, Stevens A. Imunização e vacinação. In: Gusso G, Lopes JM, Dias LC. Tratado de medicina de família e comunidade: princípios, formação e prática. Porto Alegre: Artmed; 2019.
3. Cunha J, Krebs LS. Imunizações. In: Duncan BB et al. Medicina ambulatorial: condutas de atenção primária baseadas em evidências. 4ª ed. Porto Alegre: Artmed; 2013.
4. Silveiro L. Traumatic amputation of the extremity: Emergency management. Dynamed. Disponível em: https://www.dynamed.com/management/traumatic-amputation-of-the-extremity--emergency-management.

15. [TEMFC 24 – Questão 78] Sr. Alberto, 61 anos, chega à unidade de saúde junto com sua irmã. Ele costuma ser acompanhado pela equipe em visita domiciliar. Há seis anos teve um acidente vascular encefálico cardioembólico, ficando com sequela de hemiparesia direita, utilizando uma bengala para deambular. Tem hipertensão controlada. Ecocardiograma realizado na época mostrou hipocinesia ventricular esquerda, com trombo cardíaco, sugerindo um infarto do miocárdio silencioso prévio. Faz uso de enalapril 20 mg/dia, hidroclorotiazida 25 mg/dia, atenolol 50 mg/dia, sinvastatina 40 mg/dia e varfarina 5 mg/dia. A irmã o trouxe porque ele saiu para caminhar de manhã cedo e teve uma queda na calçada com trauma cranioencefálico, sem perda de consciência. No momento queixa-se apenas de cefaleia de intensidade moderada e fez uso de paracetamol a uns 30 minutos. Está lúcido, consciente (escala de Glasgow 15). PA 130x80 mmHg. Pupilas isocóricas e fotorreagentes. Demais exames neurológicos normais, exceto pela hemiparesia prévia. Apresenta escoriações leves na cabeça. Assinale a alternativa que apresenta a conduta mais adequada nesse caso.

a) Orientar a evitar o uso de paracetamol, prescrever ibuprofeno 600 mg e liberar para casa.

b) Encaminhá-lo para um hospital apropriado para melhor avaliação de potencial lesão cerebral.
c) Mantê-lo em observação durante o dia na unidade e avaliar a melhora da cefaleia com paracetamol.
d) Liberar e orientar que a família observe a ocorrência de sinais e sintomas de alerta nas próximas 48 horas.

Alternativa correta: b

Tanto paracetamol como ibuprofeno não devem ser utilizados, pois podem aumentar o efeito anticoagulante de varfarina. Além disso, sobre analgesia em casos de trauma cranioencefálico, deve-se evitar anti-inflamatórios não esteroides e aspirina, bem como analgésicos sedativos como morfina nas primeiras 72 horas. Um dos critérios para encaminhar para avaliação no hospital é o uso de anticoagulante

Referências

1. Schwalm FD, Almeida RA, Gyrão NB. Papel da atenção primária à saúde em urgências e emergências. In: Duncan BB et al. Medicina ambulatorial: condutas de atenção primária baseadas em evidências. 4ª ed. Porto Alegre: Artmed; 2013.
2. Haydel MC. Avaliação de lesão cerebral traumática, aguda. BMJ Best Practice. Disponível em: https://bestpractice.bmj.com/topics/pt-br/515.

16. [TEMFC 27 – Questão 66] Eduarda, 25 anos, vem à unidade de saúde acompanhada do marido no início da manhã. Ela acordou, havia aquecido água para fazer o café e derrubou a jarra, queimando a região anterior da perna esquerda, o dorso do pé e dos dedos do mesmo lado. Demonstra receio de poder ficar com alguma cicatriz. Está com dor intensa. Não possui nenhuma doença crônica, nem usa medicamentos contínuos. As lesões apresentam áreas hiperemiadas e com flictenas, algumas rotas, com fundo rosado, tanto na perna, quando no pé e nos dedos. Não há sinais de infecção e nem lesões que cheguem a circular o membro ou os dedos. A pressão arterial está em 120x80 mmHg e os demais sinais vitais estáveis. Como conduta inicial, além de lavar com água corrente e realizar a limpeza da lesão, a analgesia, a avaliação quanto à manutenção ou o rompimento das flictenas íntegras e o debridamento das rotas e, se necessário, a atualização da vacina antitetânica, deve-se

a) prescrever curativo diário com colagenase.
b) recomendar curativo diário com gaze vaselinada.
c) encaminhar para o hospital de referência para tratamento de queimados.

d) indicar curativo diário com mupirocina tópica para profilaxia de infecção secundária.

Alternativa correta: c

A colagenase pode ser utilizada a partir do momento em que as flictenas se rompem e secreção melicérica começa a se acumular sobre a queimadura de espessura parcial. É uma opção a partir do terceiro dia, mas não como medida inicial. Mupirocina tem uso restrito para infecções por *Staphylococcus aureus* resistente à meticilina. Além disso, queimaduras de segundo grau com área corporal atingida de até 10% em maiores de 12 anos não se beneficiam do uso de antimicrobianos tópicos.[2] No caso da questão, a área atingida foi inferior a 10%. A gaze vaselinada pode ser uma opção inicial para o curativo dos casos acompanhados na APS. No entanto, a presença de queimadura de segundo grau no pé é uma indicação para encaminhamento para serviço de referência de tratamento de queimados.

Referências

1. Júnior OSB, Rakme PM. Queimaduras. In: Gusso G, Lopes JM, Dias LC. Tratado de medicina de família e comunidade: princípios, formação e prática. Porto Alegre: Artmed; 2019.
2. Arnt RA, Gus EI, Deos M. Queimaduras. In: Duncan BB et al. Medicina ambulatorial: condutas de atenção primária baseadas em evidências. 4ª ed. Porto Alegre: Artmed; 2013.
3. Sheridan R. Queimaduras cutâneas. BMJ Best Practice. Disponível em: https://bestpractice.bmj.com/topics/pt-br/412.

32

REALIZAÇÃO DE PROCEDIMENTOS AMBULATORIAIS

Jardel Corrêa de Oliveira

1. [TEMFC 18 – Questão 63] Sr. Júlio, 42 anos, sem qualquer história de doença crônica ou uso de medicamentos, vem à unidade de saúde com um abscesso cutâneo em coxa direita. Depois da avaliação da Dra. Débora confirmando o diagnóstico de abscesso cutâneo e que o Sr. Júlio não apresenta qualquer outro sinal ou sintoma digno de registro, ela informa que o ideal seria tratar esse abscesso com antibiótico e realizar a drenagem. O Sr. Júlio concorda com o tratamento e os dois seguem para a sala de procedimentos já com o material todo preparado. A Dra. Débora, depois de explicar o procedimento, inicia a antissepsia e a colocação de campos estéreis. Por se tratar de um abscesso de cerca de 4 cm de diâmetro, a médica opta por fazer uma anestesia com bloqueio do campo. Após, realiza a incisão no ponto de maior flutuação. Ao fim, coloca um dreno de Penrose, recomenda a troca do curativo todos os dias e prescreve um antibiótico pensando em *Staphylococcus*. Para a história descrita, o procedimento ou orientação sem evidência de benefício é a

a) realização da antissepsia da lesão.
b) utilização de dreno de Penrose.
c) anestesia com bloqueio de campo.
d) utilização de antibiótico depois do procedimento.
e) realização da troca de curativo diária.

Alternativa correta: d

Nota do editor: Os endereços eletrônicos indicados nas referências deste capítulo foram acessados em 10 maio 2021.

Apesar de o abscesso ser uma ferida contaminada, a assepsia está indicada para evitar que se sobreponha uma infecção por outra bactéria. Pelo tamanho da lesão, deve-se realizar anestesia com bloqueio de campo. Depois da drenagem, o uso do dreno de Penrose permite que se evite o fechamento do ferimento e que se mantenha a saída da secreção, sem gerar novo acúmulo. O antibiótico não é necessário no caso, visto que o abscesso tem menos de 5 cm, não se localiza na face e o enunciado coloca que não há outros sinais e sintomas, como febre ou celulite. Os cuidados depois do procedimento envolvem troca de curativo diária.

Referências

1. Umpierre R, Conzatti M. Procedimentos em atenção primária à saúde: anestesia locorregional, suturas, inserção de DIU, cantoplastia, lavagem otológica e drenagem de abscesso. In: Gusso G, Lopes JM, Dias LC. Tratado de medicina de família e comunidade: princípios, formação e prática. Porto Alegre: Artmed; 2019.
2. Mazzini G, Sandler P, Cavazzola LT. Infecções não traumáticas de partes moles. In: Duncan BB et al. Medicina ambulatorial: condutas de atenção primária baseadas em evidências. 4ª ed. Porto Alegre: Artmed; 2013.
3. Hysell K. Skin abscesses, furuncles, and carbuncles. Dynamed. Disponível em: https://www.dynamed.com/condition/skin-abscesses-furuncles-and-carbuncles.

2. [TEMFC 19 – Questão 63] Pedro chega ao posto de saúde com muita dor no 1º metatarso do pé esquerdo. Você o examina e observa o seguinte:

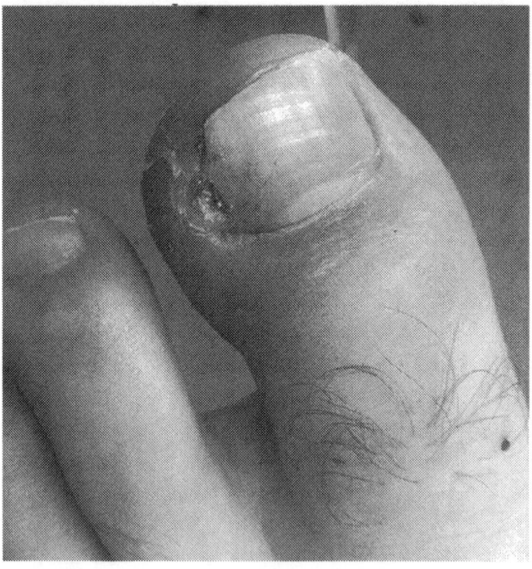

Dentre as alternativas abaixo, qual a conduta mais adequada?

a) Prescrever fluconazol uma vez por semana, durante seis meses.
b) Realizar drenagem do hematoma subungueal com agulha aquecida.
c) Encaminhar ao cirurgião geral para remoção de corpo estranho subungueal.
d) Cobrir a lesão com cânfora para removê-la no dia seguinte.
e) Realizar bloqueio digital com anestésico e cantoplastia.

Alternativa correta: e

Trata-se de um quadro de unha encravada, conforme pode ser visto na foto. Nos quadros moderados a graves, quando há drenagem de secreção purulenta e/ou tecido de granulação cobrindo a região anterolateral da unha, uma opção de tratamento é a cantoplastia. Cânfora não é um tratamento indicado. Hematoma e corpo estranho subungueal são outras afecções das unhas, mas que não correspondem à imagem. Fluconazol é indicado no tratamento de onicomicose, que não é o diagnóstico do caso.

Referências

1. Umpierre R, Conzatti M. Procedimentos em atenção primária à saúde: anestesia locorregional, suturas, inserção de DIU, cantoplastia, lavagem otológica e drenagem de abscesso. In: Gusso G, Lopes JM, Dias LC. Tratado de medicina de família e comunidade: princípios, formação e prática. Porto Alegre: Artmed; 2019.
2. Mazzini G, Kruel CDP, Kruel CRP. Cirurgia da unha. In: Duncan BB et al. Medicina ambulatorial: condutas de atenção primária baseadas em evidências. 4ª ed. Porto Alegre: Artmed; 2013.
3. Brasil. Ministério da Saúde. Secretaria de Atenção à Saúde. Departamento de Atenção Básica. Procedimentos. Brasília: Ministério da Saúde; 2011.

3. [TEMFC 20 – Questão 63] Lúcia, 50 anos, previamente hígida, vai ao médico de família e comunidade (MFC) por apresentar um abscesso simples na coxa esquerda, com drenagem espontânea da lesão, sem sinais de celulite ou presença de corpo estranho no local, conforme mostra a figura a seguir.

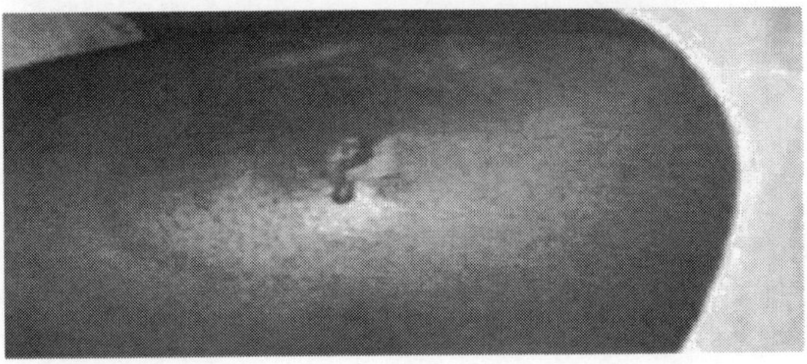

O tratamento mais adequado a ser sugerido a ela é

a) realizar drenagem cirúrgica, após bloqueio anestésico, colocar dreno, indicar compressas mornas no local e prescrever antibioticoterapia.
b) espremer o abscesso, até extrair toda a secreção, sem necessidade de bloqueio anestésico, colocar dreno e prescrever antibioticoterapia.
c) realizar drenagem cirúrgica, após bloqueio anestésico, colocar dreno e indicar compressas mornas no local.
d) espremer o abscesso, após bloqueio anestésico até extrair toda a secreção, colocar dreno e indicar compressas mornas no local.
e) realizar drenagem cirúrgica, após bloqueio anestésico, sem necessidade de colocação de dreno em virtude da secreção espontânea da lesão e indicar compressas mornas no local.

Alternativa correta: c

No tratamento de abscesso, realiza-se bloqueio anestésico, seguido de drenagem cirúrgica e depois a colocação de dreno de Penrose para permitir que se evite o fechamento do ferimento e que se mantenha a saída da secreção, sem gerar novo acúmulo. Durante o procedimento, realiza-se exploração com uma pinça para desfazer loculações que possam existir internamente contendo pus. Nunca se deve espremer a lesão. Como o abscesso não é na face, não há celulite e o enunciado não descreve sinais e sintomas sistêmicos, como febre, não há indicação de antibioticoterapia.

Referências

1. Umpierre R, Conzatti M. Procedimentos em atenção primária à saúde: anestesia locorregional, suturas, inserção de DIU, cantoplastia, lavagem otológica e drenagem de abscesso. In: Gusso G, Lopes JM, Dias, LC. Tratado de medicina de família e comunidade: princípios, formação e prática. Porto Alegre: Artmed; 2019.
2. Mazzini G, Sandler P, Cavazzola LT. Infecções não traumáticas de partes moles. In: Duncan BB et al. Medicina ambulatorial: condutas de atenção primária baseadas em evidências. 4ª ed. Porto Alegre: Artmed; 2013.
3. Hysell K. Skin abscesses, furuncles, and carbuncles. Dynamed. Disponível em: https://www.dynamed.com/condition/skin-abscesses-furuncles-and-carbuncles.

4. [TEMFC 20 – Questão 64] Paciente chega à unidade de saúde com anel preso no 4º dedo da mão esquerda, que está cianótico e bastante doloroso. A conduta indicada é

a) retirar o anel utilizando fita dental e vaselina.
b) cortar o anel com alicate apropriado.
c) retirar o anel utilizando clipe e vaselina.

d) retirar o anel utilizando pinça apropriada e vaselina.
e) retirar do dedo com preservação do anel utilizando agulha e vaselina.

Alternativa correta: b

O uso de vaselina ou de fita dental com uma agulha de costura ou clipe de papel está indicado para remoção de anéis quando há apenas edema, sem sinais de comprometimento vascular. Na presença de dor e cianose, que indicam prejuízo vascular, o método a ser usado é o corte do anel com alicate apropriado.

Referências

1. Umpierre R, Conzatti M. Procedimentos em atenção primária à saúde: remoções, drenagem de trombo hemorroidário, exérese de cisto ou lesão cutânea e uso de diatermia. In: Gusso G, Lopes JM, Dias LC. Tratado de medicina de família e comunidade: princípios, formação e prática. Porto Alegre: Artmed; 2019.
2. Umpierre RN. Pequenos procedimentos em atenção primária. In: Duncan BB et al. Medicina ambulatorial: condutas de atenção primária baseadas em evidências. 4ª ed. Porto Alegre: Artmed; 2013.
3. Brasil. Ministério da Saúde. Secretaria de Atenção à Saúde. Departamento de Atenção Básica. Procedimentos. Brasília: Ministério da Saúde; 2011.

5. [TEMFC 20 – Questão 65] Paciente com queixa de incômodo em ouvido há uma semana, nega dor ou outros sintomas. Na otoscopia, o médico encontra a imagem a seguir.

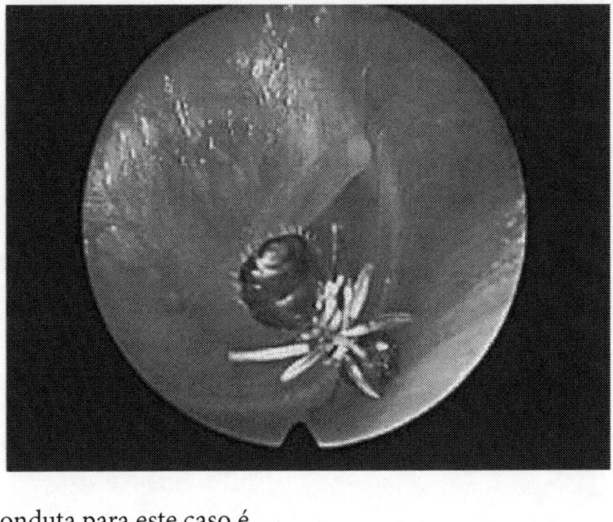

A melhor conduta para este caso é

a) o encaminhamento do paciente para serviço de urgência com referência em otorrinolaringologia.
b) a retirada com pinça kocher na própria unidade.
c) a realização de lavagem otológica na própria unidade.
d) a utilização de técnica de aspiração com sugador odontológico se disponível na unidade.
e) o encaminhamento do paciente para agendamento de consulta em otorrinolaringologia ambulatorial.

Alternativa correta: c

O procedimento indicado para remoção de corpo estranho na orelha externa, como o inseto visto na figura, é a realização de lavagem otológica, a qual pode ser realizada na própria unidade de saúde. Não há necessidade de referenciamento para emergência ou para otorrinolaringologia. O uso de pinça pode ser necessário quando o corpo estranho é uma semente ou algodão, mas esta deve ser delicada. Não há indicação de aspirar o corpo estranho.

Referências

1. Umpierre R, Conzatti M. Procedimentos em atenção primária à saúde: remoções, drenagem de trombo hemorroidário, exérese de cisto ou lesão cutânea e uso de diatermia. In: Gusso G, Lopes JM, Dias LC. Tratado de medicina de família e comunidade: princípios, formação e prática. Porto Alegre: Artmed; 2019.
2. Umpierre RN. Pequenos procedimentos em atenção primária. In: Duncan BB et al. Medicina ambulatorial: condutas de atenção primária baseadas em evidências. 4ª ed. Porto Alegre: Artmed; 2013.
3. Brasil. Ministério da Saúde. Secretaria de Atenção à Saúde. Departamento de Atenção Básica. Procedimentos. Brasília: Ministério da Saúde; 2011.

6. [TEMFC 21 – Questão 46] Mãe traz filha de 5 anos à unidade de saúde, por causa de problema na pele, exposto na imagem abaixo.

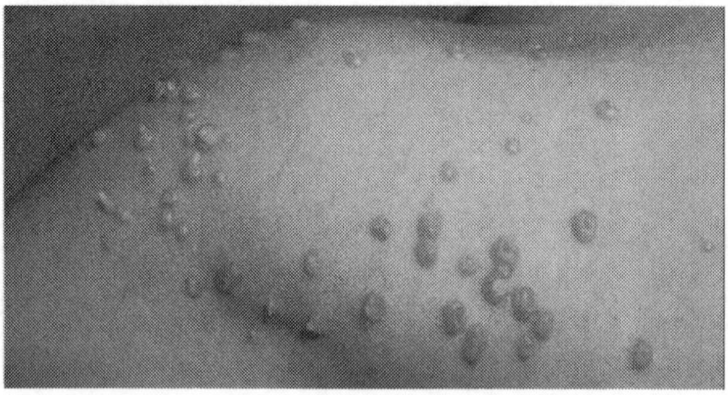

A conduta mais adequada, a ser sugerida pelo MFC, é

a) prescrição de aciclovir, durante cinco dias.
b) aplicação de crioterapia para remoção das lesões.
c) prescrição de permetrina a 5% na pele do pescoço para baixo por uma noite.
d) aplicação de permanganato de potássio nas lesões, até a formação de crostas.

Alternativa correta: b

A imagem mostra um caso de molusco contagioso, que se manifesta por pápulas com uma umbilicação central e é mais comum em crianças de 3 a 10 anos de idade. O tratamento pode ser feito com curetagem, crioterapia, hidróxido de potássio, podofilina, podofilotoxina ou imiquimode. O aciclovir poderia ser indicado, se fossem lesões por vírus Herpes. A permetrina é utilizada para escabiose e o permanganato de potássio para outras condições de pele como agente bactericida.

Referências

1. Zampese M, Beber AAC. Prurido e lesões papulosas e nodulares. In: Duncan BB et al. Medicina ambulatorial: condutas de atenção primária baseadas em evidências. 4ª ed. Porto Alegre: Artmed; 2013.
2. Francis N. Molusco contagioso. BMJ Best Practice. Disponível em: https://bestpractice.bmj.com/topics/pt-br/310.
3. Burris KI. Molluscum contagiosum. Dynamed. Disponível em: https://www.dynamed.com/condition/molluscum-contagiosum.
4. Brasil. Ministério da Saúde. Secretaria de Atenção à Saúde. Departamento de Atenção Básica. Procedimentos. Brasília: Ministério da Saúde; 2011.

7. [TEMFC 22 - Questão 59] Uma mãe levou sua filha de 2 anos ao posto de saúde, onde foi realizada sutura por causa de uma lesão na face, após queda. A mãe esqueceu, no entanto, de perguntar em quantos dias deveria retornar para retirar os pontos. Assinale a alternativa que apresenta o tempo que deverá ser informado.

a) Retirar em 3 dias.
b) Retirar em 5 dias.
c) Retirar em 10 dias.
d) Retirar em 14 dias.

Alternativa correta: b

Nas suturas de ferimentos na face, o tempo recomendado para a retirada dos pontos é de 5 a 7 dias em razão da facilidade de cicatrização. Para lesões cutâneas sobre as articulações, retirar-se em 10 a 14 dias, e em outras regiões do corpo, em 7 a 10 dias.

Referências

1. Umpierre R, Conzatti M. Procedimentos em atenção primária à saúde: anestesia locorregional, suturas, inserção de DIU, cantoplastia, lavagem otológica e drenagem de abscesso. In: Gusso G, Lopes JM, Dias LC. Tratado de medicina de família e comunidade: princípios, formação e prática. Porto Alegre: Artmed; 2019.
2. Collares MVM, Portinho CP, Pinto RA. Ferimentos cutâneos. In: Duncan BB et al. Medicina ambulatorial: condutas de atenção primária baseadas em evidências. 4ª ed. Porto Alegre: Artmed; 2013.
3. Brasil. Ministério da Saúde. Secretaria de Atenção à Saúde. Departamento de Atenção Básica. Procedimentos. Brasília: Ministério da Saúde; 2011.

8. [TEMFC 23 – Questão 31] Mulher, com 28 anos de idade, mãe de um filho de 5 anos, retorna conforme combinado para inserção do DIU TCu380A. Ela menstruou há 2 dias. Costuma ter ciclos regulares, com fluxo moderado e duração de quatro dias. Teve um parto normal sem intercorrências, nunca abortou e não tem história de cirurgia ou infecção uterina. Realizou preventivo de colo uterino há cinco meses, que estava normal. O médico de família e comunidade explica o procedimento. Ela reafirma o interesse no DIU. Ele então realiza o exame ginecológico, coloca o espéculo e faz a assepsia do colo, vagina e períneo. Apreende o colo do útero com a pinça de Pozzi, retifica-o e insere lentamente o histerômetro, até perceber uma resistência, que interpreta como tendo chegado ao fundo do útero. Ao retirar o histerômetro, percebe que a distância medida entre a entrada do colo e o fundo uterino é de 6 cm. Diante desse achado, assinale a alternativa que apresenta a conduta correta.

a) Parar o procedimento, orientar a paciente que o tamanho encontrado está abaixo do mínimo necessário para inserir o DIU e encaminhá-la para avaliação com a ginecologia.
b) Demarcar no aplicador do DIU a medida encontrada, inseri-lo, agendar retorno para revisão em 30 dias e orientar diante de quais sinais e sintomas ela deveria retornar antes desse prazo.
c) Interromper o procedimento e solicitar ultrassonografia transvaginal para verificar se há miomas intrauterinos ou flexão uterina exagerada que possam dificultar a medida adequada da cavidade uterina.
d) Interromper o procedimento, orientar a paciente que o tamanho encontrado está abaixo do mínimo necessário para colocar o DIU, contraindicar sua inserção e discutir métodos anticoncepcionais alternativos.

Alternativa correta: b

Para que se consiga obter um posicionamento adequado do DIU, a cavidade uterina deve medir entre 6 e 10 cm. Portanto, não há indicação para interromper o procedimento. Depois, realiza-se uma revisão em 30 dias, orientando a mulher a retornar antes em caso de febre, dor abdominal, piora de dor pélvica, sintomas de síncope, sangramento uterino excessivo, suspeita de expulsão do dispositivo, corrimento vaginal com mau cheiro ou suspeita de gravidez. Alguns sugerem fazer a revisão uma semana depois da inserção e deixar para cortar os fios nesse momento. No entanto, não há um seguimento de rotina requerido depois da inserção do DIU. O mais importante é orientar o retorno a qualquer tempo em caso de preocupações ou mudanças, incluindo a discussão sobre possíveis efeitos adversos ou outros problemas e inabilidade para localizar as cordas do DIU (a mulher pode ser orientada a fazê-lo depois de cada menstruação), caso deseje mudar de método contraceptivo ou se estiver na época de trocar o DIU.

Referências

1. Umpierre R, Conzatti M. Procedimentos em atenção primária à saúde: anestesia locorregional, suturas, inserção de DIU, cantoplastia, lavagem otológica e drenagem de abscesso. In: Gusso G, Lopes JM, Dias LC. Tratado de medicina de família e comunidade: princípios, formação e prática. Porto Alegre: Artmed; 2019.
2. Oppermann K, Oppermann MLR. Planejamento reprodutivo. In: Duncan BB et al. Medicina ambulatorial: condutas de atenção primária baseadas em evidências. 4ª ed. Porto Alegre: Artmed; 2013.
3. Fleming ME. Intrauterine device (IUD). Dynamed. Disponível em: https://www.dynamed.com/device/intrauterine-device-iud.

9. [TEMFC 24 – Questão 33] Um paciente de 72 anos, diabético, chega ao médico de família apresentando o seguinte problema no pé:

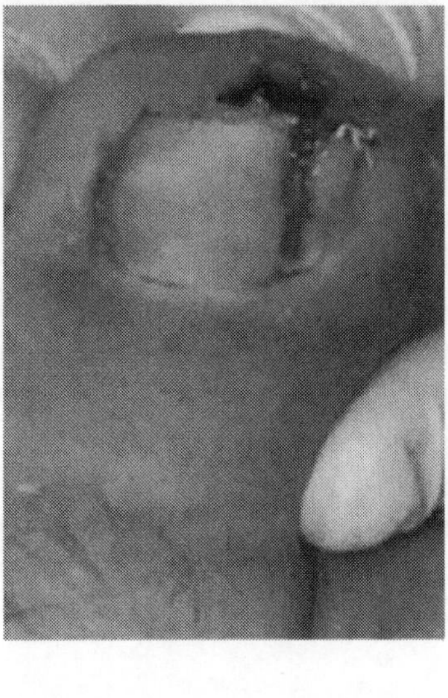

Sobre o caso, assinale a alternativa que apresenta o diagnóstico e conduta a ser tomada pelo MFC.

a) Unha encravada e realizar cantoplastia na unidade básica de saúde.
b) Celulite e prescrever cefalexina oral por dez dias.
c) Corpo estranho no subcutâneo e proceder com a retirada na unidade básica de saúde.
d) Onicomicose e prescrever fluconazol semanalmente por quatro a seis meses.

Alternativa correta: a

Trata-se de um quadro de unha encravada, conforme pode ser visto na foto. Nos quadros moderados a graves, quando há drenagem de secreção purulenta e/ou tecido de granulação cobrindo a região anterolateral da unha, uma opção de tratamento é a cantoplastia, que pode ser realizada na unidade básica de saúde. Celulite, corpo estranho e onicomicose são diagnósticos diferenciais, mas que não correspondem à imagem.

Referências

1. Umpierre R, Conzatti M. Procedimentos em atenção primária à saúde: anestesia locorregional, suturas, inserção de DIU, cantoplastia, lavagem otológica e drenagem de abscesso. In: Gusso G, Lopes JM, Dias LC. Tratado de medicina de família e comunidade: princípios, formação e prática. Porto Alegre: Artmed; 2019.
2. Mazzini G, Kruel CDP, Kruel CRP. Cirurgia da unha. In: Duncan BB et al. Medicina ambulatorial: condutas de atenção primária baseadas em evidências. 4ª ed. Porto Alegre: Artmed; 2013.
3. Brasil. Ministério da Saúde. Secretaria de Atenção à Saúde. Departamento de Atenção Básica. Procedimentos. Brasília: Ministério da Saúde; 2011.

10. [TEMFC 25 – Questão 67] Melissa, R2 de MFC, vai iniciar um estágio de pequenas cirurgias na próxima semana. Ela aproveita um momento de supervisão para tirar algumas dúvidas sobre a anestesia locorregional. Sobre as diferentes técnicas de anestesia, é possível dizer que

a) pode-se optar por uma anestesia local infiltrativa para a exérese de um nevo pequeno de 0,5 cm.
b) a anestesia local infiltrativa costuma eliminar a dor na drenagem de abscessos, não sendo necessário o bloqueio de campo.
c) o bloqueio digital é suficiente para anestesiar completamente o hálux para se fazer uma cantoplastia.
d) o bloqueio de campo é a técnica mais indicada para retirada de pequenas lesões.

Alternativa correta: a

A anestesia local infiltrativa é utilizada para anestesiar pequenas lesões. Para drenagem de abscessos, utiliza-se o bloqueio de campo, pois, quando a lesão a ser operada está infectada, a anestesia infiltrativa é ineficaz em razão da acidez do meio infectado. Os dedos polegares e os hálux costumam ter inervação superficial adicional, o que explica a necessidade de reforço anestésico distalmente, além do bloqueio digital. Quando há necessidade de anestesiar uma área maior, utiliza-se o bloqueio de campo.

Referências

1. Umpierre R, Conzatti M. Procedimentos em atenção primária à saúde: anestesia locorregional, suturas, inserção de DIU, cantoplastia, lavagem otológica e drenagem de abscesso. In: Gusso G, Lopes JM, Dias LC. Tratado de medicina de família e comunidade: princípios, formação e prática. Porto Alegre: Artmed; 2019.
2. Júnior GJ, Santos LMM. Anestesia regional. In: Duncan BB et al. Medicina ambulatorial: condutas de atenção primária baseadas em evidências. 4ª ed. Porto Alegre: Artmed; 2013.
3. Brasil. Ministério da Saúde. Secretaria de Atenção à Saúde. Departamento de Atenção Básica. Procedimentos. Brasília: Ministério da Saúde; 2011.

11. [TEMFC 25 - Questão 68] Mulher, 55 anos, queixa-se de hipoacusia em ambos os ouvidos, mais importante à direita, há cerca de 2 semanas. Nega otalgia ou quadro de infecções de vias aéreas superiores recentemente. Nunca teve quadro semelhante previamente e faz uso de cotonete frequentemente. Ao exame há presença de cerume, sem visualização de membrana timpânica em ambos ouvidos. Por conta fez uso de ceruminolítico tópico por 7 dias, 5 gotas três vezes ao dia em cada ouvido, indicado por vizinho. A respeito do quadro clínico é correto afirmar:

a) A simples orientação para evitar o uso de cotonete somada a prescrição de ceruminolítico tópico por mais 5 dias (3 gotas em cada ouvido três vezes ao dia) será suficiente para o tratamento do cerume impactado.
b) A lavagem otológica, prática comum em vários centros, não deve ser realizada neste caso pelo risco de perfuração de membrana timpânica, devendo ser indicada a remoção manual por profissional treinado.
c) O fato de ser o primeiro episódio leva à necessidade de investigação da hipoacusia por otorrinolaringologista antes da realização de lavagem otológica ou remoção manual do cerume.
d) A lavagem otológica está indicada neste caso, podendo ser realizada prontamente, uma vez que a queixa persiste apesar do uso de ceruminolítico por 7 dias.

Alternativa correta: d

Embora o ceruminolítico possa ser usado como método isolado para tratamento de cerume impactado, a paciente não teve resolução dos sintomas mesmo com o uso por tempo e dose adequados. Portanto, não se pode dizer que prolongar o tratamento por mais tempo iria resolver o problema. A única contraindicação para lavagem otológica seria nos casos de história ou suspeição de perfuração timpânica, que não é o caso. O fato de ser o primeiro episódio e mesmo a idade da paciente não contraindicam a retirada do cerume, bem como não exigem qualquer investigação antes do procedimento. Nesse caso, estaria indicada a lavagem otológica, que poderia ser realizada prontamente.

Referências

1. Umpierre R, Conzatti M. Procedimentos em atenção primária à saúde: anestesia locorregional, suturas, inserção de DIU, cantoplastia, lavagem otológica e drenagem de abscesso. In: Gusso G, Lopes JM, Dias LC. Tratado de medicina de família e comunidade: princípios, formação e prática. Porto Alegre: Artmed; 2019.
2. Umpierre RN. Pequenos procedimentos em atenção primária. In: Duncan BB et al. Medicina ambulatorial: condutas de atenção primária baseadas em evidências. 4ª ed. Porto Alegre: Artmed; 2013.
3. Brasil. Ministério da Saúde. Secretaria de Atenção à Saúde. Departamento de Atenção Básica. Procedimentos. Brasília: Ministério da Saúde; 2011.

12. [TEMFC 25 – Questão 69] Mulher, 28 anos, vem à consulta pois decidiu que quer colocar o DIU de cobre (TCu380). Realizou exame citopatológico do colo uterino (preventivo/papanicolau) há três meses, sem alterações, tendo sido orientada sobre os possíveis métodos contraceptivos. Nega comorbidades ou história de infecções sexualmente transmissíveis. Tem dois filhos, o mais novo com 3 anos, casada, com parceiro fixo. Ela não tem queixas sobre a menstruação, cujo ciclo é regular, com intervalo de cerca de 30 dias, e com fluxo moderado. Faz uso de preservativo masculino como método contraceptivo. Está menstruada há dois dias. Sobre a técnica, as indicações e as contraindicações da colocação do DIU de cobre (TCu380), bem como o acompanhamento nesse caso, é correto afirmar que

a) há indicação de inserção do DIU de cobre (TCu380) no momento da consulta, se possível, pois o canal cervical está mais permeável, facilitando o procedimento.
b) embora bem indicada, a colocação do DIU de cobre (TCu380) não deve ser feita no momento da consulta, pois a paciente não apresenta ultrassonografia transvaginal recente.

c) a realização de ultrassonografia transvaginal após 30 dias é indicada de rotina como meio de assegurar seu correto posicionamento.
d) feita de rotina, a histerometria tem como função avaliar quão profundo deve ser inserido o DIU de cobre (TCU380), não sendo parâmetro para contraindicar sua inserção.

Alternativa correta: a

O DIU deve ser inserido de preferência durante a menstruação, quando o canal cervical se encontra mais permeável, a cavidade uterina mais distendida e há menor probabilidade de a mulher estar grávida. Ultrassonografia transvaginal não está indicada antes da colocação do DIU, nem para acompanhamento de rotina depois da inserção. Deve ser solicitada na eventualidade de suspeita de perfuração uterina ou quando os fios do DIU não forem visíveis na vagina ou no canal cervical no exame especular. Para posicionamento adequado do DIU, a histerometria deve medir de 6 a 10 cm. Caso seja menor que 6 cm, é possível que haja alguma alteração anatômica no útero que impeça o histerômetro de atingir o fundo da cavidade uterina e a colocação do DIU não deverá ser feita.

Referências

1. Umpierre R, Conzatti M. Procedimentos em atenção primária à saúde: anestesia locorregional, suturas, inserção de DIU, cantoplastia, lavagem otológica e drenagem de abscesso. In: Gusso G, Lopes JM, Dias LC. Tratado de medicina de família e comunidade: princípios, formação e prática. Porto Alegre: Artmed; 2019.
2. Oppermann K, Oppermann MLR. Planejamento reprodutivo. In: Duncan BB et al. Medicina ambulatorial: condutas de atenção primária baseadas em evidências. 4ª ed. Porto Alegre: Artmed; 2013.
3. Fleming ME. Intrauterine device (IUD). Dynamed. Disponível em: https://www.dynamed.com/device/intrauterine-device-iud.

33

ATENÇÃO À SAÚDE DA CRIANÇA E DO ADOLESCENTE

Karina de Paula Bastos Santos

1. [TEMFC 18 – Questão 66] O interno Matheus atende Luana, 1 ano e 10 meses, que de acordo com o prontuário nasceu com 38 semanas e 2 dias, cesárea eletiva, peso 2.450 g, APGAR 6/7, permanecendo internada em UTI neonatal por 72 horas. Os pais entram no consultório empurrando o carrinho. Luana parece sonolenta. Contam que é sua primeira consulta na UBS e isto deve-se à mãe estar desempregada, pois perderam o plano de saúde. Na anamnese relatam alimentação e horas de sono adequados para idade, vacinação em dia sempre realizada na UBS e negam patologias prévias. A mãe demonstra preocupação pois a criança só fala "mama" e "papa" enquanto o vizinho de 1 ano já fala muitas palavras e acha que Luana está atrasada. Quando questionados se Luana anda, respondem que "anda quando quer" e quando Matheus pede que a mãe deixe a criança caminhar até a maca para o exame físico, Luana chora para não sair do colo da mãe. O pai se desculpa dizendo que notou que Luana não acordou muito bem, mas nega outras queixas. Matheus tem dificuldade ao fazer o exame o físico pois apesar de tentar conversar e brincar com a criança, a mesma demonstra bastante timidez. Ao final do atendimento, Matheus, nervoso, pede auxílio a Dra. Beatriz, médica da Estratégia Saúde da Família (ESF) e sua preceptora, pois suspeita de um possível atraso do desenvolvimento neuropsicomotor e gostaria de realizar algum teste diagnóstico. Dra. Beatriz, após discutir o caso, orienta ao interno que:

a) agende um retorno para seguimento, pois a avaliação da atividade e a participação social devem ser feitas por meio da aplicação de testes diagnósticos o mais precocemente possível.

Nota do editor: Os endereços eletrônicos indicados nas referências deste capítulo foram acessados em 10 maio 2021.

b) encaminhe a criança ao neurologista já que o baixo APGAR associado ao fato de a criança não ter estabelecido aquisição da linguagem na idade-chave pode significar que se represente um caso patológico.
c) encaminhe a criança ao fonoaudiólogo do Núcleo Ampliado de Saúde da Família (Nasf) para aplicação de testes pois é mandatório investigar precocemente os casos de atraso do desenvolvimento da linguagem.
d) agende um retorno para seguimento pois a avaliação da atividade e participação social deve ser personalizada a fim de constituir um perfil do desenvolvimento das funções adaptativas no decorrer das consultas de revisão da saúde.
e) solicite exames complementares para avaliar a audição da criança e agende um retorno para seguimento.

Alternativa correta: d

É importante saber identificar sinais que indiquem atrasos no desenvolvimento neuropsicomotor. No caso em questão, as preocupações dos pais estão centradas na fala e no andar. Normalmente, a idade em que a criança começa a falar é entre os 10 e 12 meses, palavras como "mamã" ou "papa", e entre os 12 e 15 meses a maioria das crianças já consegue andar sozinha. São considerados sinais de alerta para o desenvolvimento se a criança, até os 2 anos, não anda, não pronuncia palavras compreensíveis, não entende o que as pessoas dizem, não faz contato visual e não se interessa pelo que está ao seu redor. Entretanto, fazer uma avaliação pontual desse desenvolvimento não é suficiente para fazer a suspeita de atraso. É preciso construir um perfil de desenvolvimento das funções adaptativas. Isso é realizado ao longo de várias consultas. Por isso, no caso em questão, é possível continuar o seguimento da criança para identificar a evolução do desenvolvimento neuropsicomotor.

Referências

1. Medeiros S, Rocha EV, Sousa P. Problemas de desenvolvimento neuropsicomotor. In: Gusso G, Lopes JM, Dias LC. Tratado de medicina de família e comunidade: princípios, formação e prática. Porto Alegre: Artmed; 2019.
2. Drachler ML, Leite JCC. Promoção do desenvolvimento da criança. In: Duncan BB, Schmidt MI, Giugliani ERJ, Duncan MS, Giugliani C. Medicina ambulatorial: condutas de atenção primária baseadas em evidências. 4ª ed. Porto Alegre: Artmed; 2013.

2. [TEMFC 18 – Questão 67] Larissa, G1 P1 A0, 24 anos, traz Vicente, recém-nascido a termo há 8 dias, ao acolhimento da UBS. A mãe conta que o bebê está em aleitamento materno exclusivo em livre demanda e que hoje o bebê acordou muito amarelo. Para fazer o diagnóstico e orientar a mãe, o médico faz a anamnese e o exame físico, não identificando na história fatores de risco para o quadro. Neste caso a conduta mais adequada consiste em:

a) se a icterícia se localizar somente na face e no tórax, deve-se encaminhar para o hospital para a coleta de exames laboratoriais e acompanhamento, para descartar patologias que causam icterícia após a primeira semana de vida.
b) se o recém-nascido apresentar icterícia visível abaixo do umbigo, trata-se de um quadro de icterícia que pode ser patológico e deve-se solicitar a coleta de exames laboratoriais e retorno em 48h na UBS para reavaliação e acompanhamento.
c) se a icterícia se localizar somente na face e no tórax, trata-se de um quadro de icterícia fisiológica e deve-se tranquilizar a mãe sobre a benignidade da situação e explicar que a tendência é a resolução espontânea em poucos dias sem necessidade de colher exames laboratoriais.
d) se a icterícia se localizar somente na face e no tórax, pode tratar-se de uma icterícia associada ao leite materno e deve-se solicitar os exames laboratoriais para acompanhamento imediatamente, já que a hiperbilirrubinemia pode atingir níveis elevados até o final do primeiro mês de vida.
e) se a icterícia se localizar somente na face e no tórax, provavelmente trata-se de um quadro de icterícia associada ao leite materno. A mãe deve ser orientada que a hiperbilirrubinemia pode atingir níveis elevados até o final do primeiro mês de vida e perdurar até o segundo ou terceiro mês.

Alternativa correta: e

As icterícias neonatais podem ser fisiológicas, relacionadas a doença hemolítica, a hemoglobinopatias, coleções sanguíneas extravasculares, policitemia, aumento da circulação entero-hepática de bilirrubina e associada ao leite materno. Geralmente a icterícia fisiológica inicia-se entre o segundo, terceiro dia de vida, com pico máximo entre o terceiro e quarto dia, diminuindo entre o quinto e o sétimo dia, em um recém-nascido a termo. Os sinais de alerta são: icterícia com início nas primeiras 24h de vida e icterícia localizada do umbigo para baixo – zona 3 de Kramer em diante. Esses casos devem ser encaminhados para a dosagem de bilirrubinas e ter manejo intra-hospitalar. A icterícia do caso da questão tem características de uma icterícia associada ao leite materno. Ela tem o seu início depois da primeira semana, às vezes apresenta níveis elevados de bilirrubina e pode permanecer até o segundo ou terceiro mês. Nesse caso, também se deve referenciar se os níveis são elevados (> zona 3), para descartar outras causas.

Referências

1. Issler RMS, Freitas AAG, Rosito NC. Problemas comuns nos primeiros meses de vida. In: Duncan BB, Schmidt MI, Giugliani ERJ, Duncan MS, Giugliani C. Medicina ambulatorial: condutas de atenção primária baseadas em evidências. 4ª ed. Porto Alegre: Artmed; 2013.

2. Cardoso MDT, Costa, CRO, Almeida DRA, Carvalho V. Problemas frequentes na criança. In: Gusso G, Lopes JM, Dias LC. Tratado de medicina de família e comunidade: princípios, formação e prática. Porto Alegre: Artmed; 2019.
3. Ministério da Saúde. Cadernos de Atenção Básica: Saúde da Criança: Crescimento e Desenvolvimento n. 33. Brasília; 2012.

3. [TEMFC 18 – Questão 68] Lara, 4 anos é trazida pela avó Josefa com história de ter notado sangue no vaso sanitário após tentativa de evacuação. Josefa conta que Lara evacua uma vez por semana, sempre com muita dor, demorando muito tempo no banheiro e refere episódios frequentes de escape fecal. Durante a semana mora com ela pois os pais trabalham em outra cidade. Ela segue a mesma alimentação da avó, rica em farináceos e pobre em fibras. Ao exame físico, Lara apresenta distensão abdominal e fissuras anais, não permitindo o toque retal. Sobre a constipação, é correto afirmar que

a) a constipação intestinal crônica funcional é responsável pela maioria dos casos e deve ser excluída nos casos de escape fecal, necessitando ser investigadas outras causas orgânicas e psicogênicas.
b) é fundamental fazer anamnese detalhada e o exame físico do abdome e região anal, reservando o toque retal para os casos suspeitos de doença de Hirschsprung após falha terapêutica.
c) o esvaziamento do colo e do reto é a primeira medida nos casos de fecaloma, megacolon e escape fecal e geralmente é conseguido com a administração de enemas fosfatados por dois a quatro dias.
d) para promover um recondicionamento do hábito intestinal, as crianças devem ser levadas ao banheiro para tentar evacuar antes das principais refeições, permanecendo sentadas com um suporte fixo nos pés.
e) na constipação leve e sem complicação, deve-se garantir uma alimentação saudável, com bom aporte de água e fibras, porém na constipação crônica funcional é mandatório o uso de laxantes osmóticos como o hidróxido de magnésio, evitando complicações como as fissuras.

Alternativa correta: c

Deve-se suspeitar de constipação quando a criança defeca menos de duas vezes por semana. Entre as crianças, a principal causa é a constipação intestinal crônica funcional (CICF). Ela pode estar associada a complicações como o escape fecal, o qual pode ser identificado após os 4 anos, quando a criança já tem controle do esfíncter anal. O toque retal deve ser realizado em todos os casos, exceto quando a criança apresenta muita resistência. Porém, se a suspeita de doença de Hirschsprung for alta, o toque retal deve ser realizado em nível hospitalar, com sedação. O manejo da CICF consiste em promover mudanças alimentares, como aumento da ingesta hídrica e de fibras, recondicionar o hábito intestinal da criança, orientando-a a ficar sentada com apoio fixo nos pés, por pelo menos 5 minutos após as refeições para aproveitar o reflexo gastrocólico. O uso de laxantes osmóticos deve ser efeito de acordo com a gravidade da constipação. É preciso promover a desimpactação quando existe fecaloma, megarreto e/ou escape fecal. Literatura mais atual recomenda que a desimpactação seja tentada primeiramente por via oral, com o uso de polietilnoglicol (PEG 3350) via oral por três dias. Se não houver resposta, pode ser feito enema fosfatado, por uma média de três dias. Entretanto, neste livro optou-se por manter a literatura de referência da prova de título, mantendo como resposta correta a letra **c**.

Referências

1. Cardoso MDT, Costa CRO, Almeida DRA, Carvalho V. Problemas frequentes na criança. In: Gusso G, Lopes JM, Dias LC. Tratado de medicina de família e comunidade: princípios, formação e prática. Porto Alegre: Artmed; 2019.
2. Sood MR. Chronic functional constipation and fecal incontinence in infants, children, and adolescents: Treatment. Uptodate 2020.

4. [TEMFC 18 – Questão 69] Janaína, 18 anos, perdeu 10 kg nos três últimos meses. Peso atual 49 kg, com 1,68 m de altura. Restringe alimentos, realiza jejum prolongado e faz três refeições diárias em pequenas quantidades. Acha-se gorda e tem medo de engordar. Evoluiu com ciclos menstruais irregulares. Quanto ao manejo dos distúrbios alimentares, assinale a alternativa correta.

a) A prescrição de medicamentos tem efetividade semelhante à psicoterapia.
b) É essencial o acompanhamento nutricional, com o estabelecimento de um plano alimentar rigoroso, discutindo com Janaína sobre o valor calórico dos alimentos.
c) Uma das características dos transtornos alimentares que funcionam como fator facilitador do tratamento é a alta aderência.
d) Como Janaína é maior de idade, a psicoterapia deve ser individual, chamando a família no momento em que houver complicações físicas mais graves, a fim de que a paciente consiga confiar na equipe ajudando na formação do vínculo.
e) O transtorno alimentar deve ser manejado desde o início em contexto interdisciplinar.

Alternativa correta: e

O caso clínico descrito na questão parece ser compatível com anorexia nervosa, a qual é caracterizada pela recusa em manter o peso corporal no intervalo adequado de acordo com a idade e a estatura, além de uma alteração na percepção do formato do corpo. Os pacientes que sofrem de um transtorno alimentar geralmente têm baixa adesão ao tratamento. O manejo por equipe multiprofissional é a forma mais indicada de conduzir esses casos. O principal tratamento consiste na reabilitação nutricional associada à psicoterapia, sendo as abordagens que envolvam a família as que trazem melhores resultados. Essa reabilitação deve ser bem flexível e liberal, uma vez que uma dieta rigorosa aumenta o risco de desenvolver compulsão. A prescrição de psicofármacos está indicada quando existem outras comorbidades – transtorno de humor, por exemplo – ou como terapia adjuvante para tratar ansiedade antecipatória pré-refeição.

Referências

1. Kieling C, Isolan L, Rohde LA, Zavaschi MLS. Transtornos mentais na infância e na adolescência. In: Duncan BB Schmidt MI, Giugliani ERJ, Duncan MS, Giugliani C. Medicina ambulatorial: condutas de atenção primária baseadas em evidências. 4ª ed. Porto Alegre: Artmed; 2013.
2. Rathke CAF, Barros CASM. Transtornos alimentares. In: Gusso G, Lopes JM, Dias LC. Tratado de medicina de família e comunidade: princípios, formação e prática. Porto Alegre: Artmed; 2019.

5. [TEMFC 19 – Questão 66] Mariana chega à unidade de saúde para consulta de demanda espontânea trazendo seu filho Vitor de 1 ano e meio. Relata que a criança há três dias começou a apresentar febre, T = 39°C, associada a náuseas, vômitos, irritabilidade e dor abdominal. Não apresenta alterações intestinais ou outras queixas. O médico de família faz um exame de urina na própria unidade – fita teste – e percebe nitrito e estearase leucocitária positivos. Qual a alternativa correta em relação ao manejo desse caso?

a) Após a coleta de urina para urocultura, o tratamento indicado consiste na administração de nitrofurantoína por sete dias.
b) Trata-se de uma infecção do trato urinário atípica devendo ser realizada uma ultrassonografia do trato urinário na fase aguda.
c) O médico de família deve encaminhar Vitor para coleta da urina para urocultura com saco coletor antes de se iniciar o tratamento.
d) Como Vitor encontra-se clinicamente estável, deve-se aguardar o resultado da urocultura e antibiograma para confirmação diagnóstica e escolha do antibiótico.
e) A hipótese diagnóstica mais provável é pielonefrite, podendo ser tratada com cefuroxima por 14 dias.

Alternativa correta: e

As infecções do trato urinário nas crianças com menos de 5 anos podem ser classificadas em afebril e febril, sendo que esta última provavelmente indica presença de pielonefrite. A fita diagnóstica pode ser utilizada como exame inicial para rastreamento, mas o diagnóstico é definido com a cultura de urina, necessária para todos os lactentes. Não seria mandatório pedir a urocultura para crianças acima de 3 anos, de acordo com alguns protocolos, como o NICE, que indicam o tratamento apenas com o resultado da fita diagnóstica. As crianças que se encaixam na suspeita de ITU atípica devem realizar a ultrassonografia de rins e vias urinárias ainda na fase aguda. O que indica ITU atípica é a presença de massa abdominal ou vesical, sepse, aumento de creatinina, crianças com estado geral debilitado, ausência de resposta à antibioticoterapia após 48h e infecção por outra bactéria diferente da *E. coli*. O caso da questão é um lactente com diagnóstico de pielonefrite. A coleta de urina por saco coletor deve ser utilizada apenas para os casos com baixa probabilidade de ITU. O tratamento pode ser iniciado com uma cefalosporina de terceira geração por 2 a 4 dias, se for um caso mais grave, e posteriormente continuar com um antibiótico oral de acordo com o antibiograma. Para os casos de pielonefrite menos graves, podem ser utilizadas as cefalosporinas de primeira, segunda ou terceira geração ou amoxicilina/clavulanato. Para pielonefrite o tratamento deve ser de 7 a 14 dias. A nitrofurantoína não pode ser utilizada, estaria indicada apenas se a suspeita fosse cistite.

Referências

1. Barros E, Giorgio C, Eick RG, Tome FS. Infecção do trato urinário. In: Duncan BB Schmidt MI, Giugliani ERJ, Duncan MS, Giugliani C. Medicina ambulatorial: condutas de atenção primária baseadas em evidências. 4ª ed. Porto Alegre: Artmed; 2013.
2. Brandao JRM. Infecções do trato urinário em crianças. In: Gusso G, Lopes JM, Dias LC. Tratado de medicina de família e comunidade: princípios, formação e prática. Porto Alegre: Artmed; 2019.

6. [TEMFC 19 – Questão 67] Mirna traz a sua filha Luana, de 3 meses, dizendo que a criança está com refluxo, porque apresenta vômitos após todas as mamadas. Qual das características a seguir seria mais comum encontrar caso Luana esteja apresentando refluxo gastroesofágico fisiológico?

a) Vômitos em jato.
b) Urticária.
c) Alterações no sono do lactente.
d) Sibilância.
e) Ingestão excessiva de ar durante as mamadas.

Alternativa correta: e

O termo refluxo gastroesofágico é utilizado quando as regurgitações e/ou vômitos na criança são considerados funcionais, presentes em crianças saudáveis. São comuns entre 1 e 4 meses de vida. Essas crianças têm um ganho adequado de peso, não apresentam sinais de esofagite, nem sintomas respiratórios significativos e nem alterações de comportamento. A ingestão excessiva de ar pode aumentar o refluxo fisiológico, geralmente está associada ao choro intenso, devendo por isso a mãe ser orientada com algumas técnicas para evitar esse fenômeno. O refluxo fisiológico melhora espontaneamente até 1 ano de idade na maioria das crianças. Os casos em que se deve descartar a doença do refluxo gastroesofágico, ou seja, a presença de um processo patológico, são: baixo ganho de peso, alterações no desenvolvimento, hipersalivação, recusa alimentar, dor abdominal, irritabilidade, choro excessivo, sibilância, convulsões, alterações no sono.

Referência

1. Bruning GE, Scherer JI. Refluxo gastroesofágico na criança. In: Gusso G, Lopes JM, Dias LC. Tratado de medicina de família e comunidade: princípios, formação e prática. Porto Alegre: Artmed; 2019.

7. [TEMFC 19 - Questão 68] Luiza vem à consulta bastante angustiada, trazendo sua filha Vanessa, de 6 anos, que apresenta cefaleia holocraniana, mais intensa em região frontal, há seis meses. Apresenta dificuldade de pegar no sono à noite, náuseas, vômitos e dor abdominal e durante as crises fica bastante quieta, deitada no quarto escuro e sem barulho. Nesse período começou a apresentar também enurese diurna e noturna e cinetose. Como deve ser realizada a condução desse caso pelo médico de família?

a) Deve-se pensar em processo expansivo intracraniano e solicitar a tomografia de crânio; se estiver normal, o médico de família deve tranquilizar Luiza.
b) Vanessa apresenta um quadro de enxaqueca, devendo-se iniciar mudanças no estilo de vida para evitar as crises.
c) O médico de família deve descartar a presença de erros de refração, uma vez que são uma causa frequente de cefaleias na infância.
d) Como a enurese e cinetose são sinais de alerta, o médico deve iniciar investigação para excluir causas secundárias.
e) É necessário excluir sinusopatia crônica, mesmo na ausência de sintomas respiratórios.

Alternativa correta: b

Os principais sinais de alerta das cefaleias na infância, que indicam uma investigação mais detalhada, são: alterações neurológicas, alterações oculares (p. ex. diplopia), vômitos persistentes, mudança no padrão da cefaleia, cefaleia recorrente e martinal, ou que acorda a criança, redução da velocidade de crescimento, entre outros. A criança em questão não apresenta nenhum deles. Os erros de refração não são a principal causa de cefaleias na infância. Para pensar em rinossinusite, é preciso ter uma história de sintomas respiratórios, história de IVAS precedente ou exacerbações de rinite alérgica. A criança parece ter um quadro típico de enxaqueca. Nessa faixa etária a enxaqueca se manifesta com localização bilateral ou em região frontal, associada a náuseas, vômitos e dor abdominal. A fono e fotofobia são percebidas por meio do comportamento da criança, que tem a tendência de ficar em lugares calmos e escuros, durante as crises de dor. Além disso, podem estar presentes cinetose, enurese e distúrbios do sono. O plano de tratamento inclui a abordagem de fatores desencadeantes e rotina de vida, medicações para o tratamento agudo e medicações para tratamento preventivo.

Referência

1. Resegue RM. Cefaleia recorrente na criança. In: Gusso G, Lopes JM, Dias LC. Tratado de medicina de família e comunidade: princípios, formação e prática. Porto Alegre: Artmed; 2019.

8. [TEMFC 19 – Questão 69] Rosa traz à consulta sua filha Mariana, de 7 anos e 4 meses, por estar preocupada pelo aparecimento de pelos pubianos e axilares há 1 mês. Fez por conta própria uma ultrassonografia pélvica, onde foi observada a presença de três microcistos em ovário direito, de 0,7 cm, 0,5 cm e 0,4 cm de diâmetro cada. Após exame físico, a classificação de Tanner encontrada é M1P3. Diante desse caso, como deve ser o raciocínio pensando em investigar puberdade precoce?

a) Caso ocorra aumento da idade óssea e da velocidade de crescimento proporcionais ao padrão da família de Mariana, ela pode apresentar quadro de puberdade precoce não patológica.
b) Mariana apresenta adrenarca precoce isolada, sendo necessário afastar hiperplasia adrenal congênita em virtude do risco de comprometimento da sua estatura final.
c) É necessário solicitar a dosagem de FSH, por ser exame padrão ouro para o diagnóstico de puberdade precoce de origem central.
d) Se a dosagem de estradiol estiver normal, você pode tranquilizar Rosa e afastar o diagnóstico de puberdade precoce.
e) Os dados da ultrassonografia pélvica indicam que há produção hormonal.

Alternativa correta: a

A puberdade precoce deve ser suspeitada em meninas menores de 8 anos de idade que apresentem desenvolvimento de caracteres sexuais secundários. Geralmente, quando se trata de uma puberdade precoce patológica, o avanço da idade óssea é desproporcionalmente maior que a velocidade de crescimento, causando um fechamento prematuro das cartilagens e comprometendo a estatura final, diferente do que acontece na aceleração constitucional do crescimento, que obedece a um padrão familiar. A adrenarca prematura isolada não interfere na estatura final. Em relação à dosagem de esteroides sexuais, o estradiol em níveis normais não afasta puberdade precoce. Por isso o esteroide cujo aumento está mais associado à puberdade precoce é a testosterona (valores > 19 ng/dL). A dosagem de FSH não distingue a pré-puberdade da puberdade, sendo a dosagem de LH mais confiável para a investigação de puberdade precoce de origem central. As alterações encontradas na USG pélvica que sugerem produção hormonal são a presença de cistos ovarianos maiores que 1 cm, cistos persistentes ou a presença de mais de cinco microcistos. Na USG pélvica do caso em questão, foram encontrados três microcistos, menores que 1 cm, não sendo indicativos, portanto, de produção hormonal.

Referências

1. Harding M. Precocious puberty. Professional Articles: NICE; 2015.
2. Feijo RB, Costa COM, Hagel LD, Cruz NLA. Problemas comuns de saúde na adolescência. In: Duncan BB Schmidt MI, Giugliani ERJ, Duncan MS, Giugliani C. Medicina ambulatorial: condutas de atenção primária baseadas em evidências. 4ª ed. Porto Alegre: Artmed; 2013.

9. [TEMFC 20 – Questão 66] Marcela, 37 anos, traz seu filho Matias, de 4 anos, ao Posto de Saúde. Matias começou a ficar rouco há dois dias, com febre, tosse, dor de garganta e secreção nasal esverdeada. Ela diz que ele se alimenta bem e está ativo a maior parte do tempo, mas que fica com mal-estar quando está com febre. Ao exame, a criança pesa 16 kg, está corada, sua frequência respiratória é de 28 rpm, a temperatura é de 40°C e as amígdalas estão avermelhadas. Não há gânglios palpáveis. À ausculta pulmonar, murmúrios universais sem ruídos adventícios. Marcela pergunta se deveria usar meios físicos para baixar a febre ou se ele tem de tomar logo um antitérmico para evitar convulsão febril, que é o seu principal medo. Nesse caso, o médico

a) indicaria o uso de meios físicos para baixar a febre, como compressas frias e prescreveria um antitérmico para melhorar o bem-estar da criança, explicando que este não diminui o risco de convulsão febril.

b) indicaria o uso de meios físicos para baixar a febre, como banhos de água morna e prescreveria um antitérmico para melhorar o bem-estar da criança e diminuir o risco de convulsão febril.
c) indicaria o uso de meios físicos para baixar a febre, como compressas com álcool e prescreveria um antitérmico para melhorar o bem-estar da criança, explicando que este não diminui o risco de convulsão febril.
d) desencorajaria o uso de meios físicos para baixar a febre, pois estes estariam indicados nos casos de hipertermia, prescreveria um antitérmico para melhorar o bem-estar da criança e diminuir o risco de convulsão febril.
e) desencorajaria o uso de meios físicos para baixar a febre, pois estes não são efetivos, e prescreveria um antitérmico para melhorar o bem-estar da criança, explicando que este não diminui o risco de convulsão febril.

Alternativa correta: e

O tratamento com antitérmicos não previne a ocorrência de convulsões febris. Normalmente o resfriamento externo pode ajudar a reduzir a temperatura em crianças alérgicas, em lactentes e crianças pequenas ou então para tratar a hipertermia induzida pelo calor. Essas medidas físicas também geram desconforto. Se forem utilizadas deve-se administrar um antipirético à criança 30 minutos antes. Compressas com álcool não devem ser utilizadas em razão do risco de absorção pela pele levando à toxicidade no sistema nervoso central.

Referências

1. Trotta EA, Oliveira J. Febre em crianças. In: Duncan BB, Schmidt MI, Giugliani ERJ, Duncan MS, Giugliani C. Medicina ambulatorial: condutas de atenção primária baseadas em evidências. 4ª ed. Porto Alegre: Artmed; 2013.
2. Ward MA. Fever in infants and children: Pathophysiology and management. Uptodate, 2019.

10. [TEMFC 20 – Questão 67] Alice traz sua filha Mirela, de 6 meses, para consulta com seu médico de família, por estar apresentando lesões crostosas na testa, atrás das orelhas e em região de dobras há duas semanas, sem apresentar prurido local. Assinale a alternativa correta sobre o diagnóstico mais provável de Mirela e como deve ser o manejo desse caso.

a) Dermatite atópica, e para o correto tratamento deve ser orientado uso de corticoide tópico de potência intermediária e hidratação da pele.
b) Impetigo não bolhoso, devendo ser orientada remoção das crostas com água morna e sabão, além da aplicação de neomicina pomada, duas vezes por dia.

c) Dermatite seborreica e, como se trata de um quadro autolimitado nessa faixa etária, o médico de família deve realizar uma conduta expectante.
d) Psoríase, devendo ser prescrita hidratação para as lesões, xampu de clobetasol e betametasona tópico, 0,05%, três vezes ao dia, nas lesões.
e) Dermatite de contato, devendo o médico de família orientar lavagem das roupas com sabão neutro, suspensão do uso de brincos e adereços no cabelo.

Alternativa correta: c

O impetigo geralmente traz lesões em face, pescoço e mãos, começando com uma mácula eritematosa e progredindo para bolhas e vesículas e posteriormente para crostas melicéricas. As lesões da dermatite atópica geralmente são acompanhadas de prurido, podem ter também exsudato e crostas. A pele da criança costuma ser seca e os locais mais acometidos são a face e as regiões flexoras. As dermatites de contato são caracterizadas pela presença de eritema, vesícula e prurido, aparecendo nos locais que tiveram contato com a substância causadora. A psoríase pode aparecer em qualquer faixa etária, porém as lesões geralmente aparecem nas áreas com maior atrito. A dermatite seborreica geralmente aparece na faixa etária do caso, com lesões em couro cabeludo, axilas, regiões intertriginosas e pré-external. Como é autolimitada, a conduta pode ser expectante.

Referência

1. Ponzio HA, Favaretto AL, Bosko MP. Dermatoses eritematoescamosas. In: Duncan BB, Schmidt MI, Giugliani ERJ, Duncan MS, Giugliani C. Medicina ambulatorial: condutas de atenção primária baseadas em evidências. 4ª ed. Porto Alegre: Artmed; 2013.

11. [TEMFC 20 – Questão 68] Sobre problemas cirúrgicos mais prevalentes na infância, assinale a alternativa correta.

a) Todos os casos suspeitos de hérnia inguinal demandam realização de ultrassonografia da região para confirmar o diagnóstico e, caso haja confirmação, o encaminhamento imediato para tratamento cirúrgico.
b) A hérnia umbilical raramente provoca dor ou desconforto e nesses casos a criança deve ser observada até pelo menos 2 anos de idade, podendo a observação seguir até o sétimo ou oitavo ano de vida se houver fechamento gradual do anel umbilical.
c) Crianças com criptorquidia unilateral devem, após confirmação da presença do testículo na cavidade abdominal por exames de imagem, receber tratamento hormonal até o final do primeiro ano de vida, estando o tratamento cirúrgico reservado para os casos de insucesso na terapia inicial.

d) A presença de fimose em meninos com mais de 5 anos de idade sugere a necessidade de tratamento cirúrgico, pelo risco aumentado de desenvolvimento de infecções do trato urinário (ITU) nesses casos.
e) A diástase dos músculos retos abdominais é um fator predisponente para a hérnia epigástrica e por isso demanda tratamento cirúrgico se não apresentar resolução espontânea até o final do primeiro ano de vida.

Alternativa correta: b

O diagnóstico de hérnia inguinal é clínico. Somente os casos que gerem dúvidas devem ser submetidos a ultrassonografia. O tratamento cirúrgico deve ser realizado em todos os casos. Quanto às hérnias umbilicais, o fechamento espontâneo do anel acontece na maioria dos casos. É recomendado esperar até os 2 anos, ou até mais, até os 5 ou 8 anos, se há uma diminuição gradativa do anel herniário. Quanto à criptorquidia, o tratamento hormonal ajuda apenas aqueles testículos que são retráteis. Portanto, o tratamento cirúrgico está indicado para todos os casos em que o testículo encontra-se no abdome, devendo ser realizado antes dos 2 anos de idade. Pacientes com fimose têm indicação para postectomia nos casos de balanopostites de repetição ou balanite xerótica obliterante. A diástase dos retos abdominais faz diagnóstico diferencial com a hérnia epigástrica, mas a primeira não causa a segunda e não apresenta outras consequências para a criança.

Referência

1. Colombeli EM, Araujo EJ, Lima RM. Condições cirúrgicas na criança. In: Gusso G, Lopes JM, Dias LC. Tratado de medicina de família e comunidade: princípios, formação e prática. Porto Alegre: Artmed; 2019.

12. [TEMFC 20 – Questão 69] Em visita puerperal, o MFC encontra o recém-nascido, Bruno, de 7 dias, com a região periumbilical avermelhada, com saída de secreção purulenta. A conduta para este caso é:

a) internação hospitalar.
b) antibioticoterapia via oral.
c) drenagem cirúrgica.
d) limpeza com álcool a 70% e antibioticoterapia via oral.
e) demora permitida de 3 a 5 dias.

Alternativa correta: a

A infecção do umbigo do recém-nascido, conhecida como onfalite, é um quadro grave suspeitado quando existe inflamação na região ao redor do umbigo (edema, hiperemia e calor) e saída de secreção purulenta. Quando existe essa suspeita, a criança deve ser encaminhada para internação hospitalar.

Referência

1. Cardoso MDT, Costa CRO, Almeida DRA, Carvalho V. Problemas frequentes na criança. In: Gusso G, Lopes JM, Dias LC. Tratado de medicina de família e comunidade: princípios, formação e prática. Porto Alegre: Artmed; 2019.

Assista ao vídeo 4, disponível neste QR code ou no *link* https://www.youtube.com/watch?v=wsFGqoOZjUE, e, em seguida, responda à questão 13.

13. [TEMFC 21 - Questão 24] Tendo em vista que a criança está dentro da curva esperada para a idade e sabendo a estatura dos pais, a altura-alvo esperada para a criança seria

a) 159 cm.
b) 161 cm.
c) 167 cm.
d) 172 cm.

Alternativa correta: a

Como a altura do pai é 170 cm e a da mãe é 161 cm, a fórmula para cálculo da estatura--alvo é:
Estatura-alvo meninas = [(estatura do pai – 13) + estatura da mãe] : 2

Referência

1. Chueiri PS, Carvalho FP. Problemas de crescimento e ganho de peso. In: Gusso G, Lopes JM, Dias LC. Tratado de medicina de família e comunidade: princípios, formação e prática. Porto Alegre: Artmed; 2019.

14. [TEMFC 21 - Questão 66] Andrea traz sua filha Monique, de 9 meses de idade, para a unidade de saúde, com quadro de rinorreia e febre há uma semana. Há dois dias, começou a apresentar tosse, perda de apetite e falta de ar. Ao exame físico, Monique encontra-se ativa, corada, hidratada, sorrindo e brincando com alguns objetos. A frequência respiratória é de 47 movimentos respiratórios por minuto, não há batimentos de asas de nariz e retrações intercostais. À ausculta, sibilos expiratórios em terço médio e bases pulmonares. Não tem história de episódios prévios de sibilância. Para o devido manejo desse quadro

a) deve ser realizado tratamento de suporte, garantindo que Monique tenha uma boa oxigenação e hidratação.
b) é preciso prescrever prednisolona, na dose de 1 mg/kg/dia, por cinco dias, para evitar as crises de broncoespasmo.
c) prescrever um broncodilatador inalatório, salbutamol dois jatos (100 mcg/jato) ou fenoterol 5 mg/mL, uma gota para cada 3 kg, de 6 em 6h, e reavaliar Monique em 48 horas.
d) prescrever amoxicilina 75 mg/kg/dia, por dez dias, avaliando resposta ao tratamento em 48 horas.

Alternativa correta: a

O quadro da criança em questão é compatível com bronquiolite. Como se trata de um quadro autolimitado, o tratamento consiste em medidas de suporte, garantindo uma boa oxigenação e hidratação da criança. O uso de corticoides sistêmicos não está indicado porque não altera o curso da doença. O salbutamol está indicado na presença de um quadro grave. Antibióticos também não devem ser prescritos por se tratar de um quadro viral e autolimitado.

Referências

1. Silva CH, Marostica PJC. Infecção respiratória aguda na criança. In: Duncan BB Schmidt MI, Giugliani ERJ, Duncan MS, Giugliani C. Medicina ambulatorial: condutas de atenção primária baseadas em evidências. 4ª ed. Porto Alegre: Artmed; 2013.
2. Piedra PA, Stark AR. Bronchiolitis in infants and children: Treatment, outcome, and prevention. Uptodate, 2019.

15. [TEMFC 21 – Questão 67] Em consulta de puericultura, mãe comenta, com a médica de família, que percebe uma variação no volume dos testículos de seu bebê de 6 meses, que ora estão aumentados, ora normais. A MFC observou, ao exame físico, que os testículos estavam aumentados, procedendo com a realização da transiluminação com lanterna, que se revelou positiva. A conduta a ser sugerida pela MFC, é

a) aguardar a criança completar 1 ano, pois o líquido é habitualmente absorvido até essa idade.
b) aguardar a criança completar 1 ano para indicar correção cirúrgica do problema.
c) solicitar ultrassonografia dos testículos para confirmação diagnóstica.
d) indicar correção cirúrgica do problema.

Alternativa correta: d

O caso em questão é de uma criança com quadro de hidrocele bilateral. As hidroceles podem ser comunicantes e não comunicantes. As comunicantes são diagnosticadas quando se consegue esvaziar o líquido da bolsa escrotal por compressão, indo portanto para a cavidade peritoneal. A conduta nesse caso consiste em encaminhar para tratamento cirúrgico assim que diagnosticado. Nas hidroceles não comunicantes não é possível esvaziar o escroto. Elas podem ser encontradas em alguns recém-nascidos, sendo o líquido absorvido espontaneamente até o primeiro ano de vida, não necessitando de intervenção.

Referência

1. Issler RMS, Freitas AAG, Rosito NC. Problemas comuns nos primeiros meses de vida. In: Duncan BB, Schmidt MI, Giugliani ERJ, Duncan MS, Giugliani C. Medicina ambulatorial: condutas de atenção primária baseadas em evidências. 4ª ed. Porto Alegre: Artmed; 2013.

Assista ao vídeo 5, disponível neste QR code ou no *link* https://www.youtube.com/watch?v=c3ZzXc0TeuA, e, em seguida, responda à questão 16.

16. [TEMFC 22 – Questão 24] Quanto ao quadro de sua filha, a MFC deveria orientar a mãe que

a) a recorrência das crises é rara e que ela não precisa tomar maiores cuidados.
b) o risco de desenvolver epilepsia é alto se a criança tiver outras crises como esta.
c) as crises não produzem lesão estrutural no sistema nervoso ou déficit cognitivo.
d) é importante realizar um eletroencefalograma nos primeiros dias, após a crise.

Alternativa correta: c

As crianças que apresentam uma convulsão febril estão sob o risco de desenvolver outras convulsões quando apresentarem doenças infecciosas febris na infância. Entretanto, o risco de desenvolver epilepsia no futuro não é tão alto quanto o risco da população geral. As sequelas neurológicas são raras. O eletroencefalograma não altera a condução dos casos de convulsão febril, não ajuda em relação ao diagnóstico e prognóstico. Ele deve ser solicitado apenas na suspeita de alguma doença cerebral, nos casos de atraso no desenvolvimento neuropsicomotor ou na presença de déficit neurológico.

Referências

1. Millichap JJ. Treatment and prognosis of febrile seizures. Uptodate, 2019.
2. Savassi LCM, Thomaz DP. Convulsões e epilepsia. In: Gusso G, Lopes JM, Dias LC. Tratado de medicina de família e comunidade: princípios, formação e prática. Porto Alegre: Artmed; 2019.

17. [TEMFC 22 – Questão 25] Entre as condutas descritas a seguir, a que pode ser considerada adequada para o caso, é

a) a administração profilática de diazepam, via retal, se febre e, a cada 12h, enquanto essa permanecer acima de 38°C.
b) o uso de valproato, de forma continuada, ao menos até a criança completar 5 anos de idade.
c) o uso de fenobarbital, de forma continuada, ao menos até a criança completar 5 anos de idade.
d) a adoção de conduta expectante e, em caso de febre, administrar paracetamol, caso a temperatura axilar ultrapasse 38,5°C.

Alternativa correta: a

O uso de antipiréticos, como o paracetamol, com o intuito de reduzir a febre, não previne a ocorrência de convulsões febris. Como as crises recorrentes têm um caráter benigno, não causando alterações estruturais nem aumentando o risco de epilepsia no futuro, a administração contínua de anticonvulsivantes não estaria indicada, uma vez que os malefícios dessas medicações superam os benefícios. Para os cuidadores ansiosos, naquelas crianças suscetíveis a convulsões febris, o tratamento profilático de escolha consiste no uso do diazepam, administrado via retal, 0,5 mg/kg quando a temperatura começa a se elevar, continuando a administração a cada 12h enquanto a temperatura for maior que 38°C. Outra possibilidade também é o uso do clobazam intermitente 5 mg VO como dose de ataque e 0,3 a 0,5 mg/kg/dose, duas a três vezes por dia, ou o diazepam via oral 0,2 a 0,5 mg/kg/dose também duas a três vezes por dia, no início da doença.

Referências

1. Millichap JJ. Treatment and prognosis of febrile seizures. Uptodate, 2019.
2. Savassi LCM, Thomaz DP. Convulsões e epilepsia. In: Gusso G, Lopes JM, Dias LC. Tratado de medicina de família e comunidade: princípios, formação e prática. Porto Alegre: Artmed; 2019.
3. Monte TL, Bragatti JÁ, Francisconi CLM, Kliemann FAD. Epilepsia. In: Duncan BB, Schmidt MI, Giugliani ERJ, Duncan MS, Giugliani C. Medicina ambulatorial: condutas de atenção primária baseadas em evidências. 4ª ed. Porto Alegre: Artmed; 2013.

18. [TEMFC 22 - Questão 51] Uma mãe está preocupada, pois sua filha de 4 meses, apesar de estar em amamentação exclusiva e com bom crescimento, vem apresentando "umas escamas na cabeça" e atrás das orelhas. Ela decide consultar sua médica de família, que observa o seguinte:

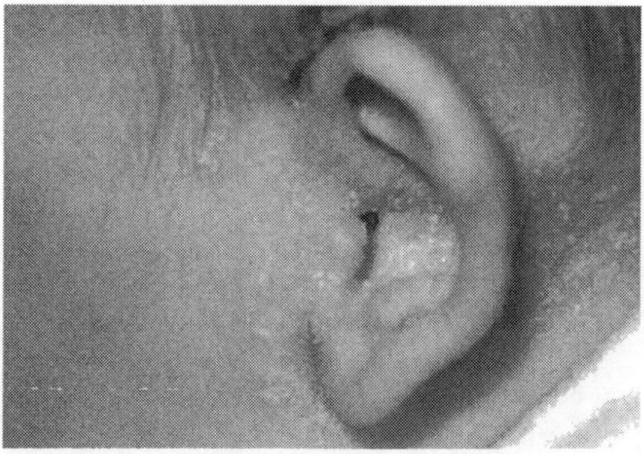

A médica observa também lesões descamativas no couro cabeludo. Diante dessa situação clínica, a conduta que deveria ser sugerida pela MFC é orientar que

a) trata-se de uma infecção cutânea e prescrever neomicina pomada para aplicação nas áreas acometidas.
b) este problema é comum nessa faixa etária e prescrever óleo mineral salicilado para controle das crostas lácteas.
c) este problema tende a evoluir sem tratamento adequado e prescrever prednisolona oral para controle da inflamação.
d) este é um problema causado pelo contato com algum agente irritante e prescrever hidroxizina oral para controle da alergia.

Alternativa correta: b

O quadro da questão parece ser compatível com dermatite seborreica. As lesões aparecem em couro cabeludo, podendo acometer a face, testa e região de dobras. Tem caráter autolimitado, mas, se a criança apresenta bastante incômodo com as lesões, pode-se prescrever óleo mineral ou vegetal à noite e remoção cuidadosa das crostas pela manhã com uma escova macia.

Referências

1. Sasseville D. Cradle cap and seborrheic dermatites in infants. Uptodate, 2019.
2. Issler RMS, Freitas AAG, Rosito NC. Problemas comuns nos primeiros meses de vida. In: Duncan BB, Schmidt MI, Giugliani ERJ, Duncan MS, Giugliani C. Medicina ambulatorial: condutas de atenção primária baseadas em evidências. 4ª ed. Porto Alegre: Artmed; 2013.

19. [TEMFC 22 – Questão 63] Isabela, 29 anos, e Carlos, 32 anos, vêm a consulta de puericultura com sua filha Amanda, de 2 meses e 15 dias. É sua primeira filha e a gestação foi planejada. Gravidez e parto ocorreram sem intercorrências. Amanda está em amamentação exclusiva. Entretanto, na última consulta há duas semanas, estava com ganho de peso insuficiente, regurgitação e vômitos. Os pais foram tranquilizados quanto a evolução e caráter autolimitado na maioria das crianças e orientados a diminuir o tempo de oferta, mas aumentar a frequência da amamentação, evitar a manipulação excessiva da filha e ambientes agitados durante e após a alimentação e deixá-la em pé para arrotar depois de comer. Os pais relataram que estavam seguindo as orientações, mas Amanda persistia com vômitos e passou a ficar mais irritada e chorosa. A avaliação da pega e sucção estava adequada. O ganho de peso continuou insuficiente e o restante do exame físico estava normal, sem febre. Assinale a alternativa que apresenta a conduta para esse caso.

a) Deve-se iniciar tratamento empírico com ranitidina ou omeprazol e agendar retorno em 15 dias para reavaliação.
b) Pode-se encaminhar para especialista para descartar doença do refluxo gastresofágico por meio de exame de pHmetria e/ou endoscopia digestiva alta.
c) Entre possíveis exames complementares, pode-se solicitar radiografia de esôfago, estômago e duodeno com bário para diagnóstico de doença do refluxo gastresofágico.
d) Realizar tratamento empírico para infecção urinária, já que é a causa infecciosa mais comum para os sintomas apresentados.

Alternativa correta: a

A presença da irritabilidade e do choro podem estar presentes em um quadro de refluxo fisiológico. A criança em questão pode apresentar um quadro de doença do refluxo gastresofágico por causa do ganho de peso inadequado, apesar de essa condição poder ser explicada por outras condições. Exames complementares não estão indicados porque a criança não apresenta sinais de alerta para esse tipo de investigação: vômitos biliares, sangue nas fezes, diarreia crônica, febre, letargia, entre outros. A monitorização do pH intraesofágico estaria indicada se houvesse presença de sintomas atípicos – estridor, sibilância, apneia, pneumonia de repetição. O estudo radiológico contrastado do trato digestório superior seria indicado na suspeita de alterações anatômicas, como estreitamento esofágico, hérnia hiatal, fístula traqueoesofágica, estenose de piloro, má rotação intestinal e acalasia. Portanto, o tratamento poderia ser começado de forma conservadora, como já foi feito, além de tentar também uma dieta por parte da mãe sem a proteína do leite de vaca, para descartar quadro de alergia à proteína do leite de vaca. Após essas medidas, poderia ser tentado terapia com supressão de ácido, com ranitidina ou omeprazol, por um período de três a seis meses. O gabarito oficial da questão colocou como resposta correta a letra **b**, mas a letra **a** é a correta.

Referências

1. Bruning GE, Scherer JI. Refluxo gastroesofágico na criança. In: Gusso G, Lopes JM, Dias LC. Tratado de medicina de família e comunidade: princípios, formação e prática. Porto Alegre: Artmed; 2019.
2. Winter HS. Gastroesophageal reflux in infants. Uptodate, 2019.

20. [TEMFC 22 – Questão 64] Joaquim, 6 anos, vem acompanhado de sua mãe Ana, 31 anos. A mãe refere que ele apresenta enurese noturna desde a época do desfralde com cerca de 2 anos, antes cerca de quatro a cinco vezes por semana e atualmente em torno de uma a duas vezes por semana. Nega enurese diurna, constipação, encoprese, disúria, dor genital ou retal, roncos e outros sintomas respiratórios. A mãe diz estar preocupada, pois em consulta prévia, quando o filho tinha 4 anos de idade, disseram que o problema normalmente deveria melhorar até os 5 anos. Ana e o marido (João, 35 anos) são comerciantes, proprietários de uma loja. Joaquim tem uma irmã de 11 anos. Ela diz que está tudo bem em casa com a família e no trabalho. O menino apresenta desenvolvimento neuropsicomotor e crescimento adequados para idade e o restante do exame físico está normal. Frequenta o primeiro ano do ensino fundamental. Assinale a alternativa que apresenta a conduta para esse caso.

a) Como a enurese deve melhorar normalmente até 4 a 5 anos de idade e Joaquim já está com 6 anos, deve-se iniciar o tratamento com desmopressina ou imipramina, associado à terapia comportamental.

b) Por se tratar de um caso de enurese secundária, em que as causas psicossociais estão entre as mais frequentes, deve-se realizar contato com a escola e avaliar melhor as relações familiares.
c) Deve-se orientar os pais que a enurese costuma ser autolimitada e para ofertar líquidos durante o dia, evitar à noite após o jantar, levar para urinar antes de dormir, tentar envolver a criança no tratamento e realizar terapia comportamental.
d) Como Joaquim está com mais de 5 anos, deve-se solicitar exame qualitativo de urina, urocultura, parasitológico de fezes, creatinina e TSH, além de considerar ultrassonografia do aparelho urinário.

Alternativa correta: c

A enurese é considerada como perda voluntária ou involuntária de urina, na cama ou na roupa, nas crianças acima de 5 anos. A maioria dos casos resolve-se espontaneamente até a puberdade. É considerada primária quando a criança nunca apresentou continência urinária por um período superior há 1 ano, sendo secundária quando a criança já teve um período de continência por mais de 1 ano e depois se instalou a enurese. A solicitação de exames complementares, como parcial de urina, parasitológico de fezes e exames de imagem deve ser realizada quando existem suspeitas de condições orgânicas direcionadas pela anamnese e pelo exame físico. O tratamento consiste em realizar o retreinamento e abordagem motivacional. Apenas quando essas medidas falham estaria indicado o tratamento farmacológico, sendo a desmopressina e os antidepressivos tricíclicos, como a imipramina, as medicações de escolha.

Referências

1. Zavaschi MLS, Costa F, Lorenzon SF, Netto MS. In: Duncan BB, Schmidt MI, Giugliani ERJ, Duncan MS, Giugliani C. Medicina ambulatorial: condutas de atenção primária baseadas em evidências. 4ª ed. Porto Alegre: Artmed; 2013.
2. Figueira MD, D'Aurea RG. Enurese e encoprese. In: Gusso G, Lopes JM, Dias LC. Tratado de medicina de família e comunidade: princípios, formação e prática. Porto Alegre: Artmed; 2019.

21. [TEMFC 22 – Questão 73] Milena traz a sua filha Mariana, de 1 mês e 5 dias, para a consulta de puericultura. Ela está preocupada porque no local onde foi administrada a vacina BCG começou a formar uma pústula e a criança sente dor à manipulação do membro. Assinale a alternativa que apresenta o que deve estar presente no plano de manejo do médico de família para este caso.

a) Tranquilizar Milena informando que se trata da evolução esperada para a lesão vacinal, orientando a limpeza com água e sabão.

b) Administrar mupirocina tópico por se tratar de um quadro de infecção bacteriana secundária, no local de aplicação da vacina.
c) Prescrever isoniazida na dose de 10 mg/kg/dia, até a regressão completa da lesão.
d) Notificar o caso como evento adverso da vacina e orientar a realização de curativos diários domiciliares até a completa cicatrização.

Resposta correta: a

A vacina BCG é administrada em dose única para todos os recém-nascidos com peso maior ou igual a 2 kg. O local onde foi feita a vacinação evolui com o aparecimento de um nódulo, três a quatro semanas após a aplicação. Entre quatro a cinco semanas o nódulo evolui para pústula, depois para uma úlcera, e entre seis e 12 semanas forma-se uma crosta que evolui para a cicatriz. É considerado evento adverso quando a úlcera tem mais de 1 cm de diâmetro, presença de abscesso subcutâneo, linfadenomegalia regional supurada ou não supurada, porém maior que 3 cm, granuloma etc. A criança em questão apresenta a evolução natural da lesão. Por isso a abordagem consiste em tranquilizar a mãe e orientar a limpeza local.

Referência

1. Brasil, Ministério da Saúde. Manual de Recomendações para o Controle da Tuberculose no Brasil. Brasília; 2019.

22. [TEMFC 22 - Questão 80] Carlos, médico de família, atende Luana, 10 anos, trazida por sua mãe com queixa de dor em ambos os membros inferiores recorrente há seis meses, na coxa ou nas panturrilhas, com intensidade e duração variável, mais no final da tarde. A menina chegou a acordar umas duas vezes com dor. Nega parestesias e quedas. Ao exame físico, ausência de dor à mobilização passiva dos membros, força muscular preservada, marcha normal, sem dor à palpação. Restante do exame físico sem alterações. Assinale a alternativa que apresenta a conduta diante deste caso.

a) Prescrever ciclobenzaprina em dose baixa – 5 mg – à noite.
b) Orientar massagens e calor local nos momentos de dor mais intensa.
c) Indicar amitriptilina em dose baixa – 10 mg – à noite.
d) Abordar situações que gerem angústia e estresse no dia a dia da criança.

Alternativa correta: b

A criança em questão tem um quadro sugestivo de dor recorrente em membros, também chamada erroneamente de "dor de crescimento". Ela causa um padrão de dor intermitente, geralmente muscular, não articular, mais frequente no final do dia e às vezes acordando a criança de madrugada. Não tem história de traumas nem sinais. E sintomas de alterações sistêmicas. Esse quadro geralmente responde bem a massagens, calor local, no momento de dor intensa. Por isso, a terapêutica medicamentosa não estaria indicada. A família inclusive deve evitar o uso de analgésicos no momento da crise. A abordagem de situações que gerem estresse e angústia na vida da criança estaria mais indicada se a suspeita fosse de fibromialgia juvenil, mas nesse quadro geralmente além das dores existe a presença de fadiga, ansiedade.

Referência

1. Sucupira ACSL. Dores recorrentes em membros em crianças e adolescentes. In: Gusso G, Lopes JM, Dias LC. Tratado de medicina de família e comunidade: princípios, formação e prática. Porto Alegre: Artmed; 2019.

Assista ao vídeo 1, disponível neste QR code ou no *link* https://www.youtube.com/watch?v=caaX-0RkuoM, e, em seguida, responda às questões 23 e 24.

23. [TEMFC 23 – Questão 4] Sobre o caso descrito, assinale a alternativa que apresenta a conduta correta que a médica deve realizar.

a) Notificar o conselho tutelar por possível violência sexual intrafamiliar.
b) Solicitar exame de cultura de secreção vaginal.
c) Solicitar um exame parasitológico de fezes.
d) Orientar sobre medidas de higiene e vestimenta.

Alternativa correta: d

As principais causas de prurido vulvar na infância são as vulvovaginites. Elas podem ser inespecíficas quando no exame físico é detectada apenas vermelhidão, escoriação e irritação local e quando não se tem a suspeita de violência sexual. Nesses casos, geralmente se desenvolvem vulvovaginites relacionadas a infecções sexualmente transmissíveis. Se existe grande quantidade de secreção deve-se fazer a coleta para um exame a fresco (identifica *Trichomonas*, *Gardnerella*, esporos e hifas) e para o teste com KOH. Se houver outras queixas, pode-se solicitar um exame parasitológico de fezes para a investigação de oxiúros e o parcial de urina com urocultura se houver suspeita de ITU. Se não for identificado um agente causador, e se os sintomas persistem, pode-se solicitar uma cultura da secreção. No caso em questão, o quadro está mais compatível com uma vulvovaginite inespecífica, devendo a mãe ser orientada sobre medidas de higiene, evitar usar roupas muito apertadas. Banhos de assento com substâncias antissépticas ou anti-inflamatórias, como a camomila, melhoram também os sintomas. Albendazol estaria indicado na suspeita de oxiuríase, metronidazol se a suspeita fosse *Gardnerella* ou *Trichomonas*.

Referência

1. Accetta SG, Herter LD. Atendimento ginecológico na infância e na adolescência. In: Duncan BB, Schmidt MI, Giugliani ERJ, Duncan MS, Giugliani C. Medicina ambulatorial: condutas de atenção primária baseadas em evidências. 4ª ed. Porto Alegre: Artmed; 2013.

24. [TEMFC 23 – Questão 5] Assinale a alternativa que apresenta o tratamento correto para o problema apresentado pela criança.

a) Banho de assento com chá de camomila, duas vezes ao dia, por dez dias.
b) Albendazol 400 mg, 1 comprimido por dia, por cinco dias.
c) Loratadina suspensão 5 mg, uma vez ao dia, por dez dias.
d) Metronidazol 15 mg/kg/dia, três vezes ao dia, por dez dias.

Alternativa correta: a

Vide comentário à questão anterior (23. TEMFC 23 – Questão 4).

25. [TEMFC 23 – Questão 46] J.J, 2 anos, sexo feminino, é levada pela mãe ao médico de família, apresentando lesões verrucosas em região perineal e corrimento purulento. A criança vive com os pais. Durante as manhãs fica sob os cuidados da avó materna.
A conduta neste caso é

a) realizar a notificação de caso suspeito de violência.
b) aguardar resultado de exame pericial confirmatório para realizar a notificação.
c) realizar coleta de biópsia para confirmação diagnóstica e, posteriormente, realizar a notificação.
d) encaminhar a criança para atenção secundária para nesse nível ser realizada a notificação.

Alternativa correta: a

O caso em questão traz uma criança apresentando infecção sexualmente transmissível, o que confirma abuso sexual. Nesse caso, o primeiro passo a ser realizado é a notificação do caso. De acordo com o Ministério da Saúde, é obrigatório a todo profissional de saúde realizar a notificação, nas unidades de saúde que integram o Sistema Único de Saúde (Portaria n. 1.968/GM, de 25 de outubro de 2001). Portanto, não há indicação de encaminhar a criança para outro nível de atenção para fazer a notificação, nem realizar coleta de biópsia ou realizar exame pericial.

Referência

1. Guimaraes FG, Mendes AO. Abuso infantil. In: Gusso G, Lopes JM, Dias LC. Tratado de medicina de família e comunidade: princípios, formação e prática. Porto Alegre: Artmed; 2019.

26. [TEMFC 23 - Questão 47] M.C, 10 anos e 6 meses, é atendida no ambulatório, acompanhada pela mãe. Refere menarca há seis meses, pubarca há dois anos e telarca há dois anos e meio. Queixa de irregularidade nos ciclos menstruais. A conduta correta é

a) solicitar LH e FSH para descartar puberdade precoce.
b) solicitar tomografia computadorizada de abdome para descartar tumor de suprarrenal.
c) tranquilizar a paciente e orientar sobre o diagnóstico de síndrome de ovários policísticos.
d) orientar a paciente sobre a ocorrência de ciclos anovulatórios em mais de 50% das meninas, até os dois primeiros anos da menarca.

Alternativa correta: d

Deve-se pensar em puberdade precoce em meninas quando os caracteres sexuais secundários começam a aparecer antes dos 8 anos de idade. Portanto, o caso em questão consiste em uma puberdade dentro do esperado, não tendo indicação de investigar causas de puberdade precoce com tomografia de abdome nem dosagem de hormônios. A irregularidade menstrual no caso está acontecendo porque os primeiros ciclos costumam ser irregulares e anovulatórios, por causa da imaturidade no eixo hipotálamo-hipófise-ovário. Essa irregularidade, portanto, não tem relação com a síndrome dos ovários policísticos.

Referência

1. Accetta SG, Herter LD. Atendimento ginecológico na infância e na adolescência. In: Duncan BB, Schmidt MI, Giugliani ERJ, Duncan MS, Giugliani C. Medicina ambulatorial: condutas de atenção primária baseadas em evidências. 4ª ed. Porto Alegre: Artmed; 2013.

27. [TEMFC 23 - Questão 48] M.H, 17 anos, em consulta com seu médico de família, se queixa de discreto desconforto em região escrotal e assimetria. Ao examiná-lo, o médico não palpou o testículo esquerdo dentro da bolsa escrotal e não palpou com manobra digital, iniciada da linha anterossuperior da crista ilíaca, em direção à bolsa escrotal. A hipótese correta é de

a) testículo retrátil e a conduta é encaminhamento ao cirurgião.
b) criptorquidia e suas principais complicações são infertilidade e malignização.
c) varicocele e o médico deve solicitar o espermograma.
d) epididimite e o exame direto por meio da pesquisa de gram deve ser realizado para verificar agente etiológico.

Alternativa correta: b

A frequência de criptorquidia na adolescência é semelhante à encontrada na infância, de 1 a 4%. Quando é um testículo retrátil, ele é palpável com a manobra digital, no trajeto da linha anterossuperior da crista ilíaca até a bolsa escrotal. Trata-se nesse caso de um quadro benigno e transitório. Entretanto, se o testículo encontra-se fora do seu trajeto, trata-se de um quadro de criptorquidia. Após confirmação do diagnóstico, o tratamento cirúrgico deve ser realizado, por meio de laparoscopia. A epididimite cursa com dor em região escrotal, associada a edema em epidídimo, febre, disúria e corrimento uretral. A varicocele geralmente aparece com dor e desconforto escrotal. À palpação, sente-se como se tivesse pegando em um "novelo" e com o decúbito dorsal o volume palpável desse novelo diminui. Portanto, o caso em questão se trata de uma criptorquidia.

Referência

1. Feijo RB, Costa MCO, Hagel LD, Cruz NLA. Problemas comuns de saúde na adolescência. In: Duncan BB, Schmidt MI, Giugliani ERJ, Duncan MS, Giugliani C. Medicina ambulatorial: condutas de atenção primária baseadas em evidências. 4ª ed. Porto Alegre: Artmed; 2013.

28. [TEMFC 23 - Questão 58] Criança, de 1 ano e 6 meses, retorna com exames. Gravidez e parto não tiveram intercorrências. Nasceu a termo e com 3.050 g. Na última consulta apresentava palidez cutâneo-mucosa e desaceleração do ganho de peso, mantendo velocidade de crescimento da estatura e do perímetro cefálico. Alimentação pobre em frutas e verduras e não aceita bem carnes (boi, frango, peixe). Dieta mais à base de carboidratos, com arroz, massa, pão, bolacha. Às vezes come ovo e feijão. Vacinação em dia e desenvolvimento neuropsicomotor, de acordo com a idade. Sem outras queixas. Exames: qualitativo de urina sem alterações, parasitológico de fezes (três amostras) negativo, hemograma: hemácias 3 milhões/mm³, hematócrito 28%, hemoglobina 9,4 g/dL, VCM 72 fl, HCM 23 pg, RDW 16%, leucócitos 7.000/mm³, diferencial sem alterações, plaquetas 325.000/mm³. A conduta mais adequada neste caso é

a) orientar dieta, prescrever 1 a 2 mg/kg/dia de ferro elementar, uma hora antes da refeição e, se possível, com alimentos ricos em vitamina C, e reavaliar o peso em 30 dias.
b) iniciar 3 a 5 mg/kg/dia de ferro elementar, uma hora antes da refeição e, se possível, com alimentos ricos em vitamina C, orientar dieta e solicitar ferritina e proteína C reativa.
c) prescrever albendazol 40 mg/mL, na dose de 5 mL, por dia, durante cinco dias, e solicitar hemograma de controle para realizar após 30 dias para descartar anemia secundária.
d) orientar dieta e solicitar hemograma, ferro, ferritina e saturação de transferrina e então avaliar necessidade de suplemento de ferro.

Alternativa correta: b

A criança em questão está com um quadro de anemia hipocrômica microcítica, sendo a causa mais provável nessa faixa etária a anemia ferropriva. Portanto, não há necessidade de solicitar outros exames laboratoriais, seria indispensável apenas em locais em que nessa faixa etária existam outras causas de anemia. A dose de 1 a 2 mg/kg/dia de ferro é a dose recomendada para suplementação profilática de ferro para todas as crianças com idade entre 6 e 18 meses. Para tratamento, a dose recomendada é de 3 a 5 mg/kg/dia, com a dose máxima de 60 mg por dia. Algumas referências recomendam a dose de 3 a 6 mg/kg/dia. Deve-se estimular a administração juntamente com alimentos ricos em vitamina C para melhorar a absorção do ferro.

Referências

1. Giugliani ERJ, Aertes D, Lima AK. Deficiência de ferro e anemia na criança. In: Duncan BB, Schmidt MI, Giugliani ERJ, Duncan MS, Giugliani C. Medicina ambulatorial: condutas de atenção primária baseadas em evidências. 4ª ed. Porto Alegre: Artmed; 2013.
2. Macedo LA, Moraes MM. Anemias. In: Gusso G, Lopes JM, Dias LC. Tratado de medicina de família e comunidade: princípios, formação e prática. Porto Alegre: Artmed; 2019.

29. [TEMFC 23 – Questão 78] Chega ao consultório do MFC uma RN de 7 dias, nascida com 39 semanas e 2 dois dias de gestação, com 3.100 g e 48 cm, sem história de intercorrências durante o pré-natal e o parto. A mãe queixa-se de que notou a bebê "amarelinha" há quatro dias. Ao exame físico, o MFC percebe icterícia da pele até umbigo. Diante de tal situação, assinale a conduta a ser adotada.

a) Encaminhar para fototerapia.
b) Encaminhar para exsanguineotransfusão.
c) Orientar e observar a evolução da icterícia.
d) Solicitar a dosagem das bilirrubinas.

Alternativa correta: c

As icterícias neonatais podem ser fisiológicas, relacionadas a doença hemolítica, hemoglobinopatias, coleções sanguíneas extravasculares, policitemia, aumento da circulação entero-hepática de bilirrubina e ao leite materno. Geralmente a icterícia fisiológica inicia-se entre o segundo, terceiro dia de vida, com pico máximo entre o terceiro e o quarto dia, diminuindo entre o quinto e o sétimo dia, em um recém-nascido a termo. A criança do caso em questão apresenta um quadro compatível com icterícia fisiológica. Ela não apresenta os sinais de alerta que indicam encaminhamento para manejo hospitalar, que são: icterícia com início nas primeiras 24h de vida, e icterícia localizada do umbigo para baixo – zona 3 de Kramer em diante. Portanto, é possível observar a evolução e orientar a família, não sendo indicada também a dosagem das bilirrubinas.

Referências

1. Issler RMS, Freitas AAG, Rosito NC. Problemas comuns nos primeiros meses de vida. In: Duncan BB, Schmidt MI, Giugliani ERJ, Duncan MS, Giugliani C. Medicina ambulatorial: condutas de atenção primária baseadas em evidências. 4ª ed. Porto Alegre: Artmed; 2013.
2. Cardoso MDT, Costa, CRO, Almeida DRA, Carvalho V. Problemas frequentes na criança. In: Gusso G, Lopes JM, Dias LC. Tratado de medicina de família e comunidade: princípios, formação e prática. Porto Alegre: Artmed; 2019.
3. Ministério da Saúde. Cadernos de Atenção Básica: Saúde da Criança: Crescimento e Desenvolvimento n. 33. Brasília; 2012.

Assista ao vídeo 4, disponível neste QR code ou no *link* https://www.youtube.com/watch?v=gqRsBYKlnqY, e, em seguida, responda às questões 30 a 32.

Considere que a criança tem 6 meses e a mãe relatou que iniciou, pela primeira vez, os sintomas apresentados no vídeo, que duraram aproximadamente 7 minutos, sem histórico de doenças ou déficit neuropsicomotor e que os sintomas cessaram com os medicamentos prescritos pelo médico.

30. [TEMFC 24 – Questão 16] Em relação ao provável diagnóstico e conduta do médico, assinale a alternativa correta.

a) O tratamento correto deveria ser com fenobarbital ou fenitoína, em vez de diazepam, por ter menos efeitos adversos.
b) Convulsão febril não é o diagnóstico mais provável porque a convulsão está associada a temperaturas acima de 39°C.
c) A indicação de usar medicamento nessa situação está correta, pois se a crise durar mais de 15 minutos pode evoluir para estado de mal epilético.
d) O mais adequado seria ter encaminhado a criança imediatamente para um atendimento hospitalar.

Alternativa correta: c

A convulsão febril consiste naqueles quadros de convulsão que acontecem quando a temperatura corporal é maior que 38 graus. As convulsões febris que duram mais de 5 minutos devem ser tratadas. Os agentes de primeira linha são os benzodiazepínicos intravenosos. Se não houver resposta, outros anticonvulsivantes devem ser administrados. A maioria das crianças não precisa de tratamento intra-hospitalar; apenas os casos com crises mais prolongadas, ou indicação de investigação complementar, precisam ser encaminhados.

Referência

1. Millichap JJ. Treatment and prognosis of febrile seizures. Uptodate, 2019.

31. [TEMFC 24 – Questão 17] Após os sintomas cessarem, ao examinar a criança, o médico não encontrou alterações ao exame físico. O médico diagnosticou como convulsão febril. Considerando esse diagnóstico e o exame físico, assinale a alternativa que apresenta a melhor conduta.

a) Indicar antibioticoterapia.
b) Solicitar eletroencefalograma.
c) Solicitar exames radiológicos e de imagem
d) Realizar punção lombar

Alternativa correta: d

A criança em questão apresenta as seguintes indicações para realização de punção lombar, em razão do quadro de convulsão febril: ausência de uma etiologia definida para a febre e idade menor que 12 meses. Os exames radiológicos e de imagem não ajudam a elucidar o diagnóstico na convulsão febril. O eletroencefalograma estaria indicado na suspeita de doença cerebral, déficit cognitivo ou atraso no desenvolvimento neuropsicomotor. A indicação de antibioticoterapia seria de acordo com o resultado da punção lombar ou se houvesse suspeita de outra infecção bacteriana, mas não é o caso da criança em questão.

Referência

1. Savassi LCM, Thomaz DP. Convulsões e epilepsia. In: Gusso G, Lopes JM, Dias LC. Tratado de medicina de família e comunidade: princípios, formação e prática. Porto Alegre: Artmed; 2019.

32. [TEMFC 24 - Questão 18] Assinale a alternativa que apresenta quais orientações o médico poderia dar para a mãe, se considerar o diagnóstico de convulsão febril.

a) Explicar que o uso de antitérmicos é efetivo na prevenção de novas crises.
b) Explicar sobre a importância de iniciar anticonvulsivante de uso contínuo para prevenção de novas crises.
c) Explicar que a criança pode apresentar uma segunda crise e o seu caráter benigno.
d) Explicar que pode haver repercussões a longo prazo, mas que não são graves.

Alternativa correta: c

As convulsões febris são de caráter benigno, autolimitado e podem recorrer. Não estão comprovadas complicações futuras, e o risco de desenvolver epilepsia no futuro é bem semelhante ao da população geral. Portanto, a avaliação de danos e benefícios para a introdução de anticonvulsivantes deve ser feita, uma vez que as medicações apresentam vários efeitos colaterais. Essas medicações devem ser prescritas continuamente apenas nos casos de grande ansiedade por parte dos pais. O uso de antitérmicos não previne as convulsões febris.

Referência

1. Savassi LCM, Thomaz DP. Convulsões e epilepsia. In: Gusso G, Lopes JM, Dias LC. Tratado de medicina de família e comunidade: princípios, formação e prática. Porto Alegre: Artmed; 2019.

33. [TEMFC 24 - Questão 34] Mãe traz seu bebê de 2 meses, pois ele apresenta "umas bolinhas brancas na língua e na bochecha". A mãe refere que tentou tirar as "bolinhas" com cotonete, sem sucesso. Ela pede que a médica prescreva uma medicação para seu filho, pois está muito preocupada. A MFC examina a criança e percebe as seguintes lesões:

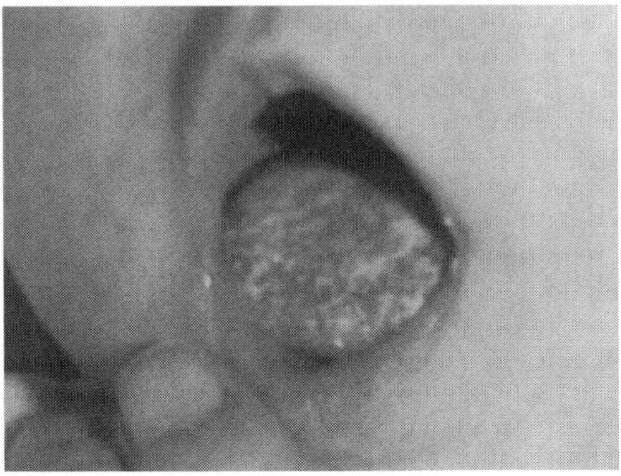

Sobre o caso, a melhor conduta farmacológica é prescrever

a) nistatina.
b) cefalexina.
c) albendazol.
d) dexametasona.

Alternativa correta: a

A criança da questão apresenta lesões compatíveis com monilíase oral. As lesões geralmente são esbranquiçadas, aderentes e envolvem a cavidade oral e a língua. Como o diagnóstico é clínico, o tratamento pode ser realizado com a nistatina, na dose de 25 a 50.000 UI/kg/dose, 1 a 2 mL, via oral, de 6 em 6h, por sete dias. A medicação deve ser bem espalhada na boca da criança.

Referência

1. Cardoso MDT, Costa CRO, Almeida DRA, Carvalho V. Problemas frequentes na criança. In: Gusso G, Lopes JM, Dias LC. Tratado de medicina de família e comunidade: princípios, formação e prática. Porto Alegre: Artmed; 2019.

34. [TEMFC 24 – Questão 35] Mãe traz a filha de 5 dias de vida, que está em amamentação exclusiva, para o posto de saúde, pois a criança está "amarelinha" no corpo todo. A mãe se culpa, pois acha que isso pode ter sido ocasionado por ela não ter dado ainda nenhum banho de sol na criança. O médico de família constata icterícia em todo o corpo da criança, acometendo até mãos e pés. Ele solicita exames e a bilirrubina total está 29 mg/dL. Assinale a alternativa que apresenta a conduta a ser tomada pelo MFC.

a) Indicar banhos de sol diários.
b) Aumentar a oferta de leite materno.
c) Encaminhar para realizar fototerapia.
d) Encaminhar para realizar exsanguineotransfusão.

Alternativa correta: c

Os sinais de alerta na icterícia neonatal são: icterícia com início nas primeiras 24h de vida, e icterícia localizada do umbigo para baixo – zona 3 de Kramer em diante. Uma icterícia que acomete mãos e pés já é uma icterícia zona 5, tendo indicação de fazer a dosagem das bilirrubinas e manejo intra-hospitalar. A exsanguineotransfusão, por ser um procedimento de alto risco, tem indicação mais precisa quando a criança encontra-se sintomática (encefalopatia bilirrubínica aguda ou crônica) e quando não há resposta à fototerapia. Algumas referências colocam a possibilidade de indicar o procedimento para os recém-nascidos com idade entre 25 a 72h de vida, com valor de bilirrubina total maior ou igual a 20. Portanto, a resposta adequada para essa questão é a letra **c**, apesar de no gabarito oficial a resposta certa ser considerada a letra **d**.

Referências

1. Issler RMS, Freitas AAG, Rosito NC. Problemas comuns nos primeiros meses de vida. In: Duncan BB, Schmidt MI, Giugliani ERJ, Duncan MS, Giugliani C. Medicina ambulatorial: condutas de atenção primária baseadas em evidências. 4ª ed. Porto Alegre: Artmed; 2013.
2. Wong RJ, Bhutani VK. Unconjugated hyperbilirubinemia in the newborn. Interventions. Uptodate, 2019.

35. [TEMFC 24 – Questão 68] Carla, 9 anos e 6 meses, comparece para primeira consulta com seu médico de família acompanhada dos pais. Segundo a mãe, Carla é "menor que a irmã mais nova Mercedes e também é a menor da turma da escola", fato que vem causando problemas em casa e recusa da pré-adolescente de comparecer à escola. A mãe relata, ainda, que Carla nasceu a termo, apresentou teste do pezinho normal, desenvolvimento neuropsicomotor adequado e compatível com o da irmã, sempre comeu pouco, não costuma adoecer com frequência, nunca ficou internada e pratica atividades físicas na escola. Em casa, Carla tem bom relacionamento com os pais e a irmã, mas prefere ficar isolada estudando. Carla nega qualquer queixa espontânea, nega sintomas cardiorrespiratórios, nega alteração de hábito urinário ou intestinal e relata não ter tido menarca. No exame físico, pele discretamente pálida e seca, mucosas hidratadas, musculatura trófica com gordura subcutânea escassa. Exame cardíaco, pulmonar e abdominal sem alterações. A curva de crescimento, que vinha se mantendo próxima à mediana da população de referência, no momento apresenta a relação comprimento/idade baixa e IMC/idade classificado como magreza (Escore – Z (DP) entre -2 e -3). Maturação sexual M1P1. Assinale a alternativa que apresenta a conduta mais adequada nesse caso.

a) Solicitação de relação LH/FSH, glicemia, hemograma, exame e cultura de urina e parasitológico de fezes.
b) Solicitação de relação LH/FSH, radiografia de idade óssea e radiografia de tórax.
c) Solicitação de hemograma e exame parasitológico de fezes.
d) Solicitação de hemograma, exame e cultura de urina, proteínas séricas, eletrólitos e parasitológico de fezes.

Alternativa correta: c

A criança em questão estava acompanhando a curva de crescimento da população e começou a apresentar uma curva descendente. Ela apresenta um IMC classificado como magreza, sendo portanto uma desnutrição moderada. Como a criança encontra-se pálida ao exame físico, o hemograma deve ser solicitado. Os exames que podem ser solicitados são glicemia, hemograma, exame e cultura de urina, exame parasitológico de fezes, radiografia de tórax. Eles são fundamentais principalmente nos casos de desnutrição grave e crônica. Proteínas séricas ajudam no prognóstico dos quadros graves, e a pesquisa de eletrólitos não se mostrou útil. A solicitação de LH e FSH estaria indicada se a suspeita fosse de puberdade precoce (aparecimento de caracteres sexuais secundários antes dos 8 anos de idade) ou atraso puberal (ausência de caracteres sexuais secundários até os 13 anos). Para afastar baixa estatura familiar, seria importante calcular a estatura-alvo da criança para conhecer o canal familiar. Um atraso constitucional do desenvolvimento pode ser avaliado por meio da radiografia para cálculo da idade óssea. A resposta correta nessa questão seria a letra **c** por exclusão das demais.

Referência

1. Aerts D, Giugliani ERJ. Déficit de crescimento. In: Duncan BB, Schmidt MI, Giugliani ERJ, Duncan MS, Giugliani C. Medicina ambulatorial: condutas de atenção primária baseadas em evidências. 4ª ed. Porto Alegre: Artmed; 2013.

34

ATENÇÃO À SAÚDE DO HOMEM

Karina de Paula Bastos Santos

1. [TEMFC 18 – Questão 73] Sr. Fernando, 64 anos de idade, vem para a primeira consulta com você pois deseja fazer os "exames da próstata". Diz que mesmo sem apresentar qualquer queixa faz anualmente a dosagem de PSA desde os 50 anos de idade. Em uma ocasião esteve aumentada, quando tinha 58 anos, e o seu médico assistente na época solicitou ultrassonografia de próstata que evidenciou discreto aumento do volume do órgão, sem outras alterações. Na ocasião foi solicitada uma biópsia prostática que não mostrou qualquer alteração, e desde então passou a fazer associada à dosagem de PSA anual uma nova ultrassonografia da próstata, que sempre mostra as mesmas alterações. A melhor conduta para o caso é

a) uma vez que há hiperplasia prostática, a realização anual dos exames (dosagem de PSA e ultrassonografia) está indicada e deve ser solicitada.
b) o Sr. Fernando deve iniciar o tratamento de hiperplasia prostática benigna para evitar o surgimento de sintomas miccionais no futuro.
c) o Sr. Fernando deverá ser encaminhado à urologia para acompanhamento, pois apresenta alteração prévia nos exames de rastreio.
d) solicitar dosagem do PSA anual, estando a ultrassonografia indicada caso haja alteração neste exame.
e) a conduta a ser adotada para o Sr. Fernando é a mesma que deveria ser adotada para um paciente sem o seu histórico.

Alternativa correta: e

Nota do editor: Os endereços eletrônicos indicados nas referências deste capítulo foram acessados em 10 maio 2021.

Como o caso da questão não tem sintomas, ele se encaixa no grupo de pacientes assintomáticos. Não teria indicação para iniciar tratamento para hiperplasia prostática benigna e nem para fazer exames rotineiramente. O rastreamento ajuda no diagnóstico precoce do câncer de próstata, o que reduz o diagnóstico de doença metastática e a mortalidade específica para esse câncer, mas não reduz a mortalidade geral. Além disso, o aumento de intervenções para esses casos não aumenta a sobrevida da população que foi submetida ao rastreamento. As intervenções podem ter como consequências incontinência urinária e disfunção sexual. O profissional de saúde deve esclarecer todos esses pontos para todo homem que se apresente com essa demanda. Se mesmo assim o paciente optar pelo rastreamento, o médico pode fazê-lo e essa decisão deve ser anotada em prontuário.

Referências

1. Stein AT, Zelmanowicz AM, Falavigna M. Rastreamento de adultos para tratamento preventivo. In: Duncan BB, Schmidt MI, Giugliani ERJ, Duncan MS, Giugliani C. Medicina ambulatorial: condutas de atenção primária baseadas em evidências. 4ª ed. Porto Alegre: Artmed; 2013.
2. Kolling MG. Retenção urinária, encurtamento do jato e problemas prostáticos. In: Gusso G, Lopes JM, Dias LC. Tratado de medicina de família e comunidade: princípios, formação e prática. Porto Alegre: Artmed; 2019.
3. Ministério da Saúde. Cadernos de Atenção Primária: Rastreamento n. 29. Brasília; 2010.

2. [TEMFC 19 – Questão 73] O secretário de saúde pede a você um plano de ações sobre a saúde do homem para lançar durante o Novembro Azul. Quais dentre as estratégias a seguir deveriam ser apresentadas como proposta ao secretário, pois abrangem melhor os determinantes de saúde relacionados à população masculina?

a) Abrir terceiro turno nas unidades, desenvolver atividades teóricas e práticas sobre tabagismo e abuso de álcool e priorizar mais atividades preventivas em detrimento da demanda espontânea nos serviços de saúde.
b) Realizar treinamento de toque retal e de habilidades de como abordar a saúde do homem priorizando os médicos do sexo masculino, desenvolver atividades teóricas e práticas sobre doenças cardiovasculares, Ca de próstata e DSTs.
c) Desenvolver atividades teóricas e práticas sobre saúde do trabalhador, promover o rastreio de câncer de pulmão e esôfago e abrir agenda com horário reservado somente para homens em todas as equipes de Saúde da Família.
d) Treinar habilidades dos profissionais para aprimorar a abordagem clínica junto aos homens, desenvolver atividades teóricas e práticas sobre doenças crônicas relacionadas ao estilo de vida e adotar estratégias de prevenção contra suicídios e violência no trânsito.

e) Adotar protocolos e recomendações voltados para os homens, como realizar toque retal e exame de PSA em homens a partir dos 50 anos, especialmente negros, desenvolver treinamento de habilidades para avaliação de risco cardiovascular e abrir unidades de saúde aos sábados.

Alternativa correta: d

As principais causas de morte na população masculina são doenças cardiovasculares e condições relacionadas à violência ou causas externas. Esse deveria ser o foco das ações de prevenção. Entre as causas de morte por câncer, a primeira é o câncer de próstata e a segunda é o câncer de pulmão. Os tumores de próstata variam desde aqueles que ficam restritos à próstata, com crescimento lento, até aqueles com comportamento agressivo que podem levar à morte. A utilização do PSA não consegue identificar esses tipos. Além disso, 67% dos homens com PSA elevado serão submetidos desnecessariamente a uma biópsia de próstata para confirmação do diagnóstico, uma vez que o valor preditivo positivo do PSA é de 33%. Se submetidos a prostatectomia, os prejuízos são incontinência urinária e disfunção erétil. Portanto, programas de rastreamento de câncer de próstata com PSA e toque retal não são recomendados. Não é possível fazer diagnóstico precoce dos cânceres de pulmão e esôfago, não sendo possível fazer o rastreamento. Além de atividades de promoção e prevenção para a população masculina, é preciso pensar em estratégias para que os homens tenham acesso aos serviços de saúde, às consultas, sejam elas agendadas ou por demanda espontânea. Os profissionais de saúde devem desenvolver habilidades clínicas para as particularidades dessa população.

Referências

1. Dantas GC, Modesto AADA. Saúde do homem. In: Gusso G, Lopes JM, Dias LC. Tratado de medicina de família e comunidade: princípios, formação e prática. Porto Alegre: Artmed; 2019.
2. Ministério da Saúde. Cadernos de Atenção Primária: Rastreamento n. 29. Brasília; 2010.

3. [TEMFC 20 – Questão 73] Renato, 30 anos, veio procurar consulta com seu médico de família e comunidade (MFC) solicitando um *check-up*. É músico, tabagista e durante a consulta o médico percebe que o motivo real pelo qual Renato veio hoje foi a ansiedade gerada pelo fato de o avô ter morrido há 1 semana, por metástases ósseas de um câncer de próstata. Nessa situação

a) é importante acolher os receios do paciente e solicitar hemograma, glicemia de jejum, perfil lipídico, verificar a pressão arterial e orientar atividade física regular.

b) é importante acolher os receios do paciente, orientar deixar o tabagismo, verificar pressão arterial e solicitar PSA e perfil lipídico.
c) é importante escutar a demanda e dialogar sobre o motivo da consulta. Nesse sentido, ofertar o PSA, toque retal e orientar a cessação do tabagismo.
d) com base nas boas evidências disponíveis, solicitar PSA, perfil lipídico, verificar a pressão arterial, aconselhar a deixar o tabagismo e discutir com ele sobre o uso de álcool.
e) é importante realizar a escuta com empatia, discutir sobre os rastreios indicados, aconselhar sobre tabagismo, hábitos de vida e prevenção de acidentes (maior causa de morte e internação nessa idade).

Alternativa correta: e

O rastreamento de dislipidemias está indicado em homens com mais de 35 anos, na ausência de fatores de risco. O rastreamento de hipertensão arterial está recomendado para todos os adultos acima de 18 anos. Orientações para cessação de tabagismo e sobre hábitos de vida saudáveis também estão indicadas. Como foi apresentado na questão 1 do TEMFC 19, as principais causas de morte na população masculina são doenças cardiovasculares e condições relacionadas à violência ou causas externas. Mesmo que o caso em questão tenha o histórico do avô com câncer de próstata, não está recomendado o rastreamento, em virtude de questões levantadas na questão anterior. Portanto o paciente deve ser acolhido, ouvido e a solicitação do PSA deve ser realizada somente se mesmo após o esclarecimento ele optar por fazer o exame.

Referências

1. Dantas GC, Modesto AADA. Saúde do homem. In: Gusso G, Lopes JM, Dias LC. Tratado de medicina de família e comunidade: princípios, formação e prática. Porto Alegre: Artmed; 2019.
2. Ministério da Saúde. Cadernos de Atenção Primária: Rastreamento n. 29. Brasília; 2010.

4. [TEMFC 21 – Questão 73] Sobre o perfil de mortalidade dos homens brasileiros, assinale a alternativa correta.

a) Se distribuem em ordem descrescente como causas de morte: tumores, doenças do aparelho circulatório e causas externas: doenças do aparelho digestivo e doenças do aparelho respiratório.
b) As doenças do aparelho circulatório são a segunda maior causa de morte na faixa etária entre 25 e 59 anos.
c) Os tumores mais prevalentes como causa de morte são, em ordem decrescente, os de próstata, traqueia, brônquio, pulmão e estômago.

d) As doenças do fígado se tornam importantes apenas a partir da meia-idade, sendo a principal causa de morte entre homens dos 45 aos 69 anos.

Alternativa correta: b

A primeira causa de morte por câncer na população masculina é o câncer de traqueia, brônquio ou pulmão, seguido pelo câncer de próstata e estômago. As causas externas são a primeira causa de morte entre adultos jovens. As doenças cardiovasculares são a primeira entre os maiores de 50 anos, mas, na faixa etária de 25 a 59 anos, as doenças cardiovasculares respondem a ¼ das mortes entre os homens. Nos homens entre 25 e 59 anos, as doenças que mais se destacam são as doenças do fígado.

Referência

1. Dantas GC, Modesto AADA. Saúde do homem. In: Gusso G, Lopes JM, Dias LC. Tratado de medicina de família e comunidade: princípios, formação e prática. Porto Alegre: Artmed; 2019.

35

ATENÇÃO À SAÚDE DA MULHER

Patricia Sampaio Chueiri

1. [TEMFC 18 - Questão 71] Dona Amélia, 40 anos, branca, empregada doméstica, procura seu médico de família com queixa de "hemorragia e desânimo" de início há aproximadamente 10 meses. Durante a anamnese você verifica que a paciente em questão apresenta menorragia associada a dismenorreia. Ao realizar exame físico/ginecológico você constata que ela está hipocorada e com PA de 95x57 mmHg. Seu útero encontra-se aumentado de tamanho e doloroso à palpação bimanual. Com base nas informações coletadas, assinale a alternativa correta.

a) Dona Amélia encontra-se na faixa etária de risco aumentado para câncer uterino. Por esse motivo está indicada a imediata referência para especialista para realização de vídeo histeroscopia e biópsia de endométrio.
b) A hipótese mais provável é de miomatose uterina, em especial miomas intramurais e submucosos. Confirmada esta hipótese, a cirurgia pode ser indicada.
c) Sangramento menstrual anormal está associado na maioria dos casos à doença neoplásica e por esse motivo é obrigatória a solicitação de marcadores tumorais sanguíneos.
d) A principal hipótese é de um sangramento uterino disfuncional, podendo ser realizado controle do sangramento com o acetato de medroxiprogesterona 10 mg, via oral.

Alternativa correta: b

Nota do editor: Os endereços eletrônicos indicados nas referências deste capítulo foram acessados em 10 maio 2021.

As principais causas do sangramento uterino anormal são: disfunções ovulatórias, gravidez, anormalidades estruturais, distúrbios de coagulação e causas iatrogênicas. A faixa etária do caso corresponde ao período pré-menopausa, em que 30% das mulheres apresentam menorragia, que comumente está relacionada a anormalidades estruturais. Essa hipótese é reforçada pelo achado do exame físico. A hipótese de câncer deve sempre ser suspeitada nas mulheres que já estão em menopausa ou mulheres com fatores de risco para câncer de endométrio. O tratamento deve ser realizado após a investigação diagnóstica ou em algumas vezes de forma concomitante. O tratamento das causas estruturais pode ser clínico ou cirúrgico. Em miomas menores e com pouca repercussão clínica as alternativas para tratamento clínico são: DIU liberador de levonogestrel, ácido trenaxâmico, anti-inflamatórios, anticoncepcionais orais combinados, progestágenos orais ou injetáveis, descritos na ordem de melhor balanço entre parada de sangramento e efeitos adversos. Nesse caso, considerando que existem repercussões clínicas e ainda há um exame físico que indica aumento importante do útero, o tratamento cirúrgico pode ser indicado de forma mais breve.

Referências

1. Mendes MC. Sangramento vaginal e distúrbios menstruais. In: Gusso G, Lopes JM, Dias LC. Tratado de medicina de família e comunidade: princípios, formação e prática. Porto Alegre: Artmed; 2019.
2. Arlindo EM, Burigo LM, Agostinho MR, Oliveira EB, Roman R. Telecondutas: sangramento uterino anormal (SUA). Universidade Federal do Rio Grande do Sul, Faculdade de Medicina, Programa de Pós-Graduação em Epidemiologia TelessaúdeRS/UFRGS; 2018.
3. Pessini SA. Sangramento uterino anormal. In: Duncan BB, Schmidt MI, Giugliani ERJ, Duncan MS, Giugliani C. Medicina ambulatorial: condutas de atenção primária baseadas em evidências. 4ª ed. Porto Alegre: Artmed; 2013.

2. [TEMFC 18 – Questão 72] Joana, 34 anos, procura a UBS com queixas de corrimento com odor forte e um pouco de sangue, além de ardência para urinar e dor abdominal que se iniciaram logo após ter uma relação sexual sem uso de preservativo. Diz que está com muita vergonha por ter sido uma relação extraconjugal e que gostaria de tomar um antibiótico para infecção urinária. Dr. Marcio deixa que Joana expresse suas angústias sem interrompê-la e explica oportunamente que apesar de entender seu desconforto, é necessário examiná-la para que planejem e decidam juntos como lidar com a situação. A partir da concordância de Joana, Dr. Marcio posiciona a paciente em litotomia. A melhor técnica para o exame ginecológico é

a) proceder a introdução do espéculo na vagina, em sentido transversal até o fundo da cavidade vaginal de maneira delicada, sempre alertando antes a mulher quanto ao desconforto.

b) após o toque bimanual, proceder diretamente ao exame especular para coleta de *swab* endocervical com cotonete e observação de muco em papel branco, sendo necessária a coleta de material para cultura de gonococos e pesquisa de clamídia.
c) Dr. Marcio deve utilizar lubrificante para que a paciente sinta menos desconforto durante o exame físico, iniciando a inserção do espéculo em um ângulo transversal oblíquo em relação à vagina no sentido de baixo para cima.
d) para realizar o toque vaginal, Dr. Márcio deve posicionar-se com ambos os pés no chão, afastar os pequenos e grandes lábios com os dedos polegar e mínimo e introduzir os dedos médio e indicador.
e) realizar a introdução do espéculo na vagina, em sentido longitudinal oblíquo até o fundo da cavidade vaginal de maneira delicada, e introduzir o *swab* endocervical se não houver secreção purulenta aparente no colo.

Alternativa correta: e

O exame ginecológico deve seguir a seguinte ordem: inspeção, exame especular e, se necessário, coleta de material e toque bimanual. Explique para a paciente o exame. A paciente deve estar posicionada em posição de litotomia, sempre com lençol cobrindo abdômen e púbis. A inspeção deve ser feita com auxílio de foco luminoso, e nela se deve observar características da genitália externa. Se necessário, solicite que a paciente faça força para baixo na vulva para verificar prolapsos. O exame especular tem o objetivo de inspeção da cérvice e paredes vaginais e, se indicado, coleta de material. Use os dedos médio e indicador da mão livre para separar os lábios, deslize o espéculo fechado acompanhando o eixo longo da vagina, mantendo uma angulação de mais ou menos 45 graus (sentido longitudinal oblíquo). Enquanto está realizando a inserção, faça a rotação do instrumento no sentido horário até que as lâminas estejam posicionadas nas paredes anterior e posterior da vagina e a manopla do espéculo esteja apontando para o ânus. Abra o instrumento, permitindo assim a visão da cérvice e do canal vaginal, e se necessário faça coleta de material. Retire o espéculo com cuidado, fechando suas lâminas e rotando em direção anti-horária. Cuidado para não pinçar os lábios. A lubrificação do espéculo nem sempre está indicada, pois pode inviabilizar o material a ser coletado. O exame do toque deve utilizar os dedos médio e indicador enluvados e lubrificados, e os pés não devem estar ambos no chão; o pé da mão que realiza o toque deve estar apoiado em uma escada e o braço apoiado na coxa, para diminuir a pressão.

Referências

1. Pessini SA, Galão AO, Anselmi MCB, Ribeiro RVP. Acompanhamento de saúde da mulher na atenção primária. In: Duncan BB, Schmidt MI, Giugliani ERJ, Duncan MS, Giugliani C. Medi-

cina ambulatorial: condutas de atenção primária baseadas em evidências. 4ª ed. Porto Alegre: Artmed; 2013.
2. Epstein O, Perkin GD, Bono DP, Cookson J. Exame clínico. Trad. Aana Rose Bolner. 2ª ed. Porto Alegre: Artmed; 1998.

3. [TEMFC 19 – Questão 71] Marília, 23 anos, vem a uma consulta de retorno em razão de um quadro de amenorreia há cinco meses. Seus ciclos eram regulares. É casada há dois anos, e desde então faz uso de preservativo como método contraceptivo. Não é obesa e faz natação três vezes por semana. Fez um beta hCG duas semanas atrás, com resultado negativo. Esta semana fez dois outros exames solicitados pelo médico de família, TSH e prolactina, ambos com valores normais. Qual das intervenções a seguir deve ser o próximo passo para a investigação diagnóstica?

a) Prescrever acetato de medroxiprogesterona 10 mg por dia, por cinco a sete dias.
b) Solicitar USG transvaginal.
c) Realizar um ciclo hormonal de estrogênios conjugados isolados por 15 dias e depois associado com acetato de medroxiprogesterona por cinco dias.
d) Solicitar a dosagem de FSH e LH.
e) Encaminhar para o ginecologista.

Alternativa correta: a

O fluxograma de investigação de amenorreia secundária inclui após o TSH e a prolactina normais a realização do teste do progestágeno, conforme descrito na alternativa **a**. O exame físico normal e a hipótese diagnóstica de amenorreia secundária não sustentam a solicitação de USG nessa etapa. Não se faz teste com hormonal de estrogênios conjugados nessa etapa, pois o objetivo do teste é justamente avaliar a presença endógena de estrógeno, nesse caso o uso isolado de progestágeno, que vai indicar a presença de estrógeno quando há sangramento após o teste ou a ausência do hormônio quando há ausência de sangramento. O teste com hormônios combinados é então feito nas pacientes que têm o teste de progestágeno negativo. E apenas se o teste com hormônios combinados for positivo solicita-se FSH e LH para investigar hipoestrogenismo. Deve-se encaminhar para ginecologia: amenorreia primária em maiores de 14 anos sem caracteres sexuais secundários ou maiores de 16 anos com caracteres sexuais secundários, amenorreia secundária paciente: com resposta negativa ao teste do progestágeno ou com falência ovariana precoce ou história de exposição a rádio e/ou quimioterapia no passado. E para endocrinologia hiperprolactinemia ou outras doenças hipofisárias/hipotalâmicas.

Referências

1. Silveria E, Rodrigues R, Tognoli H. Amenorreia. In: Gusso G, Lopes JM, Dias LC. Tratado de medicina de família e comunidade: princípios, formação e prática. Porto Alegre: Artmed; 2019.
2. Brasil. Ministério da Saúde. Ginecologia [recurso eletrônico]. Ministério da Saúde, Universidade Federal do Rio Grande do Sul. Brasília : Ministério da Saúde; 2016. 22p. (Protocolos de encaminhamento da atenção básica para a atenção especializada; v. 2)

4. [TEMFC 19 – Questão 72] Qual das alternativas a seguir está correta sobre o procedimento de inserção do DIU?

a) O uso de anti-inflamatórios antes do procedimento reduz a dor durante a inserção do dispositivo, porém é contraindicado pois aumenta sangramento.
b) A sequência da técnica consiste em realizar o exame pélvico, introduzir o espéculo, realizar a medida uterina com o histerômetro, fazer a antissepsia e inserir o DIU.
c) A ultrassonografia transvaginal após o procedimento está reservada para os casos suspeitos de perfuração uterina ou se os fios do DIU não forem detectados na vagina.
d) Se a paciente apresentar hipotensão ou bradicardia durante o procedimento, é possível continuar a inserção após administração de atropina intramuscular ou endovenosa para reversão dos sintomas.
e) A inserção do DIU no período pós-parto ou pós-aborto imediato deve ser evitada pelo risco de infecção.

Alternativa correta: c

Pode-se orientar o uso de analgésicos ou anti-inflamatórios não hormonais 30 minutos antes do procedimento, exceto a aspirina, pois aumenta a chance de sangramento. A técnica de inserção obedece à seguinte ordem: toque vaginal, introdução do espéculo, antissepsia cuidadosa do colo uterino e da cavidade vaginal com solução, pinçar o lábio anterior do colo uterino com uma pinça de Pozzi e tracionar suavemente para corrigir ante ou retroflexão uterina e inserção delicada do histerômetro por meio do canal cervical até atingir o fundo uterino. Deve-se tomar cuidado para não tocar as paredes vaginais ou as lâminas do espéculo com o histerômetro e deve-se passar o histerômetro somente uma vez pelo canal cervical, realizando a histerometria. Delimitar no dispositivo a medida encontrada, depois carregar o dispositivo no tubo de inserção, sem tirar o DIU do pacote estéril, em seguida se introduz o dispositivo de inserção pelo canal cervical até o fundo uterino e libera-se o DIU com o êmbolo. Não há indicação de realizar US pós-colocação do DIU para verificar sua localização. Caso a paciente tenha efeitos colaterais e mal-estar durante o procedimento, este deve ser interrompido

imediatamente. O DIU é uma das opções anticoncepcionais no pós-parto (até 48h do parto) e também após aborto. Sobre a letra **a**, dependendo da referência bibliográfica utilizada, temos as seguintes observações:
Duncan: afirma AINH não estão indicados para diminuir a dor.
Manual da OMS: AINH estão indicados para diminuir a dor. Ibuprofen (200-400 mg), paracetamol (325-1.000 mg) 30 minutos antes da inserção do DIU.
Nessa questão, então, pode ser considerada a alternativa **a** também correta.

Referências

1. Oppermann K, Oppermann MLR. Planejamento reprodutivo. In: Duncan BB, Schmidt MI, Giugliani ERJ, Duncan MS, Giugliani C. Medicina ambulatorial: condutas de atenção primária baseadas em evidências. 4ª ed. Porto Alegre: Artmed; 2013.
2. Brasil. Ministério da Saúde. Secretaria de Atenção à Saúde. Departamento de Atenção Básica. Saúde sexual e saúde reprodutiva. 1ª ed., 1ª reimpr. Brasília: Ministério da Saúde; 2013. 300p. (Cadernos de Atenção Básica, n. 26)
3. World Health Organization. Department of Reproductive Health and Research (WHO/RHR) and Johns Hopkins Bloomberg School of Public Health/Center for Communication Programs (CCP), Knowledge for Health Project. Family planning: A global handbook for providers (2018 update). Baltimore and Geneva: CCP and WHO; 2018.

5. [TEMFC 19 – Questão 75] Acompanhe a interação a seguir:

Carlo MFC: Bom dia, Joana, no que posso lhe ajudar hoje?
Joana: Bom dia, Dr., sabe que sou separada e estou sem ninguém há tempos? Mas faz uns dias que comecei a namorar, então queria usar alguma coisa para evitar, né? Já tenho dois filhos e não posso arriscar e tenho que estar preparada para quando "rolar".
Carlo MFC: Claro, sei. Fico feliz, você parece animada. Bom que você veio aqui para conversarmos. Você está com 31 anos, certo? Continua fumando? Quanto?
Joana: Ih, Dr., continuo sim, não tenho vontade de parar agora, já estou com muita coisa na cabeça. Fumo uma carteira por dia. Ah, e a idade está certa.
Carlo MFC: Estou vendo aqui que você tem enxaqueca de vez em quando, certo? Como está isso?
Joana: Tenho tido pouco e já estou acostumada, quando começo a ver aquelas manchas na vista já tomo o remédio para evitar que a dor venha forte.
Respeitando o direito de escolha livre e informada, dentre as alternativas listadas qual a melhor opção a ser oferecida para essa paciente?

a) Anticoncepcional oral combinado.
b) Diafragma.

c) Minipílula.
d) Injetável combinado.
e) Preservativo.

Alternativa correta: e

Essa questão está baseada nas categorias de elegibilidade médica para métodos de contracepção da Organização Mundial da Saúde. São quatro categorias: 1- a condição não restringe o uso do método; 2- as vantagens superam os riscos teórico testado ou comprovados; 3- os riscos teóricos testados ou comprovados superam as vantagens nessas condições; 4- o risco do uso é inaceitável nessas condições. Para mulheres de 31 anos, tabagistas e com episódios de enxaqueca, os anticoncepcionais combinados são classe 3, minipílula 2, injetável combinado 3 e preservativo 1. O diafragma também seria 1, porém a taxa de falha é muito grande.

Referências

1. Oppermann K, Oppermann MLR. Planejamento reprodutivo. In: Duncan BB, Schmidt MI, Giugliani ERJ, Duncan MS, Giugliani C. Medicina ambulatorial: condutas de atenção primária baseadas em evidências. 4ª ed. Porto Alegre: Artmed; 2013.
2. Wagner HL, Souza PPF. Contracepção. In: Gusso G, Lopes JM, Dias LC. Tratado de medicina de família e comunidade: princípios, formação e prática. Porto Alegre: Artmed; 2019.
3. Brasil. Ministério da Saúde. Secretaria de Atenção à Saúde. Departamento de Atenção Básica. Saúde sexual e saúde reprodutiva. 1ª ed., 1ª reimpr. Brasília : Ministério da Saúde; 2013. 300p. (Cadernos de Atenção Básica, n. 26)

6. [TEMFC 20 – Questão 71] Luana, 16 anos, vem ao acolhimento com queixa de cólicas intensas e sensação de que vai desmaiar. Refere estar no segundo dia da menstruação e diz que quase todas as vezes que menstrua se sente mal. Menarca aos 13 anos, nulípara, refere que ciclos variam de 28 a 45 dias e que faz uso de quatro a cinco absorventes higiênicos nos primeiros três dias da menstruação. Sobre o caso de Luana, seria correto afirmar que

a) é incomum que a dor que ela sente seja acompanhada de síncope, sendo necessária investigação laboratorial adicional.
b) o exame físico seja pouco revelador e que os exames laboratoriais não se apresentam alterados.
c) é necessário que sejam solicitados exames de imagem para exclusão de dismenorreia secundária.
d) o tratamento com melhores resultados é baseado no uso de anti-inflamatórios não esteroides usados nos momentos de piora da dor.

e) a primeira opção de tratamento é o uso de anticoncepcionais orais, pois diminuem a proliferação endometrial, estando associados à diminuição da dor.

Alternativa correta: b

A dismenorreia é classificada em primária quando não há uma doença pélvica e secundária quando há doença pélvica. O seu diagnóstico é clínico, baseado na história e no exame físico, e a dor pélvica/abdominal pode ser acompanhada de alterações gastrintestinais, síncope e sintomas urinários. Os exames laboratoriais em geral são desnecessários e são normais. O diagnóstico diferencial é feito na consulta e não exige exames de imagem. A primeira opção de tratamento medicamentoso são os anti-inflamatórios não hormonais, que devem ser iniciados nos primeiros sintomas, e ser mantidos em horário fixo nos primeiros dias da menstruação. O uso de anticoncepcionais orais é a segunda opção de tratamento.

Referência

1. Naud P, Magno V, Matos JC. Dor pélvica. In: Duncan BB, Schmidt MI, Giugliani ERJ, Duncan MS, Giugliani C. Medicina ambulatorial: condutas de atenção primária baseadas em evidências. 4ª ed. Porto Alegre: Artmed; 2013.

7. [TEMFC 20 – Questão 72] Teresa, 34 anos, vai à UBS para coleta de citologia oncótica com a MFC Juliana que, ao fazer o exame, apesar de ter colocado a paciente em posição ginecológica e ter se certificado de que estava com a bexiga esvaziada antes do procedimento, tem dificuldade para visualização do colo. A conduta mais adequada nesse caso é

a) retirar o espéculo e introduzir um de tamanho maior.
b) revisar se o posicionamento de Tereza está adequado e solicitar que ela tussa.
c) retirar o espéculo imediatamente, tranquilizar Tereza e solicitar ajuda de outro profissional.
d) girar o espéculo rapidamente e procurar o melhor ângulo para visualizar o colo.
e) deitar a cabeceira da maca, reduzir a pressão abdominal e facilitar a exposição do colo.

Alternativa correta: b

O exame especular é o segundo momento do exame ginecológico e tem como objetivo inspecionar a mucosa vaginal, verificar a presença de secreções no fundo de saco ou a presença de lesões (p. ex., pólipos ou úlceras), visualizar o colo do útero e se necessário realizar a coleta de amostra de secreção ou o exame citopatológico. Antes de realizá-lo, escolha um tamanho de espéculo condizente com o biotipo da paciente e em seguida explique o exame. Com a paciente em posição de litotomia, use os dedos médio e indicador da mão livre para separar os lábios e deslize o espéculo fechado acompanhando o eixo longo da vagina em uma angulação em torno de 45 graus (sentido longitudinal oblíquo). Enquanto está realizando a inserção, faça a rotação do instrumento no sentido horário até que as lâminas estejam posicionadas nas paredes anterior e posterior da vagina e a manopla do espéculo esteja apontando para o ânus. Abra o instrumento, permitindo assim a visão da cérvice e do canal vaginal. Caso não seja possível visualizar o colo, solicite que a paciente tussa levemente; essa manobra pode facilitar a visualização do colo. O espéculo não deve ser retirado abruptamente. Eventualmente, a dificuldade de visualização do colo pode estar relacionada ao tamanho do espéculo, mas, nesses casos, já é possível perceber no momento de introdução deste.

Referências

1. Pessini AS, GalãoAO, Anselmi MCB, Ribeiro RVP. Acompanhamento de saúde da mulher na atenção primária. In: Duncan BB, Schmidt MI, Giugliani ERJ, Duncan MS, Giugliani C. Medicina ambulatorial: condutas de atenção primária baseadas em evidências. 4ª ed. Porto Alegre: Artmed; 2013.
2. Epstein O, Perkin GD, Bono DP, Cookson J. Exame clínico. Trad. Ane Rose Bolner. 2ª ed. Porto Alegre: Artmed; 1998.

8. [TEMFC 20 – Questão 75] Joana, 37 anos, três filhos, em relação estável há 20 anos. Solicita orientação anticoncepcional. Tem contraindicações para utilização de anticoncepcionais hormonais, tentou o uso do DIU, mas refere dismenorreia severa durante o uso. Refere que o marido é colaborativo, mas não se sente confortável com o uso de preservativo masculino. Há dois anos vem utilizando o coito interrompido sem falhas, mas mesmo assim tem medo de que venha a engravidar. Ao orientá-la sobre a efetividade dos métodos anticoncepcionais, tomando-se como base a porcentagem de mulheres com gestação não planejada durante o primeiro ano de uso típico e uso perfeito de contraceptivo, e sabendo que os métodos muitas vezes podem ser associados para a maior efetividade do planejamento familiar, seria correto informar que ela deve considerar

a) o uso do diafragma, pois esse método tem índice de insucesso inferior ao coito interrompido, ao condom feminino e à tabelinha em condições ideais de utilização.

b) o uso de espermicida, pois dentre os demais métodos possíveis para o caso tem o menor risco de insucesso quando usado de forma consistente e continuada.
c) o uso do condom feminino, pois é um método de menor índice de insucesso quando comparado com o coito interrompido, diafragma, espermicida e tabelinha em condições ideais.
d) manter o método do coito interrompido, pois o uso tem sido consistente e perfeito e nesse caso tem índice de insucesso satisfatório quando comparado com outros métodos possíveis para o caso.
e) a utilização da tabelinha, pois seu uso é de fácil entendimento e os demais métodos possuem índice de insucesso mais elevados, em especial o coito interrompido, que é o método que ela faz uso.

Alternativa correta: d

Os métodos anticoncepcionais são avaliados principalmente por duas diretrizes. A primeira são as contraindicações clínicas ou elegibilidade médica, que são definidas em quatro categorias. 1) a condição não restringe o uso do método; 2) as vantagens superam os riscos teórico testado ou comprovados; 3) os riscos teóricos testados ou comprovados superam as vantagens nessas condições; 4) o risco do uso é inaceitável nessas condições. A segunda tem relação com o índice de falha, ou percentual de mulheres grávidas com o uso habitual do método. O coito interrompido não é um método contracepcional em si, mas é uma prática comum. Das mulheres que usam habitualmente diafragma 12% engravidam, já as que usam espermicida 28%, preservativo feminino 21%, coito interrompido 27% e a tabelinha 25%. Esta última não é de fácil compreensão, além do que a ovulação pode ser alterada por questões do cotidiano da mulher (viagens, estresse). Considerando os valores do uso consistente e correto, esses dados mudam muito: diafragma 6% engravidam, espermicida 18%, o preservativo feminino 10%, coito interrompido 4% e tabelinha 9%. Todos esses métodos seriam considerados categoria 1 no caso dessa paciente. Então a escolha deve ser individualizada e compartilhada com a mulher. Nesse contexto a paciente já tem um comportamento consolidado e é o que tem menor chance de falha, se mantiver o comportamento adequado.

Referências

1. Wagner HL, Souza PPF. Contracepção. In: Gusso G, Lopes JM, Dias LC. Tratado de medicina de família e comunidade: princípios, formação e prática. Porto Alegre: Artmed; 2019.
2. Oppermann K, Oppermann MLR. Planejamento reprodutivo. In: Duncan BB, Schmidt MI, Giugliani ERJ, Duncan MS, Giugliani C. Medicina ambulatorial: condutas de atenção primária baseadas em evidências. 4ª ed. Porto Alegre: Artmed; 2013.

Assista ao vídeo 3, disponível neste QR code ou no *link* https://www.youtube.com/watch?v=lGp-zMBw8i4, e, em seguida, responda à questão 9.

9. [TEMFC 21 – Questão 18] Levando em consideração o caso, seria correto, o MFC orientar a paciente e

a) oferecer a possibilidade de substituição por contraceptivo hormonal de uso oral, disponível no SUS.
b) suspender o anticoncepcional e oferecer a possibilidade de substituição por DIU de cobre.
c) renovar a receita do anticoncepcional já em uso.
d) oferecer a possibilidade de substituição por medroxiprogesterona injetável, disponível no SUS.

Alternativa correta: b

Essa questão está baseada nas categorias de elegibilidade médica para métodos de contracepção. São quatro categorias: 1- a condição não restringe o uso do método; 2- as vantagens superam os riscos teórico testado ou comprovados; 3- os riscos teóricos testados ou comprovados superam as vantagens nessas condições; 4- o risco do uso é inaceitável nessas condições. Para mulheres de 32 anos, com episódios de enxaqueca, os anticoncepcionais combinados são categoria 3, o DIU de cobre é 1, o anel vaginal também possui hormônios com absorção sistêmica e é categoria 3, o progestágeno injetável e a minipílula são categoria 2. Portanto, nesse caso o melhor método seria o DIU.

Referências

1. Oppermann K, Oppermann MLR. Planejamento reprodutivo. In: Duncan BB, Schmidt MI, Giugliani ERJ, Duncan MS, Giugliani C. Medicina ambulatorial: condutas de atenção primária baseadas em evidências. 4ª ed. Porto Alegre: Artmed; 2013.
2. Wagner HL, Souza PPF. Contracepção. In: Gusso G, Lopes JM, Dias LC. Tratado de medicina de família e comunidade: princípios, formação e prática. Porto Alegre: Artmed; 2019.
3. Brasil. Ministério da Saúde. Secretaria de Atenção à Saúde. Departamento de Atenção Básica. Saúde sexual e saúde reprodutiva. 1ª ed., 1ª reimpr. Brasília: Ministério da Saúde; 2013. 300p. (Cadernos de Atenção Básica, n. 26)

10. [TEMFC 21 – Questão 68] Sra. Vânia, 32 anos, vem à consulta referindo que há seis dias terminou a cartela de anticoncepcional oral e há três dias está com fluxo menstrual intenso, chegando a passar do absorvente. Diz que utiliza levonorgestrel 0,15 mg + etinilestradiol 0,03 mg há cinco anos. Refere que usa regularmente o método e nega esquecimento de algum comprimido. Diz que depois que iniciou o uso seu fluxo tinha diminuído bastante, durando habitualmente dois dias. Nega febre ou corrimento. Analisando os dados do prontuário eletrônico, o médico vê que Vânia iniciou o uso de fluoxetina há três meses por sintomas depressivos e que está em tratamento há cinco dias com amoxicilina 500 mg, 8/8 horas e, ibuprofeno 600 mg, 8/8 horas, em virtude de um tratamento dentário. Com base nessas informações, pode- se supor que o aumento do fluxo possa estar relacionado à

a) falha na utilização do anticoncepcional.
b) interação farmacológica entre o anticoncepcional e amoxicilina, que pode diminuir a eficácia contraceptiva.
c) interação farmacológica entre fluoxetina e ibuprofeno, que pode aumentar o risco de sangramento.
d) interação farmacológica entre o anticoncepcional e fluoxetina, que pode aumentar o risco de sangramento.

Alternativa correta: c

As principais causas do sangramento uterino anormal são: disfunções ovulatórias, gravidez, anormalidades estruturais, distúrbios de coagulação e causas iatrogênicas. Nesse caso a principal hipótese diagnóstica é iatrogênica, por interação medicamentosa. O uso de antibióticos em geral não tem interação com contraceptivos à base de estrogênio/progestogênio, porém a amoxicilina pode diminuir a efetividade do contraceptivo, exigindo cuidado adicional, mas não há relação com a queixa de sangramento. O uso concomitante de inibidores de receptação de serotonina, no caso fluoxetina, e anti-inflamatórios não hormonais (ibuprofeno) aumenta o risco de sangramento, pois os antidepressivos aumentam a ação antiplaquetária dos anti-inflamatórios. Não há interação do anticoncepcional oral combinado com a fluoxetina ou com o ibuprofeno.

Referências

1. Mendes MC. Sangramento vaginal e distúrbios mentruais. In: Gusso G, Lopes JM, Dias LC. Tratado de medicina de família e comunidade: princípios, formação e prática. Porto Alegre: Artmed; 2019.
2. Silva FAS, Boiça LGO, Mesquita LB. Interações medicamentosas: tabela para consulta rápida e ferramentas on line de busca. In: Gusso G, Lopes JM, Dias LC. Tratado de medicina de família e comunidade: princípios, formação e prática. Porto Alegre: Artmed; 2019.

3. Uptodate. Nonsteroidal anti-inflammatory agents (nonselective)/selective serotonin reuptake inhibitors. Disponível em: https://www.uptodate.com/drug-interactions/?source=responsive_home#di-document.
4. BMJ Best Practice. Contracepção. Disponível em: https://bestpractice.bmj.com/topics/pt-br/418/details.

11. [TEMFC 21 – Questão 71] Marinete procura seu médico com relato de queixa de prurido vulvar intenso e ardência após urinar. Ao exame físico apresenta edema de vulva, secreção vaginal esbranquiçada e grumosa, aderente às paredes vaginais e ao colo. Refere ter tido pelo menos mais três episódios semelhantes nos últimos meses e fez tratamento com um creme que não sabe especificar. Em relação à conduta a ser adotada pelo médico, seria correto que

a) prescrevesse tratamento para o parceiro, mesmo que este seja assintomático, pois trata-se de uma infecção sexualmente transmissível.
b) investigasse diabetes, o uso frequente de antibióticos e imunossupressão.
c) prescrevesse tratamento farmacológico oral, pois é superior ao tratamento tópico.
d) recomendasse o tratamento adjuvante com consumo diário de iogurte contendo *Lactobacillus acidophilus*.

Alternativa correta: **b**

Candidíase de repetição ou recorrente é definida como quatro ou mais episódios em um ano, acomete 5% das mulheres em idade reprodutiva. Os parceiros só devem ser tratados se sintomáticos; essa doença não é considerada sexualmente transmissível. Nesses casos está indicada investigação de diabetes, de medicamentos que imunossuprimem (corticoides) ou antibióticos e de HIV. Há uma evidência fraca de que o consumo de iogurte ajude na doença aguda, não havendo qualquer evidência no tratamento da doença crônica. O tratamento da candidíase vaginal de repetição pode ser feito de forma tópica com miconazola creme a 2%, via vaginal, um aplicador cheio, à noite ao deitar-se, por 14 dias ou nistatina 100.000 UI, uma aplicação, via vaginal, à noite ao deitar-se, por 14 dias também. Ou via oral com fluconazol 150 mg, uma vez/dia, dias 1, 4 e 7, seguido de terapia de manutenção: fluconazol 150 mg, VO, uma vez/semana, por seis meses. Nenhum dos tratamentos se mostra superior ao outro.

Referências

1. Naud P, Matos JC, Magno V. Secreção vaginal e prurido vulvar. In: Duncan BB, Schmidt MI, Giugliani ERJ, Duncan MS, Giugliani C. Medicina ambulatorial: condutas de atenção primária baseadas em evidências. 4ª ed. Porto Alegre: Artmed; 2013.

2. Brasil. Ministério da Saúde. Secretaria de Vigilância em Saúde. Departamento de DST, Aids e Hepatites Virais. Protocolo clínico e diretrizes terapêuticas para atenção integral às pessoas com infecções sexualmente transmissíveis. Brasília : Ministério da Saúde; 2015.

12. [TEMFC 21 - Questão 75] Cristiane, 18 anos, nulípara, informa ao seu médico de família, em consulta, que gostaria de iniciar uso de contraceptivo. Já ouviu falar do DIU, mas tem muitas dúvidas e solicita informações a respeito. O médico deve informá-la que

a) o DIU pode ser usado por qualquer mulher sem doença genital ativa, independente de ter tido filhos ou ter estado grávida anteriormente.
b) a inserção do DIU é procedimento ambulatorial simples, assim como sua retirada, sendo que a fertilidade pode demorar meses a ser restabelecida.
c) o risco de infecção pélvica associada ao DIU aumenta com o uso prolongado e é maior em pacientes soropositivas.
d) há relatos de aumento da dor menstrual nos primeiros meses em 30% dos casos e aumento do fluxo menstrual em dois terços das usuárias, sem melhora ao longo do primeiro ano de uso.

Alternativa correta: a

As contraindicações do DIU são poucas, e são: alterações anatômicas do útero, gestação suspeita ou confirmada, investigação por sangramento uterino, infecção pélvica ou cervicite, infecção ativa por tuberculose ou Actinomyces, alergia conhecida ao cobre ou ao levonogestrel. Para o DIU de cobre a doença de Wilson também está incluída, e para o DIU de levonogestrel incluem-se doenças hepáticas ativas e câncer de mama suspeito ou conhecido. A fertilidade em geral é reestabelecida de forma breve, pois a ação do DIU é local e não sistêmica. O risco de infecção relacionada ao DIU é restrito aos primeiros dias após a inserção (20 dias), e o uso prolongado não aumenta o risco. Não há evidência de maior risco de infecções relacionadas ao DIU nas mulheres HIV positivo. De fato, o uso do DIU de cobre provoca aumento do fluxo menstrual e da dor menstrual, porém eles melhoram ao longo do tempo, diferentemente do DIU com levonogestrel, que diminui o fluxo menstrual.

Referência

1. Oppermann K, Oppermann MLR. Planejamento reprodutivo. In: Duncan BB, Schmidt MI, Giugliani ERJ, Duncan MS, Giugliani C. Medicina ambulatorial: condutas de atenção primária baseadas em evidências. 4ª ed. Porto Alegre: Artmed; 2013.

13. [TEMFC 22 - Questão 46] Maria, 37 anos, G1 P1 A0, vem à consulta com queixa de que há três anos tem menstruação irregular, com períodos em amenorreia de até dois a três meses. Maria deseja engravidar novamente e relata que esse problema começou após a interrupção da lactação de seu filho. Ao exame, IMC = 38 e presença de hirsutismo. No retorno, a paciente traz exames que mostram níveis de TSH, FSH, LH e prolactina esperados para a idade. A melhor conduta nesse caso, é

a) prescrever citrato de clomifeno do terceiro ao sétimo dia do ciclo menstrual.
b) prescrever contraceptivos orais com acetato de ciproterona e etinilestradiol.
c) alcançar a meta de perda de pelo menos 5% do peso corporal.
d) prescrever cloridrato de metformina.

Alternativa correta: a

As causas de amenorreias são divididas em fisiológicas (gestação, menopausa, amamentação) e não fisiológicas (hipotalâmicas, hipofisárias, ovarianas, uterovaginais, extrínsecas ao eixo hipotálamo hipófise e multifatoriais). A investigação inicial é baseada na história e no exame clínico, nesse caso os achados levam à hipótese de síndrome dos ovários policísticos (história de amenorreia, obesidade e hirsutismo), que fica mais evidente quando se avaliam os exames inicialmente solicitados. O passo seguinte poderia ser o teste de progestágeno, que, se positivo (houvesse sangramento menstrual), fortaleceria o diagnóstico. O tratamento nesse caso é guiado pelo desejo da paciente de engravidar, e está indicado como primeira linha o uso de Clomifeno nas doses de 25-50 mg por dia, do terceiro ao sétimo dia do ciclo. Caso a paciente não desejasse engravidar, estariam indicados os anticoncepcionais hormonais combinados. Tanto a perda de peso quanto o uso de metformina melhoram o metabolismo da insulina, diminuindo os efeitos androgênicos, o risco de diabetes tipo II, e podem restaurar a ovulação, mas não são primeira escolha quando há o desejo de gestar.

Referências

1. Silveira E, Rodrigues R, Tognoli H. Amenorreia. In: Gusso G, Lopes JM, Dias LC. Tratado de medicina de família e comunidade: princípios, formação e prática. Porto Alegre: Artmed; 2019.
2. Cortela HVE, Schimd H. Amenorreia. In: Duncan BB, Schmidt MI, Giugliani ERJ, Duncan MS, Giugliani C. Medicina ambulatorial: condutas de atenção primária baseadas em evidências. 4ª ed. Porto Alegre: Artmed; 2013.

Assista ao vídeo 2, disponível neste QR code ou no *link* https://www.youtube.com/watch?v=5xdvZPEka1s, e, em seguida, responda à questão 14.

14. [TEMFC 23 – Questão 10] Sobre o caso anterior, assinale a alternativa que apresenta uma conduta médica adicional.

a) Independente da melhora dos sintomas tratar a paciente com fluconazol 150 mg, dose única.
b) Independente da melhora dos sintomas solicitar uma cultura de secreção vaginal para descartar infecções.
c) Orientar a paciente sobre os sintomas percebidos e a influência do ciclo menstrual no desequilíbrio da flora vaginal.
d) Orientar a paciente que faça banhos de assento com benzidamina por 15 dias, antes de deitar.

Alternativa correta: c

A queixa da paciente anterior ao resultado do exame citopatológico preventivo do colo do útero é típica de um quadro de candidíase, que só deve ser tratado no momento agudo da queixa. Como no momento a paciente está assintomática, não há indicação de qualquer tratamento, nem tópico nem via oral. Além da não indicação do tratamento, é essencial que o profissional aborde a dúvida e o medo da paciente sobre o resultado do exame, assim como a relação que ela fez com os sintomas que teve meses atrás. Para isso deve usar o método clínico centrado na pessoa e explicar as alterações fisiológicas e suas relações com os sintomas percebidos.

Referências

1. Naud P, Matos JC, Magno V. Secreção vaginal e prurido vulvar. In: Duncan BB, Schmidt MI, Giugliani ERJ, Duncan MS, Giugliani C. Medicina ambulatorial: condutas de atenção primária baseadas em evidências. 4ª ed. Porto Alegre: Artmed; 2013.
2. Brasil. Ministério da Saúde. Secretaria de Vigilância em Saúde. Departamento de DST, Aids e Hepatites Virais. Protocolo clínico e diretrizes terapêuticas para atenção integral às pessoas com infecções sexualmente transmissíveis. Brasília: Ministério da Saúde; 2015.
3. Lopes JMC. Consulta e abordagem centrada na pessoa. In: Gusso G, Lopes JM, Dias LC. Tratado de medicina de família e comunidade: princípios, formação e prática. Porto Alegre: Artmed; 2019.

15. [TEMFC 23 – Questão 38] Uma mulher de 42 anos chega para buscar aconselhamento quanto ao melhor método contraceptivo, pois está com namorado fixo e ambos não desejam mais usar preservativos masculinos. Ela conta ao médico que tem enxaqueca sem aura. Dos métodos abaixo, assinale aquele que é mais bem indicado para esta paciente.

a) Tabelinha.

b) Minipílula.
c) Injetável trimestral.
d) DIU de cobre.

Alternativa correta: d

Essa questão está baseada nas categorias de elegibilidade médica para métodos de contracepção. São quatro categorias: 1- a condição não restringe o uso do método; 2- as vantagens superam os riscos teórico testado ou comprovados; 3- os riscos teórico testado ou comprovados superam as vantagens nessas condições; 4- o risco do uso é inaceitável nessas condições. Para mulheres de 32 anos com episódios de enxaqueca, os anticoncepcionais injetáveis de progestágeno e as minipílulas são categoria 2 ou 3 a depender dos sintomas que acompanham a cefaleia; se houver sinais focais passa para categoria 3, o DIU de cobre é categoria 1. Considerando que a tabelinha tem um índice de falha alto principalmente quando comparado ao DIU, de 25% e 0,8%, respectivamente, o melhor método nesse caso é o DIU de cobre.

Referências

1. Oppermann K, Oppermann MLR. Planejamento reprodutivo. In: Duncan BB, Schmidt MI, Giugliani ERJ, Duncan MS, Giugliani C. Medicina ambulatorial: condutas de atenção primária baseadas em evidências. 4ª ed. Porto Alegre: Artmed; 2013.
2. Wagner HL, Souza PPF. Contracepção. In: Gusso G, Lopes JM, Dias LC. Tratado de medicina de família e comunidade: princípios, formação e prática. Porto Alegre: Artmed; 2019.

36

ATENÇÃO AO CICLO GRAVÍDICO-PUERPERAL

Patricia Sampaio Chueiri

1. [TEMFC 18 – Questão 75] No final de uma manhã de preceptoria, Domenica, 17 anos, aluna do primeiro período do curso de Medicina pede para conversar com Dra. Alice, sua preceptora da disciplina de Medicina de Família e Comunidade. Conta que após o sarau promovido pelo Diretório Acadêmico, teve a primeira relação sexual sem uso de preservativo na noite anterior e apesar de estar feliz com o namoro iminente está preocupada com o risco de gravidez pois sequer se recorda da data da última menstruação. Uma amiga sugeriu que tomasse pílula do dia seguinte, mas quando foi comprar o balconista da farmácia ofereceu uma marca para ser tomada em duas doses e que segundo ele "era mais segura", ficando ainda mais confusa. Também questiona o fato da anticoncepção de emergência ser abortiva e se por ter história familiar de trombose poderia fazer uso do método. Assinale a alternativa que apresenta a orientação que deve ser feita pela Dra. Alice.

a) A contracepção de emergência deve ser evitada nos primeiros cinco dias do ciclo menstrual, fora desse período, pode ser utilizado livremente, mas pela incerteza quanto ao período ovulatório, para maior eficácia, deve ser utilizada no tempo mais próximo possível da relação sexual desprotegida.
b) A inserção do dispositivo intrauterino de cobre (DIU) não deve ser considerada uma opção de método contraceptivo de emergência.
c) A pílula de levonorgestrel pode ser utilizada em dose única de 8 mg ou dividida em quatro doses de 2 mg, sendo menor a taxa de gestação e a frequência de eventos adversos com o uso fracionado em quatro doses.

Nota do editor: Os endereços eletrônicos indicados nas referências deste capítulo foram acessados em 10 maio 2021.

d) Se o zigoto é normal e viável, a anticoncepção de emergência não impedirá nem alterará seu desenvolvimento, já que o levonorgestrel é um progestogênio sintético que tem efeito protetor sobre a gravidez, não interrompendo uma gravidez já estabelecida.
e) A pílula apenas de progestogênio causa menos náuseas e vômitos do que a pílula combinada, porém esta última é mais eficaz que a primeira.

Alternativa correta: d

A anticoncepção de emergência está indicada quando há relação sexual sem uso de preservativo, falha do método em uso (p. ex.: rompimento do preservativo, esquecimento prolongado do anticonceptivo oral, atraso na data do injetável mensal) e em casos de violência sexual. A contracepção de emergência deve ser feita idealmente em até 72 horas do ocorrido, com limite máximo de cinco dias. Não há necessidade de avaliação do período do ciclo menstrual. Anticoncepção hormonal de emergência é realizada com levonorgestrel, comprimidos de 0,75 mg, que pode ser utilizado de duas maneiras: (1) 1,5 mg de levonorgestrel, dose única, via oral (preferencialmente) ou (2) 1 comprimido de 0,75 mg, de 12 em 12 horas, via oral (total de 2 comprimidos). O uso de pílulas combinadas se mostra inferior ao uso das pílulas de progestágeno, pelos efeitos colaterais, interações medicamentosas e principalmente pela menor efetividade na anticoncepção de emergência. Os anticoncepcionais hormonais agem na ovulação, prevenindo ou atrasando a ovulação, não havendo qualquer ação caso a mulher já esteja grávida. O DIU pode ser usado na anticoncepção de emergência em casos raros, também dentro dos cinco primeiros dias após o ocorrido e quando o dia da ovulação pode ser bem estimado.

Referências

1. Brasil. Ministério da Saúde. Protocolos da Atenção Básica: Saúde das Mulheres/Instituto Sírio-Libanês de Ensino e Pesquisa Brasília: Ministério da Saúde; 2016. 230p.
2. World Health Organization Department of Reproductive Health and Research (WHO/RHR) and Johns Hopkins Bloomberg School of Public Health/Center for Communication Programs (CCP), Knowledge for Health Project. Family planning: A Global handbook for providers (2018 update). Baltimore and Geneva: CCP and WHO; 2018.
3. Brasil. Ministério da Saúde. Secretaria de Atenção à Saúde. Departamento de Ações Programáticas Estratégicas. Área Técnica de Saúde da Mulher. Anticoncepção de emergência: perguntas e respostas para profissionais de saúde. Brasília: Ministério da Saúde; 2005.

2. [TEMFC 18 – Questão 76] Beatriz, 26 anos, primigesta, IG = 15 semanas, vem à consulta de pré-natal com resultado dos exames: Hb = 12; Ht = 36%; toxoplasmose IgG/IgM = neg/neg; VDRL não reagente; anti-HIV não reagente; glicemia de jejum = 90; grupo sanguíneo e fator Rh da paciente: A negativo; parcial de urina e urocultura sem alterações; HBsAg não reagente. Sobre a solicitação de exames para o segundo e terceiro trimestres, é correto afirmar que

a) a dosagem dos anticorpos da toxoplasmose deve ser repetida no segundo trimestre.
b) o exame qualitativo de urina e a urocultura não precisam ser repetidos nos próximos semestres, se gestante assintomática.
c) o VDRL deve ser solicitado em ambos os trimestres da gestação, em razão da alta incidência de sífilis em gestantes no Brasil.
d) a gestante apresenta uma glicemia de jejum alterada, e precisa ser reavaliada no terceiro trimestre entre 24-28 semana.
e) o exame citopatológico de colo uterino deve ser realizado no terceiro trimestre, caso a paciente não tenha realizado anteriormente.

Alternativa correta: d

Em relação à solicitação de sorologia para toxoplasmose existem diferentes orientações. O *Tratado de MFC* e o livro *Medicina Ambulatorial* indicam repetir sorologia no segundo semestre e se esta se mantiver negativa repetir no terceiro. Já o Ministério da Saúde (MS) apenas no primeiro e no terceiro, para ambos os protocolos o exame só deve ser repetido caso a primeira amostra seja negativa para IgM e IgG. O exame qualitativo de urina e a urocultura devem ser solicitados na primeira consulta do pré-natal, e há controvérsia sobre a indicação de repeti-lo. O MS orienta realizar novamente uma vez no terceiro semestre. Alguns autores repetem duas vezes no terceiro semestre, entre 25 e 33 semanas e novamente na 35ª semana, e outros repetem no segundo e no terceiro trimestre. O VDRL deve ser realizado na primeira consulta de pré-natal, se negativo deve ser repetido no terceiro trimestre e no momento no parto, segundo o MS. A coleta do exame citopatológico deve ser realizada na primeira consulta de pré-natal, caso a mulher esteja na faixa etária indicada e no intervalo de tempo adequado. Em relação ao rastreamento de diabetes melito por meio da glicemia de jejum, as orientações são diversas: o MS orienta que para resultado entre 85-90 mg/dL com fatores de risco ou 90-110 mg/dL deve-se realizar o teste de tolerância à glicose com 75 g (2h), na 24ª-28ª semana de gestação, e se o resultado da glicemia for > 110, repetir o exame de glicemia de jejum de imediato. Já o *Tratado de Medicina de Família* orienta investigação com TTG entre a 24ª-28ª semana com resultados acima de 85 mg/dL até 99 ou com fatores de risco (independentemente do resultado). A força-tarefa américa recomenda o rastreamento apenas após 24 semana de gestação. A principal revisão da Cochrane ressalta que, apesar da baixa qualidade das evidências, o rastreamento universal de gestantes comparado com o rastreamento por meio de perfil de risco leva a maior número de diagnósticos, porém o impacto desse rastreamento nos resultados não está claro.

Referências

1. Lenz MLM, Takimi LN, Wollmann L. Pré-natal de baixo risco. In: Gusso G, Lopes JM, Dias LC. Tratado de medicina de família e comunidade: princípios, formação e prática. Porto Alegre: Artmed; 2019.
2. Gaio, DSM. Acompanhamento de saúde da gestante e da puépera. In: Duncan BB, Schmidt MI, Giugliani ERJ, Duncan MS, Giugliani C. Medicina ambulatorial: condutas de atenção primária baseadas em evidências. 4ª ed. Porto Alegre: Artmed; 2013.
3. Brasil. Ministério da Saúde. Protocolos da Atenção Básica: Saúde das Mulheres/Instituto Sírio-Libanês de Ensino e Pesquisa. Brasília: Ministério da Saúde; 2016. 230p.
4. U.S. Preventive Services Task Force. Final recommendation statement: Gestational diabetes mellitus, screening. December 2016. Disponível em: https://www.uspreventiveservicestaskforce.org/Page/Document/RecommendationStatementFinal/gestational-diabetes-mellitus-screening.
5. Tieu J, McPhee AJ, Crowther CA, Middleton P, Shepherd E. Screening for gestational diabetes mellitus based on different risk profiles and settings for improving maternal and infant health. Cochrane Database of Systematic Reviews 2017, Issue 8. Art. No.: CD007222. DOI: 10.1002/14651858.CD007222.pub4.

3. [TEMFC 18 – Questão 77] Durante consulta agendada para avaliação de puérpera, com recém-nato de 10 dias de vida em aleitamento materno exclusivo você constata que ela apresenta queixa de "íngua" na região da axila esquerda e calafrios há um dia. Após anamnese e exame físico, você chega à conclusão de que se trata de mastite à esquerda. Com base no caso clínico relatado, assinale a alternativa que apresenta a conduta indicada no que se refere à abordagem deste caso.

a) Prescrever antibioticoterapia IV com cobertura para Klebsiella sp.
b) Encaminhar para internação hospitalar com urgência por risco de complicações.
c) Repassar as orientações para completo esvaziamento das mamas.
d) Recomendar a interrupção completa da amamentação por risco de contaminação e sepse para o recém-nato.
e) Orientar somente o uso de analgésicos caso necessário.

Alternativa correta: c

O tratamento da mastite é ambulatorial, pois a repercussão sistêmica é mínima. A mastite em geral não é infectada e pode ser tratada de forma conservadora com compressa quente localizada, manutenção da amamentação e principalmente o esvaziamento mamário, que deve ter suas orientações intensificadas e acompanhadas se possível por outros membros da equipe (enfermeiras). É importante corrigir a pega e a posição e realizar o esvaziamento ao final da mamada sempre que necessário por meio de massagem e expressão manual das mamas. Importante orientar que esse processo pode ser doloroso, mas que é essencial. Indicar analgesia, analgésicos ou anti-inflamatórios orais deve ser feito se necessário. Caso os sinais persistam, deve-se avaliar infecção e considerar a introdução de antibióticos (cefalexina ou amoxacilina ou amoxacilina + ácido clavulânico).

Referências

1. Vidor AC. Cuidados no puerpério. In: Gusso G, Lopes JM, Dias LC. Tratado de medicina de família e comunidade: princípios, formação e prática. Porto Alegre: Artmed; 2019.
2. Brasil. Ministério da Saúde. Protocolos da Atenção Básica: Saúde das Mulheres/Instituto Sírio-Libanês de Ensino e Pesquisa. Brasília: Ministério da Saúde; 2016. 230p.
3. Giuliani ERJ. Aleitamento materno: principais dificuldades e seu manejo. In: Duncan BB, Schmidt MI, Giugliani ERJ, Duncan MS, Giugliani C. Medicina ambulatorial: condutas de atenção primária baseadas em evidências. 4ª ed. Porto Alegre: Artmed; 2013.

4. [TEMFC 18 – Questão 78] Sua equipe de Saúde da Família no momento acompanha 37 gestantes. Uma delas tem consultas mensais com você, médico de família, para acompanhamento regular da gestação e avaliação dos sintomas da asma, apresentados desde a 16ª semana de gestação. Como médico da equipe, ao diagnosticar asma na referida gestante você decidiu instituir tratamento farmacológico para controle dos sintomas, dados os riscos da doença tanto para a mãe quanto para a gestação. Sobre o tratamento farmacológico da asma na gestação, é correto afirmar que

a) o tratamento da asma na gestante é bastante restrito já que os medicamentos para controle dos sintomas são frequentemente mais nocivos do que os sintomas na gravidez.
b) o uso de agonista B2 na gestação deve ser evitado por conta do alto risco de hemorragia placentária e consequente abortamento durante a gravidez.
c) o tratamento de asma na gravidez, pelo alto risco para a mãe e bebê deve ser feito obrigatoriamente pelo obstetra, portanto asma não está entre as condições que devem ser manejadas pelo médico generalista na APS.
d) a budesonida e o albuterol não devem ser prescritos para gestantes pelo alto índice de complicações cardiorrespiratórias para o recém-nato.
e) na asma com sintomas graves e persistentes está indicado o uso de corticoide inalatório em doses altas e salmeterol e, se necessário, pode instituir-se tratamento com corticoide via oral.

Alternativa correta: e

O tratamento da asma nas gestantes geralmente segue o tratamento da população geral. O ideal é que este seja otimizado no período pré-concepcional. Em relação às medicações: os agonistas beta-adrenérgicos de curta ação têm sua segurança bem estabelecida, já nos de longa duração as evidências ainda são escassas, porém eles têm sido usados. Teofilina também pode ser usada e seus níveis séricos devem ser acompanhados. Não existem estudos sobre a utilização dos anticolinérgicos, razão pela qual não são recomendados para uso durante a gestação, já os corticoides inalados constituem o padrão ouro na terapêutica da asma na gestação. A beclometasona é o fármaco mais extensamente estudado e, portanto, é o mais recomendado; a budesonida também tem sido estudada e utilizada frequentemente. Em relação aos corticoides sistêmicos, existem estudos que relatam aumento do risco de baixo peso ao nascer e malformação, quando usado no primeiro trimestre. Nos casos de asma grave ou exacerbações de difícil controle o custo/benefício favorece o uso de corticoides sistêmicos, e eles devem sempre ser mantidos. As gestantes com asma devem ser encaminhadas ao alto risco caso não estejam bem controladas, apesar de otimização do tratamento ou caso sejam casos graves.

Referências

1. British guideline on the management of asthma. A national clinical guideline. First published 2003, Revised edition published July 2019.
2. Brasil. Ministério da Saúde. Secretaria de Atenção à Saúde. Departamento de Atenção Básica. Atenção ao pré-natal de baixo risco. Brasília: Editora do Ministério da Saúde; 2012. 318p.: (Série A. Normas e Manuais Técnicos) (Cadernos de Atenção Básica, n. 32)
3. Espinosa SM, Durks PT, Wiitke EI, Rombaldi AR. Atenção à gestante com problema crônico de saúde. In: Duncan BB, Schmidt MI, Giugliani ERJ, Duncan MS, Giugliani C. Medicina ambulatorial: condutas de atenção primária baseadas em evidências. 4ª ed. Porto Alegre: Artmed; 2013.

5. [TEMFC 19 – Questão 76] Paciente com dez semanas de gestação vem para iniciar o pré-natal. Refere que ouviu falar que não pode ingerir bebida alcoólica, não pode pintar o cabelo, não deve ingerir alimentos “diet” etc. Antes de engravidar era fumante, uma carteira ao dia, mas parou ao saber da gravidez. Fazia uso esporádico de álcool e maconha. Diz estar apavorada e quer saber o que é verdade ou não. Qual orientação você poderia dar a ela?

a) Informar que o álcool tem efeito teratogênico comprovado, sendo o cérebro o órgão mais vulnerável aos efeitos da exposição pré-natal a essa substância, e dessa forma deve ser evitado.
b) Orientar que há evidências da correlação entre a utilização de tintura de cabelo e outros cosméticos e ocorrência de malformações congênitas, e por

isso esses produtos devem ser evitados pela paciente, especialmente nos primeiros meses de gestação.

c) Informar que radiação é completamente proscrita, pois estudos mostram correlação forte entre exposição à radiação e teratogênese mesmo em baixas doses, sendo assim deve evitar exames ou aproximar-se de equipamentos que utilizem essa tecnologia.
d) Informar que ela deve evitar o hábito de fumar tabaco e derivados por terem efeitos comprovadamente deletérios ao feto, o que não foi demonstrado em estudos sobre o uso de maconha durante a gestação.
e) Tranquilizá-la quanto à ingesta de alimentos "diet" e quanto ao uso de adoçantes como o ciclamato e a sacarina durante a gestação, pois estudos demonstram que eles não atravessam a barreira placentária.

Alternativa correta: a

As pesquisas em relação ao uso de substância na gestação são limitadas. O álcool está relacionado entre outras coisas a malformações e manifestações de abstinência, e todas elas têm relação com a quantidade de álcool ingerida. Não há ainda uma quantidade de ingestão de álcool que seria segura, portanto o ideal é que a gestante não faça uso da substância. Não existem evidências robustas do uso de cosméticos e malformações fetais, mas muitas substâncias são consideradas tóxicas por estudos indiretos, portanto não são recomendados seu uso na gestação. A radiação em baixas doses não é totalmente proscrita, em alguns casos avaliando-se o custo-benefício, e a necessidade pode ser realizada com a devida proteção. Em relação ao tabaco, sua relação com o baixo peso fetal já está bem documentada, entre outras correlações, portanto seu uso deve ser desencorajado na gestação e orientações sobre a cessação do tabagismo devem sempre ser ofertadas. Em relação ao uso de maconha as evidências ainda são poucas. A maioria das pesquisas é pré-clínica, porém, até que mais evidências sejam produzidas, o uso da maconha durante a gestação deve ser desencorajado. Em relação aos adoçantes, o FDA aprova o uso de aspartame, sucralose, stevia e acesulfame, já em relação à sacarina e ao ciclamato não existem informações suficientes.

Referências

1. Gaio DSM. Acompanhamento de saúde da gestante e da puépera. In: Duncan BB, Schmidt MI, Giugliani ERJ, Duncan MS, Giugliani C. Medicina ambulatorial: condutas de atenção primária baseadas em evidências. 4ª ed. Porto Alegre: Artmed; 2013.
2. Schuler-Faccini L; Sanseverino MTV, Giuliani C. Medicamentos e outras exposições na gestação e na amamentação. In: Duncan BB, Schmidt MI, Giugliani ERJ, Duncan MS, Giugliani C. Medicina ambulatorial: condutas de atenção primária baseadas em evidências. 4ª ed. Porto Alegre: Artmed; 2013.

3. Grant KS, Petroff R, Isoherranen N, Nephi S, Burbacher TM. Cannabis use during pregnancy: Pharmacokinetics and effects on child development. Pharmacol Ther. 2018 February;182: 33-151. doi:10.1016/j.pharmthera.2017.08.014

6. [TEMFC 19 – Questão 77] Considere o seguinte diálogo:

Hélio MFC – Olá, Antônia, parabéns pelo bebê, vejo que o parto foi normal e que correu tudo bem, certo? Como você e o bebê estão?
Antônia – Sim, o parto não teve problemas e o bebê está ótimo, amanhã faz uma semana. Eu é que estou com alguns probleminhas.
Hélio MFC – Quer me contar mais a respeito?
Antônia – Claro. Desde o parto tenho tido dor entre a vagina e o ânus e sinto que está um pouco inchado, além disso, só fui "ao banheiro" uma vez há três dias e as fezes estavam muito duras, daí doeu muito.
Hélio MFC – Entendo. Vou te examinar e depois te passar algumas orientações, ok?

Quais as orientações mais adequadas?

a) Aplicar compressas frias; prescrever paracetamol se necessário; trocar frequentemente os absorventes; avaliar dieta e ingesta líquida; indicar suplemento de fibras.
b) Aplicar compressas quentes; prescrever AINE se necessário; indicar banho de assento duas vezes ao dia; laxativos nos primeiros três dias; indicar exercícios para o assoalho pélvico.
c) Aplicar creme hidratante; realizar higienização na região perineal com antisséptico; aumentar a ingesta hídrica; prescrever laxativos nos três primeiros dias; indicar suplemento de fibras.
d) Aplicar pomada com mupirocina; prescrever AINE se necessário; indicar troca frequente de absorventes; utilizar gel lubrificante à base de água na região anal; indicar suplemento de fibras.
e) Aplicar creme com dexametasona; orientar higienização na região perineal com antisséptico; aumentar a ingesta hídrica; utilizar gel lubrificante à base de água na região anal.

Alternativa correta: a

A dor no períneo, assim como a constipação, são queixas comuns no puerpério. A dor deve ser tratada com compressa fria e analgésico oral, sendo o paracetamol a primeira escolha. Não há necessidade de orientar outros medicamentos tópicos. Em relação à constipação, a avaliação da dieta e da ingesta hídrica e orientação sobre esses temas são essenciais, o uso de laxativos fica restrito a um segundo momento. Primeiro se orienta aumento da ingesta hídrica e de fibras na alimentação, e caso não ocorra melhora deve-se introduzir laxantes.

Referências

1. Vidor AC. Cuidados no puerpério. In: Gusso G, Lopes JM, Dias LC. Tratado de medicina de família e comunidade: princípios, formação e prática. Porto Alegre: Artmed; 2019.
2. Gaio DSM. Acompanhamento de saúde da gestante e da puépera. In: Duncan BB, Schmidt MI, Giugliani ERJ, Duncan MS, Giugliani C. Medicina ambulatorial: condutas de atenção primária baseadas em evidências. 4ª ed. Porto Alegre: Artmed; 2013.

7. [TEMFC 19 – Questão 78] O MFC Juarez acompanha há alguns anos Eduarda (41a). A paciente fazia tratamento para HAS, mas ao iniciar o pré-natal teve os fármacos suspensos pelo médico. Nas últimas semanas vem apresentando PA elevada de forma sustentável em 160x110 mmHg. Qual o fármaco indicado para essa paciente?

a) Captopril.
b) Hidroclorotizida.
c) Propanolol.
d) Alfa-metildopa.
e) Losartan.

Alternativa correta: d

Há uma classificação do Food and Drug Administration (FDA-EUA) que adota cinco categorias em relação ao uso das medicações na gestação. As categorias são divididas em: A- Sem risco, B- Não há evidência de risco, C- Riscos não podem ser descartados, D- Há evidência positiva de risco e X- É contraindicado. Em relação à classe dos anti-hipertensivos a grande maioria é classificada como C, exceto pelo alfa-metildopa que é B e metropolol que é B/C. O fármaco de preferência é a alfa-metildopa, pois é o fármaco mais estudado em relação à segurança do seu uso durante a gestação e, além disso, mantém estável o fluxo uteroplacentário. Os betabloqueadores estão associados a menor fluxo uteroplacentário e a restrição do crescimento fetal, principalmente o propranolol, que é classe X. O atenolol em casos especiais pode ser usado após o primeiro trimestre, mas é classificado como D. Os inibidores da enzima conversa da angiotensina também estão associados à diminuição do fluxo, e a morte fetal e neonatal, restrição do crescimento intrauterino, oligodrâmnio e insuficiência renal em neonatos, são totalmente contraindicados na gestação, classe D. Os antagonistas da angiotensina II também são contraindicados. Os diuréticos não são totalmente contraindicados, mas também devem ser evitados e não são primeira escolha; estão relacionados ao nascimento de crianças de baixo peso.

Referências

1. Ramos JGL, Martins-Costa S, Vettorazzi J. Hipertensão arterial na gestação. In: Duncan BB, Schmidt MI, Giugliani ERJ, Duncan MS, Giugliani C. Medicina ambulatorial: condutas de atenção primária baseadas em evidências. 4ª ed. Porto Alegre: Artmed; 2013.
2. Sachs VESS. Medicamentos e gestação. In: Gusso G, Lopes JM, Dias LC. Tratado de medicina de família e comunidade: princípios, formação e prática. Porto Alegre: Artmed; 2019.
3. Brasil. Ministério da Saúde. Protocolos da Atenção Básica: Saúde das Mulheres/Instituto Sírio-Libanês de Ensino e Pesquisa. Brasília: Ministério da Saúde; 2016. 230p.

8. [TEMFC 20 – Questão 76] Érica, 23 anos, primigesta, idade gestacional = 14 semanas, comparece à sua segunda consulta de pré-natal com a médica de família, Ana Luíza, para mostrar o resultado de alguns dos primeiros exames: Hb = 13,4 mg/dL; Ht = 40%; grupo sanguíneo fator Rh = A positivo; glicemia de jejum = 112 mg/dL; exame parcial de urina sem alterações e urocultura negativa. Assinale a alternativa correta sobre como deve ser o raciocínio diagnóstico e a respectiva conduta de Ana Luíza para manejo desse caso.

a) Érica tem um rastreamento negativo para diabetes, devendo ser solicitada nova glicemia no período entre 24 e 28 semanas.
b) É um caso de diabetes gestacional, devendo ser solicitada a hemoglobina glicada para acompanhamento.
c) Érica encontra-se com glicemia de jejum alterada, devendo ser solicitado um teste oral de tolerância à glicose no momento.
d) O principal diagnóstico é de diabetes adquirida antes da gestação, devendo ser solicitada nova glicemia de jejum para confirmação.
e) Érica está com provável diagnóstico de diabetes gestacional, devendo ser solicitada nova glicemia de jejum para confirmação diagnóstica.

Alternativa correta: e

Em relação ao rastreamento de diabetes melito por meio da glicemia de jejum, o rastreamento é positivo se > 85 (pelo *Tratado de Medicina de Família*) e > 92 (pelo livro de *Medicina Ambulatorial*) e a conduta seguinte é repetir o exame de glicemia de jejum para confirmação do diagnóstico de diabetes gestacional. Já para o Ministério da Saúde, se a glicemia está entre 85-90 mg/dL com fatores de risco ou 90-110 mg/dL, deve-se realizar o teste de tolerância à glicose na 24ª-28ª semana gestação; se > 110 repetir o exame de glicemia de jejum. Se o novo resultado da glicemia de jejum for > 92 e < 125 mg/dL, para o livro *Medicina Ambulatorial*, > 100 até 125 md/dL para o *Tratado de Medicina de Família e Comunidade*; e se > 110 mg/dL para o Ministério da Saúde o diagnóstico será de diabetes melito gestacional e o médico deve orientar medidas de prevenção primária e referir ao alto risco, mantendo o acompanhamento na UBS. O acompanhamento da diabetes deve ser feito por meio de glicemia capilar.

Referências

1. Lenz MLM, Takimi LM, Wollmann L. Pré-natal de baixo risco. In: Gusso G, Lopes JM, Dias LC. Tratado de medicina de família e comunidade: princípios, formação e prática. Porto Alegre: Artmed; 2019.
2. Oppermann MLR, Reichelt AJ, Weinert LS, Schmidt MI. Diabetes na gestação. In: Duncan BB, Schmidt MI, Giugliani ERJ, Duncan MS, Giugliani C. Medicina ambulatorial: condutas de atenção primária baseadas em evidências. 4ª ed. Porto Alegre: Artmed; 2013.
3. Brasil. Ministério da Saúde. Protocolos da Atenção Básica: Saúde das Mulheres/Instituto Sírio-Libanês de Ensino e Pesquisa. Brasília: Ministério da Saúde; 2016. 230p.

9. [TEMFC 20 – Questão 77] Letícia, 24 anos, teve seu primeiro filho há duas semanas. Há um dia começou a apresentar dor, edema e hiperemia intensos em mama direita. Nega febre. Ao exame físico, Júlio, seu médico de família, percebe que a mama está bem ingurgitada, quente e hiperemiada, sem fissura mamilar. Orienta Letícia a realizar o esvaziamento da mama e prescreve paracetamol. Depois de três dias, Letícia retorna à unidade apresentando febre, cefaleia, mal-estar geral e mialgia. Júlio percebe que a mama direita continua edemaciada, hiperemiada, apresentando pontos de flutuação à palpação. Para melhor condução desse caso, Júlio deve

a) orientá-la a interromper a amamentação na mama afetada, por alguns dias, pelo risco de transmissão da infecção para o recém-nascido.
b) prescrever amoxicilina associada a ácido clavulânico e pedir para Letícia retornar para nova avaliação em 48 horas.
c) prescrever anti-inflamatórios não esteroides, especialmente, ibuprofeno para diminuir o edema e a inflamação.
d) encaminhá-la para drenagem cirúrgica, guiada por ultrassonografia e sob anestesia local.
e) orientar uso de compressas mornas e massagens na mama atingida, para ajudar na liberação do leite.

Alternativa correta: d

O quadro clínico apresentado é de abscesso mamário. O tratamento é feito pela drenagem cirúrgica ou por aspiração. Esta última pode ser feita mais de uma vez e com uso de anestésico local. A amamentação não está contraindicada e deve ser mantida em recém-nascidos sadios e se a mãe suportar a dor, caso contrário pode ser suspensa por alguns dias na mama afetada. Antibioticoterapia deve ser iniciada concomitantemente ao tratamento cirúrgico. O esvaziamento das mamas em geral não é possível em virtude da dor intensa.

Referências

1. Vido, AC. Cuidados no puerpério. In: Gusso G, Lopes JM, Dias LC. Tratado de medicina de família e comunidade: princípios, formação e prática. Porto Alegre: Artmed; 2019.
2. Giuliani ERJ. Aleitamento materno: principais dificuldades e seu manejo. In: Duncan BB, Schmidt MI, Giugliani ERJ, Duncan MS, Giugliani C. Medicina ambulatorial: condutas de atenção primária baseadas em evidências. 4ª ed. Porto Alegre: Artmed; 2013.

10. [TEMFC 20 – Questão 78] Bianca, 30 anos, gestante, IG = 33 semanas completas, trabalha em uma creche e há dois dias vem apresentando quadro de febre, rinorreia, espirros, pápulas e vesículas pruriginosas em todo o corpo. Vai à unidade de saúde e seu médico de família faz o diagnóstico de varicela. Nesse caso, o tratamento a ser instituído é

a) aciclovir 30 mg/kg/dia, em três doses diárias, endovenoso, por sete dias, paracetamol para febre e loratadina se prurido.
b) paracetamol para febre, loratadina para o prurido e isolamento, até o desaparecimento das lesões.
c) imunoglobulina específica e aciclovir 200 mg, via oral, cinco vezes por dia, por sete dias.
d) paracetamol para febre e loratadina se prurido, aciclovir 200 mg, via oral, cinco vezes ao dia, por sete dias.
e) valaciclovir 500 mg, via oral, de 12 em 12h, por cinco dias, paracetamol para febre e loratadina para o prurido.

Alternativa correta: b

O tratamento inicial da varicela em gestantes é composto de isolamento e medidas de conforto como uso de anti-histamínicos para o prurido e antipiréticos/analgésicos para febre e mal-estar. O uso de terapia antiviral só está indicado em casos graves e nas primeiras 24 horas de doença. Ele é feito como aciclovir 30 mg/kg/dia, em três doses diárias, endovenoso, por sete dias.

Referência

1. Martins-Costa S, Ramos JGL, Vailati B, Vettorazzi J. Infecções na gestação. In: Duncan BB, Schmidt MI, Giugliani ERJ, Duncan MS, Giugliani C. Medicina ambulatorial: condutas de atenção primária baseadas em evidências. 4ª ed. Porto Alegre: Artmed; 2013.

11. [TEMFC 21 – Questão 69] Mulher de 37 anos, hipertensa há cinco anos, engravida do primeiro filho. Sua pressão estava mantendo-se em níveis de 120x80 mmHg, com o uso de enalapril 20 mg/dia. A paciente não tem lesões de órgão-alvo. Ela vai ao posto de saúde para iniciar o pré-natal. A melhor conduta que o médico de família deve sugerir para o controle da pressão na gestação, além da suspensão do enalapril, é iniciar

a) verapamil 80 mg, três vezes/dia.
b) nifedipina 30 mg, duas vezes/dia.
c) metildopa 250 mg, três vezes/dia.
d) fármaco, se os níveis pressóricos aumentarem.

Alternativa correta: d

Em pacientes bem controladas a primeira medida é a suspensão da medicação e observação dos níveis pressóricos, caso estes apresentem alterações acima do esperado ou se houver lesão de órgão-alvo (hipertrofia de ventrículo esquerdo, retinopatia e função renal anormal). Há uma classificação do Food and Drug Administration (FDA-EUA) que adota cinco categorias em relação ao uso das medicações na gestação. As categorias são divididas em: A- Sem risco, B- Não há evidência de risco, C- Riscos não podem ser descartados, D- Há evidência positiva de risco e X- É contraindicado. Deve-se introduzir alfa-metildopa (classe B), pois é o fármaco mais estudado em relação à segurança do seu uso durante a gestação e, além disso, mantém estável o fluxo uteroplacentário. Os bloqueadores de canal de cálcio verapamil (classe C) e nifedipina (classe C) não são primeira escolha e podem ser usados se necessário em associação ou como segunda escolha. A dose da metildopa varia de 500-3.000 mg/dia, de 12/12 ou 8/8 horas, a nifedipina de 30-120 mg/dia, também de 12/12 ou 8/8 horas e o verapamil de 240-320 mg/dia de 8/8horas.

Referências

1. Ramos JGL, Martins-Costa S, Vettorazzi J. Hipertensão arterial na gestação. In: Duncan BB, Schmidt MI, Giugliani ERJ, Duncan MS, Giugliani C. Medicina ambulatorial: condutas de atenção primária baseadas em evidências. 4ª ed. Porto Alegre: Artmed; 2013.

2. Brasil. Ministério da Saúde. Protocolos da Atenção Básica: Saúde das Mulheres/Instituto Sírio-Libanês de Ensino e Pesquisa. Brasília: Ministério da Saúde; 2016. 230p.
3. Sachs VESS. Medicamentos e gestação. In: Gusso G, Lopes JM, Dias LC. Tratado de medicina de família e comunidade: princípios, formação e prática. Porto Alegre: Artmed; 2019.

12. [TEMFC 21 – Questão 76] Em uma UBS rural, Dra. Analuz atende Josefa, G5 PN4 A0, com idade gestacional 39 semanas e 4 dias que chega à UBS com contrações de 3/3 minutos, 60 segundos de duração e dilatação de 9 cm com feto em posição cefálica. Considerando que Josefa foi acompanhada no pré-natal na UBS, sem intercorrências e o tempo previsto para chegada do Samu é de 40 minutos, a conduta da médica a fim de garantir uma assistência adequada ao parto é

a) permitir movimentos até o início do expulsivo, quando deverá restringir movimentos, adotar posição de litotomia até o nascimento, garantir contato pele a pele imediato com o bebê, logo após o nascimento, e que permaneça com o filho, sendo incentivada a amamentação na primeira hora de vida.
b) tentar retardar o início do período expulsivo adotando posição de litotomia, garantir bisturi estéril para corte precoce de cordão e material e locais adequados para assistência imediata ao recém-nascido e que sejam feitas manobras de aquecimento e exame físico de forma a reduzir risco materno e/ou fetal.
c) permitir que adote as posições que desejar durante o parto, sendo incentivada a amamentação na primeira hora de vida, após assistência imediata ao recém-nascido, e sejam feitas manobras de aquecimento e avaliação de APGAR de forma a reduzir risco materno e/ou fetal.
d) permitir que adote as posições que desejar durante o parto, tenha contato pele a pele imediato com o bebê, logo após o nascimento, e permanecer com o filho, sendo incentivada a amamentação na primeira hora de vida, devendo-se evitar interromper esse contato, a não ser que haja risco materno ou fetal.

Alternativa correta: d

O atendimento ao parto não é algo frequente na Atenção Primária à Saúde, mas eventualmente pode acontecer. É importante que o profissional saiba conduzir esse momento. Não há motivo para restrição de movimentação da gestante durante o trabalho de parto. A gestante deve adotar a posição que lhe for mais confortável e que permita a condução do seu trabalho de parto, ela pode receber líquidos durante todo o processo do parto. Técnicas (massagem, banho morno, exercício com bola) e fármacos para alívio da dor devem ser ofertados de forma individualizada e de acordo com o plano de parto. Após o parto, se todos estiverem bem, deve-se realizar o clampeamento do cordão de forma tardia, e facilitar o contato pele a pele da mamãe com o bebê, e do acompanhante, caso seja do desejo de todos. É essencial incentivar a amamentação na primeira hora de vida.

Referência

1. Gaio DSM. Acompanhamento de saúde da gestante e da puépera. In: Duncan BB, Schmidt MI, Giugliani ERJ, Duncan MS, Giugliani C. Medicina ambulatorial: condutas de atenção primária baseadas em evidências. 4ª ed. Porto Alegre: Artmed; 2013.

13. [TEMFC 21 – Questão 77] O parto vaginal transcorreu sem intercorrências e Josefa teve uma laceração de mucosa que não exigiu sutura. Após cinco dias, Josefa recebe a visita domiciliar da médica. Ela e o bebê estão bem e não há relato de febre, porém ela se queixa de dor perineal significativa. O exame físico não mostra sinais de infecção no períneo. A melhor conduta a ser tomada pela médica é orientar sobre

a) a importância da higiene no períneo, incluindo troca frequente de absorventes higiênicos, lavagem das mãos antes e após essas trocas e banhos diários. Se necessária analgesia, AINES via oral são a primeira escolha.
b) a aplicação de compressas frias e, se necessária analgesia, anti-inflamatórios não esteroides, via oral, são a primeira escolha.
c) a aplicação de compressas frias e a importância da higiene no períneo, incluindo troca frequente de absorventes higiênicos, lavagem das mãos antes e após essas trocas e banhos diários, evitando analgesia na ausência de sinais inflamatórios.
d) a aplicação de compressas frias e, se necessária analgesia, paracetamol é o medicamento de primeira escolha.

Alternativa correta: d

A dor no períneo é uma queixa comum no puerpério do parto normal. Ela deve ser tratada com compressa fria e analgésico oral, sendo o paracetamol a primeira escolha. Não há necessidade de orientar medicamentos tópicos; os anti-inflamatórios não hormonais são medicamentos de segunda escolha.

Referências

1. Vidor AC. Cuidados no puerpério. In: Gusso G, Lopes JM, Dias LC. Tratado de medicina de família e comunidade: princípios, formação e prática. Porto Alegre: Artmed; 2019.

2. Gaio DSM. Acompanhamento de saúde da gestante e da puépera. In: Duncan BB, Schmidt MI, Giugliani ERJ, Duncan MS, Giugliani C. Medicina ambulatorial: condutas de atenção primária baseadas em evidências. 4ª ed. Porto Alegre: Artmed; 2013.

14. [TEMFC 22– Questão 55] Uma gestante de 26 anos, IG = 15s5d (pelo ultrassom do início da gravidez), traz todos os exames solicitados no primeiro trimestre para mostrar na consulta pré-natal de rotina com sua médica de família. Ela diz sentir-se bem e apresenta os seguintes resultados.

Hemograma:
Série eritrocitária:
Hemácias em milhões: 5,38/mm3 (valor de referência 3,9-5,0).
Hemoglobina: 13,40 g/dL (VR 12,0 a 15,5 g/dL).
Hematócrito: 42,8% (VR 35 a 45%). V.C.M: 86,6 fL (VR 82 a 98 fL).
H.C.M: 27,9 pg (VR 26 a 34 pg). C.H.C.M: 32,3 g/dL (VR 31 a 36 g/dL). RDW: 14,5 (VR 11,9-15,5).
Série leucocitária:
Leucócitos por mm3: 10.000 (valor de referência: 3.500 a 10.500/mm3).
Neutrófilos: 68% ou 6800/mm3 (VR: 50 a 70% ou 1.750 a 7.350/mm3).
Mielócitos: 0% (VR: 0% ou 0/mm3).
Metamielócitos: 0% (VR: 0% ou 0/mm3).
Bastonetes: 0% (VR: 0 a 8% ou 0 a 840/mm3).
Segmentados: 68% ou 6800/mm3 (VR: 40 a 70% ou 1.700 a 8.000/mm3).
Eosinófilos: 3% ou 300/mm3 (VR: 1 a 4% ou 50 a 500/mm3).
Basófilos: 0% (VR: 0 a 1% ou 0 a 100/mm3).
Linfócitos típicos: 23% ou 2.300/mm3 (VR: 20 a 40% ou 900 a 2.900/mm3).
Linfócitos atípicos: 0% (VR: 0% ou 0/mm3).
Monócitos: 6% ou 60/mm3 (VR: 4 a 8% ou 300-900/mm3).
Série plaquetária:
Plaquetas: 298 mil/mm3 (VT 150 a 450 mil/mm3).
Glicemia de jejum: 83 mg/dL.
VDRL: não reagente. Anti-HIV 1 e 2: não reagente.
Tipo sanguíneo/ABO: B positivo.
HBsAg: não reagente.
Sorologia para toxoplasmose: IgM não reagente/IgG reagente.
Citopatologia do colo uterino: inflamação moderada, sem outras alterações.

Exame qualitativo de urina:

Urina Tipo 1
(Material: Urina – amostra isolada)

Densidade	**1.021**	1.005 a 1.035 (Método: Físico Químico / Automatizado)
pH	**6,5**	5.0 a 8.0 (Método: Físico Químico / Automatizado)
Cor	**Amarelo Citrino**	Amarelo Citrino (Método: Físico Químico / Automatizado)
Proteína	**Indetectável**	Indetectável
Glicose	**Indetectável**	Indetectável
Corpos Cetônicos Pesquisa	**Ausente**	Ausente (Método: Físico Químico / Automatizado)
Pigmentos Biliares	**Ausente**	Ausente (Método: Físico Químico / Automatizado)
Urobilinogênio	**0,2 mg/dL**	Até 1,0 mg/dL (Método: Físico Químico / Automatizado)
Nitrito	**Negativo**	Negativo (Método: Físico Químico / Automatizado)
Sedimento Quantitativo		
Leucócitos	1.000 /mL	Até 10.000 /mL (Método: Físico Químico Automatizado e Microscopia)
Hemácias	1.000 /mL	Até 8.000 /mL (Método: Físico Químico Automatizado e Microscopia)
Células Epiteliais de Descamação	Raríssimos (as)	(Método: Físico Químico Automatizado e Microscopia)

Além de marcar o retorno do pré-natal, a conduta adotada pelo MFC deverá ser

a) expectante, até o retorno da paciente.
b) prescrever sulfato ferroso em doses terapêuticas.
c) prescrever nitrofurantoína, oral, por sete dias.
d) solicitar urocultura.

Alternativa correta: d

A questão trata dos exames de rotina na primeira consulta de pré-natal, são eles: hemograma, tipagem sanguínea ABO e RH, pesquisa de hemoglobinapatias em locais de alta prevalência da doença e ou após avaliação de risco da gestante, exame qualitativo de urina, que é importante para rastrear glicosúria, bacteriúria e proteinúria, e urocultura com o objetivo de buscar bacteriúria assintomática, sorologias para rubéola (para gestantes suscetíveis), toxoplasmose (para gestantes suscetíveis), hepatite B, sífilis, HIV, glicemia de jejum e citopatológico para prevenção do câncer do colo do útero. Os níveis de hemoglobina estão adequados (> 11g/dL) e, portanto, não exigem doses terapêuticas de sulfato ferroso. E o exame de urina não demonstra alterações; classifica-se leucocitúria com valores superiores a 10.000 leucócitos/mL. Há ausência da urocultura como exame obrigatório.

Referências

1. Lenz MLM, Takimi LN, Wollmann L. Pré-natal de baixo Risco. In: Gusso G, Lopes JM, Dias LC. Tratado de medicina de família e comunidade: princípios, formação e prática. Porto Alegre: Artmed; 2019.
2. Gaio DSM. Acompanhamento de saúde da gestante e da puépera. In: Duncan BB, Schmidt MI, Giugliani ERJ, Duncan MS, Giugliani C. Medicina ambulatorial: condutas de atenção primária baseadas em evidências. 4ª ed. Porto Alegre: Artmed; 2013.

15. [TEMFC 22 – Questão 68] Joana, 26 anos, vem à unidade com seu primeiro filho, recém-nascido com 3 dias, realizar o teste do pezinho. Ela fez o pré-natal na unidade de saúde, sem comorbidades ou alterações nos exames de rotina. A enfermagem realiza o acolhimento e a encaminha para uma consulta médica. Joana teve parto normal, sem intercorrências. Relata que há um dia está com cefaleia persistente, sem alívio com dipirona, associada com escotomas e náuseas. Tem dor nas mamas e o filho tem chorado com frequência. Não está conseguindo dormir direito e sente-se cansada. O exame físico revela uma PA de 160x100 mmHg, sem febre e demais alterações. Assinale a alternativa que apresenta a conduta mais adequada neste caso.

a) Encaminhar para emergência.
b) Iniciar hidroclorotiazida 25 mg, por dia, pela manhã, orientar controle da PA e agendar retorno para uma semana.
c) Iniciar metildopa 250 mg, de 12 em 12 horas, orientar controle da PA e agendar retorno para uma semana.
d) Considerar que as queixas apresentadas e a alteração da PA estão relacionadas a ansiedade e cansaço nos cuidados com o primeiro filho. Avaliar se a técnica da amamentação está adequada. Mostrar-se disponível e estimular o suporte do marido e da rede de apoio familiar e/ou social, bem como a confiança do casal nos cuidados com a saúde.

Alternativa correta: a

O quadro clínico não é compatível com a evolução normal de puerpério, período em que comumente a mãe apresenta cansaço e dificuldades de adaptações iniciais. Ele descreve a um quadro clínico de pressão arterial diastólica aumentada (> 90 mmhg) e sintomas (cefaleia persistente, sem melhora com tratamento, associa a escotomas e náuseas) que são sinais de alerta nesse período do puerpério e levam à hipótese diagnóstica de pré-eclampsia. Esta é definida como aparecimento de hipertensão e proteinúria, após 20 semanas de gestação, incluindo o puerpério, em gestante previamente normotensa. Portanto, essa puérpera precisa ser encaminhada para emergência para estratificação da gravidade e não deve ser manejada na unidade básica de saúde. Em relação ao uso de medicamentos, nesse período os diuréticos não são indicados pois têm efeito em relação ao aleitamento materno, diminuindo a produção de leite. Já metildopa pode ser um medicamento inicial, mas nenhum desses medicamentos está indicado neste caso.

Referências

1. Vidor AC. Cuidados no puerpério. In: Gusso G, Lopes JM, Dias LC. Tratado de medicina de família e comunidade: princípios, formação e prática. Porto Alegre: Artmed; 2019.
2. Sachs VESS. Medicamentos e amamentação. In: Gusso G, Lopes JM, Dias LC. Tratado de medicina de família e comunidade: princípios, formação e prática. Porto Alegre: Artmed; 2019.
3. Ramos JGL, Martins-Costa S, Vettorazzi J. Hipertensão arterial na gestação. In: Duncan BB, Schmidt MI, Giugliani ERJ, Duncan MS, Giugliani C. Medicina ambulatorial: condutas de atenção primária baseadas em evidências. 4ª ed. Porto Alegre: Artmed; 2013.

16. [TEMFC 22 – Questão 69] Fernanda, 29 anos, vem para primeira consulta de pré-natal. Tem história obstétrica prévia de uma gravidez com parto normal, sem intercorrências, há quatro anos. Nega tabagismo. Casada há seis anos. Está com nove semanas e cinco dias de gestação pela DUM (data da última menstruação). Nega queixas e exame físico está normal. Nos registros de acompanhamento do pré-natal anterior identifica-se IgG positivo para toxoplasmose, tipo sanguíneo e Rh O+, imunização completa para hepatite B e para rubéola e reforço de vacina antitetânica realizado durante esse acompanhamento. Coletou exame preventivo de colo uterino há nove meses, com amostra satisfatória, com células escamosas e glandulares e negativo para malignidade. Assinale a alternativa que apresenta a conduta nesse caso.

a) Solicitar hemograma, exame qualitativo de urina, urocultura, glicemia, VDRL, anti-HIV e coleta de exame preventivo do colo uterino.
b) Solicitar hemograma, exame qualitativo de urina, urocultura, glicemia, tipo sanguíneo e Rh, VDRL, anti- HIV, IgG para rubéola, IgM e IgG para toxoplasmose e anti-HBsAg.
c) Solicitar hemograma, exame qualitativo de urina, urocultura, glicemia, VDRL, anti-HIV e anti-HBsAg e orientar uma dose de reforço da vacina antitetânica.

d) Solicitar hemograma, exame qualitativo de urina, urocultura, glicemia, VDRL, anti-HIV.

Alternativa correta: d

São exames de rotina na primeira consulta de pré-natal: hemograma, tipagem sanguínea ABO e Rh, pesquisa de hemoglobinapatias em locais de alta prevalência da doença e/ou após avaliação de risco da gestante, exame qualitativo de urina, que é importante para rastrear glicosúria, bacteriúria e proteinúria e urocultura com o objetivo de buscar bacteriúria assintomática, sorologias para rubéola (para gestantes suscetíveis), toxoplasmose (para gestantes suscetíveis), hepatite B, sífilis, HIV, glicemia de jejum e citopatológico para prevenção do câncer do colo do útero. Considerando as informações do caso, só seria necessário realizar os seguintes: hemograma, exame qualitativo de urina, urocultura, glicemia, VDRL, anti-HIV, pois avaliam situações agudas. Não temos informações sobre a raça, história familiar e pessoal de hemoglobinopatias e sobre a prevalência da doença, portanto não se pode opinar sobre esse exame especificamente. A tipagem sanguínea, assim como não ser suscetível a rubéola e toxoplasmose, são situações que não mudam. A periodicidade do exame citopatológico do colo do útero não muda com a gestação e está em dia. Já em relação à hepatite B, como a paciente apresenta esquema vacinal completo se pressupõe imunidade ao vírus, não havendo necessidade de sorologia. No caso da prevenção contra o tétano não há indicação de dose de reforço nessa idade gestacional, porém entre a 27ª e a 36ª semanas de gestação está indicada uma dose de reforço da DTPa. Essa dose deve ser realizada mesmo nos casos de doses anteriores de reforço a menos de cinco anos, com o objetivo de prevenir o tétano neonatal.

Referências

1. Lenz MLM, Takimi LN. Pré-natal de baixo risco. In: Gusso G, Lopes JM, Dias LC. Tratado de medicina de família e comunidade: princípios, formação e prática. Porto Alegre: Artmed; 2019.
2. Gaio DSM. Acompanhamento de saúde da gestante e da puépera. In: Duncan BB, Schmidt MI, Giugliani ERJ, Duncan MS, Giugliani C. Medicina ambulatorial: condutas de atenção primária baseadas em evidências. 4ª ed. Porto Alegre: Artmed; 2013.
3. Informe Técnico para Implantação da Vacina Adsorvida Difteria, Tétano e Coqueluche (Pertussis Acelular) Tipo adulto – dTpa. Brasília; set. 2014.
4. Sociedade Brasileira de Imunizações. Calendário vacinal de 2020. Disponível em: https://sbim.org.br/images/calendarios/calend-sbim-gestante.pdf.

17. [TEMFC 22 – Questão 70] Patrícia, 30 anos, casada há cinco anos, primigesta, vem para segunda consulta do pré-natal, acompanhada do marido Gustavo. Tem hipotireoidismo controlado com levotiroxina 75 mcg/dia, que foi aumentada para 100 mcg/dia após o diagnóstico da gravidez. Realizou exames pré-concepcionais três meses antes de engravidar, todos normais, inclusive, os exames sorológicos (VDRL, anti-HIV e HBsAg). Traz os exames solicitados na primeira consulta do pré-natal. VDRL deu positivo 1:2 e FTA-Abs não reagente. Demais exames sem alterações. Ela nega sintomas atuais ou prévios. Exame físico está normal. Gustavo nega também qualquer sintoma e história de sífilis. Patrícia é alérgica à penicilina. Assinale a alternativa que apresenta a conduta mais adequada neste caso.

a) Por tratar-se de sífilis recente, já que o VDRL pré-concepcional estava não reagente, ela deve ser encaminhada para o hospital ou maternidade para realizar dessensibilização com fenoximetilpenicilina potássica oral e receber uma dose única de penicilina G benzatina 2,4 milhões UI.
b) Como não há relato de sintomas prévios ou atuais, ela tem sífilis de duração indeterminada, devendo ser encaminhada para o hospital ou maternidade para realizar dessensibilização com fenoximetilpenicilina potássica oral e receber três doses de penicilina G benzatina 2,4 milhões UI, com intervalo de sete dias entre cada dose.
c) Deve-se considerar VDRL falso positivo pela história de hipotireoidismo e solicitar para ela o marido realizarem exame de VDRL e FTA-Abs, o mais breve possível e retornar assim que o exame estiver pronto.
d) Como ela tem alergia à penicilina, o tratamento é feito com estearato de eritromicina 500 mg de 6 em 6 horas, por 15 dias, que pode proteger a transmissão vertical para o feto.

Alternativa correta: c

Neste caso o diagnóstico de sífilis precisa ser confirmado, pois, além de não haver qualquer sinal ou sintoma clínico na gestante e no parceiro, existe sorologia anterior recente negativa e não se tem informação da sorologia do parceiro fixo. Além disso, existe chance de resultado falso positivo do teste VDRL. Esses casos podem acontecer em situações de doenças autoimune, fase aguda de viroses, cirrose hepática, leptospirose, mononucleose, hanseníase, malária e até em função da própria gravidez. Considerando que a gestante é uma paciente que dá segurança à equipe, que realizou as condutas pré-concepcionais, que tem relacionamento estável e que será acompanhada de perto, é possível solicitar nova sorologia para ela e a primeira sorologia do parceiro e não será necessário realizar o tratamento neste momento. É importante lembrar que, se fosse necessário o tratamento nas gestações, os tratamentos não penicilínicos são considerados inadequados, e para gestantes alérgicas à penicilina recomenda-se a dessensibilização, em serviço terciário, de acordo com protocolos existentes.

Referências

1. Martins-Costa S, Ramos JGL, Vailati B, Vettorazzi J. Infecções na gestação. In: Duncan BB, Schmidt MI, Giugliani ERJ, Duncan MS, Giugliani C. Medicina ambulatorial: condutas de atenção primária baseadas em evidências. 4ª ed. Porto Alegre: Artmed; 2013.
2. Brasil. Ministério da Saúde. Secretaria de Vigilância em Saúde. Departamento de DST, Aids e Hepatites Virais. Protocolo Clínico e Diretrizes Terapêuticas para Atenção Integral às Pessoas com Infecções Sexualmente Transmissíveis. Brasília: Ministério da Saúde; 2015.

18. [TEMFC 23 – Questão 40] Mãe de primeiro filho, chega à consulta queixando-se que seu peito direito está endurecido em uma área do quadrante superior externo, e que a região está muito dolorida. Ela mostra o problema e acha que foi o leite que "empedrou". O médico confirma o problema. Assinale a alternativa que apresenta a recomendação correta que pode ser dada a ela.

a) Aplicação de gelo, antes das mamadas.
b) Ordenha manual da aréola, antes das mamadas.
c) Compressas mornas ou banho quente, após as mamadas.
d) Massagens delicadas, com movimentos retilíneos, sobre a região afetada.

Alternativa correta: b

O ingurgitamento mamário deve ser tratado com crioterapia após as mamadas ou nos seus intervalos, já as compressas mornas podem ajudar antes da mamada ou da ordenha. Assim como a mastite é importante realizar o esvaziamento da mama, caso ele não ocorra com a mamada deve-se fazer a ordenha manual ou com a bomba. A ordenha manual da auréola também é indicada, principalmente se ela estiver tensa. As massagens podem ajudar, e seus movimentos devem ser circulares e bem delicados.

Referências

1. Giuliani ERJ. Aleitamento materno: principais dificuldades e seu manejo. In: Duncan BB, Schmidt MI, Giugliani ERJ, Duncan MS, Giugliani C. Medicina ambulatorial: condutas de atenção primária baseadas em evidências. 4ª ed. Porto Alegre: Artmed; 2013.
2. Brasil. Ministério da Saúde. Protocolos da Atenção Básica: Saúde das Mulheres/Instituto Sírio-Libanês de Ensino e Pesquisa. Brasília: Ministério da Saúde, 2016. 230p.
3. Vidor AC. Cuidados no puerpério. In: Gusso G, Lopes JM, Dias LC. Tratado de medicina de família e comunidade: princípios, formação e prática. Porto Alegre: Artmed; 2019.

19. [TEMFC 23 – Questão 41] Gestante de 23 anos, com 25 semanas de idade gestacional e assintomática, traz resultado de exames, previamente solicitados. O exame de VDRL mostrou-se reagente: 1:4. O médico então pergunta se ela tem algum exame de VDRL prévio e se tem um parceiro fixo. Ela mostra a ele um resultado de VDRL de 9 meses antes, não reagente, e diz que será mãe solteira, pois o pai não desejou a criança. A conduta correta para este caso é solicitar FTA-ABS

a) para confirmação diagnóstica e tomada de decisão segura sobre o tratamento.
b) e iniciar tratamento para sífilis com 1 dose de 2.400.000 UI de penicilina benzatina.
c) e iniciar tratamento para sífilis com 1 dose de 4.800.000 UI de penicilina benzatina.
d) e iniciar tratamento para sífilis com 1 dose de 7.200.000 UI de penicilina benzatina.

Alternativa correta: b

O diagnóstico da sífilis é feito com dois tipos de testes: um teste treponêmico (p. ex., teste rápido ou FTA-Abs ou TPHA ou EQL ou ELISA) mais um teste não treponêmicos (p. ex., VDRL ou RPR ou TRUST). Porém, no caso de pacientes gestantes o tratamento deve ser iniciado com apenas um teste reagente, independentemente do tipo, sem aguardar o resultado do segundo teste, que deve ser solicitado. Considerando o resultado do teste anterior da paciente de 9 meses atrás, essa sífilis pode ser classificada como sífilis adquirida recente (menos de um ano de evolução) em relação ao tempo de infecção e como sífilis latente recente, pois não há sinais ou sintomas e tem menos de um ano de evolução. O tratamento orientado é penicilina G benzatina, 2,4 milhões UI, IM, dose única (1,2 milhão UI em cada glúteo). As duas doses de 1.200.00 devem ser aplicadas em cada nádega no mesmo momento.

Referências

1. Martins-Costa S, Ramos JGL, Vailati B, Vettorazzi J. Infecções na gestação. In: Duncan BB, Schmidt MI, Giugliani ERJ, Duncan MS, Giugliani C. Medicina ambulatorial: condutas de atenção primária baseadas em evidências. 4ª ed. Porto Alegre: Artmed; 2013.
2. Brasil. Ministério da Saúde. Secretaria de Vigilância em Saúde. Departamento de DST, Aids e Hepatites Virais. Protocolo Clínico e Diretrizes Terapêuticas para Atenção Integral às Pessoas com Infecções Sexualmente Transmissíveis. Brasília: Ministério da Saúde; 2015.

20. [TEMFC 23 - Questão 42] Uma paciente de 22 anos, G1P0A0, com 32 semanas de gestação, é Rh negativo e seu marido tem tipo sanguíneo B positivo. A MFC, que a acompanha, vem solicitando testes seriados de *coombs* indireto e o último resultado, o qual a paciente traz na consulta de hoje, mostrou-se positivo. A conduta para este caso é

a) encaminhá-la para o pré-natal de alto risco.
b) solicitar novo *coombs* indireto para descartar falso positivo.
c) manter solicitação de *coombs* indireto mensalmente até o parto.
d) orientar que ela receberá imunoglobulina anti-D no pós-parto imediato.

Alternativa correta: a

Gestantes cujo Rh é negativo e parceiro que tem Rh positivo ou fator Rh desconhecido, ou o pai da criança é desconhecido, deve-se solicitar o teste de *coombs* indireto, no momento do resultado do Rh. Se o *coombs* indireto tiver resultado negativo, deve-se repeti-lo a cada quatro semanas, a partir da 24ª semana segundo o Ministério da Saúde, da 28ª semana segundo o *Tratado de Medicina de Família e Comunidade* e da 30ª semana pelo livro *Medicina Ambulatorial*. Quando o resultado do *coombs* se tornar positivo, deve-se referir a gestante ao pré-natal de alto risco, sem perder o cuidado na UBS.

Referências

1. Lenz MLM, Takimi LN, Wollmann L. Pré-natal de baixo risco. In: Gusso G, Lopes JM, Dias LC. Tratado de medicina de família e comunidade: princípios, formação e prática. Porto Alegre: Artmed; 2019.
2. Gaio DSM. Acompanhamento de saúde da gestante e da puépera. In: Duncan BB, Schmidt MI, Giugliani ERJ, Duncan MS, Giugliani C. Medicina ambulatorial: condutas de atenção primária baseadas em evidências. 4ª ed. Porto Alegre: Artmed; 2013.
3. Brasil. Ministério da Saúde. Secretaria de Atenção à Saúde. Departamento de Atenção Básica. Atenção ao pré-natal de baixo risco. Brasília: Ministério da Saúde; 2012.

21. [TEMFC 24 – Questão 25] Assinale a alternativa correta em que não há contraindicação para gestantes e que a médica poderia indicar com segurança para uso contínuo no tratamento da insônia.

a) *Valeriana officinalis.*
b) Diazepam.
c) Amitriptilina.
d) Nenhuma das opções.

Alternativa correta: d

Há uma classificação do Food and Drug Administration (FDA-EUA) que adota cinco categorias em relação ao uso das medicações na gestação. As categorias são divididas em: A- Sem risco, B- Não há evidência de risco, C- Riscos não podem ser descartados, D- Há evidência positiva de risco e X- É contraindicado. Em relação à classe dos antidepressivos, são em sua maioria classificados como C, e apesar da falta de estudos os antidepressivos de escolha na gestação são os inibidores seletivos da receptação da serotonina; os tricíclicos são contraindicados, apesar de não estarem associados a defeitos congênitos, mas podem levar a quadros neonatais, reversíveis, de irritabilidade, dificuldade de sono e sucção. Os benzodiazepínicos têm classificações diferentes, apenas o clonazepam é classe C, todos os demais (diazepam) são classe D. Estes também não são relacionados com defeitos morfológicos, mas causam efeitos adversos neonatais quando usados no terceiro trimestre, podem acarretar sintomas de abstinência. A valeriana não é bem estudada em gestantes e lactentes, e tem potencial de adicção, portanto não é recomendado seu uso em gestantes.

Referências

1. Sanseverino MTV, Schuler-Faccini L, Giuliani C. Uso de medicamentos na gestação e na lactação. In: Duncan BB, Schmidt MI, Giugliani ERJ, Duncan MS, Giugliani C. Medicina ambulatorial: condutas de atenção primária baseadas em evidências. 4ª ed. Porto Alegre: Artmed; 2013.
2. Sachs VESS. Medicamentos e gestação. In: Gusso G, Lopes JM, Dias LC. Tratado de medicina de família e comunidade: princípios, formação e prática. Porto Alegre: Artmed; 2019.
3. Simionato CP, Granada GG, Edelweiss MK, Marcos ML. Introdução as plantas medicinais. In: Gusso G, Lopes JM, Dias LC. Tratado de medicina de família e comunidade: princípios, formação e prática. Porto Alegre: Artmed; 2019.

22. [TEMFC 24 – Questão 38] Mulher de 37 anos, gestante, com dez semanas de gestação, apresentou IgM (+) e IgG (-) para toxoplasmose nos exames de pré-natal. Sua MFC pediu então o teste de avidez para IgG, e o resultado mostrou uma baixa avidez pela IgG. Além de encaminhar para o pré-natal de alto risco, assinale a alternativa que apresenta a melhor conduta a ser sugerida diante deste caso.

a) Solicitar IgA e IgE.
b) Prescrever espiramicina.
c) Tranquilizar a mãe, pois a infecção é antiga.
d) Prescrever pirimetamina, sulfadiazina e ácido folínico.

Alternativa correta: b

Toxoplasma tem especial relevância quando atinge a gestante, pois há alto risco de acometimento fetal. No Brasil o Ministério da Saúde indica o rastreamento apesar de a eficácia do tratamento ser ainda controversa, e alguns autores acreditam que o tratamento não consegue reduzir os danos ao feto, já que o medicamento usado é um macrolídeo e não ultrapassa muito bem a placenta, outros autores acreditam que o tratamento pode prevenir sequelas mais graves e o efeito será melhor quanto mais precoce for instituído. Considerando que o médico assistente já realizou o primeiro passo, que é solicitar o teste de avidez para IgG, e o resultado de baixa avidez indica infecção recente, possivelmente adquirida na gestação, o passo seguinte é iniciar precocemente o tratamento nesta idade gestacional, espiramicina na dose de 1 grama de 8/8h.

Referências

1. Brasil. Ministério da Saúde. Secretaria de Atenção à Saúde. Departamento de Atenção Básica. Atenção ao pré-natal de baixo. Brasília : Ministério da Saúde; 2012.
2. Martins-Costa S, Ramos JGL, Vailati B, Vettorazzi J. Infecções na gestação. In: Duncan BB, Schmidt MI, Giugliani ERJ, Duncan MS, Giugliani C. Medicina ambulatorial: condutas de atenção primária baseadas em evidências. 4ª ed. Porto Alegre: Artmed; 2013.
3. Lenz MLM, Takimi LN, Wollmann L. Pré-natal de baixo risco. In: Gusso G, Lopes JM, Dias LC. Tratado de medicina de família e comunidade: princípios, formação e prática. Porto Alegre: Artmed; 2019.

23. [TEMFC 24 – Questão 40] Uma gestante de 32 anos, com 34 semanas de idade gestacional, teve anemia no início da gravidez, quando apresentou hemoglobina de ____ mg/dL. Ela fez tratamento por cinco meses na unidade de saúde com 2 cápsulas de sulfato ferroso, até atingir a hemoglobina de ____ mg/dL, momento em que o MFC reduziu o sulfato ferroso para 1 cápsula ao dia. Sobre os valores de hemoglobina, em mg/dL, assinale a alternativa que preenche corretamente as lacunas.

a) 7,8 / 9,0.
b) 8,2 / 10,0.
c) 9,8 / 11,0.
d) 11,2 / 11,0.

Alternativa correta: c

Na gestação a anemia é definida com os valores de hemoglobina (Hb) abaixo de 11 g/dL, é considerada leve a moderada quando entre > 8 e <11, se < 8 é considerada grave e deve ser encaminhada ao pré-natal de alto risco. O tratamento deve ser feito com sulfato ferroso, e deve-se conseguir ofertar de 120-200 mg de ferro elementar, variando de 3-5 drágeas, se cada drágea de 200 mg tiver 40 mg de ferro elementar e 2-3 drágeas se cada uma tiver 60 mg de ferro elementar. Novo exame deve ser solicitado em 30-60 dias, se os níveis já estiverem aumentando mantém-se o tratamento até atingir > 11 mg/dL e depois se reduz para 1 drágea por dia. Mantém-se esse tratamento de um mês e meio até seis meses depois do nascimento do bebê.

Referências

1. Lenz MLM, Takimi LN, Wollmann L. Pré-natal de baixo risco. In: Gusso G, Lopes JM, Dias LC. Tratado de medicina de família e comunidade: princípios, formação e prática. Porto Alegre: Artmed; 2019.
2. Gaio DSM. Acompanhamento de saúde da gestante e da puépera. In: Duncan BB, Schmidt MI, Giugliani ERJ, Duncan MS, Giugliani C. Medicina ambulatorial: condutas de atenção primária baseadas em evidências. 4ª ed. Porto Alegre: Artmed; 2013.

37

ABORDAGEM A PROBLEMAS RELACIONADOS AOS RINS E VIAS URINÁRIAS

Caroline Rebicki
Fernanda Lazzari Freitas

1. [TEMFC 18 – Questão 28] Silvana tem 41 anos e vem à consulta com sintomas clássicos de infecção urinária baixa. Entretanto, por se tratar do terceiro episódio no último ano você decide solicitar um exame de cultura de urina com teste de sensibilidade aos antimicrobianos. Neste caso, a orientação adequada é

a) coletar a urina o quanto antes, logo após a primeira dose de antimicrobianos e cuidando para não desperdiçar o primeiro jato urinário.
b) iniciar o antimicrobiano. Coletar a primeira urina da manhã no terceiro dia de tratamento como forma de atestar sua efetividade.
c) coletar a urina do jato médio, desprezando o primeiro jato, após realização de higiene adequada e antes de iniciar antimicrobianos.
d) iniciar analgésico urinário, coletar a urina do primeiro jato urinário após higiene adequada e depois iniciar antimicrobianos.
e) informar que o ponto de corte para um exame positivo é 100.000 unidades formadoras de colônia por mL de urina e que não é necessário nenhum cuidado especial para coleta.

Alternativa correta: c

Como apenas uma dose de antimicrobiano já é capaz de inibir o crescimento bacteriano, a urina para cultura deve sempre ser coletada **antes** de a pessoa tomar a primeira dose do antimicrobiano.[1] As orientações para coleta e armazenamento de urina para análise são:[1,2]

Nota do editor: Os endereços eletrônicos indicados nas referências deste capítulo foram acessados em 10 maio 2021.

- A urina deve estar pelo menos 4 horas na bexiga.
- Não ter ingerido substâncias que tornam a urina vermelha, como fenazopiridina e beterraba (podem ocasionar falso positivo para nitritos).
- Se possível (mas não obrigatoriamente), realizar limpeza prévia do meato uretral e mucosa adjacente com solução antisséptica não espumante, com posterior secagem com *swab* estéril, para evitar mistura do antisséptico com a urina.
- Minimizar o contato da amostra com a mucosa, afastando os lábios na mulher e retraindo o prepúcio nos homens não circuncisados.
- Coletar o jato médio (desprezar o jato inicial).
- Conservação (deve ser analisada assim que possível)
- Refrigeração a 4°C: até 24h.
- Temperatura ambiente: até 4h.

Referências

1. Gusso G, Lopes JMC, Dias LC, organizadores. Tratado de medicina de família e comunidade: princípios, formação e prática. Porto Alegre: Artmed; 2019. Capítulo 146: Infecção do trato urinário em adultos. p. 3688-3711 (versão digital)
2. La Rocco MT, Franek J, Leibach EK, Weissfeld AS, Kraft CS, Sautter RL, et al. Effectiveness of preanalytic practices on contamination and diagnostic accuracy of urine cultures: A laboratory medicine best practices systematic review and meta-analysis. Clin Microbiol Rev. 2016;29(1):105-147.

2. [TEMFC 18 – Questão 53] Assinale a alternativa que apresenta o exame que poderia excluir lesão de órgão-alvo em um paciente com hipertensão arterial sistêmica.

a) Ácido úrico.
b) Microalbuminúria de 24 horas.
c) Sumário de Urina.
d) LDL.
e) Glicemia de jejum.

Alternativa correta: b

A hipertensão arterial sistêmica frequentemente cursa com alteração funcional e/ou estrutural em órgãos-alvo, a citar, coração, encéfalo, rins e vasos sanguíneos. Além de exame físico cuidadoso, alguns exames laboratoriais podem sinalizar complicações da doença. O exame de microalbuminúria tem boa sensibilidade para identificar pessoas com doença renal.

Referências

1. Gerstein HC, Mann JF, Yi Q, Zinman B, Dinneen SF, Hoogwerf B, et al. Albuminuria and risk of cardiovascular events, death, and heart failure in diabetic and nondiabetic individual. JAMA. 2001;286:421-6.
2. Machado LBM, Gyuricza JV, Olmos RD. Hipertensão arterial sistêmica. In: Gusso G, Lopes JM, Dias LC. Tratado de medicina de família e comunidade: princípios, formação e prática. Porto Alegre: Artmed; 2019.

3. [TEMFC 20 – Questão 45] Suzana, 23 anos, é universitária e vem à consulta com sua médica de família por queixas de disúria, polaciúria e dor no baixo ventre, que tiveram início há um dia. A paciente relata ausência de corrimento vaginal, febre ou dor lombar. Refere que teve sintomas muito parecidos há um mês, quando foi coletada urocultura e realizado tratamento para infecção do trato urinário. Ela conta também que iniciou namoro há dois meses e que teve episódios parecidos aos de agora, quando namorava outro rapaz, há dois anos. No período em que esteve sem namorado, não teve sintomas semelhantes. A conduta mais adequada que deve ser sugerida pela médica de família e comunidade (MFC) é

a) tratar empiricamente para infecção do trato urinário.
b) solicitar urocultura para decisão terapêutica/escolha da antibioticoterapia adequada e instituir profilaxia antimicrobiana.
c) realizar exame de urina com fita reagente na unidade de saúde para decisão terapêutica.
d) solicitar sumário de urina e urocultura para decisão terapêutica/escolha da antibioticoterapia adequada e instituir profilaxia antimicrobiana.
e) tratar empiricamente a infecção do trato urinário e oferecer profilaxia antimicrobiana.

Alternativa correta: e

Em mulheres hígidas não grávidas com sintomas sugestivos de cistite não complicada, sem sinais de doença sexualmente transmissível, deve-se considerar o tratamento empírico, sem a necessidade de solicitação de exame complementar. Estudos de corte que avaliaram fatores de risco associados à infecção do trato urinário (ITU) em mulheres adultas mostram aumento do risco relativo para ITU com o aumento da frequência de atividade sexual. Infecção urinária recorrente é definida com dois ou mais episódios em seis meses ou mais de três episódios em um ano. No caso de ITU associada à relação sexual, a profilaxia com antibioticoterapia deve ser prescrita pelo período de 6 a 12 meses.

Referência

1. Klafke A. Infecção do trato urinário em adultos. In: Gusso G, Lopes JM, Dias LC. Tratado de medicina de família e comunidade: princípios, formação e prática. Porto Alegre: Artmed; 2019.

4. [TEMFC 22 – Questão 65] Maria, 70 anos, tem hipertensão controlada com uso de hidroclorotiazida 25 mg/manhã. Vem à consulta renovar a prescrição do medicamento. Os últimos exames de perfil lipídico, glicemia, creatinina e potássio, realizados há dois meses, estavam normais. Questionada, refere que tem incontinência urinária há uns 5 anos. Quando sente vontade de urinar, tem que ir logo ao banheiro, do contrário escapa a urina. Isso ocorre cerca de dez vezes no dia. Quando sai de casa, usa absorvente e às vezes deixa de tomar o anti-hipertensivo. Nega incontinência ao tossir, rir ou pegar peso. Nunca realizou tratamento para essa queixa. O ritmo intestinal é a cada dois dias, consistência normal. Teve a menopausa aos 51 anos. Teve duas gestações com parto normal. Sem queixas cardiológicas. Exame com PA 120x80 mmHg, IMC 35, demais sem alterações. Além de avaliar a possibilidade de reduzir ou substituir hidroclorotiazida. Assinale a alternativa que apresenta a conduta para esse caso.

a) Trata-se de incontinência urinária de esforço ou de estresse. Deve-se solicitar exame qualitativo de urina com urocultura e orientar redução de peso e treinamento da musculatura do assoalho pélvico.
b) Trata-se de incontinência urinária de esforço ou de estresse. Deve-se orientar redução de peso, treinamento vesical e da musculatura do assoalho pélvico e solicitar um estudo urodinâmico para avaliar necessidade de tratamento cirúrgico.
c) Trata-se de incontinência de urgência. Deve-se solicitar exame qualitativo de urina com urocultura e orientar redução de peso e treinamento vesical e da musculatura do assoalho pélvico.
d) Trata-se de incontinência de urgência. Como os exames de rotina estão normais, deve-se iniciar o tratamento de primeira linha com tolterodina ou oxibutinina, além de orientar redução de peso e treinamento da musculatura do assoalho pélvico.

Alternativa correta: c

O caso descreve incontinência urinária de urgência, em que há forte desejo miccional, com ocasional perda involuntária de urina. Quando ocorre com frequência maior do que nove vezes ao dia com ingesta hídrica normal, por ação de hiperatividade do músculo detrusor, chama-se bexiga hiperativa. Como investigação inicial, deve ser solicitado exame qualitativo de urina com urocultura. Na suspeita de outras comorbidades, incluir glicemia, ureia e creatinina séricas e hemograma. Medicamentos anticolinérgicos têm benefício clínico significativo, embora nenhum fármaco seja considerado primeira linha de tratamento. A terapia de treinamento da musculatura do assoalho pélvico é considerada parte do plano de tratamento de pessoas com incontinência urinária de urgência. Em pessoas com IMC acima do ideal, a perda de peso também pode resultar em diminuição dos sintomas.

Referências

1. Thuroff JW, Abram P, Andersson KE, Artibani W, Chapple CR, Drake MJ et al. Guias EAU sobre incontinência urinaria. Actas Urológicas Españolas. 2011;35(7):373-88.
2. Giuliani AC, Broering FE, Pereira PCG. Incontinência urinária no adulto. In: Gusso G, Lopes JM, Dias LC. Tratado de medicina de família e comunidade: princípios, formação e prática. Porto Alegre: Artmed; 2019.

5. [TEMFC 23 – Questão 43] José, de 58 anos de idade, procura sua médica de família, com dificuldade para urinar. Relata que, há cinco dias, apresenta disúria, urgência miccional e dor à ejaculação. Ao toque retal apresenta próstata endurecida, aumentada de volume e dolorosa. Relata três episódios semelhantes nos últimos 4 meses. O medicamento que representa a primeira escolha para o problema do paciente é

a) Doxazosina, por 3 a 6 meses.
b) Finasterida, por 6 meses a 1 ano.
c) Ciprofloxacino, por 2 a 6 semanas.
d) Sulfametoxazol/trimetoprima, por 4 a 12 semanas.

Alternativa correta: d

A prostatite crônica bacteriana é uma causa comum de infecção do trato urinário em homens. Clinicamente se apresenta como disúria recorrente, dor à ejaculação e ocasionalmente hemospermia. A dor pode irradiar para os testículos, pênis e dorso. Sintomas constitucionais como febre baixa, artralgias e mialgias podem estar presentes. Ao toque retal, a próstata apresenta-se endurecida, dolorosa e frequentemente com aumento de volume. O tratamento farmacológico é desafiado pela baixa concentração de antibióticos que penetra na próstata através da membrana lipídica que a reveste. As opções de tratamento de primeira linha são sulfametoxazol/trimetoprima, fluoquinolona ou tetraciclina. A escolha dependerá da disponibilidade da droga e do perfil de resistência bacteriana da região. Tradicionalmente o curso de antibiótico é em torno de seis semanas, contudo deve-se observar a resposta do paciente.

Referência

1. Kolling MG. Retenção urinária, encurtamento do jato e problemas prostáticos. In: Gusso G, Lopes JM, Dias LC. Tratado de medicina de família e comunidade: princípios, formação e prática. Porto Alegre: Artmed; 2019.

Assista ao vídeo 3, disponível neste QR code ou no *link* https://www.youtube.com/watch?v=8hSsXlxAOm4, e, em seguida, responda às questões 6 e 7.

6. [TEMFC 24 – Questão 12] Em relação à conduta do médico, sobre o manejo da dor aguda do cálculo renal da Senhora Olinda, é uma conduta recomendável

a) prescrição de hidratação intravenosa.
b) prescrição de anti-inflamatório não esteroide.
c) prescrição de hioscina.
d) encaminhamento para um pronto-atendimento.

Alternativa correta: b

A cólica renal descomplicada sem bacteriúria deve ser manejada primordialmente com analgesia. O ultrassom de vias urinárias é recomendado, apesar da falta de evidências. A dipirona e os anti-inflamatórios não esteroidais (AINEs) têm eficácia superior a outras opções de analgesia e apresentam menos efeitos adversos. Estudos preliminares indicam que a metoclopramida alivia os sintomas da cólica renal. Hioscina, desmopressina e floroglucinol têm pouca eficácia. Cálculos maiores do que 10 mm têm uma probabilidade de 9% de serem expelidos espontaneamente. Em caso de falha na conduta conservadora com eliminação espontânea dentro do período de seis semanas, o referenciamento ao urologista para remoção ativa do cálculo deve ser considerado.

Referências

1. Edwards JE, Meseguer F, Faura C, Moore RA, McQuay HJ. Single dose dipyrone for acute renal colic pain. Cochrane Database Syst Ver. 2002;(4):CD003867.
2. Muller TF, Naesh O, Svare E, Jensen A, Glyngdal P. Metoclopramide (primperan) in treatment of ureterolithiase. A prospective double blind study of metoclopramide compared with morphatropine on ureteral colic. Urol. Int. 1990;45(2):112-3
3. Fontanelle LF. Cólica renal. In: Gusso G, Lopes JM, Dias LC. Tratado de medicina de família e comunidade: princípios, formação e prática. Porto Alegre: Artmed; 2019.

7. [TEMFC 24 – Questão 13] Em relação à conduta terapêutica recomendada para casa pelo médico, após a melhora da dor, assinale a alternativa correta.

a) Está correta a prescrição de codeína associada ao ibuprofeno para alívio da dor.
b) Está correta a recomendação de evitar refrigerante e hiper-hidratação como tratamento profilático.
c) Está correta a recomendação de que não é preciso encaminhamento ao urologista.
d) A conduta não foi correta porque o médico deveria ter solicitado uma urografia excretora.

Alternativa correta: **b**

Os opiáceos têm menor eficácia que os anti-inflamatórios não esteroidais na analgesia da cólica renal e apresentam mais efeitos adversos. Na terapia expulsiva, os bloqueadores alfa-adrenérgicos são a única classe considerada eficaz, principalmente para cálculos entre 5 e 10 mm. A ingestão hídrica de 2 litros ou mais de água por dia é recomendada, apesar da fraca evidência para a redução da recorrência da cólica renal. Outras medidas que podem ser instituídas ainda que a recomendação tenha baixo nível de evidência são: a redução do consumo de refrigerantes, alimentação rica em fibras vegetais e pobre em sódio, manutenção de peso adequado, prática de atividade física e limitação do estresse.

Referências

1. Turk C, Knoll T, Petrik A, Sarica K, Seitz C, Straub M, Traxer O. Guidelines on urolithiasis. Barcelona: European Association of Urology; 2010.
2. Fontanelle LF. Cólica renal. In: Gusso G, Lopes JM, Dias LC. Tratado de medicina de família e comunidade: princípios, formação e prática. Porto Alegre: Artmed; 2019.

Assista ao vídeo 6, disponível neste QR code ou no *link* https://www.youtube.com/watch?v=E-sNHUSCnWc, e, em seguida, responda à questão 8.

8. [TEMFC 24 – Questão 29] Assinale a alternativa em que a conduta médica e sua justificativa em relação ao caso estão corretas.

a) Não é necessário solicitar urocultura e antibiograma, pois a ocorrência de disúria e urina fétida tem valor preditivo positivo de 90% e pode-se iniciar tratamento empírico.
b) Solicitar, inicialmente, urocultura e investigação urológica para avaliar obstrução prostática do trato urinário para adiantar o diagnóstico e tratamento.
c) Solicitar urocultura e antibiograma e, se positivo, tratar com antibioticoterapia por três dias, pois esse período é suficiente e tem menos efeitos adversos que períodos mais longos.
d) Se urocultura positiva, solicitar radiografia simples de abdome e ecografia de aparelho urinário porque a maioria das infecções urinárias em homens é complicada.

Alternativa correta: d

Infecção do trato urinário em homens acima de 50 anos, em geral, decorre de múltiplos fatores, como prostatite e obstrução uretral por hiperplasia prostática. Em homens com sinais clínicos de ITU, a urocultura sempre deve ser solicitada para confirmação diagnóstica e direcionamento da terapia antimicrobiana. Diferentemente da cistite não complicada em mulheres não grávidas, o tratamento da ITU em homens (habitualmente consideradas cistites complicadas) deve ser prescrito com duração mínima de sete dias. Com o resultado positivo na urocultura, deve-se dar sequência à investigação considerando as possíveis causas de cistite em homens. Descartar a possibilidade de obstrução do trato urinário pode ser feito por meio de tomografia computadorizada, ultrassonografia de vias urinárias ou cintilografia renal.

Referências

1. Badem MS, Hawboldt J, Brooks A. Management of complicated urinary tract infections in the era of antimicrobial resistance. Postgrad Med. 2010;122(6):7-15.
2. Klafke A. Infecção do trato urinário em adultos. In: Gusso G, Lopes JM, Dias LC. Tratado de medicina de família e comunidade: princípios, formação e prática. Porto Alegre: Artmed; 2019.

38

CUIDADOS PALIATIVOS

Caroline Rebicki

1. [TEMFC 18 – Questão 56] Você realiza uma visita domiciliar para o Sr. Luiz, que é seu paciente há três anos. Ele tem 74 anos e há um ano sofre de câncer de pulmão metastático, cujas possibilidades terapêuticas foram esgotadas há três meses. Ele encontra-se em casa, restrito ao leito em virtude da caquexia, com baixa ingesta hídrica, mas usando fraldas descartáveis e urinando normalmente. Está sem defecar regularmente há alguns dias. Sua prescrição inclui metoclopramida 10 mg 8/8 horas, codeína+paracetamol 30+500 mg 8/8 horas, omeprazol 40 mg pela manhã em jejum e clonazepam 2 mg às 22 horas. Está consciente, e ao ser perguntado sobre como você pode ajudá-lo, responde que a dor está bem controlada, mas as náuseas persistem e a barriga está muito inchada por não defecar e isso o tem incomodado bastante, especialmente porque tem a sensação de que há ocupação retal mesmo após defecar. Assinale a alternativa que apresenta a melhor medida a ser tomada, considerando o desejo do seu paciente e seu manejo atual.

a) Suspender a codeína+paracetamol e iniciar metadona.
b) Manter a codeína+paracetamol e introduzir o óleo mineral.
c) Suspender a codeína+paracetamol e prescrever naltrexona.
d) Manter a codeína+paracetamol e realizar toque retal para investigar a presença de fecaloma.
e) Suspender a codeína+paracetamol e iniciar bisacodil.

Alternativa correta: d

Nota do editor: Os endereços eletrônicos indicados nas referências deste capítulo foram acessados em 10 maio 2021.

Dadas a frequência do uso de opioides, dieta precária e inatividade física, a constipação intestinal é um problema comum em pacientes terminais acamados. O exame físico, incluindo o exame anorretal, pode revelar a presença de alterações que requeiram cuidados específicos, como a presença de fecaloma. Nesse caso o paciente refere boa analgesia com a combinação de codeína e paracetamol. Manter o paciente sem dor é prioritário nesse caso. Na ausência de fecaloma, orientar a dieta com aumento da ingesta hídrica, e alimentos ricos em fibras seria a primeira escolha. Em seguida, a classe de agentes com melhor eficácia são os laxantes osmóticos, apesar de comumente produzirem flatulência e distensão abdominal. Emolientes como o óleo mineral devem ser usados com cautela em idosos pelo risco de pneumonia aspirativa e diminuição da absorção de vitaminas lipossolúveis. Estimulantes como o bisacodil devem ser reservados para o caso de falha na resposta às mudanças dietéticas e às demais classes de medicamentos laxativos.

Referências

1. American College of Gastroenterology. Chronic constipation task force. An evidence-based approach to the management of chronic constipation in North America. Am J Gastroenterol. 2005;100 Suppl 1:S1-4.
2. Bruning GE, Rosa Filho LA. Constipação. In: Gusso G, Lopes JM, Dias LC. Tratado de medicina de família e comunidade: princípios, formação e prática. Porto Alegre: Artmed; 2019.
3. Institute for Clinical Systems Improvement. Palliative Care 6th ed. ICSI 2020. Disponível em: https://www.icsi.org/guideline/palliative-care/.
4. Santos CE, Teixeira FM, Mattos LF. Cuidados paliativos na atenção primária à saúde. In: Gusso G, Lopes JM, Dias, LC. Tratado de medicina de família e comunidade: princípios, formação e prática. Porto Alegre: Artmed; 2019.

2. [TEMFC 19 – Questão 7] Ingrid, de 82 anos, é sua paciente há mais de 15 anos. Há alguns meses foi diagnosticada com câncer de cólon em estádio IVb, com metástases no fígado e no peritônio. Ela é viúva, mora sozinha, mas conta com o apoio de duas filhas, genros e netos que moram próximos. No processo de diagnóstico, dos exames e da cirurgia para colostomia, Ingrid passou pelos estágios de enfrentamento da morte e parece agora contemplar o fim com certa tranquilidade. Na última consulta ela lhe pede, "Dr., quero morrer em casa, não gostaria de sofrer muito e quero que me ajude!". Em relação aos cuidados paliativos na Atenção Primária à Saúde(APS), assinale a afirmativa correta.

a) O papel da APS é o de prestar cuidados paliativos somente aos pacientes acamados por meio de visitas domiciliares.
b) As equipes de cuidados paliativos dos serviços hospitalares devem atuar de forma independente da APS.

c) Os cuidados paliativos e o manejo da dor, como o uso da morfina, são competência do médico de família e comunidade (MFC) e devem ser incorporados à APS.
d) A equipe da APS deve conversar abertamente sobre a morte com os familiares e evitar esse tema com a paciente.
e) A espiritualidade dos pacientes no final da vida é um tema complexo, inadequado para ser manejado em um ambiente de baixa complexidade como a APS.

Alternativa correta: c

Apesar de ter surgido da demanda da vivência com câncer em estágio avançado, atualmente os cuidados paliativos fazem parte do escopo de atuação da Atenção Primária à Saúde (APS), aplicável a todas as pessoas com doença crônica e seus familiares que vivenciam a terminalidade. Nesse escopo, destaca-se o manejo da dor crônica e dos efeitos indesejados do tratamento, as alterações do sono e do humor, a dieta e ingesta hídrica, cuidados com as sondas, saúde espiritual, aspectos sociais, discutir preferências do paciente para esse momento da sua vida e a acolhida das apreensões e dúvidas dos cuidadores e familiares. Idealmente as equipes de cuidados paliativos dos serviços hospitalares devem atuar colaborativamente com as equipes de APS, melhorando o resultado do cuidado. Em uma relação terapêutica, a comunicação clara e sensível é fundamental. Evitar o assunto da morte iminente com a pessoa terminalmente doente pode promover perda da confiança, distanciamento e isolamento, sentimento de desespero e de desânimo.

Referências

1. Santos CE, Teixeira FM, Mattos LF. Cuidados paliativos na atenção primária à saúde. In: Gusso G, Lopes JM, Dias LC. Tratado de medicina de família e comunidade: princípios, formação e prática. Porto Alegre: Artmed; 2019.
2. Queiroz O, Queiroz AHAB. Morte e luto na atenção primária à saúde. In: Gusso G, Lopes JM, Dias LC. Tratado de medicina de família e comunidade: princípios, formação e prática. Porto Alegre: Artmed; 2019.
3. Institute for Clinical Systems Improvement. Palliative Care 6th ed. ICSI 2020. Disponível em: https://www.icsi.org/guideline/palliative-care/.

Leia o caso a seguir para responder às questões 3 e 4.

Maria, 75 anos, iniciou com quadro de Alzheimer há aproximadamente dez anos. Há um ano está acamada, não se comunica (gemente) e não controla os esfíncteres (usa fraldas). Gilda, a filha, é a principal cuidadora e orgulha-se de nesses anos todos ter conseguido cuidar da mãe sem que desenvolvesse escaras, sem necessitar de internação por alguma infecção pulmonar ou urinária e conseguindo manter a alimentação pela boca. Agora, durante a visita domiciliar, apresenta-se angustiada, acha que a mãe está muito emagrecida e pergunta se não deveria se alimentar por sonda.

3. [TEMFC 20 – Questão 56] Em relação à nutrição da paciente e às vias de administração, assinale a alternativa correta.

a) Deverá ser dada preferência para terapia nutricional via intravenosa nesse caso, tendo em vista o quadro da paciente.
b) A gastrostomia poderia ser indicada se o suporte nutricional fosse por um tempo curto e determinado.
c) Mesmo com demência grave deve-se negociar com o cuidador a via oral, com medidas comportamentais, como respeitar o seu ritmo de ingestão.
d) A nutrição e hidratação artificiais são indicadas para o caso, pois têm a vantagem de oferecer poucos riscos, como infecções.
e) Nesse caso deve-se evitar a distanásia, ou seja, o ideal é fazer todas as intervenções médicas necessárias para que o quadro não progrida.

Alternativa correta: c

Pessoas vivenciando a terminalidade frequentemente apresentam anorexia e muitos diminuem gradativamente a aceitação de alimentos e líquidos, contribuindo com a perda de peso. A Sociedade Americana de Geriatria contraindica nutrição líquida artificial em pessoas com doença demencial avançada por não apresentar benefícios e aumentar a ocorrência de efeitos adversos como náusea, vômitos, diarreia, aspiração de secreções, dentre outras. Insistir na dieta oral ainda que em pequenas quantidades, respeitando o apetite do paciente, é a conduta mais adequada neste caso. Pelo profundo significado cultural para pacientes, familiares e para a equipe assistencial, as decisões sobre alimentação e hidratação artificial não pertencem simplesmente à equipe de profissionais de saúde. Deve-se buscar entender as percepções dos pacientes, familiares e cuidadores e ajudá-los a tomar uma decisão informada.

Referências

1. Rabow MW, Pantilat SZ, Steiger S, Naidu RK. Palliative care & pain management. In: Papadakis MA, McPhee SJ. 2019 Current Medical Diagnosis & Treatment. San Fancisco: McGrawHill; 2019.
2. Carvalho RT, Taquemori LY. Nutrição em cuidados paliativos. In: Carvalho RT, Parsons HA. Manual de cuidados paliativos ANCP. 2ª ed. ANCP; 2012. p. 483-499.

3. Lichtenfels P, Santos MHS, Silva RM. Cuidados paliativos In: In: Duncan BB, Schmidt MI, Giugliani ERJ, Duncan MS, Giugliani C. Medicina ambulatorial: condutas de atenção primária baseadas em evidências. 4ª ed. Porto Alegre: Artmed; 2013.
4. Institute for Clinical Systems Improvement. Palliative Care 6th ed. ICSI 2020. Disponível em: https://www.icsi.org/guideline/palliative-care/.
5. Santos CE, Teixeira FM, Mattos LF. Cuidados paliativos na atenção primária à saúde. In: Gusso G, Lopes JM, Dias LC. Tratado de medicina de família e comunidade: princípios, formação e prática. Porto Alegre: Artmed; 2019.

4. [TEMFC 20 – Questão 57] Com relação ao que pode ter contribuído para que Maria não desenvolvesse escaras (úlceras de decúbito), assinale a alternativa correta.

a) Utilização de um colchão piramidal.
b) Mudança de decúbito de 8 em 8 horas.
c) Baixo peso e subnutrição, o que diminui a pressão nas áreas críticas.
d) Pouco tempo (um ano de restrição ao leito).

Alternativa correta: a

Em pacientes acamados, as principais ações preventivas para evitar o surgimento de úlceras de pressão são a mudança de posição a cada 2 horas e o alívio da pressão sobre proeminências ósseas por meio de utilização de almofadas ou colchões que distribuam o peso, tal como os colchões piramidais. Vestir roupas confortáveis, manter a pele limpa, hidratada e seca também contribuem para evitar a formação de úlceras.

Referências

1. Qaseem A, Mir TP, Starkey M, Denberg TD. Risk Assessment and Prevention of Pressure Ulcers: A Clinical Practice Guideline from the American College of Physicians for the Clinical Guidelines Committee of the American College of Physicians, 2015.
2. Lichtenfels P, Santos MHS, Silva RM. Cuidados paliativos. In: Duncan BB, Schmidt MI, Giugliani ERJ, Duncan MS, Giugliani C. Medicina ambulatorial: condutas de atenção primária baseadas em evidências. 4ª ed. Porto Alegre: Artmed; 2013.
3. Institute for Clinical Systems Improvement. Palliative Care 6th ed. ICSI 2020. Disponível em: https://www.icsi.org/guideline/palliative-care/.
4. Santos CE, Teixeira FM, Mattos LF. Cuidados paliativos na atenção primária à saúde. In: Gusso G, Lopes JM, Dias LC. Tratado de medicina de família e comunidade: princípios, formação e prática. Porto Alegre: Artmed; 2019.

5. [TEMFC 21 – Questão 57] Geovana, médica de família do Centro de Saúde Lagoa Branca, é chamada para realizar visita domiciliar a Dona Maria, de 58 anos, restrita ao leito em virtude de hemiplegia à direita, sequela de um acidente vascular encefálico há dez anos. Dona Maria é portadora de fibrilação atrial, fazendo uso de varfarina. Sua cuidadora, Bárbara, solicitou a visita por ter notado uma ferida no calcanhar direito de Dona Maria. Durante o exame físico, Geovana nota uma úlcera de mais ou menos 3 cm de diâmetro em calcâneo, recoberta com crosta enegrecida. A alternativa mais indicada para o manejo desta lesão, seria

a) orientar curativos diários com ácidos graxos essenciais.
b) prescrever cefalexina 500 mg, de 6 em 6h, por sete dias.
c) indicar papaína 10% para aplicar nos curativos diários.
d) combinar retorno para debridamento cirúrgico no domicílio.

Alternativa correta: c

A cobertura mais indicada para feridas com tecido desvitalizado, necrótico, como a descrita no caso, em que não há urgência para o desbridamento (celulite infectada, *sepsis*, crepitação ou flutuação no tecido adjacente) e há contraindicação de debridamento cirúrgico (terapia de anticoagulação), é a papaína a 10%. Essa cobertura promove o desbridamento enzimático, acelera o processo cicatricial, promovendo a granulação e a epitelização da ferida. As coberturas com ácidos graxos essenciais agem mais lentamente, com debridamento autolítico.

Referências

1. Brasil. Ministério da Saúde. Secretaria de Políticas de Saúde. Departamento de Atenção Básica. Manual de condutas para úlceras neurotróficas e traumáticas. Brasília: Ministério da Saúde; 2002. Disponível em: http://bvsms.saude.gov.br/bvs/publicacoes/manual_feridas_final.pdf.
2. Lichtenfels P, Santos MHS, Silva RM. Cuidados paliativos. In: Duncan BB, Schmidt MI, Giugliani ERJ, Duncan MS, Giugliani C. Medicina ambulatorial: condutas de atenção primária baseadas em evidências. 4ª ed. Porto Alegre: Artmed; 2013.
3. Institute for Clinical Systems Improvement. Palliative Care 6th ed. ICSI 2020. Disponível em: https://www.icsi.org/guideline/palliative-care/.
4. Santos CE, Teixeira FM, Mattos LF. Cuidados paliativos na atenção primária à saúde. In: Gusso G, Lopes JM, Dias LC. Tratado de medicina de família e comunidade: princípios, formação e prática. Porto Alegre: Artmed; 2019.

6. [TEMFC 22 – Questão 79] Lourdes, 60 anos, é a cuidadora de seu marido, João, 77 anos, que está em acompanhamento por doença de Alzheimer em estágio avançado. Na visita domiciliar, Henrique, médico de família, lembra de alguns aspectos importantes que envolvem a função do cuidador. Assinale a alternativa que apresenta a característica comumente percebida nos cuidadores/processo de cuidar.

a) O cuidador costuma ter baixa autoestima, realizar o cuidado por culpa ou necessidade de reparar algo do passado e ter poucos objetivos de vida.
b) O paciente escolhe o cuidador, sendo este a pessoa que tem mais experiência em cuidar de doentes e com algum poder decisório na família.
c) Quando o paciente tem uma doença crônica, o cuidador se sobrecarrega porque ele afasta os outros membros da família, monopolizando o cuidado.
d) Quando o cuidador é do sexo feminino, ele cuida de sua própria saúde por saber que se ele não estiver bem, a pessoa que precisa de cuidados sofre mais.

Alternativa correta: a

O ato de cuidar de pessoa enferma é complexo. O momento de adaptação da família à debilidade da doença (aqui se deve entender "família" em sua definição mais ampla, incluindo pessoas com laços afetivos, membros da comunidade etc.) é permeado de incertezas. Raramente o paciente escolhe o cuidador. O processo pelo qual uma pessoa se torna o cuidador designado de um enfermo é variado, mas observa-se a tendência daquelas pessoas do convívio que se apresentam com poucos objetivos de vida e que nutrem um sentimento de piedade ou compensação por aquilo que julgam ser falhas no seu relacionamento antes do estabelecimento da doença ou situação que levou à necessidade do cuidado. Nem sempre há uma divisão das responsabilidades de maneira equilibrada entre os membros da família. Em geral os cuidados ficam sob a reponsabilidade de uma única pessoa, que com o tempo tende a se distanciar dos outros familiares e conseguir menos apoio. A intensidade física e emocional que a relação cuidador-pessoa enferma demanda frequentemente sobrecarrega o cuidador. É comum observar piora da qualidade de vida do cuidador, negligência com cuidados da própria saúde e falta de atividades de lazer.

Referências

1. Brasil. Ministério da Saúde. Secretaria de Atenção à Saúde. Secretaria de Gestão do Trabalho e da Educação na Saúde. Guia prático do cuidador. Brasília: Ministério da Saúde; 2008. Disponível em: http://bvsms.saude.gov.br/bvs/publicacoes/guia_pratico_cuidador.pdf.
2. Mahmud SJ, Mano MAM, Lopes JMC, Savassi LCM. Abordagem comunitária: cuidados domiciliar. In: Gusso G, Lopes JM, Dias LC. Tratado de medicina de família e comunidade: princípios, formação e prática. Porto Alegre: Artmed; 2019.
3. Lichtenfels P, Santos MHS, Silva RM. Cuidados paliativos. In: Duncan BB, Schmidt MI, Giugliani ERJ, Duncan MS, Giugliani C. Medicina ambulatorial: condutas de atenção primária baseadas em evidências. 4ª ed. Porto Alegre: Artmed; 2013.

4. Institute for Clinical Systems Improvement. Palliative Care 6th ed. ICSI 2020. Disponível em: https://www.icsi.org/guideline/palliative-care/.
5. Santos CE, Teixeira FM, Mattos LF. Cuidados paliativos na atenção primária à saúde. In: Gusso G, Lopes JM, Dias LC. Tratado de medicina de família e comunidade: princípios, formação e prática. Porto Alegre: Artmed; 2019.

7. [TEMFC 23 - Questão 68] Um médico de família foi chamado para uma visita domiciliar a uma paciente com 63 anos, com história prévia de câncer de ovário com metástases disseminadas. Tinha recebido alta do serviço de oncologia no qual era acompanhada, sendo orientada que não haveria mais perspectiva de vida. No momento da consulta a paciente estava deitada na cama, queixando-se de falta de ar. Negava tosse ou febre, mantém-se consciente e orientada no momento. Ao exame: acianótica, afebril, hipocorada (2+/4+), sem turgência jugular, FR = 30 irpm, murmúrio vesicular universal, saturação de O2 = 90%, PA = 120x80 mmHg, FC = 90 bpm, bulhas normofonéticas, sem sopros, ritmo cardíaco regular. Assinale a alternativa que apresenta a conduta farmacológica mais indicada nesta situação.

a) Morfina 5 mg, de 4 em 4h.
b) Furosemida 40 mg, pela manhã.
c) Levofloxacina 500 mg por dia, por dez dias.
d) Nebulização com beta-agonista de 6 em 6h, por cinco dias.

Alternativa correta: a

A dispneia é uma queixa frequente em doentes terminais, mesmo quando não há acometimento do aparelho respiratório por doença pulmonar. Os opioides por via oral ou parenteral são medicações de uso aprovado em controle de sintomas respiratórios. Na dispneia leve em pacientes terminais está indicada a codeína 30 mg a cada 4 horas. Na dispneia grave, indica-se a morfina por via oral na dose de 5 mg a cada 4 horas.

Referências

1. Carvalho RT. Dispneia, tosse e hipersecreção de vias aéreas. In: Carvalho RT, Parsons HÁ. Manual de cuidados paliativos ANCP. 2ª ed. ANCP; 2012.
2. Albert RH. End-of-life care: Managing common symptoms. Am Fam Physician. 2017 Mar 15;95(6):356-361. Disponível em inglês em: https://www.aafp.org/afp/2017/0315/p356.html.
3. Lichtenfels P, Santos MHS, Silva RM. Cuidados paliativos. In: Duncan BB, Schmidt MI, Giugliani ERJ, Duncan MS, Giugliani C. Medicina ambulatorial: condutas de atenção primária baseadas em evidências. 4ª ed. Porto Alegre: Artmed; 2013.
4. Institute for Clinical Systems Improvement. Palliative Care 6th ed. ICSI 2020. Disponível em: https://www.icsi.org/guideline/palliative-care/.

5. Santos CE, Teixeira FM, Mattos LF. Cuidados paliativos na atenção primária à saúde. In: Gusso G, Lopes JM, Dias LC. Tratado de medicina de família e comunidade: princípios, formação e prática. Porto Alegre: Artmed; 2019.

8. [TEMFC 24 – Questão 73] O Senhor Ernesto, 67 anos, vem sendo acompanhado pela equipe de saúde da família por causa de um glioblastoma. Realizou cirurgia e radioterapia, mas teve recidiva do tumor, que não tem mais perspectiva de cura de acordo com avaliação da oncologia e da neurocirurgia. Apresenta hemiparesia direita, disfasia, alteração na marcha e encontra-se acamado. Está em uso de morfina 5 mg a cada 6 horas. Vinha aceitando a alimentação, apesar de ter perdido cerca de 20% do seu peso. Tinha diurese e evacuação mantidas, mas em uso de fralda geriátrica. Em conversa prévia com ele e a família, ambos manifestaram o desejo de ele permanecer em casa e não ir mais para o hospital. O médico e a enfermeira da equipe foram realizar uma visita domiciliar, pois a família disse que ele começou a ficar sonolento, apesar de responder a estímulos verbais, e está um pouco confuso (Glasgow 13). Queixa-se de piora na cefaleia e está apresentando vômitos em jato e se alimentando menos, mas ainda aceita alimentação via oral. Além de considerar o aumento na dose de morfina, assinale a alternativa que apresenta a melhor conduta para controle dos sintomas.

a) Dimenidrinato 100 mg a cada 8 horas.
b) Ondansetrona 8 mg a cada 8 horas.
c) Dexametasona 4 mg a cada 8 horas.
d) Metoclopramida 10 mg a cada 8 horas.

Alternativa correta: c

Os sintomas de cefaleia, vômitos em jato e rebaixamento do nível de consciência sugerem aumento da pressão intracraniana (PIC). A elevação da pressão intracraniana, quando secundária a tumores de sistema nervoso central, pode ser controlada com corticosteroides. Dexametasona se mostrou eficiente em reduzir a PIC e consequentemente diminuir os sintomas associados.

Referências

1. Albert RH. End-of-life care: Managing common symptoms. Am Fam Physician. 2017 Mar 15;95(6):356-361. Disponível em inglês em: https://www.aafp.org/afp/2017/0315/p356.html.
2. Lichtenfels P, Santos MHS, Silva RM. Cuidados paliativos. In: Duncan BB, Schmidt MI, Giugliani ERJ, Duncan MS, Giugliani C. Medicina ambulatorial: condutas de atenção primária baseadas em evidências. 4ª ed. Porto Alegre: Artmed; 2013.

3. Institute for Clinical Systems Improvement. Palliative Care 6th ed. ICSI 2020. Disponível em: https://www.icsi.org/guideline/palliative-care/.
4. Santos CE, Teixeira FM, Mattos LF. Cuidados paliativos na atenção primária à saúde. In: Gusso G, Lopes JM, Dias LC. Tratado de medicina de família e comunidade: princípios, formação e prática. Porto Alegre: Artmed; 2019.

39

ABORDAGEM À SAÚDE DO IDOSO

Caroline Rebicki

1. [TEMFC 18 – Questão 70] Sobre a avaliação multidimensional do idoso, é correto afirmar que

a) a escala de depressão geriátrica deve ser aplicada a idosos que respondem "sim" à pergunta: "Você se sente triste ou desanimado frequentemente?".
b) a função dos membros superiores está preservada se o paciente consegue tocar a cabeça com ambas as mãos.
c) o teste do sussurro positivo é indicação de solicitação de audiometria pelo médico.
d) a habilidade de fazer cálculos é o melhor teste para rastreamento de alterações na função cognitiva.
e) o teste de Snellen deve ser aplicado para rastreamento de problemas na acuidade visual de todos os idosos.

Alternativa correta: a

A pergunta "Você se sente triste ou desanimado frequentemente?", com ênfase na palavra *frequentemente*, se mostrou capaz de detectar a maioria dos pacientes deprimidos. Pacientes que responderem positivamente a essa pergunta devem ser testados com a escala de depressão geriátrica. A avaliação da função dos membros superiores inclui a avaliação estática e em dinâmica, proximal e distal da força, coordenação e amplitude de movimentos. A preensão manual (aperto do dinamômetro) é uma avaliação sensível para fragilidade. Além dessa manobra, avalia-se também a capacidade de pegar/segurar

Nota do editor: Os endereços eletrônicos indicados nas referências deste capítulo foram acessados em 10 maio 2021.

objetos e amplitude do movimento com a capacidade de o paciente tocar nuca com ambas as mãos. O teste do sussurro (*Whisper*) positivo é indicação de necessidade de examinar o conduto auditivo da pessoa idosa para afastar a possibilidade de cerume. Apenas após verificar ausência de rolha de cerume justifica-se a solicitação de audiometria pelo médico. A habilidade de fazer cálculos não é o melhor teste para rastreamento de alterações na função cognitiva, já que essa habilidade pode ser prejudicada pelo nível de alfabetização da pessoa. Nesses casos, o teste da memória recente no qual se pede para a pessoa repetir o nome de três objetos imediatamente e novamente após 3 minutos será o teste de escolha. O teste com o cartão de Snellen (ou alternativamente o cartão de Jaeger) deve ser aplicado para rastreamento de problemas na acuidade visual daqueles idosos que responderem afirmativamente à pergunta sobre a existência de dificuldade para ler, assistir TV, dirigir ou desenvolver suas atividades rotineiras em decorrência da falta de visão.

Referências

1. Lemos CP, Sirena SA. Saúde do idoso. In: Gusso G, Lopes JM, Dias LC. Tratado de medicina de família e comunidade: princípios, formação e prática. Porto Alegre: Artmed; 2019.
2. Elsawy B, Higgins KE. The geriatric assessment. Am Fam Physician. 2011 Jan 1;83(1):48-56. PMID: 21888128. Disponível em: https://pubmed.ncbi.nlm.nih.gov/21888128/.
3. Amaral CA, Amaral TLM, Monteiro GTR, Vasconcellos MTL, Portela MC. Hand grip strength: Reference values for adults and elderly people of Rio Branco, Acre, Brazil. PLoS One. 2019;14(1):e0211452. Published 2019 Jan 31. doi:10.1371/journal.pone.0211452 Disponível em https://www.ncbi.nlm.nih.gov/pmc/articles/PMC6354998/.

2. [TEMFC 19 – Questão 29] Sr. Geraldo tem 88 anos de idade, é aposentado, viúvo há cinco anos e atualmente vive na casa de uma das filhas. Apresenta hipertensão arterial, bem controlada com o uso de medicações. Nessa ocasião vem à consulta queixando-se de que há alguns dias tem sentido "fraqueza". Ao exame você identifica que ele não perdeu peso em relação aos registros dos últimos anos, mantém a pressão arterial controlada, está corado, hidratado e afebril. Qual a conduta?

a) Diante de um sintoma vago como a fraqueza, deve ser solicitada propedêutica complementar nesse momento para uma melhor elucidação do diagnóstico.
b) Não há necessidade de propedêutica complementar no momento, uma vez que o paciente se encontra bem clinicamente.
c) A fraqueza deve ser interpretada como depressão unipolar, secundária às circunstâncias sociais do paciente. Logo, exames complementares não devem ser solicitados.

d) O médico deveria suspender imediatamente os medicamentos anti-hipertensivos, pois o sintoma muito provavelmente decorre de efeitos colaterais da medicação.
e) A demência deve ser relacionada como uma das possíveis causas da queixa do paciente, devendo ser solicitados exames que descartem as causas tratáveis dessa patologia.

Alternativa correta: b

Queixas vagas ou inespecíficas com quadro clínico estável inspiram observação e acompanhamento, não necessariamente investigação com propedêutica complementar. Realizar a escuta e exame físico atentos, solicitar ao paciente seus sentimentos e ideias sobre a causa de um sintoma aparentemente vago e conversar com o paciente sobre os demais aspectos da sua vida, do que ele considera como seus objetivos ou expectativas em sua saúde, pode ajudar a esclarecer essa experiência de adoecimento e dar oportunidade para o paciente explorar o real motivo da queixa. Quando o paciente sente que o médico está ao seu lado, ainda que a sensação de adoecimento não tenha sido completamente esclarecida e que ele (o paciente) participa ativamente da tomada de decisões sobre sua saúde, as queixas mal definidas tendem a diminuir e a satisfação com a saúde aumenta.

Referências

1. Lopes JMC, Dias LC. Consulta e abordagem centrada na pessoa. In: Gusso G, Lopes JM, Dias, LC. Tratado de medicina de família e comunidade: princípios, formação e prática. Porto Alegre: Artmed; 2019.
2. Umpierre R, Engel L. Tomando decisões compartilhadas: colocando a pessoa no centro do cuidado. In: Gusso G, Lopes JM, Dias LC. Tratado de medicina de família e comunidade: princípios, formação e prática. Porto Alegre: Artmed; 2019.

3. [TEMFC 19 – Questão 57] Francisco, titulado médico de família e comunidade (MFC) há dois anos, começou a trabalhar na unidade de Estratégia Saúde da Família (ESF) Alto da Cachoeira, região suburbana de Belo Horizonte. Em sua primeira semana de trabalho, Francisco foi procurado na Unidade pela enfermeira da equipe do PAD (Programa de Atenção Domiciliar) de um hospital universitário para discutir o caso do seu Agenor, 58 anos, pedreiro, com hemiparesia à esquerda após um AVC isquêmico sofrido há um ano e meio. Internado por cinco dias nesse hospital universitário em virtude de uma pneumonia lobar direita e infecção de úlcera de estase em perna direita, seu Agenor teve alta hoje e foi trazido à unidade em ambulância de suporte básico. Conforme revisão em prontuário, na lista de problemas de Agenor constam DPOC, uso crônico de corticosteroides sistêmicos, hipertensão arterial e varizes. Na internação, dentre outras coisas, recebeu levofloxacino 500mg EV ao dia por quatro dias e na prescrição de alta levofloxacino por via oral para conclusão do tratamento em domicílio por mais três dias, além de sugestão de curativo com AGE (ácidos graxos essenciais). Na avaliação conjunta de Francisco com a enfermeira do PAD, Agenor encontra-se com uma leve dispneia, hidratado, lúcido, orientado e consciente, PA 130x80, com saturação de O2 95% em ar ambiente, ausculta pulmonar com sibilos discretos, mais audíveis à direita. Apresenta curativo úmido em perna direita, com odor fétido, e ao ser removido se verifica úlcera perimaleolar medial, extensa, superficial, com dermoesclerose perilesional, exsudato amarelado escasso e fétido e tecido vermelho vivo em todo o fundo da úlcera, além de pulso pedioso palpável com dificuldade e eritema em região sacral. Nessa avaliação estava presente a filha do seu Agenor, Daniela, que vem cuidando do pai e que refere algumas dúvidas sobre os cuidados gerais com ele. Pensando em uma melhor coordenação do cuidado, qual conduta deve ser adotada por Dr. Francisco?

a) Orientar retorno de seu Agenor ao hospital universitário para nova internação, pela persistência da infecção e pela prevenção de escara sacral.
b) Estabelecer plano de cuidados domiciliares com Daniela e com a equipe de SF, com o apoio da enfermeira do PAD, mantendo levofloxacino por via oral e o curativo com AGE.
c) Sugerir internação domiciliar, com o prolongamento do tempo de uso de levofloxacino para dez dias e curativo diário com papaína a 6%.
d) Fazer contato telefônico com o médico da equipe do PAD antes de seguir com a terapêutica em domicílio, além de encaminhar à equipe Núcleo Ampliado de Saúde da Família (Nasf) referência nos cuidados com seu Agenor.
e) Sugerir internação domiciliar, com a suspensão do uso de levofloxacino e realizar curativo diário com papaína a 10%.

Alternativa correta: b

O paciente encontra-se clinicamente estável, assim, traçar um plano de continuidade dos cuidados com a cuidadora e a equipe da unidade de saúde é ideal. A cobertura com papaína tem indicação no desbridamento de tecido desvitalizado. Na descrição dessa lesão, na qual há úlcera superficial extensa, de origem vascular, tecido de granulação e pouco exsudato, a cobertura com ácidos graxos essenciais (AGE) promoverá o desbridamento autolítico, quimiotaxia de leucócitos e angiogênese. As propriedades dos AGE incluem: manter o meio úmido e acelerar o processo de granulação tecidual, formar uma película protetora hidratante prevenindo escoriações.

Referência

1. Brasil. Ministério da Saúde. Secretaria de Políticas de Saúde. Departamento de Atenção Básica. Manual de condutas para úlceras neurotróficas e traumáticas. Brasília: Ministério da Saúde; 2002. Disponível em: http://bvsms.saude.gov.br/bvs/publicacoes/manual_feridas_final.pdf.

4. [TEMFC 20 – Questão 70] Dona Eduarda, 77 anos, vem à consulta, juntamente com sua filha, Joana, por apresentar quadro de tontura e algumas quedas há 6 meses. Ela descreve que o sintoma aparece quando ela está caminhando e, às vezes, sentada. Nega hipoacusia, zumbidos, disartria ou disfagia. Ao exame físico, PA = 130x70 mmHg, sentada e em pé, ausência de diplopia e ataxia. Exame cardiovascular: ausência de sopros carotídeos, bulhas cardíacas rítmicas e normofonéticas, sem sopros. A causa mais provável da tontura de Dona Eduarda é

a) pré-síncope secundária a um quadro de estenose aórtica.
b) acidente isquêmico transitório, quadro semelhante a uma vestibulopatia aguda.
c) síndrome de Ménière, se Dona Eduarda apresentar plenitude aural associada.
d) o comprometimento da propriocepção e visão, secundários à idade.
e) o uso de betabloqueadores, metildopa ou nifedipina

Alternativa correta: d

O equilíbrio depende do bom funcionamento e integração dos sistemas cerebelar, tronco cerebral e aparelho vestibular, da musculatura esquelética, da propriocepção e dos sentidos de audição e visão. Portanto, pode-se concluir que as causas mais comuns de desequilíbrio e, consequentemente, as quedas, estão fortemente associadas a problemas do envelhecimento. Tontura é um sintoma inespecífico que em geral abrange sensação rotatória (vertigem), sensação de desmaio iminente (pré-síncope), sensação de perda do controle dos movimentos e do equilíbrio e sensação de cabeça vazia (hiperventilação). Informações sobre duração, fatores que deflagram o sintoma e a percepção do paciente sobre o que pode estar associado auxiliam na investigação. Após descartar causas farmacológicas para o problema e na ausência de sintomas constitucionais, auditivos (hipoacusia, zumbidos, sensação de plenitude auricular), hipotensão ortostática, alterações do exame clínico cardiológico ou déficits neurológicos focais, pode-se conduzir o caso de Dona Eduarda de maneira conservadora. Explicar para o paciente e seus familiares sobre as modificações fisiológicas do avançar da idade, com comprometimento da propriocepção, força muscular, reflexos e visão pode suscitar na pessoa idosa e em seus familiares algumas ideias de como adaptar a rotina para prevenir novas quedas e tonturas.

Referência

1. Jantsch AG, Ferreira LVMV, Izolani GV. Tontura e vertigem. In: Gusso G, Lopes JM, Dias, LC. Tratado de medicina de família e comunidade: princípios, formação e prática. Porto Alegre: Artmed; 2019.

5. [TEMFC 21 – Questão 56] Lúcio, residente de Medicina de Família e Comunidade, está acompanhando seu Mário, de 60 anos, por meio de visitas domiciliares. Seu Mário tem um diagnóstico de câncer de próstata avançado, com quadro de dor contínua em todo o hemicorpo esquerdo, secundário a metástases ósseas. Encontra-se restrito ao leito. De acordo com a escala visual numérica, seu Mário classifica sua dor com a nota 6. A forma mais adequada de Lúcio manejar a dor de seu Mário, consiste em

a) administrar dipirona 500 mg, de 4 em 4h, associado a codeína 30 mg, de 4 em 4 horas.
b) iniciar amitriptilina, na dose de 25 mg por dia e aumentar gradativamente, até atingir uma resposta satisfatória.
c) prescrever carbamazepina na dose de 100 mg, de 12 em 12h, aumentando gradualmente, até 400 mg, de 8 em 8h.
d) iniciar morfina 5 mg, de 4 em 4 horas, reavaliando a eficácia da analgesia, após 15 horas.

Alternativa correta: a

Para o manejo da dor crônica moderada em paciente terminal, deve-se considerar a escada analgésica proposta pela Organização Mundial de Saúde. Nessa escala orienta-se tratar a dor moderada com a associação de um fármaco analgésico não opioide a um opiáceo fraco ou outras terapias adjuvantes, caso a resposta ao analgésico isolado não seja satisfatória. A morfina deve ser reservada para os casos em que a dor seja classificada como moderada a intensa. Os anticonvulsivantes têm papel principal no manejo da dor de origem neuropática, mas podem ser usados como adjuvantes. Os antidepressivos tricíclicos também auxiliam no manejo da dor neuropática, mas devem ser utilizados com ressalvas em idosos e cardiopatas por conta de seu efeito anticolinérgico.

Referência

1. Vieira FL, Tavares C. Abordagem da dor crônica. In: Gusso G, Lopes JM, Dias LC. Tratado de medicina de família e comunidade: princípios, formação e prática. Porto Alegre: Artmed; 2019.

6. [TEMFC 21 – Questão 70] Um senhor de 84 anos, médico ativo, atendendo pacientes diariamente, começa a perceber falhas em sua memória nos últimos tempos, o que o está deixando com "medo de ter Alzheimer" *[sic]* e não poder mais trabalhar. Sua esposa confirma o problema. Nega outras queixas, tem grande satisfação com o trabalho e com a família. Em consulta com seu MFC, a abordagem centrada na pessoa levou a um Minimental, com o seguinte resultado:

Orientação: 9 pontos
Registro: 3 pontos
Atenção e cálculo: 5 pontos
Evocação: 2 pontos
Linguagem: 7 pontos
Visuoespacial: 1 ponto

Além de trabalhar os medos revelados pelo paciente, a conduta sugerida pelo MFC deveria ser:

a) proceder com a investigação para comprometimento cognitivo leve.
b) tranquilizar o paciente, pois seu exame foi normal para sua idade.
c) encaminhar ao ambulatório especializado em demências.
d) aplicar escala de depressão geriátrica

Alternativa correta: a

O miniexame do estado mental (MMSE) de Folstein e Tanglos é um teste simples cuja indicação é documentar um *score* para a função cognitiva no acompanhamento longitudinal da pessoa com transtornos que cursam com demência. O ponto de corte do *score* deve ser corrigido para a escolaridade e para a idade do paciente. Há controvérsias na literatura sobre o valor de corte nessa correção. Kochhann et al. determinaram os seguintes valores de corte: 21 para analfabetos (sensibilidade 93%, especificidade 82%); 22 para baixa escolaridade (sensibilidade 87%, especificidade 82%); 23 para média escolaridade (sensibilidade 86%, especificidade 87%); e 24 para alta escolaridade (sensibilidade 81%, especificidade 87%). Para um adulto com mais de oito anos de escolaridade, usando a referência mencionada, o ponto de corte seria 24. Ainda que a literatura produza valores aproximados, 27 estaria acima do corte para escolaridade de mais de 8 anos. Outro instrumento recomendado para avaliar o declínio cognitivo é o Montreal Cognitive Assessment (MoCA). Este foi considerado superior na detecção do declínio cognitivo leve quando comparado ao MMSE demonstrado por Aggarwal e Kean.[4] O MMSE tem baixo valor preditivo-positivo, com elevada frequência de falsos positivos, portanto seu uso no rastreio para declínio cognitivo não é indicado. No caso em questão, não há evidência suficiente para definir um quadro demencial, nem para depressão. Prosseguir com o acompanhamento da queixa observada pelo paciente, suas percepções e sentimentos sobre o problema e com investigação básica para comprometimento cognitivo leve.

Referências

1. Lemos CP, Sirena AS. Saúde do idoso. In: Gusso G, Lopes JM, Dias LC. Tratado de medicina de família e comunidade: princípios, formação e prática. Porto Alegre: Artmed; 2019.
2. Gyuricza JV, Araújo LN, Cezar LTS. Demências. In: Gusso G, Lopes JM, Dias LC. Tratado de medicina de família e comunidade: princípios, formação e prática. Porto Alegre: Artmed; 2019.
3. Kochhann R et al. The mini mental state examination: Review of cutoff points adjusted for schooling in a large Southern Brazilian sample. Dement. neuropsychol. Mar. 2010;4(1):35-41. Disponível em: http://www.scielo.br/scielo.php?script=sci_arttext&pid=S1980-57642010000100035&lng=en&nrm=iso.
4. Aggarwal A, Kean E. Comparison of the folstein mini mental state examination (MMSE) to the montreal cognitive assessment (MoCA) as a cognitive screening tool in an inpatient rehabilitation setting. Neuroscience and Medicine. 2020;1(2):39-42. doi: 10.4236/nm.2010.12006

7. [TEMFC 22 – Questão 47] Lourdes traz sua mãe de 82 anos para consulta médica e conta que ela está muito deprimida, pois não quer dormir nem comer e fica andando pela casa à noite, impedindo a todos de descansarem. Relata que após a morte de seu padrasto, a mãe veio morar em sua casa, contra sua vontade. A idosa fica apática durante a consulta e só responde a questões objetivas dizendo que não tem nenhuma queixa nem problemas de saúde. A melhor conduta para o caso é:

a) discutir o caso com a equipe, demandando do agente comunitário de saúde a investigação da situação em visita domiciliar.
b) evitar fazer perguntas confrontativas à paciente, como "alguém já lhe bateu ou agrediu?" ou "a senhora tem medo de alguém na sua casa?".
c) fazer perguntas de acordo com instrumento validado de rastreamento para situações de violência e vulnerabilidade em idosos.
d) proceder preferencialmente o exame físico e a entrevista da idosa sem a presença da filha no consultório.

Alternativa correta: d

A violência é um fenômeno complexo, multifacetado. Saber identificar e manejar situações de violência e diferenciá-las de outras circunstâncias é parte do escopo de atuação da equipe de atenção primária. É importante que a equipe saiba conduzir suspeitas de violência com ética e humanidade, buscando mediar conflitos construtivamente, respeitando a opinião e vontade do idoso quando lúcido e buscando preservar as relações familiares. Em consulta deve-se observar e ouvir com atenção o idoso e sua família ou cuidador, observando seu relacionamento. Sempre que possível, examinar o idoso com privacidade (para identificar estado de higiene e nutrição, sinais de maus-tratos e criar um momento seguro para o idoso poder expressar sentimentos, opiniões e queixas sem a interferência de quem cuida). Essa prática pode auxiliar na identificação de situação real de violência.

Referência

1. Cataldo Neto A, Azevedo F. Abordagem aos abusos e maus-tratos em idosos. In: Gusso G, Lopes JM, Dias LC. Tratado de medicina de família e comunidade: princípios, formação e prática. Porto Alegre: Artmed; 2019.

8. [TEMFC 23 – Questão 69] Um médico de família realiza visita domiciliar para uma paciente de 72 anos que se encontra acamada após queda no dia anterior. A paciente apresenta sinais de contusão no braço e perna direita, sem sinais de fratura. Relata melhora da dor, pois já estava em uso de paracetamol. História prévia de HAS, DM, ICC e hipotireoidismo. Em uso diário de carvedilol 12,5 mg, furosemida 40 mg, losartana 50 mg, digoxina 0,125 mg, levotiroxina 75 mcg e metformina 1 g. Relata dispneia a médios esforços e três quedas no último ano quando ia ao banheiro à noite. Apresentou exames laboratoriais sem alteração. Assinale a alternativa que apresenta qual deve ser a conduta inicial do médico.

a) Prescrever um andador e iniciar carbonato de cálcio.
b) Suspender furosemida e reduzir dose da metformina.
c) Avaliar risco ambiental e propor medidas de segurança.
d) Solicitar densitometria óssea e iniciar alendronato de sódio.

Alternativa correta: **c**

Idosos são especialmente suscetíveis a quedas. Alterações fisiológicas comuns na idade avançada como diminuição da força muscular, propriocepção e deterioração da visão contribuem para o evento de quedas. Outros fatores que devem ser levados em consideração incluem os efeitos adversos de medicamentos, polifarmácia e a interação medicamentosa, causando desidratação, hipotensão, hipoglicemia, tonturas. A prevenção das quedas e a mudança de estilo de vida (cessar tabagismo, garantir consumo adequado de cálcio, exposição solar regular e atividade física com foco em fortalecimento ósseo, muscular, marcha e equilíbrio) são as medidas mais importantes na prevenção de fraturas. Riscos ambientais para queda incluem: má iluminação, piso escorregadio, objetos de uso diário fora do alcance, calçados inadequados, falta de barras de apoio no banheiro e corrimão em escadas. Uma avaliação do ambiente e a pronta recomendação para os devidos ajustes não devem ser prorrogadas. O relato de três quedas no trajeto do banheiro à noite pode ser associado ao uso do diurético, porém a revisão da medicação não seria a conduta inicial na prevenção de nova queda. A suplementação de carbonato de cálcio para complementar o cálcio da dieta e o uso de dispositivos de assistência como andadores são indicados depois que os riscos ambientais estiverem mapeados e mitigados. Para ilustrar esse princípio, se há um degrau entre a cama e o banheiro dessa idosa, nenhuma outra medida terá maior impacto na prevenção de futuras quedas do que a adequação do ambiente. No enunciado da questão não é possível identificar outros fatores de risco, além da idade e gênero, para osteoporose. Essa paciente se enquadra na recomendação de rastreio para osteoporose por densitometria óssea (mulher com mais de 65 anos, independentemente de fatores de risco).

Referências

1. Franco CAGS, Pereira PCG, Broering FE. Osteoporose. In: Gusso G, Lopes JM, Dias LC. Tratado de medicina de família e comunidade: princípios, formação e prática. Porto Alegre: Artmed; 2019.
2. Moncada LVV, Mire LG. Preventing falls in older persons. Am Fam Physician. 2017 Aug 15;96(4):240-247. PMID: 28925664. Disponível em https://pubmed.ncbi.nlm.nih.gov/28925664/.

9. [TEMFC 23 - Questão 70] Paciente, 62 anos, vem acompanhado de sua filha à consulta médica. A filha percebeu que o pai tem ficado mais agressivo nos últimos meses, liga o rádio em volume alto e fica gritando e cantando alto. Sai de casa e muitas vezes não consegue voltar, sendo trazido por vizinhos. Relatou que o pai era uma pessoa muito séria e discreta, mas que atualmente tem ficado agressivo e que está tirando a roupa na frente das netas, o que tem gerado constrangimento para a família. Quando foi questionada sobre a alteração da memória, a filha relata que ultimamente ele está esquecendo onde coloca as chaves. Nega uso de medicamentos ou patologias prévias. O paciente é independente para atividades de vida diária, mas precisa de ajuda para administrar o dinheiro e fazer compras. Foi realizado Exame Minimental com pontuação 15: perda na orientação temporal e espacial, memória tardia, linguagem e execução. Assinale a alternativa que apresenta o diagnóstico mais provável.

a) *Delirium*.
b) Demência vascular.
c) Doença de Alzheimer.
d) Demência frontotemporal.

Alternativa correta: d

A demência frontotemporal é o tipo de demência mais comum antes dos 65 anos. Alterações comportamentais e de linguagem são características importantes desse tipo de demência. Perda da capacidade de reflexão e julgamento crítico, apatia e inadequação social (por exemplo: agressividade, perda do pudor). Diferentemente da doença de Alzheimer, na demência frontotemporal a memória tende a ser preservada. A demência vascular é mais comum em pessoas com histórico de eventos cerebrovasculares, apresentando déficit neurológico focal e dificuldade na marcha.

Referência

1. Cardarelli R, Kertesz A, Knebl JA. Frontotemporal dementia: A review for primary care physicians. Am Fam Physician. 2010 Dec 1;82(11):1372-1377. Disponível em inglês: https://www.aafp.org/afp/2010/1201/p1372.html#sec-3.

Assista ao vídeo 6, disponível neste QR code ou no *link* https://www.youtube.com/watch?v=E-sNHUSCnWc, e, em seguida, responda à questão 10.

10. [TEMFC 24 – Questão 27] Em relação à situação relatada pela equipe em que a família não leva o idoso às consultas e exames agendados e problemas de higiene na casa, pode-se afirmar que o médico deve

a) encaminhar, imediatamente, um documento de notificação de violência ao Ministério Público.
b) registrar no prontuário que há violência pela omissão ou recusa de cuidados devidos e necessários ao idoso, por parte de familiares.
c) expressar à família seu juízo de valor em relação aos maus-tratos e problemas de higiene de maneira cordial e empática.
d) confirmar e investir na prevenção da violência, que é a melhor abordagem da violência contra o idoso.

Alternativa correta: d

A violência é um fenômeno multifacetado, como já comentado em questões anteriores, classificada em: física, psicológica, sexual, econômica, negligência e abandono. O estatuto do idoso compele profissionais da saúde a notificar casos suspeitos e confirmados de violência contra a pessoa idosa. Dificuldades do processo de confirmação de uma suspeita de violência incluem sentimento de receio, dependência e culpa por parte da vítima; negação, ignorância, imprudência, personalidade antissocial por parte do agressor; falta de comprometimento, falta de treinamento, falta de recursos, medo de represália ou compartilhamento da cultura de violência velada por parte dos profissionais da equipe.

Referência

1. Cataldo Neto A, Azevedo F. Abordagem aos abusos e maus-tratos em idosos. In: Gusso G, Lopes JM, Dias, LC. Tratado de medicina de família e comunidade: princípios, formação e prática. Porto Alegre: Artmed; 2019.

11. [TEMFC 24 - Questão 36] Um paciente de 72 anos chega ao médico de família queixando-se de que tem que acordar muitas vezes à noite para urinar. Ele diz que isso acontece porque ele não consegue esvaziar de maneira completa a bexiga e que esse problema já o incomoda há pelo menos seis meses. O MFC realiza um toque retal e observa próstata aumentada. Ele solicita um ultrassom e PSA total. O ultrassom evidencia o aumento da próstata observado ao toque, com peso de 40 g e o PSA é de 2,0 ng/mL. Sobre o caso, a melhor conduta farmacológica para esse paciente é prescrever

a) finasterida.
b) doxazosina.
c) oxibutinina.
d) doxazosina e finasterida

Alternativa correta: d

A prevalência dos sintomas do trato urinário inferior (STUIs) referentes à retenção urinária crônica e aumento do volume da próstata aumentam com o avançar na idade. O aumento benigno da próstata (ABP) é a causa mais comum de STUIs, porém outras causas que devem ser consideradas são: prostatite, cistite, uretrite, lesões neurológias e uso de medicamento anticolinérgico e alfa-adrenérgico. O aumento do tônus da parte estromal da glândula aliado à hiperatividade do detrusor justificam a fisiopatologia do ABP. A associação de um alfa-bloqueador com um inibidor da 5 alfa-redutase apresenta melhor controle dos sintomas do que a monoterapia. Em casos refratários pode-se ainda ser associado um antimuscarínico a essa terapia combinada.

Referência

1. Kolling MG. Retenção urinária, encurtamento do jato e problemas prostáticos. In: Gusso G, Lopes JM, Dias LC. Tratado de medicina de família e comunidade: princípios, formação e prática. Porto Alegre: Artmed; 2019.

12. [TEMFC 24 – Questão 50] Lucas, 78 anos, comparece à consulta de rotina na UBS acompanhado de sua esposa Maria, 76 anos. Lucas nega qualquer doença crônica ou uso de medicamento diário. Ambos vivem juntos e têm a visita dos filhos aos finais de semana e consideram que estes poderiam ajudá-los no caso de doença ou incapacidade. Lucas nunca usou óculos e vem tendo dificuldade para dirigir e ver TV. Nunca apresentou alteração de audição e responde bem ao teste do sussurro. É capaz de tocar a nuca com ambas as mãos e apanhar um lápis sobre a mesa e colocá-lo de volta. Nega ter sofrido queda em casa nos últimos 12 meses, nega alteração de humor e nega perda de peso e incontinência urinária. Repete o nome de três objetos após 3 minutos. A respeito da avaliação multidimensional do idoso e as intervenções necessárias no caso de Lucas, assinale a alternativa correta.

a) Ainda que Lucas tenha negado alteração de audição, o teste do sussurro não pode ser considerado rastreamento e seria importante realizar uma otoscopia para verificar a presença de cerúmen.
b) A dificuldade para dirigir e ver TV, acompanhada de teste de Snellen com incapacidade de ler além de 20/40 confirmaria o rastreamento positivo e é indicação de encaminhamento para o oftalmologista.
c) Ainda que Lucas respondesse que sim para questões sobre a capacidade de sair da cama sem auxílio, vestir-se, fazer compras e preparar suas refeições, o rastreamento ativo sobre as atividades diárias não faz parte da avaliação multidimensional do idoso.
d) Na avaliação do estado mental, a capacidade de repetir os três nomes após 3 minutos isoladamente não indica rastreamento negativo e, mesmo em pacientes sem queixas relacionadas, o Minimental completo deve sempre ser realizado.

Alternativa correta: b

A avaliação multidimensional do idoso é uma ferramenta validada e de confiança para acessar sistematicamente problemas muito prevalentes na população idosa por meio de perguntas e testes simples. As áreas testadas nessa ferramenta são: visão, audição, função de membros superiores e inferiores, estado mental, risco de quedas, atividades da vida diária, incontinência urinária, estado nutricional e suporte social. A visão é avaliada perguntando sobre limitação da capacidade de ver TV, dirigir e ler. Se positivo, aplica-se o cartão de Snellen. É considerada visão sem disfunção aquela que é capaz de ler o nível de leitura 20/40. O resultado insatisfatório do teste do sussurro justifica inspeção do meato acústico externo para descartar cerume impactado. Na avaliação do estado mental, a capacidade de repetir os três nomes após 3 minutos é adequada para rastreamento; em pacientes que não forem capazes de evocar os nomes dos três objetos, o miniexame do estado mental completo deve sempre ser realizado.

Referência

1. Lemos CP, Sirena AS. Saúde do idoso. In: Gusso G, Lopes JM, Dias LC. Tratado de medicina de família e comunidade: princípios, formação e prática. Porto Alegre: Artmed; 2019.

13. [TEMFC 24 – Questão 74] O médico de família e comunidade vai junto com a agente comunitária de saúde visitar a Dona Maria, de 101 anos. Ao revisar o prontuário, ele identifica a lista de problemas: hipertensão arterial controlada (costuma se manter em torno de 120-130x70-80 mmHg), insuficiência arterial periférica, gonartrose grave, imobilidade e dificuldade visual. Ela mora com um dos filhos, a nora e uma neta, que se revezam nos seus cuidados. Há uma filha e outro filho que moram próximo e também ajudam. Ela utiliza os seguintes medicamentos há muitos anos: enalapril 10 mg de manhã, ácido acetilsalicílico 100 mg no almoço, cilostazol 100 mg de 12 em 12 horas, sinvastatina 40 mg à noite, dipirona 500 mg de 6 em 6 horas quando tem dor e diazepam 5 mg à noite. Na visita, o médico verifica que Dona Maria caminha com auxílio de um andador, mas locomove-se somente dentro de casa, normalmente, entre seu quarto, a sala, que fica num mesmo ambiente junto da cozinha, e o banheiro, ao lado de seu quarto. A casa tem ainda outro quarto e outra sala menor. Ela se alimenta e dorme bem, é bem lúcida e orientada, tem a memória preservada. Queixa-se de dor no joelho, que alivia quando toma dipirona, e da sua dificuldade visual. Exceto pela dor no joelho, nega dor na perna e claudicação intermitente ao deambular. A filha diz que ela reclamava antigamente, quando era mais ativa e elas saiam para caminhar. Tinha indicação de cirurgia por catarata, mas não quis operar quando era mais nova. A casa é adaptada para evitar quedas, com barras no banheiro e sem tapetes. O médico conversa com ela em separado e discute a possibilidade de reduzir alguns de seus medicamentos. Apesar de ter os pulsos periféricos reduzidos, como ela não tem mais queixa de claudicação e tem sua mobilidade reduzida, ele considera retirar o cilostazol. Também pondera a suspensão de sinvastatina, visto que na idade dela o benefício é incerto, e de diazepam, já que ela tem dormido bem e ele pode aumentar o risco de queda. Dona Maria se mostra feliz com a ideia e diz que nunca gostou de tomar remédios. Assinale a alternativa que apresenta os próximos passos para realizar a desprescrição desses medicamentos no contexto da assistência domiciliar.

a) Orientar os familiares que cuidam de Dona Maria sobre seu desejo e, respeitando sua autonomia decisória, renovar a receita com enalapril, dipirona e ácido acetilsalicílico.
b) Conversar com os cuidadores sobre a possibilidade de suspender os medicamentos e, se eles concordarem, renovar a receita com enalapril, dipirona e ácido acetilsalicílico.
c) Orientar os familiares que cuidam de Dona Maria sobre seu desejo e, respeitando sua autonomia decisória, renovar os demais medicamentos, reduzindo a dose de cilostazol para 50 mg de 12 em 12 horas.
d) Conversar com os cuidadores sobre a possibilidade de suspender os medicamentos e, se eles concordarem, renovar os demais medicamentos, reduzindo a dose de cilostazol para 50 mg de 12 em 12 horas.

Alternativa correta: d

A desprescrição de medicamentos é um processo intuitivo e flexível, adaptado ao contexto de cada paciente. Todavia, as etapas desse processo têm sido didaticamente descritas para auxiliar o médico a identificar oportunidades e refletir criticamente sobre o uso de medicamentos em seus pacientes. Os passos descritos por Reeve et al. são: obtenção da história completa dos medicamentos; identificar quais são potencialmente inadequados; determinar em conjunto com o paciente e pessoas significativas no cuidado quais medicamentos serão interrompidos e quais as prioridades; planejamento e início; seguimento, apoio e documentação. No caso da paciente de 101 anos, os primeiros três passos foram descritos. O próximo passo é o planejamento, junto com os cuidadores, do início da nova rotina medicamentosa.

Referência

1. Cobos EMP, Roldán JIJ, Gavilán E. Desprescrição de medicamentos na atenção primária à saúde. In: Gusso G, Lopes JM, Dias, LC. Tratado de medicina de família e comunidade: princípios, formação e prática. Porto Alegre: Artmed; 2019.

40

ATENÇÃO À SEXUALIDADE

Ronaldo Zonta

1. [TEMFC 18 – Questão 74] Sua consulta é com o Sr. Alberto, 58 anos de idade, que já é acompanhado por você há algum tempo. Ele tem hipertensão arterial sistêmica e faz uso de enalapril 20 mg de 12 em 12h há alguns anos, com controle adequado da pressão arterial nas últimas consultas. Ele diz que deseja mudar a medicação, pois conversou com um vizinho que disse que alguns medicamentos para hipertensão poderiam causar impotência sexual. Perguntado sobre esse sintoma, diz que ocasionalmente "não está funcionando", e que está preocupado com isso. É casado há 23 anos e diz não manter relações extraconjugais. Questionado sobre outras coisas que o tem preocupado, refere que possui uma pequena loja de roupas e que as vendas estão ruins nos últimos meses, pois não tem conseguido honrar alguns compromissos financeiros. Refere que mantém o desejo de ter relações com a sua esposa, e que às vezes não consegue ereções, especialmente em dias em que está mais "estressado". O quadro teve início há cerca de seis meses, e está preocupado pois a situação tem se tornado cada vez mais frequente. O exame físico de Alberto não evidencia qualquer alteração. Assinale a alternativa que apresenta a melhor opção para a abordagem inicial do problema do Sr. Alberto.

a) Como os inibidores da ECA são uma causa provável para a disfunção sexual, deve ser feita uma tentativa de troca do medicamento para observar o efeito.
b) O tratamento medicamentoso com inibidores da fosfodiesterase-5 (como a sildenafila) está indicado, e deve ser solicitada avaliação cardiológica com teste de esforço (ergométrico) antes da prescrição.

Nota do editor: Os endereços eletrônicos indicados nas referências deste capítulo foram acessados em 10 maio 2021.

c) Deve ser incentivada a prática de preliminares sexuais mais prolongadas, como forma de favorecer uma ereção gradual e deslocar o foco da ereção para o prazer durante a relação.
d) O Sr. Alberto deve ser encaminhado a um serviço de urologia para excluir patologias relacionadas ao pênis ou à próstata que possam provocar disfunção erétil.
e) Considerando a importância do estresse, o uso de benzodiazepínicos pode promover melhora na função erétil.

Alternativa correta: c

A disfunção erétil tem alta prevalência e deve ser abordada/tratada pelo médico de família e comunidade (MFC). Encaminhamentos para outros especialistas podem ser considerados se tratamentos padrão falharem, forem contraindicados ou houver alterações importantes no exame físico. As causas são multifatoriais, sendo que problemas psicológicos, como estresse, são um dos fatores. O uso de alguns medicamentos pode contribuir, entre os anti-hipertensivos os diuréticos tiazídicos (clortalidona) são os que demonstraram associação significativa com disfunção erétil. Para abordagem não farmacológica recomendam-se preliminares mais demoradas que favoreçam gradualmente a ereção. O objetivo é reduzir ansiedade de desempenho e sentimento de fracasso antecipatório, transferir foco exclusivo na ereção para prazer e resgatar intimidade, aumentando a excitação sexual. Os inibidores da fosfodiesterase-5 são medicamentos de primeira escolha, não apresentam contraindicação em HAS controlada sem outras DCV graves e sem uso concomitante de nitratos, não havendo indicação de avaliação cardiológica com exames complementares para sua prescrição.

Referências

1. Abdo CHN. Abordagem da sexualidade e suas alterações. In: Duncan BB, Schmidt MI, Giugliani ERJ, Duncan MS, Giugliani C. Medicina ambulatorial: condutas de atenção primária baseadas em evidências. 4ª ed. Porto Alegre: Artmed; 2013.
2. Ferron MM, Lopes Jr A. Problemas da sexualidade. In: Gusso G, Lopes JM, Dias LC. Tratado de medicina de família e comunidade: princípios, formação e prática. Porto Alegre: Artmed; 2019.
3. Kim ED. Disfunção erétil. BMJ Best Practice. Disponível em: https://bestpractice.bmj.com/topics/pt-br/213.
4. Snyder PJ, Rosen, RC. Overview of male sexual dysfunction. Disponível em: https://www.uptodate.com/contents/overview-of-male-sexual-dysfunction.

2. [TEMFC 19 – Questão 74] Carlos, 24 anos, vem à consulta angustiado, referindo que nova namorada reclama que ele ejacula rapidamente durante as relações sexuais e por isso ela nunca sente prazer. Começou a apresentar esses sintomas desde o início da vida sexual aos 19 anos. Não apresenta patologias prévias e já tinha passado por um urologista, que afastou etiologia própria do aparelho reprodutor ou das vias urinárias. Carlos pede que você passe alguma medicação para melhorar o desempenho nas relações sexuais. Qual seria a melhor opção para ele?

a) Amitriptilina 25 mg por dia.
b) Sildenafila 25 mg por dia.
c) Ésteres de testosterona 50 mg, IM, a cada 15 dias.
d) Topiramato 25 mg por dia.
e) Bupropiona 150 mg por dia.

Alternativa correta: a

O tratamento farmacológico da ejaculação precoce é realizado com medicamentos que interferem na transmissão serotoninérgica como os inibidores seletivos de recaptação de serotonina (ISRS) e alguns tricíclicos com efeitos inibidores de recaptação da serotonina. São usados geralmente em doses menores que as habituais. Eles têm como efeito adverso de seu uso o retardo da ejaculação. Os tricíclicos podem apresentar menor tolerância por seu perfil de efeitos adversos comparados aos ISRS.

Referências

1. Abdo CHN. Abordagem da sexualidade e suas alterações. In: Duncan BB, Schmidt MI, Giugliani ERJ, Duncan MS, Giugliani C. Medicina ambulatorial: condutas de atenção primária baseadas em evidências. 4ª ed. Porto Alegre: Artmed; 2013.
2. Montague DK, Jarow J, Broderick GA, et al. Premature ejaculation: Guideline on the pharmacologic management of premature ejaculation. 2004 [internet publication]. Disponível em: http://www.auanet.org/education/guidelines/premature-ejaculation.cfm.

3. [TEMFC 20 – Questão 74] Luís, 17 anos, é um paciente com orientação sexual homossexual. No entanto, desde muito tempo, ele sofre com sua orientação e no fundo gostaria de modificá-la. É uma questão difícil para ele, mas finalmente decide contar ao seu MFC o problema. Após ouvir, atentamente, sua história, a conduta que deveria ser sugerida pelo seu médico de família é

a) encaminhá-lo ao psiquiatra ou psicólogo, por tratar-se de orientação sexual egodistônica.
b) prescrever IRSR como paroxetina ou fluoxetina, por tratar-se de uma parafilia frequente em jovens.
c) encaminhá-lo ao grupo de disfunção sexual da unidade de saúde, por tratar-se de um transtorno da identidade sexual.

d) prescrever antidepressivos tricíclicos, por tratar-se de um transtorno da preferência sexual.
e) tranquilizar Luís, argumentando que isso não é um problema, por ser comum em pacientes com orientação sexual homossexual.

Alternativa correta: e

A homossexualidade é uma orientação sexual na qual a pessoa se sente atraída por alguém do mesmo gênero. Ela não tem uma classificação diagnóstica e, portanto, não é passível de tratamento, sendo considerada uma característica da pessoa, uma forma natural da expressão sexual, e não uma doença. Por outro lado, a não aceitação da própria orientação sexual, o sofrimento persistente e acentuado com a orientação sexual (ou seja, a incerteza quanto à identidade/orientação sexual e desejo de modificá-la – a pessoa gostaria de ser diferente em razão de transtornos psicológicos ou comportamentais associados – pode constituir um problema e necessitar de tratamento especializado). Nesses casos, a pessoa deve ser encaminhada para o psiquiatra ou psicólogo. Confirmada a egodistonia (aspectos do pensamento, impulsos, atitudes, comportamentos e sentimentos contrariam e perturbam a própria pessoa), ela será o foco do tratamento pelo especialista em saúde mental, e não a homossexualidade.

Referências

1. Abdo CHN. Abordagem da sexualidade e suas alterações. In: Duncan BB, Schmidt MI, Giugliani ERJ, Duncan MS, Giugliani C. Medicina ambulatorial: condutas de atenção primária baseadas em evidências. 4ª ed. Porto Alegre: Artmed; 2013.
2. Ferron MM, Lopes Jr A. Problemas da sexualidade. In: Gusso G, Lopes JM, Dias LC. Tratado de medicina de família e comunidade: princípios, formação e prática. Porto Alegre: Artmed; 2019.

4. [TEMFC 21 – Questão 74] Roberto, 27 anos, procura o médico por queixas vagas, mas no decorrer da consulta revela que o real motivo de ter vindo é que tem tido problemas de relacionamento com a namorada, pois quando tem relações ele chega ao orgasmo muito rapidamente e não consegue ter controle gerando certa frustração ao casal. O médico explora um pouco mais as queixas, mas Roberto não refere nenhum outro problema. Diz que já experimentou aplicar creme de lidocaína na glande antes da relação, sem sucesso. No caso, o médico, após orientar o paciente e usando de decisão consensuada, poderia prescrever

a) um benzodiazepínico, pois a falta de controle ejaculatório se deve usualmente mais à ansiedade do que à hipersensibilidade peniana.

b) um antidepressivo inibidor da recaptação da serotonina, alertando que a recorrência dos sintomas é comum, após a suspensão do medicamento.
c) o uso de citrato de sildenafila 50 mg, dose única, aproximadamente uma hora antes da relação sexual.
d) antidepressivo tricíclico, pois são fármacos de primeira escolha, usados com objetivo de retardar a ejaculação por terem melhor perfil de tolerância.

Alternativa correta: b

O tratamento farmacológico da ejaculação precoce é realizado com medicamentos que interferem na transmissão serotoninérgica como os inibidores seletivos de recaptação de serotonina (ISRS) e alguns tricíclicos com efeitos inibidores de recaptação da serotonina. São usados geralmente em doses menores que as habituais. Eles têm como efeito adverso de seu uso o retardo da ejaculação. Os tricíclicos podem apresentar menor tolerância por seu perfil de efeitos adversos comparados aos ISRS. Os sintomas comumente recorrem após a suspensão do tratamento medicamentoso.

Referências

1. Abdo CHN. Abordagem da sexualidade e suas alterações. In: Duncan BB, Schmidt MI, Giugliani ERJ, Duncan MS, Giugliani C. Medicina ambulatorial: condutas de atenção primária baseadas em evidências. 4ª ed. Porto Alegre: Artmed; 2013.
2. Montague DK, Jarow J, Broderick GA, et al. Premature ejaculation: Guideline on the pharmacologic management of premature ejaculation. 2004 [internet publication]. Disponível em: http://www.auanet.org/education/guidelines/premature-ejaculation.cfm.

Assista ao vídeo 4, disponível neste QR code ou no *link* https://www.youtube.com/watch?v=fbfpP6Ji9QI, e, em seguida, responda à questão 5.

5. [TEMFC 22 – Questão 18] Em relação à abordagem da sexualidade e saúde sexual, o médico deveria adotar a conduta de

a) convocar uma reunião familiar para ajudar na comunicação entre a família.
b) registrar o termo homossexualismo na lista de problemas.
c) encaminhar para serviço de psicologia por ter revelado ser homossexual.
d) solicitar sorologias também para sífilis, hepatite B e hepatite C.

Alternativa correta: d

A homossexualidade não é considerada um problema de saúde ou doença e sim uma característica da pessoa, uma forma natural da expressão sexual. Portanto, não se constitui num problema a ser registrado na lista de problemas. O encaminhamento para um serviço de psicologia poderia ser considerado se houvesse algum tipo de sofrimento psíquico relacionado ou não à aceitação da homossexualidade pelo paciente ou por familiares, sendo que o tratamento teria como foco o sofrimento psíquico e não a homossexualidade em si. Da mesma forma, uma reunião familiar (ou entrevista de família) poderia ser considerada se identificada alguma necessidade em mobilizar a família do paciente para o processo terapêutico deste. A solicitação de sorologias para sífilis, hepatite B, C e HIV é indicada para qualquer pessoa com fatores de risco para IST (infecções sexualmente transmissíveis) como para pessoas sexualmente ativas com novas ou múltiplas parcerias sexuais ou com relato de relação sexual desprotegida (sem o uso de preservativos).

Referências

1. Abdo CHN. Abordagem da sexualidade e suas alterações. In: Duncan BB, Schmidt MI, Giugliani ERJ, Duncan MS, Giugliani C. Medicina ambulatorial: condutas de atenção primária baseadas em evidências. 4ª ed. Porto Alegre: Artmed; 2013.
2. Fernandes CLC, Falceto OG, Wartchow ES. Abordagem familiar. In: Duncan BB, Schmidt MI, Giugliani ERJ, Duncan MS, Giugliani C. Medicina ambulatorial: condutas de atenção primária baseadas em evidências. 4ª ed. Porto Alegre: Artmed; 2013.
3. Amorim APS, Ferron MM, Lopes Jr A. Sexualidade e diversidade. In: Gusso G, Lopes JM, Dias, LC. Tratado de medicina de família e comunidade: princípios, formação e prática. Porto Alegre: ArtMed; 2019.
4. Kuchenbecker R, Barcellos NT, Ferreira J. Infecção pelo HIV em adultos. In: Duncan BB, Schmidt MI, Giugliani ERJ, Duncan MS, Giugliani C. Medicina ambulatorial: condutas de atenção primária baseadas em evidências. 4ª ed. Porto Alegre: Artmed; 2013.

6. [TEMFC 22 – Questão 67] Carla, 22 anos, retorna em consulta para avaliar exames. No último atendimento ela estava com um corrimento vaginal. Ela tinha iniciado há poucos meses um relacionamento novo com Paulo, de 24 anos, e foram solicitadas sorologias para infecções sexualmente transmissíveis. Ela melhorou do corrimento e os exames vieram normais. Indagada sobre a vida sexual, Carla diz que não está conseguindo atingir o orgasmo nesse novo relacionamento. Ela faz uso do mesmo anticoncepcional oral há seis anos. Nega problema semelhante em relacionamentos prévios. Questionada, diz que quando se masturba sozinha, consegue chegar ao orgasmo. Ela está bem com o namoro. O namorado não tem nenhuma queixa. Ele consegue ter ereção e orgasmo. Eles não têm nenhum problema de saúde, fazem faculdade e fora o anticoncepcional dela, não tomam nenhum medicamento. Além de estimular a comunicação do casal e agendar uma consulta com os dois juntos, assinale a alternativa que apresenta a melhor abordagem neste caso.

a) Considerar como hipótese mais provável que seja um efeito adverso do anticoncepcional oral e propor para Carla a mudança para outro com progestágeno diferente ou mesmo a troca do método anticoncepcional.
b) Na consulta com o casal avaliar a possibilidade de Paulo estar com ejaculação precoce e em caso afirmativo sugerir maior frequência nas relações ou na masturbação e prescrever para ele sildenafila para uso antes das relações sexuais.
c) Na consulta com o casal avaliar a possibilidade de Paulo estar com ejaculação precoce e em caso afirmativo o tratamento farmacológico de escolha seria um antidepressivo tricíclico, inicialmente em dose baixa, aumentada gradualmente se necessário.
d) Na consulta com o casal avaliar a possibilidade de Paulo estar com ejaculação precoce e em caso afirmativo sugerir técnicas de relaxamento, maior frequência nas relações e tempo nas preliminares, masturbação mútua e técnicas como *squeeze* (aperto) e *stop-start* (parar e começar).

Alternativa correta: d

Anorgasmia (ausência de orgasmo) é uma disfunção sexual. O uso de medicamentos pode estar associado a disfunções sexuais. Os dados sobre a associação de anticoncepcionais e disfunção sexual feminina (em especial diminuição da libido) são conflitantes, outros fatores podem estar associados a uma redução da libido que poderia ser associada ao uso de anticoncepcionais: a libido pode diminuir com o aumento da duração de um relacionamento e responsabilidades com os filhos, por exemplo. A disfunção orgásmica causada por medicamentos (como antipsicóticos ou antidepressivos inibidores da recaptação de serotonina) geralmente é experimentada globalmente, ou seja, tanto na atividade sexual com a parceria como na masturbação. A avaliação de anorgasmia deve envolver a avaliação das condições sexuais da parceria, sendo que, na mulher com provável anorgasmia, uma das possíveis associações é com ejaculação precoce do parceiro (a mulher pode ser considerada equivocadamente anorgásmica, sendo que a precocidade da ejaculação do parceiro a impede de concluir o ciclo de resposta sexual com êxito). O tratamento da ejaculação precoce consiste em técnicas de relaxamento, maior tempo de preliminares e jogos sexuais, masturbação mútua, maior frequência sexual e uso de técnicas específicas de abordagem comportamental para retardar a ejaculação, como *squeeze* e *stop-start*. O tratamento farmacológico da ejaculação precoce é realizado com medicamentos que interferem na transmissão serotoninérgica, como os inibidores seletivos de recaptação de serotonina (ISRS) e alguns tricíclicos com efeitos inibidores de receptação da serotonina. São usados geralmente em doses menores que as habituais. Eles têm como efeito adverso de seu uso o retardo da ejaculação. Os ISRS são considerados tratamento de primeira linha, sendo os tricíclicos com ação serotoninérgica usados se os ISRS não forem efetivos ou tolerados.

Referências

1. Abdo CHN. Abordagem da sexualidade e suas alterações. In: Duncan BB, Schmidt MI, Giugliani ERJ, Duncan MS, Giugliani C. Medicina ambulatorial: condutas de atenção primária baseadas em evidências. 4ª ed. Porto Alegre: Artmed; 2013.
2. Amorim APS, Ferron MM, Lopes Jr A. Sexualidade e diversidade. In: Gusso G, Lopes JM, Dias LC. Tratado de medicina de família e comunidade: princípios, formação e prática. Porto Alegre: Artmed; 2019.
3. Bradford A, Stein MB, Friedman M. Female orgasmic disorder: Epidemiology, pathogenesis, clinical manifestations, course, assessment, and diagnosis. Disponível em: https://www.uptodate.com/contents/female-orgasmic-disorder-epidemiology-pathogenesis-clinical-manifestations-course-assessment-and-diagnosis.
4. Mohit K, Snyder PJ, O´Leary MP, Martin KA. Treatment of male sexual dysfunction. Disponível em: https://www.uptodate.com/contents/treatment-of-male-sexual-dysfunction.
5. Montague DK, Jarow J, Broderick GA, et al. Premature ejaculation: Guideline on the pharmacologic management of premature ejaculation. 2004 [internet publication]. Disponível em: http://www.auanet.org/education/guidelines/premature-ejaculation.cfm.
6. Shifren JL, Barbieri RL, Chakrabarti A. Overview of sexual dysfunction in women: Epidemiology, risk factors, and evaluation. Disponível em: https://www.uptodate.com/contents/overview-of-sexual-dysfunction-in-women-epidemiology-risk-factors-and-evaluation.
7. Shifren JL, Barbieri RL, Chakrabarti A. Overview of sexual dysfunction in women: Management. Disponível em: https://www.uptodate.com/contents/overview-of-sexual-dysfunction-in-women-management.

7. [TEMFC 23 – Questão 44] João, de 43 anos de idade, procura seu médico de família e relata que há nove meses tem dificuldade para manter a ereção. Há três meses não consegue realizar a penetração, porém mantém a ereção matinal, antes da micção. Está desempregado há um ano e mantém conflito constante com a esposa por causa da situação financeira. Nega tabagismo, etilismo, doenças crônicas ou outras queixas. Sente-se bem e mantém encontro semanal com os amigos para jogar futebol. Assinale a conduta terapêutica inicial recomendada.

a) Inibidor da fosfodiesterase-5.
b) Reposição hormonal com testosterona.
c) Injeção intrapeniana de prostaglandina.
d) Antidepressivo inibidor da recaptação de serotonina.

Alternativa correta: a

O tratamento farmacológico de primeira linha para a disfunção erétil é com inibidores da fosfodiesterase-5. Se não houver resposta ao tratamento com esses medicamentos podem ser recomendados outros tratamentos, como a injeção intrapeniana de prostaglandina. A reposição hormonal com testosterona somente é indicada se diagnóstico de hipogonadismo (sinais clínicos de deficiência de testosterona comprovada por dosagem sérica), sendo que a avaliação complementar com exame de testosterona em paciente com disfunção erétil somente tem utilidade se há outros sinais e sintomas relacionados ao hipogonadismo. A presença de ereção matinal é um sinal que ajuda a excluir causas orgânicas. Os antidepressivos inibidores da recaptação de serotonina não são considerados uma opção de tratamento para disfunção erétil; podem inclusive estar associados a essa condição (um dos seus efeitos colaterais pode ser a disfunção erétil).

Referências

1. Abdo CHN. Abordagem da sexualidade e suas alterações. In: Duncan BB, Schmidt MI, Giugliani ERJ, Duncan MS, Giugliani C. Medicina ambulatorial: condutas de atenção primária baseadas em evidências. 4ª ed. Porto Alegre: Artmed; 2013.
2. Amorim APS, Ferron MM, Lopes Jr A. Sexualidade e diversidade. In: Gusso G, Lopes JM, Dias LC. Tratado de medicina de família e comunidade: princípios, formação e prática. Porto Alegre: ArtMed; 2019.
3. Khera M, Snyder PJ, O'Leary MP, Martin AK. Treatment of male sexual dysfunction. Disponível em: https://www.uptodate.com/contents/treatment-of-male-sexual-dysfunction.
4. Snyder PJ, Rosen RC, O'Leary MP, Martin AK. Overview of male sexual dysfunction. Disponível em: https://www.uptodate.com/contents/overview-of-male-sexual-dysfunction.

8. [TEMFC 24 – Questão 37] Jonas, 19 anos, está namorando há seis meses. Ele relata que eles têm muitas afinidades e diz ter muito desejo por ela, mas que não está conseguindo segurar a ejaculação por muito tempo. Isso o deixa muito tenso ultimamente, pois ele não consegue ter o prazer que gostaria e a namorada também não. Jonas diz não ter conseguido ter ereção por duas vezes, com medo de que o problema acontecesse. Ele também tem receio de não dar prazer a ela que, com 24 anos, foi compreensível no começo, mas demonstrou insatisfação nas últimas vezes que tiveram relação, pois o problema não melhora. Dentre as opções de tratamento farmacológico, assinale a alternativa que apresenta a opção inicial nesse caso.

a) Antidepressivo tricíclico.
b) Inibidor da fosfodiesterase-5.
c) Reposição hormonal com testosterona.
d) Antidepressivo inibidor da recaptação da serotonina.

Alternativa correta: d

A incapacidade de controlar de forma suficiente a ejaculação para que tanto paciente como parcerias sexuais tenham prazer nas relações sexuais é considerada uma disfunção sexual, denominada ejaculação precoce. O tratamento farmacológico da ejaculação precoce é realizado com medicamentos que interferem na transmissão serotoninérgica como os inibidores seletivos de recaptação de serotonina (ISRS) e alguns tricíclicos com efeitos inibidores de recaptação da serotonina. São usados geralmente em doses menores que as habituais. Eles têm como efeito adverso de seu uso o retardo da ejaculação. Os ISRS são considerados tratamento de primeira linha, sendo os tricíclicos com ação serotoninérgica usados se os ISRS não forem efetivos ou tolerados. Os inibidores de fosfodiesterase-5 são indicados no tratamento da disfunção erétil. A reposição hormonal com testosterona somente é indicada se diagnóstico de hipogonadismo (sinais clínicos de deficiência de testosterona comprovada por dosagem sérica). Nesses casos, o paciente geralmente pode apresentar perda/diminuição da libido e disfunção erétil. A ejaculação precoce não é um sintoma associado ao hipogonadismo.

Referências

1. Abdo CHN. Abordagem da sexualidade e suas alterações. In: Duncan BB, Schmidt MI, Giugliani ERJ, Duncan MS, Giugliani C. Medicina ambulatorial: condutas de atenção primária baseadas em evidências. 4ª ed. Porto Alegre: Artmed; 2013.
2. Amorim APS, Ferron MM, Lopes Jr A. Sexualidade e diversidade. In: Gusso G, Lopes JM, Dias LC. Tratado de medicina de família e comunidade: princípios, formação e prática. Porto Alegre: Artmed; 2019.
3. Khera M, Snyder PJ, O'Leary MP, Martin AK. Treatment of male sexual dysfunction. Disponível em: https://www.uptodate.com/contents/treatment-of-male-sexual-dysfunction.
4. Snyder PJ, Rosen RC, O'Leary MP, Martin AK. Overview of male sexual dysfunction. Disponível em: https://www.uptodate.com/contents/overview-of-male-sexual-dysfunction.

41

ATENÇÃO A SITUAÇÕES DE VIOLÊNCIA E VULNERABILIDADE

Ronaldo Zonta

1. [TEMFC 18 – Questão 79] Após seis meses trabalhando na equipe de saúde de família, você se depara com um caso nunca antes visto: D. Roseli traz a filha de 5 anos, Vitória, pois suspeita de que a menor está sendo abusada sexualmente pelo sobrinho de 15 anos que toma conta dela em alguns momentos enquanto a mãe vai trabalhar. A menina lhe fala que brinca de "papai e mamãe" com o primo, sem maiores detalhes. Em relação às situações de violência e de abuso infantil, assinale a alternativa correta.

a) Há mais casos de abuso a meninos em relação às meninas.
b) O agressor geralmente é pessoa conhecida da família, na maioria das vezes, membro dela e o abuso é repetitivo, podendo levar anos até o descobrimento.
c) Neste caso, se o exame físico não apontar para lesões de abuso agudo, deve-se tranquilizar a mãe e não notificar, orientando que retorne caso suspeite novamente.
d) As crianças abusadas felizmente tendem a apresentar poucas repercussões no futuro, com ausência de alterações de comportamento na adolescência e na idade adulta.
e) Segundo o Estatuto da Criança e Adolescente, infelizmente não há multas a professores e médicos assistentes que não comuniquem ao Conselho Tutelar a suspeita ou confirmação de violência infantil.

Alternativa correta: b

Nota do editor: Os endereços eletrônicos indicados nas referências deste capítulo foram acessados em 10 maio 2021.

A violência e o abuso contra crianças e adolescentes têm repercussão sobre o desenvolvimento neurológico, emocional e social, prejudicando o desempenho escolar e a interação com os pares e a sociedade. A violência sexual tem consequências como automutilações, risco de suicídio, uso de drogas, distúrbios de conduta, transtornos de personalidade e de humor, estresse pós-traumático, agressão sexual (compulsão a repetição), isolacionismo, depressão, dificuldades de relacionamentos e revitimização. A violência sexual contra meninas responde pela maioria dos casos. Meninos são a maioria dos casos quando se trata de abuso físico grave. Em aproximadamente 80% dos casos, os agressores são conhecidos da vítima, sendo pais e padrastos os principais agressores. Mas também podem ser avós, tios, irmãos, conhecidos da família, vizinhos, babás e professores. Na violência sexual, a maioria dos casos não está acompanhada de violência física, sendo o exame físico normal, pois predominam situações que envolvem sexo oral e manipulação dos órgãos genitais sem lesões físicas aparentes. Médicos, professores e responsáveis pelo estabelecimento de saúde/ensino podem receber multa se não comunicarem às autoridades competentes os casos suspeitos ou confirmados de violência que tomem conhecimento. Essa multa, que pode atingir de 3 a 20 salários de referência, está prevista no art. 245 do Estatuto da Criança e Adolescente. O serviço de saúde deve avaliar o melhor momento de realizar a notificação e encaminhamento para o Conselho Tutelar.

Referências

1. Pires JMA. Atenção à saúde da criança e do adolescente em situação de violência. In: Duncan BB, Schmidt MI, Giugliani ERJ, Duncan MS, Giugliani C. Medicina ambulatorial: condutas de atenção primária baseadas em evidências. 4ª ed. Porto Alegre: Artmed; 2013.
2. d'Oliveira AFPL, Schraiber LB. Abordagem à violência doméstica. In: Gusso G, Lopes JM, Dias LC. Tratado de medicina de família e comunidade: princípios, formação e prática. Porto Alegre: Artmed; 2019.

2. [TEMFC 19 – Questão 79] Residente traz para discussão com preceptor caso em que ele suspeita que a paciente esteja passando por situação de violência doméstica. Qual orientação o preceptor deve passar ao residente?

a) Tranquilizá-lo e dizer que deve orientar a paciente que em qualquer situação de violência contra a mulher está disponível a Central de Atendimento à Mulher Ligue 180, um serviço que funciona 24 horas por dia, de segunda a domingo, inclusive feriados. A ligação é gratuita e o atendimento é de âmbito nacional.
b) Explicar que a detecção da violência doméstica em geral é bastante limitada, pois muitas mulheres não reconhecem o vivido como violência. Por isso não

deve insistir para não prejudicar o vínculo, mas a importância de coibir a violência precisa ficar clara, independentemente dos motivos e das justificativas culturais.

c) Orientar sobre a abordagem ativa da suspeita de violência pelo residente e que além da acolhida e de conduzir o plano de cuidados médicos compartilhados, ele deve passar a mensagem clara de que a violência é sempre errada e de que ninguém pode ser culpado por sofrer violência, evitando a banalização ou relativização.
d) Explicar que a violência por parceiro íntimo pode estar associada a queixas somáticas e enfatizar o papel fundamental do MFC na vinculação com as pacientes, evitando que sejam desqualificadas e desacreditadas na sua demanda. Fazer o encaminhamento para o reumatologista e levar o caso para discussão com a equipe de Saúde da Família.
e) É fundamental respeitar e acreditar na história que está sendo contada, nunca desmerecendo o que é importante para a pessoa. O registro no prontuário da mulher de informações que possam gerar processos criminais e das lesões encontradas deve ser evitado, diminuindo assim a chance de exposição da equipe a problemas futuros.

Alternativa correta: c

A violência doméstica tem uma prevalência maior do que a registrada. Isso se deve, entre outros fatores, à sua detecção limitada, pois que muitas mulheres não reconhecem a violência sofrida como tal e os médicos geralmente não têm treinamento de como buscar ativamente a informação e nem como abordar a situação de violência quando é revelada. Para ter mais chances de que episódios de violência doméstica sejam revelados, o profissional de saúde deve estabelecer vínculo de confiança com o paciente e manter uma postura ativa e isenta de julgamentos. Deve perguntar e demonstrar interesse, sendo necessário que o problema seja revelado em razão de suas diversas consequências para a saúde. A abordagem do médico diante de uma situação de violência doméstica deve utilizar técnicas de conversação. O profissional deve cuidar para não negligenciar ou banalizar a situação, respeitar e acreditar na história que está sendo contada, nunca duvidando, desmerecendo ou desvalorizando o que é importante para a pessoa, passando uma mensagem clara de que a violência é sempre errada e de que ninguém pode ser culpado por sofrer violência. Além disso, o profissional deve registrar fielmente no prontuário a história e o exame físico, dando ênfase ao fato ocorrido: tipo de lesões, quem foi o agressor, quando e como aconteceu, bem como outros dados significativos. Esses dados devem informar aos outros profissionais da equipe que atendam o caso e podem ser necessários no futuro em eventuais processos legais. Além dessa abordagem, é recomendado informar à mulher sobre a Central de Atendimento à Mulher: Ligue 180, que é um serviço gratuito e que funciona 24h nos 7 dias da semana. Mulheres em situação de violência doméstica/sexual podem ter queixas somáticas e dores crônicas, sendo que o médico de família e a equipe de saúde da família têm papel importante para a redução dos danos causados pela violência doméstica, incluindo a prevenção quaternária para evitar exames e tratamentos desnecessários.

Referências

1. d'Oliveira AFPL, Schraiber LB. Abordagem à violência doméstica. In: Gusso G, Lopes JM, Dias LC. Tratado de medicina de família e comunidade: princípios, formação e prática. Porto Alegre: Artmed; 2019.
2. Vailati B, Marmontel M, Hauck S. Atenção à saúde da mulher em situação de violência. In: Duncan BB, Schmidt MI, Giugliani ERJ, Duncan MS, Giugliani C. Medicina ambulatorial: condutas de atenção primária baseadas em evidências. 4ª ed. Porto Alegre: Artmed; 2013.

3. [TEMFC 20 – Questão 79] Cristiane, 25 anos, traz Joaquim e Eduardo, 3 e 5 anos, respectivamente, ao grupo de crianças da Unidade Básica de Saúde (UBS). Os dois ficam bastante quietos durante o grupo e apesar dos convites das outras crianças não fazem parte da roda de brincadeiras. Na hora da pesagem e do exame físico direcionado, Dr. Sergio puxa conversa com os meninos, mas eles apenas sorriem timidamente e a mãe parece apressada para ir logo embora. Ao final do grupo, a agente comunitária de saúde (ACS) Rosa conversa com o médico da Estratégia Saúde da Família (ESF) sobre a família e conta que só consegue conversar com Cristiane quando a encontra na rua, pois o marido não deixa estranhos entrarem na casa e que já ouviu dos vizinhos que ele era muito trabalhador e não deixava faltar nada em casa, mas era muito rígido com os meninos. Diz que quando entregou o convite para o grupo Cristiane contou para ela que Eduardo algumas vezes urinava na cama e que gostaria de marcar uma consulta para ele. Com base nesse relato, a conduta mais adequada pelo médico de família é orientar a ACS a

a) agendar uma consulta para Cristiane e as crianças e planejar a abordagem ativa a possíveis situações de violência doméstica/intrafamiliar.
b) levar o caso para reunião de equipe e decidirem juntos qual o melhor profissional para abordar a situação, pois no grupo não houve queixa por parte de Cristiane nem indício no exame dos meninos de qualquer situação de violência.
c) discutir o caso com a psicóloga do Núcleo Ampliado de Saúde da Família (Nasf) para marcarem uma avaliação por conta da queixa de enurese noturna.

d) discutir o caso com a assistente social do Nasf para planejarem uma visita conjunta já que no grupo não houve queixa por parte de Cristiane nem indício no exame dos meninos de qualquer situação de violência.
e) não insistir com as visitas domiciliares para não irritar o marido e agendar uma consulta com o pediatra do Nasf para avaliação da queixa de enurese noturna.

Alternativa correta: a

A violência contra crianças e adolescentes pode se apresentar das seguintes formas: física, sexual, psicológica e negligência. Nem sempre deixa marcas que possam ser observadas no exame físico (como nos casos de violência sexual, que comumente não envolvem violência física, sendo mais comum o sexo oral e manipulação em que o exame físico é normal). E nem sempre é detectada pelos profissionais de saúde, pois alguns episódios e formas de violência não são reconhecidos como violência e os profissionais não são treinados a buscar a informação ativamente nem em como trabalhar com ela quando aparece. Além disso, quando se trata de violência contra crianças, pais, responsáveis e as próprias crianças podem temer pela retirada da criança do lar, por punições aos agressores ou podem sentir culpa ou vergonha. Por isso, nem sempre será uma queixa do paciente durante uma consulta. A violência entre parceiros íntimos pode ter consequências para as crianças que testemunham a agressão, entre elas enurese noturna. A enurese também pode ser um sinal de que a criança está sofrendo violência sexual. Os médicos de família e comunidade e as equipes de saúde da família são os profissionais mais adequados para a detecção dos casos de violência doméstica, pois acompanham as pessoas e suas famílias ao longo do tempo, realizam visitas domiciliares e tratam de muitos dos problemas de saúde associados à violência doméstica. Para a abordagem é fundamental garantir privacidade e sigilo, sendo que, em alguns casos, agentes comunitários ou outros profissionais moradores da comunidade não deveriam ter conhecimento de todas as informações relatadas. Por isso, a abordagem da violência em reunião de equipe somente deveria acontecer após conversar com a pessoa sobre para quem ela deseja ou não que saiba sobre os episódios revelados na consulta e assegurando que o seu prontuário e tudo o que for registrado ali não será revelado a outros membros da família ou comunidade.

Referências

1. Pires JMA. Atenção à saúde da criança e do adolescente em situação de violência. In: Duncan BB, Schmidt MI, Giugliani ERJ, Duncan MS, Giugliani C. Medicina ambulatorial: condutas de atenção primária baseadas em evidências. 4ª ed. Porto Alegre: Artmed; 2013.
2. d'Oliveira AFPL, Schraiber LB. Abordagem à violência doméstica. In: Gusso G, Lopes JM, Dias LC. Tratado de medicina de família e comunidade: princípios, formação e prática. Porto Alegre: ArtMed; 2019.

4. [TEMFC 21 – Questão 79] O ACS Luiz leva para a reunião de equipe o caso da família Costa composta por Luana, desempregada, 26 anos, Marcos, cobrador de ônibus, 32 anos, e seus filhos, Alice, 5 anos, Thiago, 3 anos, e João, 1 ano, que foi fruto de uma gravidez não desejada. Luiz percebeu que João faltou às últimas consultas de puericultura, está com vacinas atrasadas e conta que na visita domiciliar Luana relatou que está para se separar de Marcos e deve mudar em breve do bairro. Dra. Maria vê no prontuário que a última ida de Luana para troca de receita de anticoncepcional foi há mais de seis meses e que na mesma época, na última consulta de Alice, a mãe relatou que ela tinha voltado a usar fraldas à noite, mas não retornou desde então à UBS. Na discussão, um dos membros da ESF levanta a hipótese de que os Costa estejam vivendo uma situação de violência intrafamiliar, mesmo sem evidências de agressão física. Na condução desse caso

a) deve-se priorizar o cuidado dos problemas detectados: desemprego, atraso vacinal, falha no planejamento familiar e enurese noturna, pois são poucos os estudos demonstrando a efetividade da busca ativa de casos de violência por médicos ou por enfermeiras durante consultas ou atendimentos de rotina.
b) deve-se adotar uma abordagem voltada para a redução dos danos causados pela violência doméstica já que a violência entre parceiros íntimos tem diversas consequências para a saúde das crianças, que testemunham as agressões, como depressão, ansiedade, enurese noturna e transtornos de comportamento.
c) é menos importante investigar a possibilidade de violência doméstica, uma vez que mulheres que sofrem violência apresentam utilização muito mais frequente dos serviços de saúde e por isso deve-se incluir a prevenção quaternária, associada a evitar exames e tratamentos desnecessários.
d) deve-se utilizar da demora permitida e adotar uma atitude expectante, pois apesar da violência intrafamiliar afetar a capacidade das mulheres de cuidado sobre si, não costuma afetar sua capacidade de cuidado sobre as crianças, devendo-se considerar outros motivos para a negligência parental, como o desemprego da mãe e a crise conjuga

Alternativa correta: b

A violência intrafamiliar tem grande prevalência, mas é pouco reconhecida e abordada por profissionais de saúde. Em mulheres está comumente associada a consequências (como problemas de saúde mental, queixas somáticas e dores crônicas) e maior frequência em serviços de saúde. Essas consequências podem persistir mesmo após o fim da situação de violência. A violência entre parceiros íntimos pode ter diversas consequências também para a saúde das crianças que testemunham as agressões, como depressão, ansiedade, enurese noturna e transtornos de comportamento. Além disso, a violência afeta a capacidade das mulheres para o cuidado sobre si e sobre os outros (como as crianças), levando a menor cobertura de imunização e maior prevalência de diarreia e mortalidade infantil entre seus filhos. Sendo assim, nessas situações, é importante investigar a possibilidade de violência doméstica. O médico de família e a equipe de saúde da família estão em posição privilegiada para a detecção de casos de violência doméstica, e têm a oportunidade de realizar a redução dos danos causados pela violência doméstica, incluindo a prevenção quaternária para evitar exames e tratamentos desnecessários. Apesar de serem poucos os estudos demonstrando a efetividade da busca ativa, por médicos ou por enfermeiros, dos casos de violência doméstica no sentido da melhoria das condições de saúde dos envolvidos, os profissionais de saúde devem comunicar às autoridades competentes os casos suspeitos ou confirmados de violência contra criança/adolescentes de que tomem conhecimento. Portanto, devem ter uma atitude ativa diante desses casos.

Referências

1. Pires JMA. Atenção à saúde da criança e do adolescente em situação de violência. In: Duncan BB, Schmidt MI, Giugliani ERJ, Duncan MS, Giugliani C. Medicina ambulatorial: condutas de atenção primária baseadas em evidências. 4ª ed. Porto Alegre: Artmed; 2013.
2. d'Oliveira AFPL, Schraiber LB. Abordagem à violência doméstica. In: Gusso G, Lopes JM, Dias LC. Tratado de medicina de família e comunidade: princípios, formação e prática. Porto Alegre: Artmed; 2019.
3. Vailati B, Marmontel M, Hauck S. Atenção à saúde da mulher em situação de violência. In: Duncan BB, Schmidt MI, Giugliani ERJ, Duncan MS, Giugliani C. Medicina ambulatorial: condutas de atenção primária baseadas em evidências. 4ª ed. Porto Alegre: Artmed; 2013.

5. [TEMFC 22 - Questão 47] Lourdes traz sua mãe de 82 anos para consulta médica e conta que ela está muito deprimida, pois não quer dormir nem comer e fica andando pela casa à noite, impedindo a todos de descansarem. Relata que após a morte de seu padrasto, a mãe veio morar em sua casa, contra sua vontade. A idosa fica apática durante a consulta e só responde a questões objetivas dizendo que não tem nenhuma queixa nem problemas de saúde. A melhor conduta para o caso é

a) discutir o caso com a equipe, demandando do agente comunitário de saúde a investigação da situação em visita domiciliar.
b) evitar fazer perguntas confrontativas à paciente, como "alguém já lhe bateu ou agrediu?" ou "a senhora tem medo de alguém na sua casa?".
c) fazer perguntas de acordo com instrumento validado de rastreamento para situações de violência e vulnerabilidade em idosos.

d) proceder preferencialmente o exame físico e a entrevista da idosa sem a presença da filha no consultório.

Alternativa correta: d

A violência contra o idoso é um problema que nem sempre chega ao conhecimento dos profissionais de saúde, pois em grande parte das vezes é provocada pelos próprios familiares ou pessoas que convivem no mesmo ambiente doméstico. Estudos mostram que a consequência da violência para a saúde do idoso, na sua apresentação como negligência, leva a maior taxa de depressão e maior mortalidade. Geralmente os idosos não contam sobre os episódios de violência que sofrem, pois podem sentir medo, culpa ou vergonha pela violência, amor pelos agressores, podem ter tido más experiências quando contaram para profissionais da saúde, achar que os profissionais não iriam se interessar pelos seus problemas ou não poderiam fazer nada para ajudá-los. A revelação da violência doméstica depende de vínculo, confiança e de uma postura ativa (perguntando claramente se sofreu alguma violência e como foi) e isenta de julgamento por parte do profissional. O profissional deve perguntar e demonstrar interesse. A abordagem deve consistir em técnicas de conversação que garantam sigilo e privacidade, por isso a importância de uma consulta do profissional de saúde com o idoso sem a presença de familiares e de ter cuidado ao abordar o assunto em equipe, sendo prudente conversar com a pessoa em atendimento sobre para quem ela deseja ou não a revelação dos episódios tratados na consulta.

Referências

1. d'Oliveira AFPL, Schraiber LB. Abordagem à violência doméstica. In: Gusso G, Lopes JM, Dias LC. Tratado de medicina de família e comunidade: princípios, formação e prática. Porto Alegre: ArtMed; 2019.
2. Lichtenfels P, Santos MHS, Fernandes EO. O cuidado do paciente idoso. In: Duncan BB, Schmidt MI, Giugliani ERJ, Duncan MS, Giugliani C. Medicina ambulatorial: condutas de atenção primária baseadas em evidências. 4ª ed. Porto Alegre: Artmed; 2013.

42

ATENÇÃO À SAÚDE DO TRABALHADOR

Ronaldo Zonta

1. [TEMFC 18 – Questão 80] Um trabalhador de 43 anos apresenta dispneia aos esforços. Já trouxe raio x, solicitado em uma de suas idas à emergência por conta do problema. O exame mostra opacidades nodulares nos ápices pulmonares e supostos gânglios mediastinais calcificados. Assinale a alternativa que apresenta a substância que esse homem provavelmente vem sendo exposto em seu trabalho.

a) Asbesto (amianto).
b) Estanho.
c) Carvão Vegetal.
d) Sílica.
e) Benzeno.

Alternativa correta: d

Asbesto, estanho, sílica, benzeno e carvão vegetal são agentes químicos considerados fatores de risco ambiental. A exposição à poeira desses agentes pode causar queixas respiratórias e pneumoconioses (doença pulmonar relacionada ao trabalho). Na abordagem do trabalhador com queixas respiratórias é importante identificar o tipo de poeira a que ele/a foi exposto/a. Estanho e carvão vegetal são considerados poeiras não fibrinogênicas (ou com baixo potencial fibrinogênico). Os trabalhadores expostos a essas poeiras geralmente apresentam poucos sintomas, sendo necessário um longo período de exposição para que causem algum grau de fibrose. Asbesto e sílica são poeiras fibri-

Nota do editor: Os endereços eletrônicos indicados nas referências deste capítulo foram acessados em 10 maio 2021.

nogênicas (com maior risco de produzir fibrose reacional), sendo a dispneia aos esforços o principal sintoma do trabalhador exposto. Na radiografia de tórax da pessoa com exposição à sílica são encontradas opacidades nodulares (nódulos fibróticos) que se iniciam nas zonas superiores de ambos os pulmões. Também podem ser encontrados gânglios mediastinais calcificados. Na radiografia de tórax da pessoa com exposição ao asbesto são encontradas placas ou espessamentos pleurais difusos, opacidades irregulares, principalmente nas partes inferiores dos pulmões. O benzeno é um solvente utilizado na indústria petroquímica, siderúrgica e química. A exposição a ele pode causar mielotoxicidade e alterações no sistema hematopoiético, com sintomas e queixas de astenia, infecções de repetição e tontura.

Referências

1. Merlo ARC, Pereira CV, Filho FFD, Oliveira PAB. Saúde do trabalhador. In: Duncan BB, Schmidt MI, Giugliani ERJ, Duncan MS, Giugliani C. Medicina ambulatorial: condutas de atenção primária baseadas em evidências. 4ª ed. Porto Alegre: Artmed; 2013.
2. Ceratti AR, Ando NM, Queiroz O. Abordagem à saúde ocupacional na atenção primária. In: Gusso G, Lopes JM, Dias LC. Tratado de medicina de família e comunidade: princípios, formação e prática. Porto Alegre: ArtMed; 2019.
3. Rosenman KD. Pneumoconioses. In: BMJ Best Practice. Última atualização: 24 jan. 2020. Disponível em: https://bestpractice.bmj.com/topics/pt-br/1112.

2. [TEMFC 19 – Questão 80] Elton, 26 anos, chega à unidade de saúde após acidente com serra elétrica durante o trabalho, em uma empresa de móveis planejados. Após limpeza e sutura da lesão, quais orientações devem ser transmitidas a Elton?

a) Orientá-lo a procurar a delegacia do trabalho para denunciar a empresa, esclarecer sobre os cuidados necessários com a lesão e prescrever anti-inflamatório não esteroide para alívio da dor e do edema.
b) Orientá-lo que deve seguir todas as informações repassadas sobre os cuidados com o curativo, tomar os medicamentos e procurar seu advogado para ver a possibilidade de uma ação trabalhista.
c) Orientá-lo que foi um acidente de trabalho, e que por isso ele deve tomar mais cuidado e considerar a possibilidade de mudança de emprego, além disso, instruí-lo sobre os cuidados com a lesão e a procurar o seu sindicato.
d) Orientá-lo que o caso será denunciado ao Cerest (Centro de Referência em Saúde do Trabalhador) para que o órgão tome medidas adequadas junto à empresa, instruí-lo quanto aos cuidados com o curativo e prescrever anti-inflamatório não esteroide para alívio da dor e edema.

e) Orientá-lo sobre o preenchimento da Comunicação de Acidente de Trabalho (CAT) pela empresa e sobre a notificação da ocorrência, instruí-lo quanto aos cuidados necessários com a lesão e seus direitos trabalhistas.

Alternativa correta: e

Acidente de trabalho é qualquer ocorrência que interfere/interrompe uma atividade laboral e que ocorre pelo exercício do trabalho, provocando lesão corporal ou perturbação funcional, permanente ou temporária, que causa morte, perda ou redução da capacidade para o trabalho. Quando ocorre um acidente de trabalho, a Comunicação de Acidente de Trabalho (CAT) deve ser realizada. Ela serve para reconhecer um acidente de trabalho ou de trajeto e para que o acidentado e seus dependentes possam solicitar e acessar os benefícios a que têm direito, embasando a associação causal para a perícia médica previdenciária. Ela deve ser emitida pela empresa, comunicando o INSS (Instituto Nacional do Seguro Social). Se a empresa não o fizer, o próprio acidentado, seus dependentes, seu sindicato, outra autoridade pública ou o médico responsável pelo atendimento deve preenchê-la. Nos casos de problemas de saúde ocupacional crônicos, com diagnóstico ambíguo e nexo causal não tão claro, o médico de família e comunidade pode referenciar para o Cerest (Centro de Referência em Saúde do Trabalhador). Ele é responsável por articular e organizar as ações de saúde do trabalhador em um determinado território, atuando como retaguarda técnica e promovendo treinamentos das equipes de saúde da família. Não há recomendação, inicialmente, para que se denuncie a empresa, bem como para sugerir uma ação trabalhista ou um pedido de demissão.

Referências

1. Merlo ARC, Pereira CV, Filho FFD, Oliveira PAB. Saúde do trabalhador. In: Duncan BB, Schmidt MI, Giugliani ERJ, Duncan MS, Giugliani C. Medicina ambulatorial: condutas de atenção primária baseadas em evidências. 4ª ed. Porto Alegre: Artmed; 2013.
2. Ceratti AR, Ando NM, Queiroz O. Abordagem à saúde ocupacional na atenção primária. In: Gusso G, Lopes JM, Dias LC. Tratado de medicina de família e comunidade: princípios, formação e prática. Porto Alegre: ArtMed; 2019.
3. Brasil. Instituto Nacional do Seguro Social. Manual de acidente de trabalho. Brasília; 2016.

3. [TEMFC 20 – Questão 80] Um rapaz de 22 anos procura o ambulatório para uma consulta de urgência. Ele relata que acaba de machucar o ombro quando levantava uma carga pesada em seu trabalho. É constatada a lesão e o médico chega à conclusão de que foi um acidente de trabalho. Quanto à orientação adequada em relação ao evento e aos procedimentos exigidos pela legislação trabalhista, assinale a alternativa correta.

a) Atender o paciente e orientar que procure sua empresa para emissão da Comunicação de Acidente de Trabalho (CAT).
b) Recusar o atendimento e orientar que procure sua empresa para maiores cuidados.
c) Realizar o atendimento e encaminhá-lo ao ortopedista para acompanhamento e emissão da Comunicação de Acidente de Trabalho.
d) Realizar o atendimento, solicitar uma radiografia e tranquilizar o paciente, já que se ele precisar pode ser emitido atestado médico.
e) Avaliar a lesão e emitir um atestado, afastando-o do trabalho e encaminhando-o para o agendamento do INSS.

Alternativa correta: a

Se uma pessoa tem um acidente de trabalho, a CAT deve ser realizada para que o acidentado e seus dependentes possam solicitar e acessar os benefícios a que tem direito. Ela deve ser emitida pela empresa, comunicando o INSS. Porém, se a empresa não o fizer, o próprio acidentado, seus dependentes, seu sindicato, outra autoridade pública ou o médico responsável pelo atendimento deve preenchê-la. O atendimento pode ser realizado pelo médico da Atenção Primária à Saúde, cabendo encaminhamento para outro serviço de saúde caso seja necessário pelo tipo ou gravidade da lesão.

Referências

1. Merlo ARC, Pereira CV, Filho FFD, Oliveira PAB. Saúde do trabalhador. In: Duncan BB, Schmidt MI, Giugliani ERJ, Duncan MS, Giugliani C. Medicina ambulatorial: condutas de atenção primária baseadas em evidências. 4ª ed. Porto Alegre: Artmed; 2013.
2. Ceratti AR, Ando NM, Queiroz O. Abordagem à saúde ocupacional na atenção primária. In: Gusso G, Lopes JM, Dias LC. Tratado de medicina de família e comunidade: princípios, formação e prática. Porto Alegre: ArtMed; 2019.
3. Brasil. Instituto Nacional do Seguro Social. Manual de acidente de trabalho. Brasília; 2016.

4. [TEMFC 22 – Questão 48] João, padeiro com registro em carteira de trabalho, procura a unidade básica de saúde (UBS) com queimadura de segundo grau na mão esquerda, que aconteceu durante a jornada de trabalho. A conduta mais adequada a ser adotada pelo médico de família de Seu Joao, é

a) emitir atestado médico e fazer o preenchimento da CAT, após 15 dias de incapacidade laboral.
b) emitir atestado médico e orientar o paciente a agendar ida ao INSS para avaliação da incapacidade laboral, após 15 dias.

c) emitir atestado médico e orientar o paciente a procurar o sindicato para preenchimento da CAT.
d) emitir na consulta CAT, incluindo o atestado médico para afastamento do trabalho pelo período necessário.

Alternativa correta: d

O atestado médico, com o tempo necessário para licença do trabalhador, é parte essencial do atendimento do médico de família e comunidade (sendo que também deve ser concedido por qualquer especialidade médica ou local de atendimento, seja em serviços ambulatoriais ou de urgência/emergência). É inclusive um direito da pessoa. Se a incapacidade para o trabalho for maior que 15 dias consecutivos, o trabalhador então deverá ser encaminhado à perícia médica do INSS para acessar seus benefícios. Tal encaminhamento deve ocorrer tão logo se identifique a necessidade de afastamento do trabalho por tempo superior a 15 dias e não somente depois de transcorrido esse período. No caso de um acidente de trabalho, independentemente de ter gerado alguma incapacidade laboral, também é fundamental a CAT para que o acidentado e seus dependentes possam solicitar e acessar os benefícios a que tem direito. Ela deve ser emitida o quanto antes pela empresa, comunicando o INSS. Porém, se a empresa não o fizer, o próprio acidentado, seus dependentes, seu sindicato, outra autoridade pública ou o médico responsável pelo atendimento deve preenchê-la.

Referências

1. Merlo ARC, Pereira CV, Filho FFD, Oliveira PAB. Saúde do trabalhador. In: Duncan BB, Schmidt MI, Giugliani ERJ, Duncan MS, Giugliani C. Medicina ambulatorial: condutas de atenção primária baseadas em evidências. 4ª ed. Porto Alegre: Artmed; 2013.
2. Ceratti AR, Ando NM, Queiroz O. Abordagem à saúde ocupacional na atenção primária. In: Gusso G, Lopes JM, Dias LC. Tratado de medicina de família e comunidade: princípios, formação e prática. Porto Alegre: ArtMed; 2019.
3. Brasil. Instituto Nacional do Seguro Social. Manual de acidente de trabalho. Brasília; 2016.

5. [TEMFC 23 - Questão 45] Maria, 35 anos de idade, cozinheira, procura o seu médico de família com queimadura no braço direito, ocorrida há um dia, em seu ambiente de trabalho. Afirma que a empresa, para qual trabalha, recusou-se a emitir a Comunicação de Acidente de Trabalho (CAT). A conduta correta do médico de família, em relação ao preenchimento da CAT, é

a) preencher o campo médico da CAT e encaminhar ao INSS.
b) encaminhar para centro de referência de assistência social para médico do trabalho preencher a CAT.

c) elaborar nexo técnico-epidemiológico previdenciário e encaminhar para o perito médico preencher a CAT.
d) redigir atestado médico e orientar a paciente a agendar perícia no INSS para preenchimento da CAT.

Alternativa correta: a

A Comunicação de Acidente de Trabalho (CAT) deve ser realizada para que o acidentado e seus dependentes possam solicitar e acessar os benefícios a que têm direito. Ela deve ser emitida pela empresa, comunicando o INSS. Porém, se a empresa não o fizer, o próprio acidentado, seus dependentes, seu sindicato, outra autoridade pública ou o médico responsável pelo atendimento deve preenchê-la. Sendo assim, é uma das funções do médico de família e comunidade preencher a CAT quando for necessário para o paciente.

Referências

1. Merlo ARC, Pereira CV, Filho FFD, Oliveira PAB. Saúde do trabalhador. In: Duncan BB, Schmidt MI, Giugliani ERJ, Duncan MS, Giugliani C. Medicina ambulatorial: condutas de atenção primária baseadas em evidências. 4ª ed. Porto Alegre: Artmed; 2013.
2. Ceratti AR, Ando NM, Queiroz O. Abordagem à saúde ocupacional na atenção primária. In: Gusso G, Lopes JM, Dias LC. Tratado de medicina de família e comunidade: princípios, formação e prática. Porto Alegre: ArtMed; 2019.
3. Brasil. Instituto Nacional do Seguro Social. Manual de acidente de trabalho. Brasília; 2016.

6. [TEMFC 24 – Questão 67] Francisco, 25 anos, chega muito desconcertado à consulta. Traz consigo um celular e mostra ao médico o conteúdo da mensagem que recebeu no grupo do trabalho. Nele consta uma mensagem enviada pela sua supervisora para o grupo, durante o horário de almoço, que diz: "não ligue para isso, o vagabundo do Francisco não dura até o fim do mês". Francisco logo mostra outra mensagem privada da supervisora, enviada 2 minutos depois, na qual consta: "meu esposo pegou meu celular e fez essa brincadeira, hahaha. Espero que não leve a mal :)". Refere que novamente chegou 5 minutos atrasado ao trabalho por ter de consolar o filho pequeno que está iniciando a primeira série, e que ele e outros colegas têm notado que é perseguido no trabalho por sua supervisora. Essa foi a gota d'água. Ainda trêmulo, pede um atestado para o dia, pois nem tem condições mentais para trabalhar hoje. Sobre os direitos do trabalhador e deveres do profissional de saúde, assinale a alternativa que apresenta o manejo correto do caso.

a) Fornecer o atestado do dia, notificar como acidente de trabalho e orientar a abertura de Comunicação de Acidente do Trabalho (CAT).

b) Fornecer o atestado do dia, notificar como acidente de trabalho e dizer que nesse caso não é necessária a Comunicação de Acidente do Trabalho (CAT).
c) Fornecer o atestado do dia, não notificar como acidente de trabalho, pois não há perda de função, e não orientar a abertura de Comunicação de Acidente do Trabalho (CAT).
d) Não fornecer o atestado, nem notificar como acidente de trabalho e/ou orientar a abertura de Comunicação de Acidente do Trabalho (CAT).

Alternativa correta: a

Acidente de trabalho é qualquer ocorrência que interfere/interrompe uma atividade laboral e que ocorre pelo exercício do trabalho, provocando lesão corporal ou perturbação funcional, permanente ou temporária, que causa morte, perda ou redução da capacidade para o trabalho. Inclui atos de agressão praticados por terceiros ou companheiro de trabalho, como possíveis atos de assédio moral. O assédio moral tem consequências psíquicas semelhantes aos sintomas de transtorno de estresse pós-traumático. Quando ocorre um acidente de trabalho, independentemente de ter gerado alguma incapacidade laboral, a Comunicação de Acidente de Trabalho (CAT) deve ser realizada. O atestado médico, com o tempo necessário para licença do trabalhador, é parte essencial do atendimento do médico de família e comunidade, sendo um direito da pessoa.

Referências

1. Merlo ARC, Pereira CV, Filho FFD, Oliveira PAB. Saúde do trabalhador. In: Duncan BB, Schmidt MI, Giugliani ERJ, Duncan MS, Giugliani C. Medicina ambulatorial: condutas de atenção primária baseadas em evidências. 4ª ed. Porto Alegre: Artmed; 2013.
2. Ceratti AR, Ando NM, Queiroz O. Abordagem à saúde ocupacional na atenção primária. In: Gusso G, Lopes JM, Dias LC. Tratado de medicina de família e comunidade: princípios, formação e prática. Porto Alegre: ArtMed; 2019.
3. Brasil. Instituto Nacional do Seguro Social. Manual de acidente de trabalho. Brasília; 2016.